FDA 生物等效性标准

FDA Bioequivalence Standards

美国药学科学家协会（AAPS）制药科学进展丛书

与美国药学科学家协会（AAPS）联合出版的这套丛书，旨在推出全球有影响的科学家和权威所著的专著，聚焦于药品研发领域的创新和最佳实践，面向制药和生物技术行业的科学家和产业界专业人士。

丛书编辑
Daan J. A. Crommelin
Robert A. Lipper

FDA 生物等效性标准
FDA Bioequivalence Standards

原　著　Lawrence X. Yu
　　　　Bing V. Li
译　者　姚立新
　　　　（北京大学药物信息与工程研究中心）

北京大学医学出版社
Peking University Medical Press

FDA SHENGWU DENGXIAOXING BIAOZHUN

图书在版编目（CIP）数据

FDA 生物等效性标准/（美）余煊强（Lawrence，X. Y.），（美）李冰（Bing，V. L.）原著；姚立新译.—北京：北京大学医学出版社，2017.1（2018.11 重印）
ISBN 978-7-5659-1468-3

Ⅰ. ①F… Ⅱ. ①余… ②李… ③姚… Ⅲ. ①药品-生物-药效-标准-美国 Ⅳ. ①R9-65

中国版本图书馆 CIP 数据核字（2016）第 217423 号

北京市版权局著作权合同登记号：图字：01-2015-8143

FDA Bioequivalence Standards
Lawrence X. Yu and Bing V. Li
ISBN：978-1-4939-1251-3

Translation from the English language edition：FDA Bioequivalence Standards edited by Lawrence X. Yu and Bing Li.
Copyright © The United States Government 2014.
Springer is part of Springer Science＋Business Media. All Rights Reserved by the Publisher.

Simplified Chinese translation Copyright © 2017 by Peking University Medical Press. All Rights Reserved.

FDA 生物等效性标准

译　　者：	姚立新
出版发行：	北京大学医学出版社
地　　址：	(100191) 北京市海淀区学院路 38 号　北京大学医学部院内
电　　话：	发行部 010-82802230；图书邮购 010-82802495
网　　址：	http：//www.pumpress.com.cn
E - mail：	booksale@bjmu.edu.cn
印　　刷：	中煤（北京）印务有限公司
经　　销：	新华书店
策划编辑：	张彩虹
责任编辑：	马联华　　责任校对：金彤文　　责任印制：李　啸
开　　本：	710mm×1000mm　1/16　印张：28.5　字数：330 千字
版　　次：	2017 年 1 月第 1 版　2018 年 11 月第 2 次印刷
书　　号：	ISBN 978-7-5659-1468-3
定　　价：	136.00 元

版权所有，违者必究
（凡属质量问题请与本社发行部联系退换）

本书的出版得到
上海东富龙科技股份有限公司支持

中文版序言

仿制药作为与原创药具有相同活性成分、剂型、给药途径和疗效的药品，在降低医疗支出和维护公众健康方面肩负重任。但出于历史原因，我国部分仿制药品的质量偏低，有时与原创药相比存在疗效差异。因此，2012年1月国务院应发了《国家药品安全"十二五"规划》，提出了全面提高仿制药品的质量，开展仿制药与原创药质量一致性评价工作。生物等效性是判断仿制药是否与原创药疗效相同的科学标准，因而也是一致性评价的科学依据。

生物等效性标准也可理解为对同一药品的两种不同制剂在吸收、分布、代谢、消除和体内作用方面是否等效进行评估的评判标准，因而可用于判断原创药在Ⅰ、Ⅱ和Ⅲ期临床试验阶段或在上市后改进配方和工艺时是否会影响临床疗效。鉴于临床试验阶段的配方和工艺放大研究可直接影响新药疗效的稳定性，即新药的质量，因此，生物等效性标准也是保障新药研发质量的有利工具。

40多年来，生物等效性标准一直是药品监管科学活跃的研究领域，涉及其基本原理以及对高变异、窄治疗窗、局部作用、脂质体、鼻用和吸入性等类药物的具体评判标准和方法。所以，要想在研发、注册和审评中正确地运用生物等效性标准，不能只是搬用监管法规和指南条款，而是要基于对药物作用机制及其临床相关性的科学认知，系统、深入地掌握与运用生物等效性的科学理念和方法。

由全球华人在药品监管科学领域的杰出代表余煊强博士和李冰博士主编的这部《FDA生物等效性标准》专著，代表着全球对生物等效性认知的最高水平，是系统、深入地学习生物等效性科学理念和方法的极佳工具。此专著由从事生物等效性科学研究、法规制定和注册审评的多位著名学者和FDA专家撰写，内容涵盖从历史到现今、从监管要求到审评考量、从科学基础到实际案例，便于读者知其然又知其所以然。

令人欣喜的是，北京大学药物信息与工程研究中心和北京大学医学出版社及时翻译并出版这部专著，甚为值得称赞。

我相信此专著中译本的出版，将为提高我国制药企业、高等院校、研发机构、临床基地、审评机构及相关从业人员的科学水平，为改进我国仿制药质量、提升新药创制能力、早日实现从制药大国向制药强国的转变,做出积极的贡献。是为序。

中国工程院院士、中国药学会理事长
于 2016 年 12 月

原著序言

近年来，药品研发中还没有哪一个领域比仿制药领域更为活跃。在美国，超过 4/5 的医师处方药为仿制药品。仅在过去的十年间，使用仿制药就为美国的医疗卫生体系节省了超过 1 万亿美元。仿制药成功传奇的核心是科学可靠的生物等效性评价标准，本书探讨了 FDA 药品审评与研究中心（Center for Drug Evaluation and Reseach，CDER）制定的这些标准。

仿制药研发的主要经济原则在于，仿制药不用重复大部分为确保原创药品安全性和有效性所必需的昂贵的动物和人体试验。生物等效性，与其他 FDA 标准一起，通过提供原创药研发过程中所生成的数据与仿制药之间至关重要的衔接，可以确保仿制药安全、有效并等同于原创药品。

因此，生物等效性标准的影响及其意义超出了维护仿制药品的安全性与疗效方面。生物等效性试验为药品配方改进、制造工艺放大以及其他批准后的变更问题提供了研发通道，因此，新药研发也可以从生物等效性试验的应用中获益。科学家已将生物等效性理念应用于解决近年来药品监管中遇到的多项问题，其中包括由于药品短缺和药品掺杂使假对公众健康造成的威胁。

随着药品研发的复杂性的日渐增长，生物等效性标准必须与时俱进。看到 FDA CDER 为支持这一目标而做出的出色工作，我倍感自豪。《生物等效性标准》一书提供了生物等效性研究的细节，研发人员可以借此熟悉 FDA CDER 多位专家的看法，而这些专家经历并处理过多种富于挑战性的生物等效性问题。与这本专著的编著者一道，我希望读者们能够从中体会到生物等效性标准对于药品研发的作用，并且随着越来越复杂的药品的不断出现和监管路径日趋多元化，也能够从中预见到横亘在前行路上的科学障碍。

FDA 药品审评与研究中心主任

Janet Woodcock

于美国马里兰州银泉市

原著前言

出版一本 FDA 生物等效性标准专著的最初想法，萌生于 2008 年在佐治亚州亚特兰大召开的美国药学科学家年会暨博览会上。当时正值 11 月，清风习习，但会场内气氛热烈、活泼，一个全球科学家小组正在就 FDA 的《生物等效性指南》展开热烈讨论。在评价 FDA 用于具体药品的生物等效性指南时，很多与会者对高变异药物的生物等效性提出了质疑，这一问题已经争议了数十年之久。这些讨论让我们感到了一种需求，即向公众提供有关文献而系统、明了地阐述 FDA 的生物等效性原理的需求。当步出讨论气氛热烈的会议室之后，本书的编著者脑海中就闪现出了编著出版一本 FDA 生物等效性标准的专著的想法。

希望出版一本这种专著的想法在 2009 年和 2010 年期间变得愈发迫切。就在这一领域蓬勃发展的时期，FDA 实施了针对复杂药代动力学曲线的部分药-时曲线下面积方法，并启动了有关窄治疗指数（NTI）药物的讨论。与此同时，就局部作用胃肠道药物生物等效性方法的争论表明，公众对 FDA 的生物等效性方法存在着极大的误解。尽管这一时期就这一主题发表和出版了多篇论文与专著，但这些信息零散、不系统。

随着近年来制定的针对局部作用胃肠道药物、脂质体、吸入性药品的生物等效性评价方法以及 FDA 发布的《生物分析方法验证指南》的陆续出台，本书的编著者感到，出版一本 FDA 生物等效性标准专著，总结归纳这些标准的由来、当前发展情况以及未来发展趋势正当其时，甚至是必需的。因为到目前为止，尚未有向公众系统传达 FDA 的生物等效性方法的专著出版。

《FDA 生物等效性标准》一书覆盖面广、选题全面，本书所有 16 个章节的内容反映了当前监管科学在生物等效性领域的进展情况。这些章节的内容经过仔细斟酌、精挑细选，全面和深入地覆盖了生物等效性领域的相关主题。第 1 章讨论了生物等效性的起源和回顾了近年来的发展。第 2 章和第 3 章详细阐述了生物等效性的基础和统计学方面的考虑。第 4 章阐述了食物对生物等效性影响研究的科学机制并详细说明了研究细节。第 5 章讨论了生物等效性研究豁免的条件、生物药剂学分类系统（BCS）和生物药剂学药物分布分类系统（BDDCS）。上述五章可以视为生物等效性的基础。我们建议相关主题的初学者从这五章入手，掌握生物等效性的基础知识。第 6 章到第 8 章介绍了 FDA 对高变异药物、部分药-时曲线下面积以及窄治疗指数（NTI）药物的生物等效性方法。第 9 章和第 10 章集中讨论了药效学和临床终点生物等效性方法。第 11 章到第 14 章讨论了更为复杂的个别药品类别——仅应用常规的药代动力学方法不足以确定这些药品的生物等效性，由于这些药品的复杂性，FDA正在制定新的确定这些药品的生物等效性方法。第11章到第14章讨论的药品种类包括脂质体、局部作用胃肠道药物、局部用药以及鼻用和吸入性药品的生物等效性。第15章集中讨论了建模和模拟，作为证明生物等效性的一种工具，近年来这一领域受到相当大的关注。最后，第16章讨论了生物分析方法验证的现行最佳实践，介绍了近年来生物分析方面的进展，强调了生物分析所面临的挑战。

我们希望这些章节的编写方式能使生物等效性这个主题的初学者能够通过阅读一章感兴趣的内容了解其全貌并勾画出梗概；同时，也希望在生物等效性领域已积累了多年经验的读者，在遇到难题时，能够从这本专著中找到答案。因此，我们努力确保本书在广度与深度上相得益彰。

这本专著中的各个章节是多位亲自参与制定监管政策和进行生物等效性研究注册审评的FDA科学家撰写的。因此，在这些章节中，基础科学与实际案例并重。本书的初稿经过多位在相关领域内广受尊重的著名学者审阅，以确保书稿的质量。在此，向各个章节的审阅者致谢，感谢他们付出的时间和努力。在编著本书的过程中与这些久负盛名的专家合作，这样的经历使我们在对相关主题的认识方面获益匪浅。

我们相信，这本专著的出版将为全球制药行业、监管机构和学术机构的科学家带来生物等效性领域最高水准的监管科学知识，提供极具价值的资源。同时，我们认为，这本专著也是面向相关专业本科生和研究生的有价值的教育资源。

Lawrence X. Yu
Bing V. Li
于美国马里兰州银泉市

原著者名单（英文）

April C. Braddy Center for Drug Evaluation and Research, U.S. Food and Drug Administration, Silver Spring, MD, USA

Mei-Ling Chen Center for Drug Evaluation and Research, U.S. Food and Drug Administration, Silver Spring, MD, USA

Dale P. Conner Center for Drug Evaluation and Research, U.S. Food and Drug Administration, Silver Spring, MD, USA

Barbara M. Davit Biopharmaceutics, Clinical Research, Merck, Sharp and Dohme Corp., Whitehouse Station, NJ, USA

Wayne I. DeHaven Center for Drug Evaluation and Research, U.S. Food and Drug Administration, Silver Spring, MD, USA

Stella C. Grosser Center for Drug Evaluation and Research, U.S. Food and Drug Administration, Silver Spring, MD, USA

Wenlei Jiang Center for Drug Evaluation and Research, U.S. Food and Drug Administration, Silver Spring, MD, USA

Xiaojian Jiang Center for Drug Evaluation and Research, U.S. Food and Drug Administration, Silver Spring, MD, USA

Sau L. Lee Center for Drug Evaluation and Research, U.S. Food and Drug Administration, Silver Spring, MD, USA

Bing V. Li Center for Drug Evaluation and Research, U.S. Food and Drug Administration, Silver Spring, MD, USA

Robert Lionberger Center for Drug Evaluation and Research, U.S. Food and Drug Administration, Silver Spring, MD, USA

Fairouz T. Makhlouf Center for Drug Evaluation and Research, U.S. Food and Drug Administration, Silver Spring, MD, USA

Mehul Mehta Center for Drug Evaluation and Research, U.S. Food and Drug Administration, Silver Spring, MD, USA

Devvrat T. Patel Office of Generic Drugs, Center for Drug Evaluation and Research, US Food and Drug Administration, Rockville, MD, USA

John R. Peters Center for Drug Evaluation and Research, U.S. Food and Drug Administration, Silver Spring, MD, USA

Bhawana Saluja Center for Drug Evaluation and Research, U.S. Food and Drug Administration, Silver Spring, MD, USA

Donald J. Schuirmann Center for Drug Evaluation and Research, U.S. Food and Drug Administration, Silver Spring, MD, USA

Ethan Stier Center for Drug Evaluation and Research, U.S. Food and Drug Administration, Silver Spring, MD, USA

Sriram Subramaniam Center for Drug Evaluation and Research, U.S. Food and Drug Administration, Silver Spring, MD, USA

Duxin Sun College of Pharmacy, University of Michigan, Ann Arbor, MI, USA

Ramana S. Uppoor Center for Drug Evaluation and Research, U.S. Food and Drug Administration, Silver Spring, MD, USA

Jayabharathi Vaidyanathan Center for Drug Evaluation and Research, U.S. Food and Drug Administration, Silver Spring, MD, USA

Yongsheng Yang Center for Drug Evaluation and Research, U.S. Food and Drug Administration, Silver Spring, MD, USA

Alex Yu College of Pharmacy, University of Michigan, Ann Arbor, MI, USA

Lawrence X. Yu Center for Drug Evaluation and Research, U.S. Food and Drug Administration, Silver Spring, MD, USA

Xinyuan Zhang Office of Generic Drugs, Center for Drug Evaluation and Research, Food and Drug Administration, Silver Spring, MD, USA

Nan Zheng Center for Drug Evaluation and Research, U.S. Food and Drug Administration, Silver Spring, MD, USA

Hao Zhu Center for Drug Evaluation and Research, U.S. Food and Drug Administration, Silver Spring, MD, USA

Peng Zou Center for Drug Evaluation and Research, U.S. Food and Drug Administration, Silver Spring, MD, USA

原著者名单（中文）

April C. Braddy，FDA 药品审评与研究中心
陈美玲，FDA 药品审评与研究中心
Dale P. Conner，FDA 药品审评与研究中心
Barbara M. Davit，默沙东公司生物药剂学与临床研究部
Wayne I. DeHaven，FDA 药品审评与研究中心
Stella C. Grosser，FDA 药品审评与研究中心
蒋文蕾，FDA 药品审评与研究中心
姜晓建，FDA 药品审评与研究中心
Sau L. Lee，FDA 药品审评与研究中心
李冰，FDA 药品审评与研究中心
Robert Lionberger，FDA 药品审评与研究中心
Fairouz T. Makhlouf，FDA 药品审评与研究中心
Mehul Mehta，FDA 药品审评与研究中心
Devvrat T. Patel，FDA 药品审评与研究中心仿制药办公室
John R. Peters，FDA 药品审评与研究中心
Bhawana Saluja，FDA 药品审评与研究中心
Donald J. Schuirmann，FDA 药品审评与研究中心
Ethan Stier，FDA 药品审评与研究中心
Sriram Subramaniam，FDA 药品审评与研究中心
孙笃新，密西根大学药学院
Ramana S. Uppoor，FDA 药品审评与研究中心
Jayabharathi Vaidyanathan，FDA 药品审评与研究中心
杨永胜，FDA 药品审评与研究中心
余超，密西根大学药学院
余煊强，FDA 药品审评与研究中心
张新元，FDA 药品审评与研究中心仿制药办公室
郑楠，FDA 药品审评与研究中心
朱浩，FDA 药品审评与研究中心
邹鹏，FDA 药品审评与研究中心

原著者简介

Lawrence X. Yu（余煊强）

美国食品药品管理局（FDA）药品审评与研究中心（CDER）制药科学办公室代理主任，负责管理新药、仿制药和生物技术药物质量审评职能部门，以及FDA CDER 质量实验室。密西根大学兼职教授，美国制药科学家协会（American Association of Pharmaceutical Scientists，AAPS）会员，*The AAPS Journal* 副主编。获得浙江大学化学工程硕士学位、辛辛那提大学药剂学硕士学位、密西根大学药剂学博士学位。100 余篇论文、摘要和论著章节的作者/联合作者。《药品研发中的生物药剂学运用》（*Biopharmaceutics Applications in Drug Development*）的共同编著者。

Bing V. Li（李冰）

美国食品药品管理局（FDA）药品审评与研究中心（CDER）仿制药办公室生物等效性一处代理副处长。目前负责简化新药申请（ANDA）药品审评，根据研究设计、分析方法学和统计学分析决定来自于生物等效性研究的数据是否充分。获得威斯康星大学麦迪逊分校药学博士学位。领导主持了多个 FDA 工作组，包括生物等效性"有因"检查、鼻用药品生物等效性审评模板制定，以及吸入药品全体生物等效性审评等。40 余篇论文、摘要和论著章节的作者/联合作者。Thomas Alva Edison 专利奖得主。

目录

第1章　生物等效性简史 ··· 1
第2章　生物等效性的基础 ·· 27
第3章　统计学基本要求 ·· 49
第4章　食物对药品生物利用度和生物等效性的影响 ·························· 85
第5章　生物等效性研究豁免与生物药剂学分类系统 ·························· 107
第6章　高变异药物的生物等效性 ·· 125
第7章　部分药-时曲线下面积：用于生物利用度和生物等效性评价的另外
　　　　一种药代动力学参数 ·· 151
第8章　窄治疗指数药物的生物等效性 ·· 173
第9章　药效学终点生物等效性研究 ·· 199
第10章　临床终点生物等效性研究 ·· 223
第11章　脂质体药品的生物等效性 ·· 253
第12章　胃肠道局部作用药品的生物等效性 ··································· 275
第13章　局部用药品的生物等效性 ·· 311
第14章　口吸入剂和喷鼻剂药品的生物等效性 ································· 343
第15章　生物等效性：建模与模拟 ·· 367
第16章　生物分析 ·· 389

缩略语（中英文对照） ·· 427
索引 ··· 433

第 1 章
生物等效性简史

Alex Yu，Duxin Sun，Bing V. Li，Lawrence X. Yu

1.1 简介

在一个设计合理的试验研究中，当将两个药学等效的药品活性成分或药物替代的两个药品的活性成分以相同的摩尔剂量给药时，如果两成分在其药物作用部位上的吸收速率和吸收程度没有显著差异，则将这两种药品定义为具有生物等效性（bioequivalence，BE）。如果两种药品含有相同的活性成分，剂型相同，给药途径相同，规格或浓度相同，符合相同标准、药典标准或其他适用标准（即规格、质量、纯度和鉴别），则这两种药品就被定义为是药学等效的药品。如果两种药品含有相同的治疗成分，但其治疗成分以不同的盐、酯或复合物的形式存在，或两种药品含有相同的治疗成分，但其剂型或规格不同，则此两种药品被认为是药物替代的药品（21 CFR 320）。

生物等效性研究的目的是确证受试药品与相应的参照药品以相同的速率和程度被人体吸收，是评价疗效等效性的主要部分。这项研究的重要性在于，当两种药学等效的药品被证明是生物等效的药品时，这两种药品就被视为治疗等效。两个治疗等效的药品，当按照药品标签说明所列条件给药时，应具有相同的安全性和有效性。对于仿制药，生物等效性研究用于确认仿制药和参照药品之间的临床等效性。而对于新药，生物等效性研究则用于证实不同药品配方是否临床等效，有时还有规格不同的药品是否临床等效。因此，对于仿制药物和新药的研发与监管，生物等效性都是不可或缺的部分。

本章将生物等效性的历史分为三个阶段来讨论生物等效性的发展演变过程，这三个阶段分别为：20 世纪 70 到 80 年代、20 世纪 90 年代和 21 世纪的头十年。生物等效性最初建立于 20 世纪 70 和 80 年代，在药物研发法规中起到了重要作用。20 世纪 90 年代，这个领域的讨论集中在个体生物等效性的概念、制定生物药剂学分类系统（the Biopharmaceutics Classification System，BCS）以及该分类系统接下来在法规指南方面的应用。这一时期的标志还有房室吸收和转运

（compartmental absorption and transit，CAT）模型的制定。新千年伊始，见证了基于生物药剂学药物分布分类系统（the Biopharmaceutics Drug Disposition Classification System，BDDCS）的开发，用于高变异药物的生物等效性标准演进，部分药-时曲线下面积（partial area under the curve，pAUC）方法的付诸实施，针对窄治疗指数（narrow therapeutic index，NTI）药物的新方法的建立，以及多个用于局部作用药物的生物等效性方法的建立。

1.2 20世纪70和80年代生物等效性的发展演变

1.2.1 生物等效性问题和认识

20世纪70年代早期见证了就不同患者服用地高辛后对药物响应各异甚至欠佳这一现象，开始进行认真研究。Lindenbaum等（1971）对4名正常的志愿者口服0.5 mg地高辛进行了交叉研究，观察到不同生产商生产的不同药品中的同一种药物的峰值血清浓度存在显著差异，其中一个药品的峰值血清浓度是其他企业生产的制剂药品的7倍之多。即便是同一个生产商所生产的药品，也存在显著的批间变异。Wagner等（1973）在FDA委托的一项研究中（Skelly，1976）证实了Lindenbaum的结论：不同企业生产的地高辛片剂的血药水平缺乏等效性。

造成这种差异的一个可能原因是：制剂中活性成分的不足或过量所致的药品配方缺陷。这个结论已被FDA在1970年4月启动的一项系统性试验计划所证实（Vitti等，1971）。这项试验测试了Lindenbaum研究中所用的地高辛片剂，发现来自于B2的片剂含量不在所设标准之内（介于72%～158.2%理论含量之间），而药品A和B1则在含量所设标准之内（Vitti等，1971）。

造成这种差异的其他可能原因包括粒径、崩解时间、溶出度和不同辅料的作用等。Wagner等（1973）发现，甚至能同时符合含量和崩解标准的地高辛片剂，其血药浓度也缺乏一致性。在对其他药品进行的研究中也观察到类似现象，例如，对四环素（Barnett等，1974；Barr等，1972）、氯霉素（Glazko等，1968）、保泰松（Chiou，1972；Van Petten等，1971）和土霉素（Barber等，1974）进行的研究。这些药品在血药浓度方面表现出巨大差异，将患者暴露于潜在的致命威胁之中。

由于认识到已上市药品中存在的生物等效性问题，FDA技术评价办公室（the Office of Technology Assessment，OTA）于1974年组建了一个由10名资深临床医生和科学家组成的药物生物等效性研究小组。这个研究小组检查了市售药品的化学和治疗等效性之间的关系，同时还评价了当时具备的技术水平，这些技术用于确定具有相同物理和化学组成的药品能否产生相当的治疗效果（OTA，

1974b)。这个小组提出了 11 项结论和建议，其中 5 项对生物等效性法规的制定起到了至关重要的作用（OTA，1974a）：

1. 当时使用的标准和监管规范不能确保生物等效性。
2. 生物利用度的差异被认为是一些治疗失败案例的原因。由相似原因造成的其他治疗失败（或毒副反应）很可能未被识别出来。
3. 大部分人体内生物利用度研究的分析手段和试验方法是具备的。需要进行进一步的工作将这些分析和试验方法应用到特定药物研究中或具体的用药情况中。
4. 对所有药物或药品都进行生物利用度研究不可行，也无必要。应将对于生物等效性证据至关重要的某些类别的药物鉴别出来。鉴别的标准应基于其临床重要性、血液中治疗与毒性浓度比及其具体的药物特性。
5. 需要额外的研究工作来改进生物等效性的评价和预测。这些研究应包括开发能有效预测人体生物利用度的体外方法或动物模型。

1.2.2　FDA 1977 年生物等效性法规

根据药物生物等效性研究小组的建议，FDA 发布了 FDA 生物等效性法规，阐述了建立生物等效性要求的规程。这项法规于 1977 年 2 月 7 日生效，明确了诸如药品、药学等效、药物替代物、生物等效的药品和生物等效性要求等术语定义。

生物等效性的要求可能是下述的一项和多项（联邦公报，1977）：

- 一项人体体内试验
- 一项能与人体体内数据相关联的非人体动物体内试验
- 一项没有与人体体内数据相关联的非人体动物体内试验
- 一项体外生物等效性标准，即一项与人体体内生物利用度数据相关联的体外测试
- 一项没有与人体内生物利用度数据相关联的目前可用的体外测试（通常是溶出度试验）
- 如果与其参照药品相比，一个参照药品的药学等效品或药物替代品符合以下条件之一，则需要进行一项人体体内测试来确认其互换可以达到相同的治疗效果：
  - 它们未显示相当的治疗效果
  - 它们不是生物等效的药品
  - 它们属于窄治疗指数（NTI）药物，例如，LD_{50} 和 ED_{50} 值之间的差异低于 2 倍，或最低中毒血浓度和最低有效血药浓度之间的差异低于两倍，

同时在使用这种药品时，要求仔细的剂量滴定和患者监护以确保其安全性和有效性

这些法规还要求，所有市售批次的药品的体外或人体体内生物利用度检测记录必须保留至批号有效期到期之后两年，同时还要求，在FDA提出要求时，检测记录必须提交给FDA。

1.2.3　药品价格竞争和专利期补偿法案

1977年，FDA生物等效性法规在制定《1984年药品价格竞争和专利期补偿法案》（又称为《Hatch-Waxman法案》）中起到了重要作用。这个法案认为，生物等效性是安全性和有效性的一个有效替代物。它建立了现代仿制药体系，在这一体系中，仿制药必须满足如下通行标准（FDA橙皮书，2013）：

1. 药品已被证实安全、有效。
2. 药品是药学等效的，即：①它们含有相同的活性药物成分，含量相同、剂型相同且给药方式相同；②它们的规格、质量、纯度和鉴别符合药典或其他适用标准。
3. 药品是生物等效的，即：①它们没有已知的或潜在的生物等效性问题，并能满足一项能被接受的体外测试标准；或②如果它们有已知的或潜在的生物等效性问题，但已证明能满足一项适用的生物等效性标准。
4. 药品有充分的标签说明。
5. 药品是按照《现行药品生产质量管理规范》（Current Good Manufacturing Practice，cGMP）生产的。

一旦满足这些要求，当患者按照标签说明规定的条件服药时，仿制药将有相同的临床效果和安全特性（FDA，2013a）。

随着体内和体外科学研究的不断细化，FDA不断修订其生物等效性的确立方法。至公布日期为止，用于满足法定生物等效性要求的现行方法包括（FDA，2003a）：

1. 药物代谢动力学（pharmacokinetics，PK）（简称为药代动力学）研究
2. 药效学（pharmacodynamics，PD）研究
3. 对比临床试验
4. 体外研究

具体选择哪一种方法来确立生物等效性则取决于药物作用部位和设计的试验对药物传递输送的比较的能力。

1.2.4 生物等效性判定规则

现有大量的文献讨论了生物等效性的确立标准。FDA 橙皮书提到了一个常用的概念:"基于 FDA 医学专家的意见,在受试药品与参比药品比较试验中,如果其比较结果相差大于 20%[两个参数:药-时曲线下面积(AUC)和最大血药浓度(C_{max})],就认定受试药品与参比药品之间存在显著差异,也就是说,不符合生物等效性要求(2013 版橙皮书)"。因此,生物等效性限度一般都采用标准的 20%之内(Hauck 和 Anderson,1984)。

在生物等效性评价早期,Shelly 提出了确定药-时曲线下面积(area under the curve,AUC)的方法:在专门的称重纸上手工绘出血清浓度-时间曲线,剪下相应的曲线段,对每段曲线分别称重,加以比较。这个方法称为加拿大 20%规则,要求仿制药的 AUC 平均值和已批准药品的 AUC 平均值之间相差不超过 20%。

在 1971 年美国国家科学院药物生物利用度会议后(Brodie 和 Heller,1971),FDA 开始应用检验效能方法(power approach)。该方法用积分法替代称重法来确定 AUC 值,同时要求 AUC 和 C_{max} 均在原创药±20%之内,估计检验效能为 80%。

然而,检验效能方法有其局限性,因为其仅考虑了分别计算的 AUC 和 C_{max} 的平均值的差异。采用该方法,即便两种获批药品的 AUC 和 C_{max} 的平均值相等,但它们在变异性方面也可能存在差异,这可能成为一些药品的问题所在,例如,窄治疗指数(NTI)药物。而对这些药物而言,考虑变异性被认为是必要的。因此,FDA 其后推出了 75/75 附加规则,在这个规则下,如果符合如下条件则被认为满足生物等效性:

(a) 受试药品和参照药品的 AUC 平均值和 C_{max} 平均值的差异均不超过 20%。
(b) 在至少 75%的受试者中,受试药品对参照药品的相对生物利用度超过 75%。

采用 75/75 规则,是为了确保在血药浓度变化的情况下,不出现药品没有有效性的情况(Patterson 和 James,2005;Cabana,1983)。然而,75/75 规则可能不能防止潜在的高浓度药物所致的不良反应。Haynes(1981)也证实了 75/75 规则有一些不良的运行特征,缺乏统计学基础。因此,75/75 规则随后也被弃用了。

1983 年,Hauck 和 Anderson(1984)提出了一个生物等效性的分析方法,此方法整合了两个原假设(H_0)的 t-检验,如下所示:

$$H_0: \mu_T - \mu_R \leq \theta_1 \text{ 或 } \mu_T - \mu_R \geq \theta_2$$
$$H_1: \theta_1 < \mu_T - \mu_R < \theta_2$$

对于这些方程,μ_T 是受试药品(即仿制药)的对数平均值,μ_R 是参照药品的对数平均值，θ_1 为下限 [log(80%)]，θ_2 为上限 [log(125%)]。通过合并两个统计学单侧检验，原假设（H_0）说明平均值是不等价的，而备择假设（H_1）说明平均值是等同的。

然而，在两种药品并非生物等效的情况下，Hauck-Anderson t-检验法可能会得出认为两种药品是生物等效的结论。Schuirmann（1987）提出了一个叫做"双单侧检验法"，将备择假设分为两部分：

$$H_{01}: \mu_T - \mu_R \leq \theta_1 \qquad H_{02}: \mu_T - \mu_R \geq \theta_2$$
$$H_{11}: \mu_T - \mu_R > \theta_1 \qquad H_{12}: \mu_T - \mu_R < \theta_2$$

当满足某些标准时(通常当受试药品和参照药品的平均值相近时)，该检验消除了出现无限大拒绝域的可能性。直到现在，双单侧检验法仍应用于生物等效性的证明。

为了评估双单侧检验的效果，Davit 等（2009）收集了 FDA 自 1996 年到 2007 年 12 年间批准的总共超过 2 000 个口服仿制药的单剂量生物利用度研究实例，研究了其药物 C_{max} 和 AUC 指标。发现仿制药和原创药之间 C_{max} 和 AUC 的平均值比率分别为 4.35% 和 3.56%。此外，研究中还发现，约有 98% 的仿制药的 AUC 与原创药的差值小于 10%。该研究所得到的结论认为，尽管统计学检验分析将生物等效性设置在 80%～125% 的置信区间内，在 FDA 实际批准的例子中，受试药品和参比药品的差异通常要小得多，如图 1.1 所示。

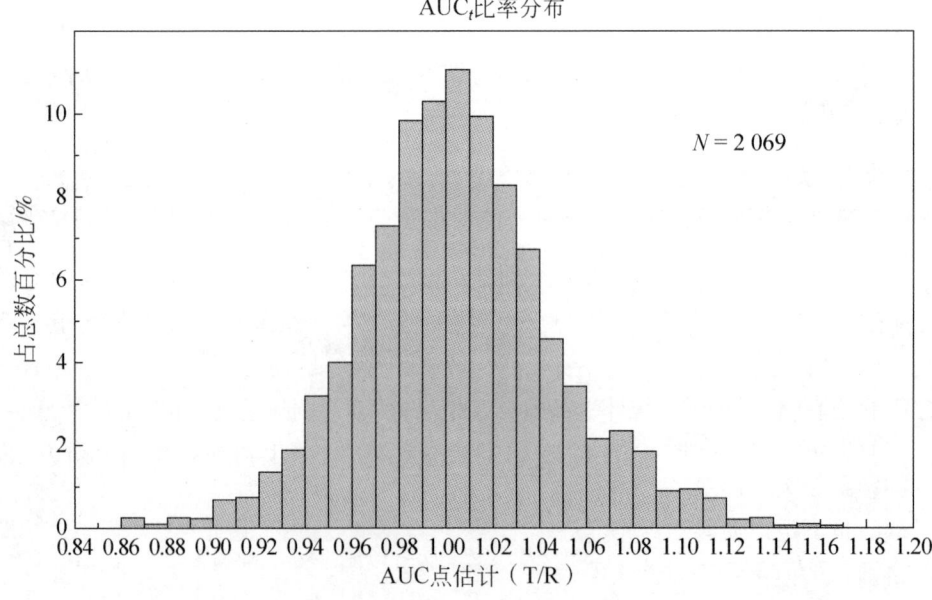

图 1.1 FDA 在 12 年中的生物等效性数据的药-时曲线下面积（AUC）分布（Yu，2013）

1.3 1990—2000 年间生物等效性的演变

1.3.1 个体生物等效性

双单侧检验法中的一个潜在弱点在于：不能说明生物等效性结果是否足以保证单个患者对两种不同药品的响应相似。

这是因为双单侧检验法仅评价受试药品和参照药品平均值的差异（平均生物等效性），而个体生物等效性不仅评价平均值的差异，同时还评价变异性的差异。Anderson 和 Hauck 提出了个体生物等效性评价方法以确保个体患者能够从一个成功治疗的药物转换到另一个（Anderson 和 Hauck，1990；Hauck 和 Anderson，1994）。

FDA 在 20 世纪 90 年代发布了一些个体生物等效性标准和统计学方法的指南文件（Chen 和 Lesko，2001；FDA，1999b）。这些指南允许比较同一受试者对药物的变异性，以参照药品变异性来调整生物等效性标准，以及发现可能的制剂对受试者的相互作用。这一新标准也促使在生物等效性研究中纳入志愿者异质人群。基于这些考虑，FDA 一度打算用个体生物等效性代替平均生物等效性作为其评价方法（Chen 等，2000；Hauck 等，2000）。

尽管存在这些优势和益处，个体生物等效性评价方法仍面临挑战。其问题集中于下述三个常见领域（Chen 和 Lesko，2001）：

1. 个体生物等效性标准的依据和需要
2. 进行重复性试验设计带来的资金和人力资源负担
3. 统计学方法的适用性

为了解决这些问题，美国药学科学家协会（the American Association of Pharmaceutical Scientists，AAPS）（AAPS 1977，1998，1999）和 FDA 专家咨询委员会（FDA，1996，1997，1998，1999a，2000a）举办和召开了多场研讨会和会议。在 1999 年 FDA 专家咨询委员会药学会议上，由 Leslie Benet 教授担任主席的 FDA 个体生物等效性专家小组报告（Benet，1999）：

- 个体生物等效性是一个有前景的、具有临床相关性的方法，对于临床医生和患者而言，可以理论上为仿制药对个体患者确实是等效的提供更多的信心。
- 即便在今天，FDA 总结和分析的研究数据仍不足以证实此方法的理论可靠性，同时也不足以使科学界相信应用此方法所需要承当的花费是充分合理的。
- 目前，个体生物等效性仍是解决理论临床问题的一个理论上的解决方案。不论是安全性或有效性问题，我们都没有临床问题的实证，我们也没有个体生物等效性能否真正解决临床问题的实证。

因此，目前仍将平均生物等效性方法作为评价生物等效性的重要方法。

1.3.2 生物药剂学分类系统

Amidon 等（1995）提出了生物药剂学分类系统（BCS），将药物体外溶出度与体内生物利用度相关联。该系统是基于与药物吸收有关的溶解性和通透性这两个物理性质对其分类。依据 BCS，药物可分为四个类别，如表 1.1 所示。

表 1.1 生物药剂学分类系统（Amidon 等，1995）

生物药剂学分类	溶解性	通透性
Ⅰ	高	高
Ⅱ	低	高
Ⅲ	高	低
Ⅳ	低	低

分类系统中的溶解性是根据受试药品的最高规格的溶解性来确定的。如果一个药品的最高规格的溶解性是能够溶解于 250 ml 或少于 250 ml 的 pH 在 1.0~7.5 范围的水介质中，则此药品被认为是具有高溶解性。250 ml 是一个估计体积，该体积来自于常见的生物等效性试验方案中空腹志愿者给药时规定的一杯水量（约 8 oz，1 oz=28.4 ml）。

BCS 通透性分类是直接基于药物在人体肠道内的吸收程度或间接基于穿过人体肠黏膜的传质速率来确认。此外，能用于预测人体内肠吸收的动物或人体体外模型，如大鼠原位灌注模型和体外上皮细胞培养模型，也可以作为通透性研究的备选方法（FDA，2000b）。如果某药物在小肠内的吸收达到或超过 90% 以上，则 BCS 认为其具有高通透性。

1.3.3 基于生物药剂学分类系统的生物等效性研究豁免

2000 年，FDA 发布了基于 BCS 的速释（immediate-release，IR）固体口服制剂体内生物利用度和生物等效性研究豁免的指南。对于具有高溶解性和高通透性（BCS Ⅰ 类）速释口服固体剂型的药品，如果满足下列条件，该指南允许申请人申请生物等效性研究豁免（FDA，2000b）：

(a) 此药品在胃肠道内必须稳定

(b) 在速释（IR）固体口服剂型中使用的辅料对口服药品的吸收速率和吸收程度无显著影响
(c) 此药品不属于窄治疗指数（NTI）药品
(d) 这种药品不能在口腔中吸收
(e) 这种药品在体外能快速溶解

如果一个速释药品能够满足"30 min 内在 900 ml（或小于 900 ml）的下列的几种介质中溶出量大于或等于该药品标示量的 85%〔试验条件：《美国药典》(USP) 仪器 I 法 100 rpm 或《美国药典》仪器 II 法 50 rpm〕"，则此药品可被归入"快速溶出类药物"（FDA，2000b）：

(a) 酸性介质，如 0.1 N HCl，或符合《美国药典》规定的无酶人工胃液（SGF）
(b) pH 为 4.5 的缓冲液
(c) pH 为 6.8 的缓冲液或符合《美国药典》规定的无酶人工肠液（SIF）

如果该药品不能满足这些要求，则不被认为是快速溶出药物。

基于 BCS 的这些科学原则，两种药学等效的固体口服药表现出不同的人体体内吸收速率和程度的原因可能是由于药物的体内溶出度差异所致。如果相对于胃排空而言，速释口服剂型的体内溶出很快，那么该药的吸收速率和程度很可能不依赖于该药的溶出度。实际上，高溶解性并快速溶出药物在体内的表现类似于口服液。只要药品配方中添加的辅料对活性药物成分的吸收无显著影响，则无需体内生物等效性的证明。对于 BCS I 类（高溶解性和高通透性）药物而言，在规定的试验条件下，体外快速溶出就足以保证其体内同样快速溶出。因此，豁免此类药品的生物等效性试验能避免用于证明生物等效性的临床试验所带来的不必要的开支和风险。

1.3.4 房室吸收和转运模型

药物的小肠通过时间在其吸收中起着重要作用，尽管众所周知，但在 20 世纪 90 年代以前，这个领域几乎没有发展。1996 年，基于药物在小肠转运的流程和特性，余煊强等构建并发展了一个房室吸收和转运（CAT）模型（Yu 等，1996a，b；Yu 和 Amidon，1998a）。这个模型能同时预测吸收速率和程度（Yu 等，1996a；Ye 和 Amidon，1998b）。

与扩散和单室模型相比，CAT 模型优于单室模型，没有分散模型复杂。单室模型的特点是：药物是以单个体积的形式分布到体内；而分散模型的特点是：药物通过对流和扩散分布到体内。

为了扩展最初提出的 CAT 模型测定吸收速率、吸收程度和药物在胃肠道中大致的释放位置（针对控释药品配方而言）的能力，Agoram 等提出了优化房室吸收和转运（advanced compartmental absorption and transit，ACAT）模型（Agoram 等，2001）。ACAT 与综合吸收模型相同，能估算制剂吸收分数，并能提供一个确定吸收何时受通透性、溶出度和溶解性限制的框架（Yu，1999）。

随后的计算机软件开发把 ACAT 模型制作成为可用于研究和评价的商用软件，而进一步开发使其成为比前述模型更为精确的口服吸收药物体外-体内相互关系预测模型（Grbic 等，2011）。结合生物相关溶解性，现代计算机程序还能预测食物影响程度和空腹与进食两种条件下不同药物的口服药代动力学状况。除了用于预测口服药物在胃肠道中的吸收，全身生理药代动力学模型和药代动力学/药效学复合模型也已建立，可用于预测人体全身药代动力学/药效学结果（Huang 等，2009）。近年来，计算机模型也已用于进行虚拟生物等效性模拟（Zhang 等，2011）。

1.4 2000 年至今的生物等效性的演变发展

1.4.1 生物药剂学药物分布分类系统

2005 年，Wu 和 Benet（2005）提出了生物药剂学药物分布分类系统（BDDCS）。这个系统融入了转运蛋白影响和药物清除机制，扩展了生物药剂学分类系统（BCS）的溶解性和通透性的基础。具体地说，BDDCS 可用于预测肠道和肝内药物处置以及药物间相互作用。根据 BDDCS，药物被划分为下述四种类型，如表 1.2 所示。

表 1.2　生物药剂学药物分布分类系统（BDDCS）（Wu 和 Benet，2005）

生物药剂学分类系统	溶解性	通透性	主要清除路径	转运蛋白影响
Ⅰ	高	高	代谢	转运蛋白影响微乎其微
Ⅱ	低	高	代谢	主要是外排转运蛋白影响[a]
Ⅲ	高	低	肾/胆汁清除，药物未发生变化	主要是吸收转运蛋白影响
Ⅳ	低	低	肾/胆汁清除，药物未发生变化	吸收和外排转运蛋白影响可能很重要

[a] 吸收和外排转运蛋白影响均可发生于肝（Thompson，2011）

Fleisher 等（1999）给出了一个例子，说明了当考虑高脂肪膳食时，如何将药物代谢和转运蛋白分析包括在内来预测药物传递行为。类似的思维推理过程还可用于预测诸如体内药物-药物间相互作用（即竞争转运蛋白；Benet，2013）的情形。这一方法导致 BDDCS 和 BCS 有显著区别，因为前者侧重于代谢，而后者侧重于吸收。

1.4.2 高变异药物的生物等效性

高变异药物被定义为个体内生物等效性测量值的可变性（%CV）为 30% 或更高的药物。个体内可变性的来源包括：

- 影响生物利用度的生理因素，例如，胃肠道、胆汁和胰腺分泌物的局部 pH，管腔和黏膜酶，胃肠动力，胃排空、小肠转运和结肠驻留时间。
- 药物的固有性质，例如，分布、首过代谢、全身代谢和清除。
- 原料药的理化性质，例如，溶解性。
- 药品配方因素，例如，释药。
- 其他因素，如食物摄入。

由于平均生物等效性评价方法的固有特性，即使在仿制药和参照药品的平均生物利用度差异很小的情况下，高变异药物生物等效性研究也可能需要招募大量的受试者，这是个体内变异性高所致的结果，如图 1.2 所示。在应用平均生物等效性评价方法和常规样本量的生物等效性研究中，甚至还可能出现高变异参照药品与自身相比也不能证明生物等效性的情况（Midha 等，2005）。

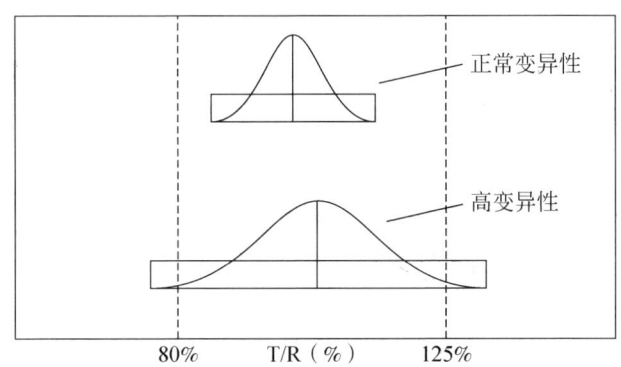

图 1.2 变异性对生物等效性研究的影响。在受试者数相同的情况下，高变异性导致置信区间变宽，使研究更难以通过 80%～125% 的生物等效性限度

个体内高变异药物通常具有较宽的治疗窗口，即尽管药物的变异性很高，药物在这个治疗窗口内也是安全且有效的（Benet，2006）。考虑到这一点，将平均

生物等效性标准原封不动地应用于高变异药物或药品上，用大量的健康受试者来进行药物的生物等效性试验并不一定是十分必要的（Benet，2006）。为了将不必要的人体试验最小化，人们提出了许多替代试验设计、统计学方法和其他考虑，以证明高变异药物的生物等效性。这些方法包括应用稳态多剂量法、有限样本容量法、个体生物等效性、将生物等效性限度直接扩大到预设值以及通过比例缩放法扩大生物等效性限度等进行生物等效性研究（Zhang等，2013）。因为每种方法都有其优缺点，所以目前对高变异药物的生物等效性的证明还没有一个普遍接受的方法。

FDA选择评估了下列方法以证明高变异药物的生物等效性的效果：直接扩大生物等效性限度、固定样本容量扩大生物等效性限度、基于参照药品的可变性扩大生物等效性限度和基于样本容量和缩放比例扩大生物等效性限度（FDA，2004）。根据这些评估，FDA发展出一个使用点估计约束并将生物等效性容许限度按照参照药品的可变性缩放的参照药品标度的平均生物等效性评价方法。

该方法通过研究中的参照药品个体可变性来调整高变异药物的生物等效性限度。运用参照药品-标度是基于这样一个一般概念：参照药品的可变性可用作设定生物等效性限度公用标准的一个指标。本方法的应用有效地降低了高变异药物所需的生物等效性评价样本数。

FDA的最终选定的方法包含了一个点估计约束的附加要求，对受试和参照药品平均值的差异施加了限制。该附加要求消除了投入市场的受试药品与参照药品平均值差异很大的潜在可能性。运用参照药品-标度方法可将测定参照药品变异系数考虑在内，也就是说，每个受试者可多次服用参照药品。FDA推荐部分重复设计方法作为获取该信息的最有效方式。参照药品-标度的平均生物等效性方法已在FDA成功应用。迄今为止，这一新方法已用于支持许多高变异仿制药药品的审批。

1.4.3　窄治疗指数（NTI）药物的生物等效性

虽然在数以千计的仿制药和上市后药品变更获批之后，80%～125%的生物等效性限度已被历史性地证明为一项严格标准，但这项标准对NTI药物而言可能还不够谨慎，原因在于：患者使用时，这类药物的血药浓度的微小变化就可能导致严重的治疗后果和（或）不良反应。由于NTI药物会出现这样的风险，对于其参照药品而言，究竟需要多少可信度才能保证NTI仿制药是生物等效的，卫生专业人士、药学科学家、监管机构和消费者权益保护团体等展开了争论。2010年和2011年，FDA召开了两次专家咨询委员会会议，讨论NTI药物的定义和建立这类药物治疗等效性的生物等效性评价方法（FDA，2011d）。

历史上，各种各样的术语，例如，NTI、窄治疗范围、窄治疗比、窄治疗窗和临界剂量药物，曾被用来描述这样一类药物，其相对小的剂量或浓度差异就可能引起严重的治疗失败和（或）患者严重不良药物反应。FDA 专家咨询委员会推荐使用"窄治疗指数（NTI）"这一术语，同时将窄治疗指数（NTI）药物定义为剂量或血液浓度方面都的非常小的差异就可引起严重的治疗失败和（或）引起致命或导致持久性或严重残疾或失能的不良反应的药物（Yu，2011）：

(a) 治疗剂量与中毒剂量或相关血液/血药浓度差异很小。
(b) 低于治疗浓度可能引起严重的治疗失败，和（或）高于治疗浓度可能引起严重的不良反应。
(c) 需进行基于药代动力学或药效学测量的治疗监测。
(d) 具有低度到中度（即不高于 30%）的个体内可变性。
(e) 在临床实践中，剂量常以非常小的增量进行调整（低于 20%）。

根据专家咨询委员会的这些建议，为了研究不同的生物等效性评价方法在 NTI 药物上的应用，FDA 进行了多种模拟测试，包括使用：①直接收窄平均生物等效性限度；②基于参照药品的变异性收窄生物等效性限度（参照药品标度的平均生物等效性方法）等（FDA，2011d）。模拟测试中评估的变量包括个体内变异性、样本大小和点估计限度。应用参照药品-标度的平均生物等效性方法对照平均生物等效性方法来比较特定研究设计的功效。模拟测试结果表明，基于参照药品变异性收窄生物等效性限度的方法是评价 NTI 药物生物等效性的首选方法。首选四向交叉全重复试验设计的，因为除了比较平均值之外，这种试验设计还允许对可变性进行比较。在确定生物等效性时，两种比较均需要考虑。

NTI 药物的基准生物等效性限度为 90%～111%，这个基准限度在参照药品个体内变异性的基础上可以缩放。当参照药品的可变性为 10% 时，生物等效性限度要窄于 90%～111%。相反，当参照药品的可变性大于 10% 时，生物等效性限度要宽于 90%～110%，但在 80%～125% 之内。为确保 NTI 药物的生物等效性限度不比传统药物的生物等效性限度宽，这类药物需要通过比例缩放平均生物等效性限度抑或用未经过比例缩放的限度为 80%～125% 的生物等效性限度。由于大多数 NTI 药物具有低的个体内变异性，因此，这类药品的生物等效性限度通常会相应地收窄在 80%～125% 以内。

四向交叉完全重复试验方法还允许比较受试药品和参照药品的个体内可变性，以证实两者的方差没有显著差异。FDA 的模拟研究表明，对于 NTI 药物而言，个体内可变性差异非常大的受试药品和参照药品仍有可能通过参照药品-标度的生物等效性限度说明，仅靠参照药品-标度的平均生物等效性方法还不足以确保受试药品与参照药品的相似性。FDA 提出了 F-检验法，通过计算受试药品和参照药品个体内标准偏差之比的 90% 置信区间，评价受试药品和参照药品的个体内可变性是否相当。为确定可变性适用的置信区间上限，FDA 对 2、2.5、3 这三个上限值进行了评估，得出的结论认为，90% 置信区间的适用上限值应≤2.5。

1.4.4 部分药-时曲线下面积

从生物等效性评价开始全面运用以来，一直使用 C_{max} 和 AUC 来测量吸收速率和程度。一般情况下，这两个量度连同达峰时间（T_{max}）能很好地处理速释甚至许多缓控释剂型。然而，有些缓控释药品表现出多相药代动力学行为，在临床上有重要作用和意义，对于这些药品而言，传统的 AUC 和 C_{max} 度量可能不足以确保生物等效性。在这种情况下，尽管两种药品的 AUC 和 C_{max} 可能是相等的，但在一个临床上的相对时间间隔内，它们到达其作用部位的速率或吸收程度可能并不相等（Heald，2010）。因此，为了证明生物等效性，需要考虑一个附加的药代动力学量度，例如，pAUC 来评价部分吸收量。

Chen 提出应用部分药-时曲线下面积（pAUC）方法来评价速释剂型吸收速率的等效性（Chen，1992；Chen 等，2011）。对于口服速释药品，生物等效性通常能通过测量药物达峰峰值和总吸收量来证明。在合理的临床疗效/安全性试验和（或）药代动力学/药效学试验的基础上要求更好地控制药物吸收到体循环中（例如，确保镇痛剂快速起效或避免降压药过度降压），对药品到达作用部位的早期吸收量的测量可能含有丰富的信息。虽然 FDA 通用生物利用度/生物等效性指南推荐使用 pAUC 作为药物早期到达作用部位的吸收程度的测量指标，但其很少被使用（FDA，2003a）。

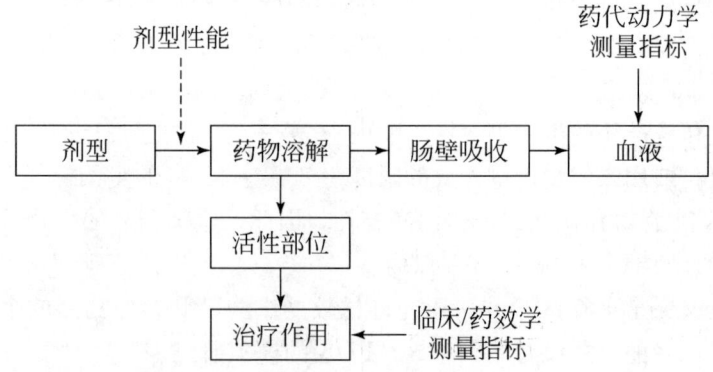

图 1.3　局部作用和口服胃肠道药物吸收过程和作用部位

2011 和 2012 年，FDA 实施了采用 pAUC 进行唑吡坦缓释片以及盐酸哌甲酯缓释胶囊和缓释片的生物等效性试验的方法（FDA 2011c，2012c）。对于这些药品，药代动力学/药效学关系是推荐使用 pAUC 的基础。还进行了建模和模拟研究以帮助理解 pAUC 测量的需要和合理的 pAUC 的截断时间（Lionberger 等，2012；Stier 等，2012；Fourie Zirkelbach 等，2013）。

基于药品 PK/PD 关系或疗效/安全数据来选取 AUC 的截断点是最为合适的方式。当缺少 PK/PD 关系数据时，选择 pAUC 的截断点具有挑战性。当 pAUC 高变异时，可应用参照药品-标度法评价生物等效性。

1.4.5 局部作用药物的生物等效性
胃肠道局部作用药物

胃肠道（gastrointestinal，GI）局部作用药品的功能是将活性药物成分直接传递至胃肠道作用部位，使药物在不进入体循环的情况下达到预期治疗效果，如图 1.3 所示。

虽然从治疗效果的角度出发，局部传递是极好的，但当试图用传统的生物等效性评价方法来评价这类药物时就遇到了挑战。一些胃肠道局部作用药物（例如，美沙拉嗪）能透过肠黏膜进入体循环，而其他一些胃肠道局部作用药物（例如，盐酸万古霉素）则不能透过肠黏膜，其全身利用度极低（Zhang 等，2013）。药物的全身吸收量与药物在胃肠道中的局部浓度极有可能没有直接关联。这类药物的生物等效性评价方法通常取决于对多种因素的考虑，如药物传递机制、释药机制、药物的全身吸收、药物的理化性质和研究可行性等。

对于美沙拉嗪，目前建议应用的生物等效性评价方法包括体外溶出试验和药代动力学终点的体内生物等效性试验（Zhang 等，2013）。因为美沙拉嗪容易从胃肠道吸收，所获取的药代动力学曲线很可能反映了药物的局部利用度。在不同溶液中的体外溶出度可确认两种药品在整个胃肠道中的释药特性是相似的。另一方面，因为盐酸万古霉素易溶，在到其位于下消化道的作用部位之前就会被溶解。因此，FDA 建议，对受试药品配方中辅料种类及其含量与参照药品都相同的盐酸万古霉素，其生物等效性试验由体外溶出试验确定；而对于受试药品配方中辅料种类及其含量与参照药品不同的盐酸万古霉素，需进行临床终点的体内生物等效性试验。受试药品配方中辅料种类及其含量与参照药品相同的要求，确保了万古霉素在体内输送过程中受试药品与参照药品辅料之间没有相互作用。表 1.3 列举了一些胃肠道局部作用药品的生物等效性评价方法示例。

表 1.3　胃肠道局部作用药物示例和具有代表性的生物等效性评价方法（Lionberger 2004，2008；Yu 2008）

药品种类	生物等效性评价方法	示例药物/药品
不溶性结合剂	体外崩解和结合检测	考来烯胺（FDA，2012a）；碳酸镧（FDA，2011a）；乙酸钙（FDA 2009b）；司维拉姆（FDA，2011b）
高溶解性速释剂型	体外溶出＋证明药品配方差异不影响药品安全性和有效性的研究	盐酸万古霉素口服胶囊（FDA，2008a）；阿卡波糖片（FDA，2009a）
低溶解性速释剂型	体内药代动力学、体内药效学或临床研究或两种方法结合	利福昔明胶囊（FDA，2012d）；鲁比前列酮胶囊（FDA，2010b）
缓控释剂型	体外溶出、体内药代动力学或体内药效学或两种方法结合	美沙拉嗪缓释或延迟释放药品（FDA，2012b）

应该注意，对于有涉及药物全身吸收安全问题的药物，或药物全身吸收对疗效有贡献药物，FDA 仿制药品办公室（OGD）建议，对于这类药物，除了证明局部递药等效所要求的研究之外，还要进行用于证明药物全身吸收量等效的其他药代动力学研究（FDA，2008b）。

胃肠道局部作用药物的生物等效性将在后续章节中详细讨论。

1.4.6　喷鼻和吸入性药品的生物等效性

1.4.6.1　局部作用的喷鼻剂的生物等效性

喷鼻剂类药品将活性成分溶解或悬浮在加压或不加压的喷雾装置中的溶液或辅料混合物中，用药时通过喷雾器械将设定剂量的活性成分递至鼻腔。由于局部作用的喷鼻剂药品的递药方式和目标作用位点，目前认为传统的用于全身作用药品的生物等效性评价方法不适用于评价这类药品的生物等效性。对于局部作用的喷鼻剂药品溶液剂药品配方，生物等效性标准是基于这样一个前提：检测递药至鼻腔内作用部位的体外试验比临床试验更灵敏（FDA，2003b），由于是溶液剂药品配方，因此，不包含导致局部生物利用度差异的体内局部药物溶出步骤。如果受试药品和参照药品配方相同、装置相似，下述体外检测即能证明药品性能等效（Li 等，2013）：

1. 器械有效期内的每喷含量

2. 通过激光衍射测定液滴粒径分布
3. 通过串级冲击式采样器测定小颗粒/液滴的药物分布
4. 喷雾形状
5. 喷雾羽状流几何构型
6. 喷头充填与再充填

对药品配方相同的要求是：受试药品和参照药品配方中的非活性成分定性和定量上都必须相同。装置相似明确规定为与药品传递有关的关键部件的几何尺寸相当。

对于悬浮型药品配方，由于存在固体药物颗粒体内局部溶解，FDA 的生物等效性要求基于证据加权法，除了包括上述六项体外检测外，还包括下述两项体内试验（Li 等，2013）：

1. 一项临床终点（药效学）研究，目的是确保递药至鼻腔作用部位是等效的。
2. 一项药代动力学终点试验，目的是确立药物全身吸收量和药物潜在的全身毒性的等效性。

加入以上体内生物等效性试验，是由于现有的粒径测量技术不足以区分配方中的活性成分和助悬剂，因此，必须同时加入体内生物等效性试验以确保等效性成立。两种药品中原料药的粒径分布存在潜在差异，会造成截然不同的局部体内溶出速度和程度，导致不同的生物利用度/临床结果。基于这些考虑，悬浮剂必须进行体内生物等效性试验。

1.4.6.2 局部作用的口吸入剂的生物等效性

与局部作用的喷鼻悬浮剂类似，局部作用的口吸入剂无需依靠体循环即可完成药物传递和预期作用。因此，对于诸如干粉吸入剂类药品（DPI），其生物利用度的建立是基于集合证据加权法，包括：体外试验，用以证明体外性能相当；药代动力学或药效学试验，用以建立全身吸收量等效性；药效学或临床终点试验，用以证明局部作用等效性（Lee 等，2009），如图 1.4 所示。

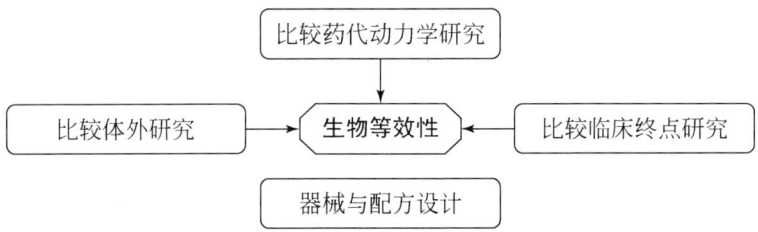

图 1.4　用于建立干粉口吸入剂生物等效性的集合证据权重法

为确保生物等效性，配方和器械的评估也需要考虑。由于辅料可影响药品性能，例如，在药物-乳糖混合物中添加硬脂酸镁以增加颗粒的解聚作用，一般建议受试药品配方中辅料种类及其含量与参照药品相同（±5％以内）。如果受试药品配方中辅料种类及其含量与参照药品有不同之处，则需要有药学研究数据，例如，多个药物-辅料比率的体外检测，高于或低于在受试和参照药品使用的药物-辅料比率的组合试验，来证明这些差异不会影响其等效性。同样，干粉吸入剂装置系统有多种［例如，预先设定剂量的单剂量单元，贮库（标定装置），预先标定剂量的多剂量单元等］，建议受试药品器械的作用机制与参照药品器械相同。此外，仿制药品的器械自身应保持类似外形，以确保等效并减少使用仿制药品替代参照药品时患者产生的困惑（Chrystyn，2007；Molimard 等，2003）。

由于体外检测的变异系数低并对生物等效性差异更敏感，下列体外检测可用于检测干粉吸入剂受试药品与参照药品之间的差异（FDA，2013b）：

1. 不同流速下的单次吸入量
2. 不同流速下的粒径分布

虽然与胃肠道局部作用药物相似，吸入性药物的体循环吸收在递药至局部位点之后才发生，但吸入性药物的体循环吸收包含从多个位点的吸收，包括肺部、口颊和胃肠道等区域。因此，除了上述体外检测之外，建议进行系统吸收生物等效性研究以确保仿制药品和参照药品的在全身吸收量相同（Adams 等，2010）。

此外，证明局部吸入性药品的生物等效性还需进行药效学或临床终点试验。一个典型的测量方法是用 1 秒用力呼气容积，即个体一秒内所能呼出的空气的最大量作为药效学终点。

1.4.7 脂质体药品的生物等效性

脂质体是一种人工制备的由一个脂质双层壳体和一个水相内核构成的囊泡。原料药可被脂质双层或内核包覆。脂质体药品可设计成在特定的靶向组织释药，以缓释针剂剂型的形式在体循环中作用。由于具有这样的设计属性，这些纳米颗粒药品具有不同的药代动力学和药效学特性。多种脂质体药品已在售或正在进行临床试验，反映了用脂质体作为药物载体的成功。1995 年，FDA 批准了首个脂质体药品 Doxil，它是一种盐酸多柔比星聚乙二醇化脂质体制剂，如图 1.5 所示。

诸如 Doxil 这类的脂质体药品可以是生物相容、可生物降解和局部靶向的。它们能免遭多种机制的体内清除，例如，内质网系统、肾清除和化学或酶失活（Scott，2008）。尽管预期的临床作用是理想的，但这些脂质体药品被设计成在组

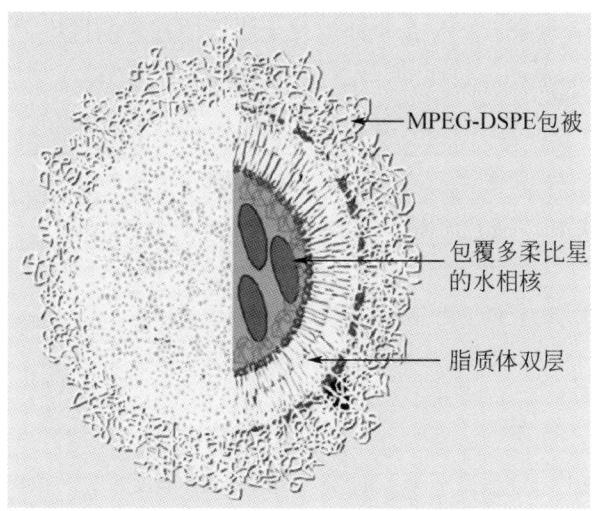

图 1.5 聚乙二醇化脂质体多柔比星示意图（Jiang 等，2011）

织部位通透性加强的形式，因此，单独应用传统的生物等效性评价方法，例如，全身吸收药代动力学测量指标，对靶向肿瘤组织的药物浓度等效性不再有指示作用。目前，血药浓度和靶向组织药物浓度的直接关系尚未建立。因此，Doxil 的生物等效性可根据 FDA 推荐的下列体内和体外检测来证明（FDA，2010a）：

- 药品配方组成相同
- 硫酸铵梯度主动载药工艺相同
- 脂质体体外性质等效，这些性质包括脂质体组成、包封药物状态、脂质体内部环境、脂质体粒径分布、片层数、脂质体表面结合的聚乙二醇（PEG）、表面电势或电荷以及体外泄漏量
- 游离的或包封药物的体内血药药代动力学等效

要求受试药品与参照药品组成部分的种类及其含量相同，可确保受试药品与参照药品配方中辅料种类及其含量相同。要求相同的带硫酸铵浓度梯度主动载药工艺，确保了脂质体内药物含量相等。要求脂质体粒径分布和药代动力学相同，确保了在规避巨噬细胞系统、长半衰期和脂质体肿瘤分布中相等。表 1.4 列出了一些评估体外泄漏量的方法和相应的依据。

一旦靶向组织中脂质体分布实现等同，则体内药代动力学和体外脂质体性质相等能确保药物传递至细胞的过程等效。例如，脂质体表面化学性质的表征能用于评估脂质体融合或肿瘤细胞的摄取机制所涉及的脂质体-细胞相互作用。此外，脂质体内部环境、粒径分布、包封的盐酸多柔比星的状态和药物泄漏量相等能确保药物在肿瘤组织周围或在肿瘤细胞内内涵体或溶酶体内的药物泄漏量相等。同

时，游离药物的血浆药代动力学也能解释从脂质体释药的过程。

脂质体药品的生物等效性的详细讨论请参见后续章节。

表 1.4　建议的体外泄露评估条件及其依据（Jiang 等，2011）

体外药物泄漏条件	用途	基本原理
37℃、50%人血浆中放置 24 h	评估脂质体在血液循环中的稳定性	血浆主要模拟血液条件
37℃，pH 5.5、6.5 和 7.5 条件下，缓冲液中放置 24 h	模拟正常组织、癌细胞附近和癌细胞内的药物释放	正常组织：pH 7.3 癌组织：pH 6.6 癌细胞内（核内体和溶酶体）：肿瘤细胞核内体和溶酶体可参与溶酶体摄取和介导药物释放
在 pH 6.5 的缓冲液中，在一定温度范围（43、47、52 和 57℃）内，放置达 12 h，直至完全释药	评估脂质双层的完整性	脂质的相变温度（T_m）取决于脂质双层的特性，诸如刚度、硬度和化学组成。作为温度函数［低于或高于相变温度（T_m）］的释放度差异反映了脂质特性的细微差异
37℃下置于低频超声波（20 kHz）中 2 h，直至完全释药	评估脂质体中包覆药物状态	低频超声波（20 kHz）通过瞬间引起孔状缺陷破坏脂质双层，将通过脂质体内凝胶的溶出控制多柔比星的释放

1.5　未来发展前景

尽管自 20 世纪 70 年代以来，生物等效性的概念和标准逐步发展，已成为药品的监管要求而产生了重大影响，但这个领域仍然存在许多尚未解答的问题。例如，对于现行的多种局部作用药品，其生物等效性评价方法仍应用临床终点法来确定。这些临床终点的总体鉴定和评价可能缺少灵敏度，需要重新评估。类似地，也提出了生物等效性评价的体外检测灵敏度问题以及如何研发更好的体外检测实施方法来改善生物等效性标准的问题。体外检测、建模和模拟的优势是巨大的，但这些方法的灵敏度、可靠性和与临床意义的关联还需要进一步研究。对于控释剂型，例如，每月给药的控释剂型，由于完成这类剂型的体内研究需要的时间很长，目前存在的问题是应该如何评价这些剂型的生物等效性。而在此列举的这些问题，仅仅是促进未来生物等效性方法学发展所需要解答的多项问题的一部分。

（李　冰校）

参考文献

21 CFR 320. 21 CFR 320 Bioavailability and bioequivalence requirements. http://www.accessdata.fda.gov/scripts/cdrh/cfdocs/cfcfr/CFRSearch.cfm?fr=320.1. Accessed 9 July 2013

AAPS (1997) Science and regulations: individual and population bioequivalence—regulatory approaches and issues. America Association of Pharmaceutical Scientists (AAPS) Annual Meeting, Nov 2–6 1997, Boston

AAPS (1998) Scientific and regulatory issues in product quality: narrow therapeutic index drugs and individual bioequivalence. American Association of Pharmaceutical Scientists (AAPS) Workshop, Mar 16–18 1998, Arlington

AAPS (1999) Individual bioequivalence: realities and implementation. American Association of Pharmaceutical Scientists (AAPS) International Workshop, Aug 30–Sep 1 1999, Montreal

Adams WP, Ahrens RC, Chen ML, Christopher D, Chowdhury BA, Conner DP, Dalby R, Fitzgerald K, Hendeles L, Hickey AJ, Hochhaus G, Laube BL, Lucas P, Lee SL, Lyapustina S, Li B, O'Connor D, Parikh N, Parkins DA, Peri P, Pitcairn GR, Riebe M, Roy P, Shah T, Singh GJ, Sharp SS, Suman JD, Weda M, Woodcock J, Yu L (2010) Demonstrating bioequivalence of locally acting orally inhaled drug products (OIPs): workshop summary report. J Aerosol Med Pulm Drug Deliv 23:1–29

Agoram B, Woltosz WS, Bolger MB (2001) Predicting the impact of physiological and biochemical processes on oral drug bioavailability. Adv Drug Deliv Rev 50(Suppl 1):S41–S67

Amidon GL, Lennernas H, Shah VP, Crison JR (1995) A theoretical basis for a biopharmaceutic drug classification: the correlation of in vitro drug product dissolution and in vivo bioavailability. Pharm Res 12:413–420

Anderson S, Hauck WW (1990) Consideration of individual bioequivalence. J Pharmacokinet Biopharm 18:259–273

Barber HE, Calvey TN, Muir K, Hart A (1974) Biological availability and in vitro dissolution of oxytetracycline dihydrate tablets. Br J Clin Pharmacol 1:405–408

Barnett DB, Smith RN, Greenwood ND, Hetherington C (1974) Bioavailability of commercial tetracycline products. Br J Clin Pharmacol 1:319–323

Barr WH, Gerbracht LM, Letcher K, Plaut M, Strahl N (1972) Assessment of the biologic availability of tetracycline products in man. Clin Pharmacol Ther 13:97–108

Benet LZ (1999) Individual bioequivalence: have the opinions of the scientific community changed? http://www.fda.gov/ohrms/dockets/ac/01/slides/3804s2_09_benet.ppt. Accessed 8 Aug 2013

Benet LZ (2006) Therapeutic considerations of highly variable drugs. http://www.fda.gov/ohrms/dockets/ac/06/slides/2006-4241s2_2_files/frame.htm. Accessed 18 July 2013

Benet LZ (2013) The role of BCS (biopharmaceutics classification system) and BDDCS (biopharmaceutics drug disposition classification system) in drug development. J Pharm Sci 102:34–42

Brodie BB, Heller WM (1971) Bioavailability of drugs: proceedings. S. Karger, Basel

Cabana BE (1983) Assessment of 75/75 rule: FDA viewpoint. J Pharm Sci 72:98–100

Chen ML (1992) An alternative approach for assessment of rate of absorption in bioequivalence studies. Pharm Res 9:1380–1385

Chen ML, Davit B, Lionberger R, Wahba Z, Ahn HY, Yu LX (2011) Using partial area for evaluation of bioavailability and bioequivalence. Pharm Res 28:1939–1947

Chen ML, Lesko LJ (2001) Individual bioequivalence revisited. Clin Pharmacokinet 40:701–706

Chen ML, Patnaik R, Hauck WW, Schuirmann DJ, Hyslop T, Williams R (2000) An individual bioequivalence criterion: regulatory considerations. Stat Med 19:2821–2842

Chiou WL (1972) Determination of physiologic availability of commercial phenylbutazone preparations. J Clin Pharmacol New Drugs 12:296–300

Chrystyn H (2007) The Diskus: a review of its position among dry powder inhaler devices. Int J Clin Pract 61:1022–1036

Davit BM, Nwakama PE, Buehler GJ, Conner DP, Haidar SH, Patel DT, Yang Y, Yu LX, Woodcock J (2009) Comparing generic and innovator drugs: a review of 12 years of bioequivalence data from the United States Food and Drug Administration. Ann Pharmacother 43:1583–1597

FDA Orange Book Preface (2013) http://www.fda.gov/Drugs/DevelopmentApprovalProcess/ucm079068.htm. Accessed 7 Aug 2013

FDA (1996) FDA Advisory Committee for Pharmaceutical Science Meeting, August 1996, Gaithersburg

FDA (1997) FDA Advisory Committee for Pharmaceutical Science Meeting, May 1997, Gaithersburg

FDA (1998) FDA Advisory Committee for Pharmaceutical Science Meeting, October 1998, Gaithersburg

FDA (1999a) FDA Advisory Committee for Pharmaceutical Science Meeting, September 1999, Gaithersburg

FDA (1999b) Average, population, and individual approaches to establishing bioequivalence. http://www.fda.gov/OHRMS/DOCKETS/98fr/3657gd1.pdf. Accessed 8 Aug 2013

FDA (2000a) FDA Advisory Committee for Pharmaceutical Science Meeting, November 2000, Gaithersburg

FDA (2000b) Guidance for industry: waiver of in vivo bioavailability and bioequivalence studies for immediate-release solid oral dosage forms based on a biopharmaceutics classification system. http://www.fda.gov/downloads/Drugs/GuidanceComplianceRegulatoryInformation/Guidances/UCM070246.pdf. Accessed 12 July 2013

FDA (2003a) Guidance for industry bioavailability and bioequivalence studies for orally administered drug products general considerations. http://www.fda.gov/downloads/Drugs/.../Guidances/ucm070124.pdf. Accessed 26 Aug 2013

FDA (2003b) Guidance for industry: bioavailability and bioequivalence studies for nasal aerosols and nasal sprays for local action. http://www.fda.gov/downloads/Drugs/GuidanceComplianceRegulatoryInformation/Guidances/ucm070111.pdf. Accessed 31 July 2013

FDA (2004) Background information for advisory committee meeting on bioequivalence requirements for highly variable drugs and drug products. http://www.fda.gov/ohrms/dockets/ac/04/briefing/4034B1_07_Bioequivalence%20Requirments-Draft.doc. Accessed 21 Aug 2013

FDA (2008a) Draft guidance on vancomycin hydrochloride capsule. http://www.fda.gov/downloads/Drugs/GuidanceComplianceRegulatoryInformation/Guidances/UCM082278.pdf. Accessed 26 Aug 2013

FDA (2008b) Meeting of the advisory committee for pharmaceutical science and clinical pharmacology. FDA. http://www.fda.gov/ohrms/dockets/ac/08/briefing/2008-4370b1-01-FDA.pdf. Accessed 21 Aug 2013

FDA (2009a) Draft guidance on acarbose tablet. http://www.fda.gov/downloads/Drugs/GuidanceComplianceRegulatoryInformation/Guidances/UCM170242.pdf. Accessed 26 Aug 2013

FDA (2009b) Draft guidance on calcium acetate capsule. http://www.fda.gov/downloads/Drugs/GuidanceComplianceRegulatoryInformation/Guidances/UCM148185.pdf. Accessed 26 Aug 2013

FDA (2010a) Draft guidance on doxorubicin hydrochloride liposome injection. http://www.fda.gov/downloads/Drugs/GuidanceComplianceRegulatory%20Information/Guidances/UCM199635.pdf. Accessed 15 Aug 2013

FDA (2010b) Draft guidance on lubiprostone capsule. http://www.fda.gov/downloads/Drugs/GuidanceComplianceRegulatoryInformation/Guidances/UCM224220.pdf. Accessed 26 Aug 2013

FDA (2011a) Draft guidance on lanthanum carbonate tablet. http://www.fda.gov/downloads/Drugs/GuidanceComplianceRegulatoryInformation/Guidances/UCM270541.pdf. Accessed 26 Aug 2013

FDA (2011b) Draft guidance on sevelamer carbonate tablet. http://www.fda.gov/downloads/Drugs/GuidanceComplianceRegulatoryInformation/Guidances/ucm089620.pdf. Accessed 26 Aug 2013

FDA (2011c) Guidance on zolpidem tablet. http://www.fda.gov/downloads/Drugs/GuidanceComplianceRegulatoryInformation/Guidances/UCM175029.pdf. Accessed 26 Aug 2013

FDA (2011d) July 26th Topic 1: Bioequivalence (BE) and quality standards for narrow therapeutic index (NTI) drug products. http://www.fda.gov/downloads/AdvisoryCommittees/CommitteesMeetingMaterials/Drugs/AdvisoryCommitteeforPharmaceuticalScienceandClinicalPharmacology/UCM263465.pdf. Accessed 13 Aug 2013

FDA (2012a) Draft guidance on cholestyramine power. http://www.fda.gov/downloads/Drugs/GuidanceComplianceRegulatoryInformation/Guidances/UCM273910.pdf. Accessed 26 Aug 2013

FDA (2012b) Draft guidance on mesalamine tablet. http://www.fda.gov/downloads/Drugs/GuidanceComplianceRegulatoryInformation/Guidances/UCM320002.pdf. Accessed 26 Aug 2013

FDA (2012c) Draft guidance on methylphenidate hydrochloride tablet. http://www.fda.gov/downloads/Drugs/GuidanceComplianceRegulatoryInformation/Guidances/UCM320007.pdf. Accessed 26 Aug 2013

FDA (2012d) Draft guidance on rifaximin tablet. http://www.fda.gov/downloads/Drugs/GuidanceComplianceRegulatoryInformation/Guidances/UCM291392.pdf. Accessed 26 Aug 2013

FDA (2013a) Approved drug products with therapeutic equivalence evaluations. http://www.fda.gov/downloads/Drugs/DevelopmentApprovalProcess/UCM071436.pdf. Accessed 31 July 2013

FDA (2013b) Draft guidance on fluticasone propionate: salmeterol xinafoate power/inhalation. http://www.fda.gov/Drugs/GuidanceComplianceRegulatoryInformation/Guidances/ucm081320.htm. Accessed 20 Oct 2013

Federal Register (1977) Bioavailability and bioequivalence requirements

Fleisher D, Li C, Zhou Y, Pao LH, Karim A (1999) Drug, meal and formulation interactions influencing drug absorption after oral administration. Clinical implications. Clin Pharmacokinet 36:233–254

Fourie Zirkelbach J, Jackson AJ, Wang Y, Schuirmann DJ (2013) Use of partial AUC (PAUC) to evaluate bioequivalence—a case study with complex absorption: methylphenidate. Pharm Res 30:191–202

Glazko AJ, Kinkel AW, Alegnani WC, Holmes EL (1968) An evaluation of the absorption characteristics of different chloramphenicol preparations in normal human subjects. Clin Pharmacol Ther 9:472–483

Grbic S, Parojcic J, Ibric S, Djuric Z (2011) In vitro-in vivo correlation for gliclazide immediate-release tablets based on mechanistic absorption simulation. AAPS PharmSciTech 12:165–171

Haidar SH, Davit B, Chen ML, Conner D, Lee L, Li QH, Lionberger R, Makhlouf F, Patel D, Schuirmann DJ, Yu LX (2008) Bioequivalence approaches for highly variable drugs and drug products. Pharm Res 25:237–241

Hauck WW, Anderson S (1984) A new statistical procedure for testing equivalence in two-group comparative bioavailability trials. J Pharmacokinet Biopharm 12:83–91

Hauck WW, Anderson S (1994) Measuring switchability and prescribability: when is average bioequivalence sufficient? J Pharmacokinet Biopharm 22:551–564

Hauck WW, Hyslop T, Chen ML, Patnaik R, Williams RL (2000) Subject-by-formulation interaction in bioequivalence: conceptual and statistical issues. FDA Population/Individual Bioequivalence Working Group. Food and Drug Administration. Pharm Res 17:375–380

Haynes JD (1981) Statistical simulation study of new proposed uniformity requirement for bioequivalency studies. J Pharm Sci 70:673–675

Heald D (2010) Conventional bioequivalence criteria may not ensure clinical equivalence and, therefore, interchangeability for products with complex pharmacokinetic profiles. FDA. http://www.fda.gov/downloads/AdvisoryCommittees/CommitteesMeetingMaterials/Drugs/AdvisoryCommitteeforPharmaceuticalScienceandClinicalPharmacology/UCM209322.pdf. Accessed 13 Aug 2013

Huang W, Lee SL, Yu LX (2009) Mechanistic approaches to predicting oral drug absorption. AAPS J 11:217–224

Jiang W, Lionberger R, Yu LX (2011) In vitro and in vivo characterizations of PEGylated liposomal doxorubicin. Bioanalysis 3:333–344

Lee SL, Adams WP, Li BV, Conner DP, Chowdhury BA, Yu LX (2009) In vitro considerations to support bioequivalence of locally acting drugs in dry powder inhalers for lung diseases. AAPS J 11:414–423

Li BV, Jin F, Lee SL, Bai T, Chowdhury B, Caramenico HT, Conner DP (2013) Bioequivalence for locally acting nasal spray and nasal aerosol products: standard development and generic approval. AAPS J 15:875–883

Lindenbaum J, Mellow MH, Blackstone MO, Butler VP Jr (1971) Variation in biologic availability of digoxin from four preparations. N Engl J Med 285:1344–1347

Lionberger R (2004) Bioequivalence of locally acting GI drugs. http://www.fda.gov/ohrms/dockets/ac/04/slides/2004-4078S2_11_Lionberger.ppt. Accessed 21 Aug 2013

Lionberger, R. 2008. Bioequivalence of Poorly Soluble Locally Acting GI Drugs [Online]. FDA. Available: http://www.fda.gov/ohrms/dockets/ac/08/slides/2008-4370s2-02-fda-lionberger.ppt. Accessed 21 Aug 2013

Lionberger RA, Raw AS, Kim SH, Zhang X, Yu LX (2012) Use of partial AUC to demonstrate bioequivalence of zolpidem tartrate extended release formulations. Pharm Res 29:1110–1120

Midha KK, Rawson MJ, Hubbard JW (2005) The bioequivalence of highly variable drugs and drug products. Int J Clin Pharmacol Ther 43:485–498

Molimard M, Raherison C, Lignot S, Depont F, Abouelfath A, Moore N (2003) Assessment of handling of inhaler devices in real life: an observational study in 3811 patients in primary care. J Aerosol Med 16:249–254

OTA (1974a) Drug bioequivalence. Recommendations from the Drug Bioequivalence Study Panel to the Office of Technology Assessment, Congress of the United States. J Pharmacokinet Biopharm 2:433–466

OTA (1974b) Drug bioequivalence: a report of the Office of Technology Assessment, Drug Bioequivalence Study Panel, Washington, The Office: for sale by the Superintendent of Documents, U.S. Government Printing Office

Patterson S, James B (2005) Bioequivalence and statistics in clinical pharmacology. CRC Press, Boca Raton

Schuirmann DJ (1987) A comparison of the two one-sided tests procedure and the power approach for assessing the equivalence of average bioavailability. J Pharmacokinet Biopharm 15:657–680

Scott RC (2008) Targeting immunoliposomes containing pro-angiogenic compounds to the infarcted rat heart. Philadelphia: Temple University

Skelly JP (1976) Bioavailability and bioequivalence. J Clin Pharmacol 16:539–545

Skelly JP (2010) A history of biopharmaceutics in the Food and Drug Administration 1968–1993. AAPS J 12:44–50

Stier EM, Davit BM, Chandaroy P, Chen ML, Fourie-Zirkelbach J, Jackson A, Kim S, Lionberger R, Mehta M, Uppoor RS, Wang Y, Yu L, Conner DP (2012) Use of partial area under the curve metrics to assess bioequivalence of methylphenidate multiphasic modified release formulations. AAPS J 14:925–926

Thompson T (2011) The clinical significance of drug transporters in drug disposition and drug interactions. In: Bonate PL, Howard DR (eds) Pharmacokinetics in drug development. Springer, New York

Van Petten GR, Feng H, Withey RJ, Lettau HF (1971) The physiologic availability of solid dosage forms of phenylbutazone. I. In vivo physiologic availability and pharmacologic considerations. J Clin Pharmacol New Drugs 11:177–186

Vitti TG, Banes D, Byers TE (1971) Bioavailability of digoxin. N Engl J Med 285:1433–1434

Wagner JG, Christensen M, Sakmar E, Blair D, Yates JD, Willis PW 3rd, Sedman AJ, Stoll RG (1973) Equivalence lack in digoxin plasma levels. JAMA 224:199–204

Wu CY, Benet LZ (2005) Predicting drug disposition via application of BCS: transport/absorption/elimination interplay and development of a biopharmaceutics drug disposition classification system. Pharm Res 22:11–23

Yu LX (1999) An integrated model for determining causes of poor oral drug absorption. Pharm Res 16:1883–1887

Yu LX (2008) Bioequivalence of locally acting gastrointestinal drugs: an overview. FDA. http://www.fda.gov/ohrms/dockets/ac/08/slides/2008-4370s2-01-FDA-YU.ppt. Accessed 21 Aug 2013

Yu LX (2011) Quality and bioequivalence standards for narrow therapeutic index drugs. FDA. http://www.fda.gov/downloads/Drugs/DevelopmentApprovalProcess/HowDrugsareDevelopedandApproved/ApprovalApplications/AbbreviatedNewDrugApplicationANDAGenerics/UCM292676.pdf. Accessed 13 Aug 2013

Yu LX (2013) Scientific and regulatory considerations for the new requirements for demonstrating bioequivalence of NTI drugs in US. AAPS

Yu LX, Amidon GL (1998a) Characterization of small intestinal transit time distribution in humans. Int J Pharm 171:157–163

Yu LX, Amidon GL (1998b) Saturable small intestinal drug absorption in humans: modeling and interpretation of cefatrizine data. Eur J Pharm Biopharm 45:199–203

Yu LX, Crison JR, Amidon GL (1996a) Compartmental transit and dispersion model analysis of small intestinal transit flow in humans. Int J Pharm 140:111–118

Yu LX, Lipka E, Crison JR, Amidon GL (1996b) Transport approaches to the biopharmaceutical design of oral drug delivery systems: prediction of intestinal absorption. Adv Drug Deliv Rev 19:359–376

Zhang X, Lionberger RA, Davit BM, Yu LX (2011) Utility of physiologically based absorption modeling in implementing Quality by Design in drug development. AAPS J 13:59–71

Zhang X, Zheng N, Lionberger RA, Yu LX (2013) Innovative approaches for demonstration of bioequivalence: the US FDA perspective. Ther Deliv 4:725–740

第 2 章
生物等效性的基础

Mei-Ling Chen

2.1 生物利用度和生物等效性的定义

美国凡 FDA 要求在药品申报时进行生物利用度（bioavailability，BA）和生物等效性（BE）研究始于国会技术评估局在 1974 年发布的一份报告。这份报告中的很多建议都被 FDA 采纳了，随后在 1977 年成为生物利用度/生物等效性法规（FDA，2013a）。生物利用度和生物等效性的法定定义均以吸收速率和程度来表示，因此，它们是相互关联的。具体而言，生物利用度在法规中被定义为"从药品中吸收的并在作用部位可利用的活性成分或活性部分的吸收速率和程度"（FDA，2013a）。类似地，生物等效性被定义为"在一个设计合理的试验研究中，两个药学等效或药物替代的药品中的活性成分或活性部分当以相同的摩尔剂量给药时，在其药物作用部位上的吸收速率和程度没有显著性差异"（FDA，2013a）。这两个定义都描述了药物从制剂中释放，然后被吸收并分布到作用部位的过程。因此，在药品申报中通常应用相似的方法来测量生物利用度和证明生物等效性，例如，通过监测血浆或血清中的药物浓度随时间的变化来绘制全身吸收曲线。

生物利用度和生物等效性定义之间的唯一不同之处在于它们各自的研究目的，因此，它们的研究设计和研究结果的统计学分析也不同。生物利用度研究可用于评估药品在体内与吸收、分布和清除相关的药代动力学和性能。相比之下，生物等效性研究主要用于制剂的对比，因此，其数据分析关注的是活性成分（或部分）从药品中的释放以及随后被吸收进入体循环中。建立生物利用度对于一个新分子实体（new molecular entity，NME）药品来说是一项基准工作，而证明生物等效性是对比相同剂型中具有相同药物成分的不同药品配方的生物利用度，并使用特定标准和可接受限度的一项例行检验。

值得注意的是，在法规背景方面，在药学等效物或药品替代品之间可确立生物等效性（2013 版橙皮书）。具有相同剂型以及包含相同量的相同原料药的药品可以被视为药学等效。这些药品不需要包含相同的非活性成分（例如，辅料），可以在形状、刻痕结构、释药机制、包装、有效期以及标签等方面在一定限度内有所不同。相比之下，药品替代品包含相同的治疗用部分（或其前体），但不需要具有相同的含量和剂型，或具有相同的盐或酯。依据《1984年药品价格竞争和专利期补偿法案》（《Hatch-Waxman法案》），药学等效和生物等效证据提供了治疗等效的保证，因此，仿制药及其对应的原创药可以相互替代（2013版橙皮书）。

2.2 生物利用度和生物等效性研究的应用

在药品研发和监管部门审批药品方面，生物利用度/生物等效性信息被认为非常重要（FDA，2003a）。在药品申报中，包括新药临床研究申请（Investigational New Drug Application，IND）、新药申请（New Drug Application，NDA）、仿制药申请（Abbreviated New Drug Application，ANDA）及其发补和补充申请中，都需要生物利用度和（或）生物等效性研究支持。

在IND和NDA阶段，需要使用适当设计的生物利用度试验来评估用于临床研究的药品性能，这些临床试验用于提供安全性和有效性的证据。如前所述，生物利用度试验可提供与药品的体内吸收、分布和清除相关的药代动力学信息。生物利用度研究还可以用于实现很多其他目的，例如，估算口服药品吸收的剂量分数，提供关于药代动力学方面的剂量比例和线性信息，以及研究内源/外源因素对在研药品的药代动力学的影响。对于含有新分子实体的口服药品，绝对生物利用度是通过与静脉注射给药的剂型对比获得，相对生物利用度可以通过与口服溶液、口服混悬液或其他剂型对比获得。

另一方面，生物等效性研究常被用为桥接工具，支持两种药品之间安全性和有效性的证据。在IND和NDA阶段，生物等效性研究可以在临床研究不同阶段使用的制剂之间建立联系，也可以用于在安全性试验和临床研究的制剂之间建立联系。此外，生物等效性研究对于ANDA的批准非常关键。企业希望仿制药获批上市就必须提交ANDA申请，证明其药品与橙皮书收录的参照药品（即原创药）既药学等效又生物等效。无论是对新药还是对仿制药，每当药品的生产工艺或药品配方发生变更时，生物等效性的证明文件对于确保有效期内的药品的质量也是至关重要的。取决于变更的等级，生物等效性可通过对比变更前与变更后药品的体内或体外试验来确立（FDA，2003a）。

2.3 确立生物等效性的方法

根据生物等效性的法定定义，一些体内和体外方法可以用于确立生物等效性。此外，美国 FDA 要求药品申请人应用最为精确、灵敏和可重现的方法进行生物等效性研究（FDA，2013b）。因此，推荐应用下列方法来证明生物等效性，这些方法的优先程度依次递减（FDA，2013b）：

(a) 比较药代动力学研究
(b) 比较药效学研究
(c) 对比临床试验
(d) 对比体外测试
(e) FDA 认为充分适用的其他方法

目前的经验显示，对于全身吸收的药品而言，主要应用比较药代动力学研究证明生物等效性，而药效学和临床试验通常用于局部作用的药品。从历史上看，很少单独应用体外检测用于确立生物等效性。然而，随着现代科学和近年来技术的进步，在证明特定药品的生物等效性方面，对比体外研究已开始具有额外的重要性（参见 2.3.4 节）。

2.3.1 比较药代动力学研究

如前所述，对于全身作用的药品，证明受试药品（T）和参照药品（R）之间的生物等效性可通过进行比较药代动力学研究实现。这些研究通常在限定数量的健康志愿者中进行，例如，24～36 名受试者（FDA，2003a）。大部分研究是双序贯、双周期、交叉设计，每一名受试者都会被随机分配到 TR 或 RT 序贯，在两个治疗周期之间有适当的清洗期（FDA，2003a）。通过血浆或血清药-时曲线可推导出，药物吸收速率通常以最大血药浓度（C_{max}）和达峰时间（T_{max}）表示，而吸收程度则以从给药开始计时零点到无穷大时间的曲线下面积（AUC_∞）和（或）到最后一个可定量的药物浓度的时间点（AUC_t）表示。可采用简单梯形法则计算 AUC_t（Gibaldi 和 Perier 1982），而 AUC_∞ 可用 AUC_t 与 $C_t/\lambda z$ 之和估算，式中 C_t 是最后可定量浓度，λz 是末端消除速率常数。

除了 T_{max} 参数以外，AUC 和 C_{max} 均需用双单侧检验法进行统计学分析，决定受试药品与参照药品的平均值是否相当（Schuirmann，1987）。这些比较要求计算受试药品与参照药品的几何均数比率（GMR）的 90％置信区间。如果 90％置信区间位于生物等效性限度的 80.00％～125.00 ％之间，通常表示具有生物等效性（FDA，2003a）。然而，对于高变异药物和治疗指数狭窄的药物，在试验中需要依照同一受试者使用参照药品的差异情况来标度生物等效性限度（Davit 等，2012；FDA，2011c，2012b）。为获得几何平均值，AUC 和 C_{max} 数据在方差分析（ANOVA）前需做对数变换，然后在计算 T/R 比例时再转换回来（Davit 等，2009）。目前，由于缺少对离散变量进行分析的方法，对于 T_{max} 不做统计学分析（Chen 等，2001；Davit 等，2009；Nightingale 和 Morrison，1987）。然而，如果在生物等效性研究中出现任何显著性差异，应寻求向 FDA 医学官员咨询临床相关事宜。

由于局部作用的药品在全身吸收有引起全身不良反应的风险，对于这些药品，普遍需要比较药代动力学研究，以确保受试药品的全身药物吸收与参照药品相似（Chen 等，2011a）。这些研究的生物等效性限度（基于 90％置信区间）通常为 80％～125％。

2.3.1.1　全身吸收测量方法

尽管美国法规规定生物利用度/生物等效性主要依靠药物吸收速率和程度，但对使用 C_{max} 评价生物利用度/生物等效性研究中的吸收速率仍然关注（Chen 等，2001；FDA，2003a）。例如，C_{max} 对于摄入速率的变化不敏感，通常以速率常数表示（ka）。由于难以撇开药物分布（可能还有清除的影响），C_{max} 并非是单纯对吸收速率的测量值。此外，C_{max} 的测定实质上还取决于取样计划，因此，该参数可能并不准确。近年来已认识到全身吸收量是药品有效性/安全性的关键，并且在寻找适用的测量药代动力学方法来表示接触量速率和吸收量中存在着诸多挑战，美国 FDA 已推荐对生物利用度和生物等效性研究的从专注原来的测量"吸收速率和程度"变为测量"全身吸收量"（FDA，2003a）。

全身吸收量测量方法可用在进入体循环之后可实现治疗效果的药物。在 FDA 指南中（FDA，2003a），这些方法被定义为与总量、峰值和早期的血浆/血清曲线的特性有关，分别涵盖了总吸收量（AUC_{∞} 或 AUC_t）、峰值吸收量（C_{max}）和早期吸收量（对应于对照药品的 T_{max} 中值的 pAUC。在大部分情况下，全身吸收量的测量包括 AUC_{∞}（或 AUC_t）和 C_{max}。尽管如此，在某些情况下，例如，在更好地控制药物摄入速率对取得治疗效果或规避不良反应至关重要的情况下，可能需要使用早期吸收量。值得注意的是，考虑到 C_{max} 和 AUC 等传统测量仍被监管部门用于证明生物利用度/生物等效性的情况下，这些推荐做法并不意味着法规改变。更为重要的是，这是对基于血药浓度-时间曲线的全身吸收量测量与用疗效或不良反应表征的有效性和安全性结果直接相关的概念变化和理解。

2.3.1.2 局部吸收量测量

对于速释药品,当严格控制药物摄入速率对达到快速起效至关重要时,例如,镇痛作用;或当需要避免毒副作用时需要考虑早期吸收量,例如,降压药产生的降压作用等(FDA,2003a)。这一概念也明确适用于需要适当的摄入速率以保证患者的有效性和安全性特征的缓释制剂(Chen等,2011b)。除了早期吸收量测量外,近年来,"局部吸收量"的概念也被扩展到包括"后期吸收量"和具有适当截断点的药-时曲线下面积的任何一段,以获得更好的药代动力学/药效学(PK/PD)表征和生物利用度/生物等效性评价。既可以快速起效,又能在接下来的时间里持续作用的结合速释和缓释部分的多相缓释制剂可作为例证(Chen等,2011b;Lionberger等,2012;Stier等,2012)。

盐酸哌甲酯缓释药品是利用pAUC证明仿制药与原创药生物等效的实例。目前市面上有三种不同的盐酸哌甲酯缓释原创药品,包括一种片剂(Concerta®,中文商品名为专注达®)和两种胶囊(Ritalin LA®和Metadate CD®,利他林缓释胶囊®和盐酸哌甲酯缓释胶囊®)。每种药品都有其独特的PK/PD关系,因此,pAUC的截断值选择也因药品不同而不同。然而,该基本原则适用于这三种药品。例如,Concerta®的标签表明这是一种具有双峰释药曲线的哌甲酯缓释制剂。Concerta®片包含速释组分和缓释组分,可以先速释然后再缓释盐酸哌甲酯。因此,该片剂是一种多相缓释制剂,设计为在大剂量释药后再在一天中较缓慢地释药。临床研究显示,每日早晨单剂量服药后,与安慰剂相比,服用Concerta®片后,全天行为评估得分有统计学意义上的显著改善。

考虑到Concerta®片被设计来实现快速起效和全天持续起效的目的,美国FDA提议,在证明生物等效性时,进行额外的两项pAUC(FDA,2011a)。第一个pAUC测量指标用于确保受试药品和参照药品在每日给药间隔的初期是治疗等效的,对应于一开始的起效反应。第二个pAUC测量指标用于确保两个药品在每日给药间隔的随后时间段内是治疗等效的,对应于持续响应的持续时间。

第一个pAUC测量指标的截断点由Concerta®片剂速释成分的T_{max}估算值确定。由于该制剂的T_{max}在空腹研究为2 ± 0.5 h,在进食后研究为3 ± 0.5 h,认为95%的观测值会落在平均值两个标准差之内,第一个pAUC测量的截断点被分别设定为3 h(空腹)和4 h(进食)。基于第一个pAUC测量的截断值,因此,第二个pAUC测量可以确定为$AUC_{3\sim t}$和$AUC_{4\sim t}$,分别代表空腹和进食研究。

2.3.2 比较药效学研究

在药物被吸收进入体循环而且可应用药代动力学评估全身吸收量以评价生物

等效性的情况下，不推荐应用药效学或临床终点来证明生物等效性（FDA，2003a）。然而，在无法应用药代动力学方法的情况下，可应用经适当验证的药效学或临床终点来确定生物等效性（FDA，2003a）。这种情况通常发生在局部作用的药品和一些药物浓度太低，无法在生物体液中测量的全身作用的药物中，或应用药代动力学方法评价生物等效性存在安全性问题的情况下。对于局部作用药品，不应用药代动力学证明生物等效性的另一个理由是基于这样的事实：尽管这些局部作用药品被设计为全身吸收的，但服用这些药品之后，体循环中的药物浓度可能并不反映作用部位的药物利用度（FDA，2003b）。此外，一些局部作用药品的全身吸收，对药品的安全特性可能会有影响。

2.3.2.1 剂量-响应关系

使用药效响应证明生物等效性的一个至关重要的部分是剂量-响应关系的建立（FDA，1995a；Holford 和 Sheiner，1981）。用于生物等效性研究的药效学终点的选择需要能够检测出受试药品和参照药品之间的可能差异。这一点可以由证明存在清楚的量效关系的初步研究来确定，初步试验应在关键生物等效性研究前进行（FDA，1995a）。根据药品的不同，剂量-响应曲线可能是线性、非线性、陡峭或平缓的。一个平缓的剂量-响应曲线可能无法检测出两种药品之间的可能差异。在以对数尺度表示剂量的情况下，可能会得到线性的曲线。然而，对于很多药物，基于药效学终点的剂量-响应关系是非线性的，可拟合为如下的双曲线 E_{max} 模型（Holford 和 Sheiner，1981）：

$$E = E_0 + \frac{E_{max} \times D}{ED_{50} + D}$$

式中，E 是药效学响应的估算值（拟合后），E_0 是药效学作用基线，E_{max} 是最大药效学作用，ED_{50} 是药效学作用为最大值一半时的剂量。

应用药代动力学方法的生物等效性研究的统计学分析要进行双单侧检验（Schuirmann，1987）。但是，如果剂量-响应关系不是线性的，这一方法不适用于药效学终点分析。为了规避这一问题，FDA 提出了"剂量-标度"方法。在这一方法中，生物等效性是依据受试药品的映射等效剂量测定，代替了对剂量-响应曲线的药效学影响（Gillespie，1996；FDA，2010a，2013c）。特别是在生物等效性试验中可以应用"剂量-标度"方法通过修改受试药品和参照药品的给药剂量来改变得到的药效学响应。用"剂量-标度"方法评价生物等效性的好处，源于将非线性的药效学测量指标转化为线性的剂量测量指标。

2.3.2.2 药效学方法的灵敏度

药效学测量的剂量-响应曲线关系可能与一些因素有关，包括药物作用机制和含量、药效学方法、研究人群和潜在疾病的严重程度。因此，进行药效学研究需要仔细考虑筛选适当的受试者，以加强可以识别的明显响应的可能性（FDA，1995a，2003b）。在生物等效性研究中使用的剂量应位于剂量-响应曲线的可识别区，因此，通常推荐在研究中使用较低剂量（FDA，1995a，2003b）。确定生物等效性的基本药效学试验设计可包括参照药品的两个剂量。可使用额外剂量进行研究以提高估算值精度。如果是外用药品，在药品仅有一种剂量规格的情况下，通常以改变用药时长形成不同的剂量（FDA，1995a）。对于鼻用/耳用制剂，可能通过一种或多种药品的单次掀动得到不同剂量。然而，口服固体制剂通常有多种规格。总体上，首先使用参照药品进行预试验来确定关键生物等效性试验中的最敏感剂量。

2.3.2.3 药效学终点示例

药品药效学终点的选择有赖于药物的作用机制。例如，可使用血管收缩测定来量化皮肤外用皮质类固醇药品与参照药品制剂之间的"局部生物利用度"（FDA，1995a）。这种药效学方法是基于皮质类固醇类药物在皮肤微血管中可产生血管苍白或血管收缩，这一现象很可能与进入皮肤的药量相关。这项分析有时被称为 Stoughton-McKenzie 检验法、血管收缩测定或皮肤苍白试验（Stoughton，1992）。对于大部分局部用药的药品，由于缺乏适用的药效学方法，只能应用对照临床试验来证明生物等效性。

吸入气雾剂是另一个使用药效学终点评价生物等效性的例子。一个恰当的例子是用于预防和治疗哮喘患者支气管痉挛的短效β激动剂（例如，沙丁胺醇）。基于该作用机制，可以通过支气管扩张或阻止由试验方法诱导的支气管收缩的效果来测量这类药品的药效作用（FDA，2013c）。测量支气管扩张的最常用的方法是1秒用力呼气量（FEV_1）增加。在该例子中，使用醋甲胆碱吸入产生支气管激发，通过估算使 FEV_1 减少20%的激发剂量（PD_{20}）或激发浓度（PC_{20}）来测量β激动剂所起的防护效果（FDA，2013c）。

很多吸入剂是药物与医疗器械结合的药品。由于药品配方的复杂性，美国FDA基于下列方法提供的证据综合确定生物等效性：①使用药效学或临床终点研究证明局部作用的等效性；②使用药代动力学确保全身吸收量最小；③一系列支持器械性能的等效性的体外研究（FDA，2003b）。

2.3.3 对比临床试验

临床反应常常接近或位于剂量-响应曲线的平台部分，所以对于区分受试药品和参照药品的疗效差异是不敏感的（FDA，2003b）。因此，为了评价生物等效性而进行的这类研究需要大量患者来检测药品之间的差异。证明剂量-响应关系对于临床生物等效性研究并非是必需的，因为临床生物等效性研究仅能用来确认对比药品之间缺乏重要的临床差异。由于上述所有原因，只有在药代动力学和药效学方法都无法使用时，才考虑使用临床终点的生物等效性研究。

FDA已有一些运用临床方法证明局部作用药品的生物等效性的行业指南（FDA，2010b）。通常，需要一种随机、双盲、设立安慰剂对照的平行组的研究。然而，对于治疗传染性疾病的药品，不需要安慰剂对照。如果受试药品与参照药品治疗效果等同，并优于安慰剂，则可以建立它们之间的生物等效关系。对于局部使用的喷鼻剂，由于这些药品的生物利用度/生物等效性不证自明，美国FDA可豁免基于溶液的药品的体内生物等效性研究。但是，由于缺少适当的方法证明混悬液药品配方中的药物粒径，混悬液喷鼻剂需要进行体内生物等效性研究（FDA，2003b）。此外，定量给药器械中的喷鼻溶液不能豁免体内生物等效性研究，因为这些药品属于药品-器械组合药品（FDA，2013c）。为了建立局部给药的混悬液喷鼻剂的等效性，美国FDA建议在季节性过敏性鼻炎患者中进行临床试验。该试验设计为为期14天的随机、双盲、设立安慰剂和对照组的平行试验。等效性和有效性分析的临床终点是患者自我评价鼻症状总评分的平均值。

总之，对于使用药效学或临床终点来证明生物等效性的药品，还需要在可测量的生物体液中检测活性成分或活性部分（即应用药代动力学方法）来确保受试药品和参照药品之间的全身吸收量（虽然是最小的）是相当的（FDA，2003b）。然而，对于一些局部作用药品，这些药代动力学研究会受限于标示的最大使用剂量、药物生物利用度和所应用的生物检定法的灵敏度。在这种情况下，药效学或临床研究也可以用于证明这些药品对全身作用的可比性。

2.3.4 对比体外试验

传统上，体外试验很少单独用于证明生物等效性，除了在一些特殊情况下，包括：①1962年之前批准并已证明没有生物问题的药品；或②有科学证据显示体外检测数据与体内结果相关（FDA，1997a）。然而，在过去的数十年间，制药科学技术的发展提供了更多依靠体外检测来支持生物等效性的机会。的确，可以通过最近的对生物药剂学分类系统（BCS）的应用作为例证来证明，BCS是基于生物药剂学特性对药品进行分类并预测速释剂型的药品的生物利用度/生物等效性（BA/BE）。在这种情况下，BCS Ⅰ类（高溶解性，高通透性）的速溶速释药品可豁免生物等效性试验（FDA，2000）。除了体外溶出/释药试验的作用愈发重

第 2 章　生物等效性的基础

要外，FDA 在 BCS 方面的指南还表明，特定的体外方法（例如，体外上皮细胞培养法）可以用来证明个别药品的通透性等级（FDA，2000）。

2.3.4.1　体外溶出/释药试验

溶出/释药试验是最为常用的体外生物等效性评价方法。尽管体外溶出/释药试验很少单独作为证明生物等效性的工具，但经常与体内试验数据一起提交溶出/释药资料来证明口服给药药品的生物等效性（FDA，2003a）。当药品的配方或工艺发生轻微变更时，也经常使用溶出/释药数据来证实变更前后药品的生物等效性（FDA，1995b，c，1997a，b，2003a）。此外，如果一种药品的较高规格已进行了可接受的体内试验，并且这些规格的组成成比例近似，那么体外溶出/释药数据也可用于支持药品较低剂量规格的生物利用度/生物等效性研究豁免。随着 BCS 的应用，对于是否给予速释药品体内生物等效性研究豁免，体外溶出/释药试验在注册决定中已发挥日趋重要的作用（FDA，2000）。

在注册领域，作为生物等效性评价的一个指标，体外溶出/释药试验应与体内生物利用度相关并能对其进行预测（FDA，1995c，2003a）。在这种情况下，应尽量优化体外溶出/释药试验方法，高度模仿体内生理环境。对于一种药品，利用不同药品配方体外溶出/释放行为与确定的体内吸收特性相结合，可用来帮助建立体内体外相关性（in vitro-in vivo correlation，IVIVC）（FDA，1995c）。以此方式建立的体外溶出/释药方法，可用于在工艺或药品配方发生变更时替代生物利用度/生物等效性研究。

2.3.4.2　其他体外方法

迄今为止，随着对药物属性、剂型特点和作用机制有了更好的了解，体外试验对生物等效性评价发挥了更多重要作用。一个典型的例子是用于在胃肠道中通过螯合胆汁酸来降低胆固醇的考来烯胺树脂（cholestyramine resin）（FDA，2012a）。对于这类药品，美国 FDA 推荐使用胆汁酸盐的体外平衡和体外动力学结合试验来评价生物等效性。运用这些体外检测有利于充分利用树脂的作用机制，评价考来烯胺树脂原创药和仿制药药品的对胆固醇的结合行为。同样，FDA 还推荐应用体外溶出试验、磷酸盐结合平衡试验和磷酸盐结合动力学试验来建立碳酸镧咀嚼片的生物等效性（FDA，2011b）。镧是一种被用作磷酸结合剂来治疗肾病患者的高磷酸血症的一种药物。它是通过在上消化道的酸性环境中与饮食中的磷酸结合，形成不溶性复合物而起作用的，通过粪便排出。因为镧的生物利用度非常低（低于 0.002%），而且药物的作用部位在消化道，所以不适合应用药代动力学方法证明其生物等效性。同样，体外测试方法也广泛用于证明其他局部作用药品的生物等效性。例如，目前应用几种体外检测方法支持喷鼻剂和吸入剂药品的生物等效性评价（FDA，2003b）。对于这些药品，可通过体外检测评价的关键参数包括：①给药量或喷射量；②空气动力学粒径分布；③喷雾形状和羽状流几何构型；以及④制剂和器械储存或使用中的杂质和（或）微生物污染。

如前所述，药学等效性是仿制药和原创药药品的治疗等效性的不可或缺的一部分（2013版橙皮书）。对于简单剂型和药品，药学等效可以通过制剂的定性（Q1）和定量（Q2）比较来获得。然而，这种方法可能不足以满足复杂剂型和药品的要求。应用体外检测方法可提供额外的证据，支持这些药品的药学等效性。例如，美国FDA建议使用更高水平的对比（Q3）以检测药品中的物质排列方式（或微观结构），作为传统方法的补充来评价局部作用药品的药学等效性（Lionberger，2005）。在这种情况下，用于Q3评价的体外数据可能包括理化性质比较和体外释药模式等，以证明药品间的结构相似性。

2.4 生物等效性研究的设计与开展

目前，美国FDA推荐对生物等效性研究使用：①双周期、双序贯、双制剂、单剂量交叉试验设计；②单剂量平行试验设计；或③重复试验设计（FDA 2001，2003a）。在选择适用于生物等效性试验的设计方案时，应考虑多种因素。例如，对于大部分释药进入体循环的药品而言，通常采取健康受试者开展双向交叉试验设计。在这种试验设计中，每位受试者都将按如下规则随机使用两种药品。

	周期	
	<u>1</u>	<u>2</u>
序贯	T	R
	R	T

对于交叉试验设计，在两个周期之间应该有充分的清洗期，使每一周期开始时药物水平都几乎为零或可忽略。相比之下，对于平行试验设计，每种药品都给具有相似人口统计学背景的单个受试者组服用，不需要清洗期。平行试验经常用于在患者中开展的生物等效性研究，或用于交叉试验设计很困难或不可能开展的半衰期长的药物的生物等效性研究。

第 2 章 生物等效性的基础

重复交叉设计可采用如下所示的部分（三向）或全部（四向）的重复估算同一受试者对受试和（或）参照药品的同一患者可变性估算。

周期

	1	2	3
序贯	T	R	T
	R	T	R

周期

	1	2	3	4
序贯	T	R	T	R
	R	T	R	T

对于重复设计，在两个分开的情况下，给同一受试者一种或两种治疗药物。与传统的双周期、双制剂交叉试验设计相比，重复设计具有使用较少受试者就能达到同样的统计学效力结果的优势。对于高变异药物和窄治疗指数（NTI）药物，重复试验设计尤其有用，因为这些药物的生物等效性研究可应用基于由试验证明的同一受试者对参照药品的变异性的比例方法评价（FDA，2011c，2012b）。

2.4.1 交叉试验设计与平行试验设计

出于伦理学考虑，在患者中开展的生物等效性研究不能采用带有清洗期的单剂量、交叉设计。在这种情况下，可使用平行设计。此外，对于长半衰期药品的生物等效性研究，由于下述两个原因，不能采用交叉试验设计。首先，长半衰期药物的充分表征需要在长时间段内进行血液取样。其次，根据药代动力学原理，所检测药物部分的清洗期应该超过其半衰期的 5 倍，这在一些药物可能要持续数周或数月。如果使用交叉试验设计存在问题，可使用单剂量平行设计作为替代，因为后者不需要清洗期（FDA，2003a），尽管与交叉试验设计相比，平行试验设计需要更多的受试者才能达到相同的统计学效力。

使用交叉试验设计的蒙特·卡罗模拟已证明，对于半衰期长但在同一患者体内分布和清除变异性低的药物，使用截断区（例如，$AUC_{0 \sim 72h}$）可获得与使用 $AUC_{0 \sim t}$（取样至最终的可量化分析浓度）等同的统计学效力和精度（Kharidia

等，1999）。类似地，对于半衰期在 30 h 和以上的药物，使用平行试验设计的模拟显示，在 60~96 h 之间的截断时间范围对于证明生物等效性最为有用，而超过 120 h 的取样对生物等效性认定无影响（El-Tahtawy 等，2012）。这些模拟的结果看起来与通常理解的口服固体速释制剂给药后完成消化道转运并使药物吸收的时间为给药后的 2~3 d 相一致，与药物的半衰期长度无关。

美国 FDA 建议，对于长半衰期（≥24 h）的口服固体制剂，无论使用交叉设计还是平行设计，取样都可以截短至 72 h。然而，对于已证明在同一受试者体内分布和（或）清除具有高变异药物，不能截短取样时间（FDA，2003a）。

2.4.2 单剂量与多剂量

生物等效性评价的典型交叉设计可以用来开展一些模拟，研究单剂量与多剂量研究的灵敏度以检测制剂的差异。大部分的模拟结果显示，在检测受试药品和参照药品之间的速率差异时，单剂量试验比多剂量试验更为灵敏，这也与实际的试验数据相吻合。本质上，以低积累指数为特征的药物显示单剂量与多剂量的 AUC 和 C_{max} 在 90% 置信区间内基本上没有变化（El-Tahtawy 等，1994）。然而，有较高积累指数的药物在稳态的置信区间更小，因此，多次给药后生物等效性研究失败的可能性降低（El-Tahtawy 等，1994）。

美国 FDA 一般推荐使用单剂量药代动力学试验来证明速释和缓释药品的生物等效性（FDA，2003a）。然而，在有些情况下，为证明生物等效性，需要进行稳态研究（FDA，2003a）。例如，出于对健康志愿者的安全性的考虑，可能会使用在已服用此药的患者进行试验，因此，要求使用稳态研究，在不中断患者现有治疗的情况下确立生物等效性。这种情形可以以氯氮平为例加以说明，氯氮平是一种治疗精神分裂症的药品（FDA，2005）。为证明氯氮平片剂的生物等效性，申请人需要开展稳态下的单剂量（100 mg）、双制剂、双周期交叉研究。在这一案例中，招募的受试者是按稳定日剂量服用氯氮平的患者，每隔 12 h 给他们服用等分的剂量。此外，每 12 h 服用 100 mg 倍数剂量的患者也可通过继续其已经建立的维持剂量参与到 100 mg 规格的研究中。出于安全性考虑，美国 FDA 不建议使用健康受试者开展这些研究。根据交叉随机安排，在研究开始之前，相同数量的患者将连续 10 d 每隔 12 h 服用相同剂量的仿制药品或参照药品。在为期 10 d 的第二期，患者将会交换服用另一种药品。因为是稳态研究，所以在两个治疗阶段之间不需要清洗期。研究完成后，患者可以根据临床医生的处方，继续按现行氯氮平剂量服用已获批的氯氮平药品。在所有稳态研究都显示的情况下，申请人需要继续适当的给药剂量并抽样证明达到稳态。

2.4.3 健康受试者与患者

进行药代动力学研究评价生物等效性的一般做法是招募18岁和以上的健康受试者,以反映参与研究的受试人群具有均一性,同时增加证明生物等效性的可能性。然而,近年来的经验显示,在一些情况下,尽管比较少见,受试者之间对受试药品和参照药品之间的差异缺少相似性,这就是统计学术语中所称的制剂对受试者的相互作用(Hauck等,2000)。例如,当药品(或药品配方)在一些亚组中有差异,但在其他受试者人群没有差异时,就会发生这种相互作用。

一份较早的报告显示,制剂对受试者的相互作用可能与年龄有关(Carter等,1993)。在这项研究中,一种仿制药的AUC和C_{max}值在老年受试者中比在年轻受试者分别高43%和77%,而原创药和另一种仿制药在老年受试者和年轻受试者中的结果相似。这种相互作用可以归因于这两组人群间与年龄相关的pH、胃排空和(或)胃肠道转运时间等方面的差异。另一个制剂对受试者的相互作用的例子是由FDA数据库中一种药物(钙通道阻滞剂)的两种缓释药品所认定的(Chen,2005)。该药物是CYP3A4和P-糖蛋白的底物。从单剂量和多剂量试验得出的受试药品与参照药品的平均值比率在男性组和女性组之间有明显差异,表明存在与性别有关的制剂对受试组的相互作用。使用不同pH介质进行的体外溶出试验也显示,这两种药品在溶出行为方面有明显差异。基于这些数据,这两种药品由于体内释药特性依赖不同的pH,以及药物在小肠上皮的代谢和(或)转运存在性别差异,引发了相互作用。FDA的最近的一项委托研究也发现,与含有蔗糖的雷尼替丁溶液相比,含有大量山梨醇的雷尼替丁溶液存在明显的制剂对受试者的相互作用(Chen等,2007)。导致这种相互作用的一个相关因素可能与在一般人群不同亚组中观察到的独特的山梨醇对消化道的生理渗透作用有关(Jain等,1985,1987)。

美国FDA目前建议选择能代表一般人群的受试者开展体内生物等效性研究,考虑年龄、性别和种族等因素(FDA,2003a)。使用健康志愿者应用药代动力学方法开展生物等效性研究的基本原理,是依靠交叉试验设计使每个受试者作为自己的对照,因此,不论使用任何人群,从这些研究得出的与生物等效性有关的结论并无偏倚。只有在出于安全性考虑,在某些情况下才排除使用健康受试者。在这种情况下,通常建议申请人招募病程稳定,并在生物等效性研究期间接受治疗的目标患者。基于药品的特性、适应证、安全性和(或)有效性特点,研究可以交叉和(或)平行设计开展。以依维莫司为例,每日服用一次该药品的10 mg片剂,用于治疗癌症。已经按此给药方案接受依维莫司治疗的患者,可在稳态条件下，在交叉或平行试验的各阶段，继续使用相同剂量，而不用中断患者疗程（FDA，2012c）。

2.4.4 给药剂量

在美国，如果一种药品剂型相同但规格不同且药品的活性和非活性成分与已完成检测的较高规格的药品成比例，那么可基于适用的溶出度数据，豁免一种或更多种较低规格药品的体内生物等效性研究（FDA，2003a）。因此，生物等效性研究的推荐剂量通常是与市售的最大规格相应的单次给药的剂量（FDA，2003a）。然而，有时出于毒性考虑，会使用较低规格的药品，例如，氯氮平（FDA，2005）。橙皮书收录的市售氯氮平片剂参照药品有五个规格（12.5、25、50、100 和 200 mg）。然而，出于安全性考虑，推荐使用 100 mg 片剂（代替 200 mg）氯氮平开展生物等效性研究。如果：①在治疗剂量范围内已建立线性药物清除动力学关系；②100 mg 规格的体内生物等效性研究结果可以接受；③所有规格的药品配方是成比例相似的；④所有规格的体外溶出试验结果可以接受，那么 FDA 允许豁免其他规格（包括 200 mg）氯氮平片剂的生物等效性研究。类似地，只要总的单次给药剂量在标示剂量范围内，并且总的单次给药剂量对于受试者是安全的，如有必要，出于分析的原因，可以一次服用多片最大规格的药品。

对于体内生物等效性研究，美国 FDA 建议受试药品批次检定药物成分分析结果不能与参照药品有±5%以上的差异。这是为了确保在生物等效性研究中使用相当的剂量，在后续的研究数据分析时，无需剂量校正（FDA，2003a）。

2.4.5 取样

在典型的生物等效性研究中，受试药品和参照药品通常由空腹受试者用 240 ml（约 8 oz）水送服，除非该试验需要在进食状态下完成，需要给受试者提供高脂肪膳食（FDA，2002，2003a）。在空腹研究，受试者通常在服药前一天禁食过夜，并在服药至少 4 h 后给予标准化膳食。

对于应用药代动力学方法进行的生物等效性研究，在通常情况下，需要在给药后采集一系列血样（而非尿液或组织试样），并测量血清或血浆中的母体药物浓度（以及其主要代谢物浓度）。然而，根据药物的动力学性质，对于一些药物来说，更适合于对全血进行分析，例如，他克莫司（FDA，2012d）。他克莫司与红细胞大量结合，在血液中是血浆中的 15 倍，而在血浆中主要是白蛋白和 α_1-酸性糖蛋白结合他克莫司（Venkataramanan 等，1995）。

第 2 章 生物等效性的基础

在单剂量药代动力学研究中，应当按照能够充分描述药物吸收、分布和清除阶段的适当的时间来收集血样。通常在每个受试者每次给药收集 12~18 个血样（包括给药前的血样）。在预期的 T_{max} 附近应更为频繁地采样，以便准确得出 C_{max}。取样计划持续时间应当是最终清除半衰期的 3 倍或以上，以确保获得完整的药代动力学特征的完全表征。准确的采样时间点依据药物的动力学和制剂摄入速率来确定。然而，在最后的对数线性阶段至少要有 3~4 个取样点，以便通过线性回归准确估算最终的消除速率常数（λz），这样就容易计算 AUC_∞。

2.4.6 母体药物与其代谢物

大部分药品会通过生物转化形成一种或多种初级代谢产物。初级代谢产物经常会通过进一步代谢转化形成一种或多种次生代谢产物。服用的药物（母体药物）和（或）其初级/次级代谢产物可能会产生预期的治疗效果，或非预期的不良反应，或两者都有。如果服用的成分是非活性的（例如，既没有治疗效果也没有不良反应），则被称为前体药物。口服给药后，给药成分可能会在进入体循环之前发生生物转化，例如，在消化道黏膜或肝的帮助下发生代谢。

关于检测母体药物还是其代谢产物的争论，类似于在生物等效性研究中究竟使用血液浓度检测还是临床反应结果的争论。从监管的角度来说，即便在母体药物没有临床活性或代谢产物有显著治疗效果的情况下，依靠检测母体药物作为释药速率和程度的标志物进行检测也是首选方法。应用该方法的基本原理在于：与其代谢产物相比，母体药物的血药浓度-时间曲线对于制剂性能的变化更为敏感。母体药物数据反映了制剂中活性部分的吸收过程，而起代谢产物的数据所体现的是代谢产物形成、分布和清除的过程（FDA，2003a）。在很多情况下，在母体药物被吸收之后，其代谢产物形成才依次发生，因此，即便制剂间存在细微差异，这些代谢产物的数据对于区分这些细微差异并无帮助。从临床角度看，当其代谢产物具有大部分临床活性时，检测其代谢产物也许是可取的。尽管如此，考虑使用母体药物还是其代谢产物开展生物等效性评价时，应关注用于评价的分析方法的精度、灵敏度和重现性。

的确，上述关于使用母体药物（而非其代谢产物）数据开展生物等效性评价的观点得到了多年来的试验数据和大量模拟结果的支持（Chen 和 Jackson，1991，1995；Jackson，2000；Jackson 等，2004；Braddy 和 Jackson，2010）。在大多数情况下，其代谢产物的 AUC 和（或）C_{max} 的 90% 置信区间小于母体药物，与药物的动力学和数据误差无关。例外的情况出现在吸收过程中首过效应的个体差异较大时（Chen 和 Jackson，1995）。在这种情况下，除了母体药物数据之外，还需要其代谢产物数据来开展生物等效性评价。

总之，得出的结论认为，与其代谢产物相比，母体药物的血药浓度-时间曲线对于制剂性能的变化更敏感，应使用这些母体药物的药代动力学数据开展生物等效性评价。然而，如果其初级代谢产物在进入全身代谢之前就已大量形成（例如，首过代谢、肠道壁或肠腔代谢），并且其代谢产物对药品的安全性和有效性有显著作用，那么其代谢产物的数据也是很重要的，应该获得有关数据。这一方法应适用于所有药品，包括前体药物。为确定生物等效性，美国FDA目前仅要求对母体药物使用置信区间方法进行统计学分析，而使用其代谢产物数据为相当的疗效结果提供支持性证据。

2.4.7 对映体与外消旋体

在化学领域，立体异构体由相同原子按相同分子式以相同的序列连接，但原子的空间排布不同。对映体是两个彼此对称的立体异构体，但互为镜像，无法重合。在分析方面，一个对映体能够将偏振光平面向右旋转（右旋，d 或＋），而它的对映体可以将偏振光向左旋转相同角度（左旋，l 或－）。在绝对构型的基础上，指定给对映异构体加上 R- 和 S- 前缀。然而，d/l 与 R-/S- 命名法之间没有关系。

药物分子可以是天然来源的或化学合成的。天然来源的药物可能只有一种对映体，而化学合成的药物通常为外消旋体。很多研发和上市的药物都是 R- 和 S- 对映体（50：50）混合的外消旋混合物。例如，非甾体类抗炎药（nonsteroidal anti-inflammatory drug，NSAID）是外消旋药物中的重要一类，其中 S- 异构体通常与临床疗效相关（Evans，1992）。许多 NSAID 对映体，例如，酮洛芬和氟比洛芬，与AUC 表示的对映体的全身吸收量相当，而血浆中的 S-/R- 浓度比不随时间变化（Ariens，1984）。然而，一些其他 NSAID 类药物，例如，非诺洛芬和布洛芬，S- 异构体的 AUC 可能超过 R- 异构体（Rubin 等，1985；Cox，1988；Evans 等，1990）。由于布洛芬在酸性 pH 条件下的低溶解性，不同的药品配方可能有不同的体内溶出率，导致了不同的吸收率。发生大量单向的 R-(－) 向 S-(＋) 对映体的手性反转，从机制上讲，可能是受到布洛芬吸收率的影响所致（Jamali 等，1988；Davies，1998）。在比较两种药品配方的外消旋布洛芬片剂的试验中，手性（对映异构体）和非手性（非对映异构体）含量测定结果显示，这两种药品生物等效。然而，与非手性分析不同，手性含量测定发现，如果只考虑优性异构体（即 S- 构型），那么生物不等效（Garcia-Arieta 等，2005）。在另一个使用两种布洛芬口服混悬液（2%）的研究中，非手性方法显示，两种药品在 AUC 和 C_{max} 方面生物等效。然而，手性方法显示两者的 AUC 和 C_{max} 不同，导致单个对映体不是生物等效的（Torrado 等，2010）。

如果使用外消旋体或对映体数据能够获得等同的生物等效性结果，那么对于生物等效性而言，使用非手性含量测定分析血浆或血清中的外消旋体通常就足够了。然而，取决于所研究药品的药代动力学和药效学特性，生物等效性认定可能随使用的外消旋体或对映体的不同而不同。因此，符合下列所有条件时，FDA指南（2003a）目前建议在生物等效性研究中分析单个对映体：

- 对映体显示出不同的药代动力学特性
- 对映体显示出不同的药效学特性
- 次要对映体决定主要的有效性和安全性
- 至少一种对映体是非线性吸收的，也就是说，当药物摄入速率发生变化时，对映体浓度比率也会改变

2.4.8 内源性化合物

一些药物是内源性化合物，可能是因为这些化合物是在体内自然生成的或存在于日常饮食中。如果内源性化合物与药物一致，那么由于外源药物无法与内源性化合物区分开，会导致确定生物等效性很困难。当内源性成分水平在试验前和试验中基本保持不变时，通常推荐使用基线校正数据来评价生物等效性。基线水平经常由在给药前的时间段所采集的多个样品的平均值确定。另外，如果是分期给药，基线水平应在每个给药间隔确定。下面给出了两个内源性化合物的例子，一个是人体天然产生的（雌二醇），另一个是源自摄入的饮食（氯化钾）。

内源性雌激素主要负责女性生殖系统与第二性征的发育和维持。虽然参与血液循环的雌激素存在代谢转换的动态平衡，但雌二醇是主要的细胞内雌激素，在受体水平上其效力明显高于其代谢物（雌酮和雌三醇）。绝经期前女性的雌激素主要来源于卵泡。然而，绝经期后，大部分内源性雌激素通过在外周组织将雄烯二酮转化为雌酮产生。因此，雌酮及其硫酸盐共轭物是绝经期后女性最主要的循环雌激素。

在雌二醇片剂的例子中，推荐对健康的生理或术后绝经女性使用单剂量、双向、交叉设计开展生物等效性研究（FDA，2010d）。这一人群为首选人群的原因在于：雌二醇经常用于治疗更年期综合征，并且这些受试者的雌二醇基线水平很稳定。FDA 关于雌二醇的指南（2010d）表明，雌二醇片剂的生物等效性评价应基于 90% 置信区间内的使用基线调整的总雌酮数据，而雌二醇（非共轭的）和雌酮（非共轭的）数据作为相当的治疗结果的支持性证据。

氯化钾是来自于饮食摄入的内源性化合物。在这种情况下，开展生物等效性研究，最好在研究前和研究过程中严格控制摄入。FDA 关于氯化钾的指南（2011d）建议，受试者食用具有已知含量的钾、钠、热量和液体摄入的标准化饮

食。严格控制并获知摄入的钾、钠、热量和液体对于试验成功很关键。此外，受试者应该待在温度控制的环境中，并尽可能待在室内。应限制体力活动以避免出汗过多和因此导致的钾流失。应在标准时间摄入正餐、零食和液体，强烈建议受试者摄入推荐量的食物并避免不必要的体力活动。

尽管可以对这些在体内基线水平恒定的内源性化合物的药代动力学数据进行基线校正，但在下列情况下还是会出现基线校正是否适用于生物等效性确定的问题：①无法准确确定基线浓度；②在试验中出现补偿机制。如果主要的兴趣和目的是了解服用的外源性物质可作用于全身，产生的效果相当并处于正常的生理范围内，那么未经基线修正的数据也足以用于生物利用度/生物等效性评价。但是，如果血液/血浆中该化合物的基线水平占总水平的很大一部分，使用未经基线修正的数据用于生物等效性的确定就会产生问题。

2.5 结论

对于原创药和仿制药，生物等效性研究在药品研发和获批以后都发挥着重要作用。这些研究的主要目的是双重的。首先，当药品配方或工艺变更时作为桥接研究，为药品的安全性和有效性提供支持性证据。其次，用来确保整个药品生命周期内的药品质量和性能。在美国，随着1984年《Hatch-Waxman法案》的通过，将这些研究用于仿制药批准引起了极大的兴趣和关注。

生物等效性的法规定义是以作用部位吸收活性部分或成分的速率和程度表示，强调应用药代动力学方法揭示药物从制剂中释放并吸收进入体循环。这一方法是基于对通常无法在作用部位测量药物活性部分或成分的认识，以及作用部位的药物浓度与体循环中的药物浓度有关联。在无法应用药代动力学方法的情况下，在充分考虑后，生物等效性研究可应用药效学测量、临床终点或体外检测等方法开展。

自1977年美国颁布生物利用度/生物等效性法规后，制药科学技术迅猛发展。现代知识和方法会为促进用于生物等效性证明的监管方法提供机会。理想的生物等效性评价范式，应考虑到所检测药物和制剂的治疗指数、临床重要性和药学性质。用于高变异药物和NTI药物的生物等效性研究方法最近的变化就体现了这样的范式。随着现代科学技术的发展，将来有可能更多依靠体外方法证明生物等效性。进一步改进BCS方法，可以扩展使用体外研究确立生物等效性的范围。也会开发出更多体外方法，确实加强复杂剂型或药品的生物等效性证明的方法。

（陈美玲 校）

参考文献

Ariens EJ (1984) Stereochemistry as a basis for sophisticated nonsense in pharmacokinetics and clinical pharmacology. Eur J Clin Pharmacol 26:663–668

Braddy AC, Jackson AJ (2010) Role of metabolites for drugs that undergo nonlinear first-pass effect: impact on bioequivalency assessment using single-dose simulations. J Pharm Sci 9:515–523

Carter BL, Noyes MA, Demmler RW (1993) Differences in serum concentrations of and responses to generic verapamil in the elderly. Pharmacotherapy 13:359–368

Chen ML, Jackson AJ (1991) The role of metabolites in bioequivalency assessment—I. Linear pharmacokinetics without first-pass effect. Pharm Res 8:25–32

Chen ML, Jackson AJ (1995) The role of metabolites in bioequivalency assessment—II. Drugs with linear pharmacokinetics and first-pass effect. Pharm Res 12:700–708

Chen ML, Lesko L, Williams RL (2001) Measures of exposure versus measures of rate and extent of absorption. Clin Pharmacokinet 40:565–572

Chen ML (2005) Confounding factors for sex differences in pharmacokinetics and pharmacodynamics: Focusing on dosing regimen, dosage form and formulation. Clin Pharmacol Ther 78:322–329

Chen ML, Straughn AB, Sadrieh N, Meyer M, Faustino PJ, Ciavarella AB, Meibohm B, Yates CR, Hussain AS (2007) A modern view of excipient effects on bioequivalence: case study of sorbitol. Pharm Res 24:73–80

Chen ML, Shah VP, Crommelin DJ, Shargel L, Bashaw D, Bhatti M, Blume H, Dressman J, Ducharme M, Fackler P, Hyslop T, Lutter L, Morais J, Ormsby E, Thomas S, Tsang YC, Velagapudi R, Yu LX (2011a) Harmonization of regulatory approaches for evaluating therapeutic equivalence and interchangeability of multisource drug products: workshop summary report. AAPS J 13:556–564

Chen ML, Davit B, Lionberger R, Wahba J, Ahn HY, Yu LX (2011b) Using partial area for evaluation of bioavailability and bioequivalence. Pharm Res 28:1939–1947

Cox SR (1988) Effect of route administration on the chiral inversion of R-(−) ibuprofen [abstract]. Clin Pharmacol Ther 43:146

Davies NM (1998) Clinical pharmacokinetics of ibuprofen—the first 30 years. Clin Pharmacokinet 34:101–154

Davit BM, Nwakama PE, Buehler GJ, Conner DP, Haidar SH, Patel DT, Yang Y, Yu LX, Woodcock J (2009) Comparing generic and innovator drugs: a review of 12 years of bioequivalence data from the United States Food and Drug Administration. Ann Pharmacother 43:1583–1597

Davit BM, Chen ML, Conner DP, Haidar SH, Kim S, Lee CH, Lionberger RA, Makhlouf FT, Nwakama PE, Patel DT, Schuirmann DJ, Yu LX (2012) Implementation of a reference-scaled average bioequivalence approach for highly variable generic drug products by the US Food and Drug Administration. AAPS J 14:915–924

El-Tahtawy AA, Jackson AJ, Ludden TM (1994) Comparison of single and multiple dose pharmacokinetics using clinical bioequivalence data and Monte Carlo simulations. Pharm Res 11:1330–1336

El-Tahtawy A, Harrison F, Zirkelbach JF, Jackson AJ (2012) Bioequivalence of long half-life drugs—informative sampling determination—using truncated area in parallel-designed studies for slow sustained-release formulations. J Pharm Sci 101:4337–4346

Evans AM, Nation RL, Sansom LN et al (1990) The relationship between the pharmacokinetics of ibuprofen enantiomers and the dose of racemic ibuprofen in humans. Biopharm Drug Dispos 11:507–518

Evans AM (1992) Enantioselectivity pharmacodynamics and pharmacokinetics of chiral non-steroidal anti-inflammatory drugs. Eur J Clin Pharmacol 42:237–256

FDA (1995a) Guidance for industry: topical dermatologic corticosteroids: in vivo bioequivalence. http://www.fda.gov/downloads/Drugs/GuidanceComplianceRegulatoryInformation/Guidances/UCM070234.pdf. Accessed Sept 2013

FDA (1995b) Guidance for industry: SUPAC-IR immediate release solid oral dosage forms—scale-up and postapproval changes: chemistry, manufacturing, and controls, in vitro dissolution testing, and in vivo bioequivalence documentation. http://www.fda.gov/downloads/Drugs/GuidanceComplianceRegulatoryInformation/Guidances/UCM070636.pdf. Accessed Sept 2013

FDA (1995c) Guidance for industry: SUPAC-MR modified release solid oral dosage forms—scale-up and postapproval changes: chemistry, manufacturing, and controls, in vitro dissolution testing, and in vivo bioequivalence documentation. http://www.fda.gov/downloads/Drugs/GuidanceComplianceRegulatoryInformation/Guidances/UCM070640.pdf. Accessed Sept 2013

FDA (1997a) Guidance for industry: extended release oral dosage forms: development, evaluation, and application of in vitro/in vivo correlations. http://www.fda.gov/downloads/Drugs/GuidanceComplianceRegulatoryInformation/Guidances/UCM070239.pdf. Accessed Sept 2013

FDA (1997b) Guidance for Industry: dissolution testing of immediate release solid oral dosage forms. Available from http://www.fda.gov/downloads/Drugs/GuidanceComplianceRegulatory Information/Guidances/UCM070237.pdf. Accessed Sept 2013

FDA (2000) Guidance for industry: waiver of in vivo bioavailability and bioequivalence studies for immediate release solid oral dosage forms based on a biopharmaceutics classification system. http://www.fda.gov/downloads/Drugs/GuidanceComplianceRegulatoryInformation/Guidances/UCM070246.pdf. Accessed Sept 2013

FDA (2001) Guidance for industry: statistical approaches to establishing bioequivalence. http://www.fda.gov/downloads/Drugs/GuidanceComplianceRegulatoryInformation/Guidances/UCM070244.pdf. Accessed Sept 2013

FDA (2002) Guidance for industry: food-effect bioavailability and fed bioequivalence studies. http://www.fda.gov/downloads/Drugs/GuidanceComplianceRegulatoryInformation/Guidances/UCM070241.pdf. Accessed Sept 2013

FDA (2003a) Guidance for industry: bioavailability and bioequivalence studies for orally administered drug products—general considerations. http://www.fda.gov/downloads/Drugs/GuidanceComplianceRegulatoryInformation/Guidances/UCM070124.pdf. Accessed Sept 2013

FDA (2003b) Guidance for industry: bioavailability and bioequivalence studies for nasal aerosols and nasal sprays for local action. http://www.fda.gov/downloads/Drugs/GuidanceComplianceRegulatoryInformation/Guidances/UCM070111.pdf. Accessed Sept 2013

FDA (2005) Draft guidance on clozapine. http://www.fda.gov/downloads/Drugs/GuidanceComplianceRegulatoryInformation/Guidances/UCM249219.pdf. Accessed Sept 2013

FDA (2010a) Draft guidance on orlistat. http://www.fda.gov/downloads/Drugs/GuidanceComplianceRegulatoryInformation/Guidances/UCM201268.pdf. Accessed Sept 2013

FDA (2010b) Bioequivalence recommendations for specific products. http://www.fda.gov/Drugs/GuidanceComplianceRegulatoryInformation/Guidances/ucm075207.htm. Accessed Sept 2013

FDA (2010c) Draft guidance on amiodarone hydrochloride. http://www.fda.gov/downloads/Drugs/GuidanceComplianceRegulatoryInformation/Guidances/UCM238049.pdf. Accessed Sept 2013

FDA (2010d) Draft guidance on estradiol. http://www.fda.gov/downloads/Drugs/GuidanceComplianceRegulatoryInformation/Guidances/UCM238055.pdf. Accessed Oct 2013

FDA (2011a) Draft guidance on methylphenidate hydrochloride. http://www.fda.gov/downloads/Drugs/GuidanceComplianceRegulatoryInformation/Guidances/UCM320007.pdf. Accessed Sept 2013

FDA (2011b) Draft guidance on lanthanum carbonate. http://www.fda.gov/downloads/Drugs/GuidanceComplianceRegulatoryInformation/Guidances/UCM270541.pdf. Accessed Sept 2013

FDA (2011c) Draft guidance on progesterone. http://www.fda.gov/downloads/Drugs/GuidanceComplianceRegulatoryInformation/Guidances/UCM209294.pdf. Accessed Sept 2013

FDA (2011d) Draft guidance on potassium chloride. http://www.fda.gov/downloads/Drugs/GuidanceComplianceRegulatoryInformation/Guidances/UCM270390.pdf. Accessed Oct 2013

FDA (2012a) Draft guidance on cholestyramine. http://www.fda.gov/downloads/Drugs/GuidanceComplianceRegulatoryInformation/Guidances/UCM273910.pdf. Accessed Sept 2013

FDA (2012b) Draft guidance on warfarin sodium. http://www.fda.gov/downloads/Drugs/GuidanceComplianceRegulatoryInformation/Guidances/UCM201283.pdf. Accessed Sept 2013

FDA (2012c) Draft guidance on everolimus. http://www.fda.gov/downloads/Drugs/GuidanceComplianceRegulatoryInformation/Guidances/UCM249239.pdf. Accessed Sept 2013

FDA (2012d) Draft guidance on tacrolimus. http://www.fda.gov/downloads/Drugs/GuidanceComplianceRegulatoryInformation/Guidances/UCM181006.pdf. Accessed Sept 2013

FDA (2013a) Title 21 Code of Federal Regulations (CFR) 320.1, Office of the Federal Register, National Archives and Records Administration. http://www.gpo.gov/fdsys/pkg/CFR-2013-title21-vol5/pdf/CFR-2013-title21-vol5.pdf. Accessed Sept 2013

FDA (2013b) Title 21 Code of Federal Regulations (CFR) 320.24, Office of the Federal Register, National Archives and Records Administration. http://www.gpo.gov/fdsys/pkg/CFR-2013-title21-vol5/pdf/CFR-2013-title21-vol5.pdf. Accessed Sept 2013

FDA (2013c) Draft guidance on albuterol sulfate. http://www.fda.gov/downloads/Drugs/GuidanceComplianceRegulatoryInformation/Guidances/UCM346985.pdf. Accessed Sept 2013

Garcia-Arieta A, Abad-Santos F, Rodriquez-Martinez MA, Varas-Polo Y, Novalbos J, Laparidis N, Gallego-Sandin S, Orfanidis K, Torrado J (2005) An eutomer/distomer ratio near unity does not justify non-enantiospecific assay methods in bioequivalence studies. Chirality 17:470–475

Gibaldi M, Perier D (1982) Estimation of areas. In: Pharmacokinetics, 2nd edn. Marcel Dekker, New York

Gillespie WR (1996) Bioequivalence assessment based on pharmacodynamic response—bioequivalence on the dose scale: rationale, theory and methods. Presentation to a joint session of the Advisory Committee for Pharmaceutical Science and Pulmonary-Allergy Drugs Advisory Committee, Gaithersburg, October 16, 1996, Transcript, pp 40–52

Hauck WW, Hyslop T, Chen ML, Patnaik R, Williams RL (2000) Subject-by-formulation interaction in bioequivalence: conceptual and statistical issues. Pharm Res 17:375–380

Holford NHG, Sheiner LB (1981) Understanding of the dose-response relationship: clinical application of pharmacokinetic-pharmacodynamic models. Clin Pharmacokinet 6:429–453

Jackson AJ (2000) The role of metabolites in bioequivalency assessment—III. Highly variable drugs with linear kinetics and first-pass effect. Pharm Res 17:1432–1436

Jackson AJ, Robbie G, Marroum P (2004) Metabolites and bioequivalence: Past and present. Clin Pharmacokinet 43:655–672

Jain NK, Rosenberg DB, Ulahannan MJ, Glasser MJ, Pitchumoni CS (1985) Sorbitol intolerance in adults. Am J Gastroenterol 80:678–681

Jain NK, Patel VP, Pitchumoni CS (1987) Sorbitol intolerance in adults: prevalence and pathogenesis on two continents. J Clin Gastroenterol 9:317–319

Jamali F, Singh NN, Pasutto FM, Russell AS, Coutts RT (1988) Pharmacokinetics of ibuprofen enantiomers in man following oral administration of tablets with different absorption rates. Pharm Res 5:40–43

Kharidia J, Jackson AJ, Ouderkirk LA (1999) Use of truncated areas to measure extent of drug absorption in bioequivalence studies: effects of drug absorption rate and elimination rate variability on this metric. Pharm Res 16:130–134

Lionberger RA (2005) Topical bioequivalence update. Presentation to the Advisory Committee for Pharmaceutical Science Meeting, Rockville, May 4, 2005. http://www.fda.gov/ohrms/dockets/ac/05/transcripts/2005-4137T2.htm. Accessed Sept 2013

Lionberger RA, Raw AS, Kim SH, Zhang X, Yu LX (2012) Use of partial AUC to demonstrate bioequivalence of zolpidem tartrate extended release formulations. Pharm Res 29:1110–1120

Nightingale SL, Morrison JC (1987) Generic drugs and the prescribing physician. JAMA 258(9):1200–1204

Orange Book (2013) Approved drug products with therapeutic equivalence evaluations, 33rd edn. U.S. Department of Health and Human Services, Food and Drug Administration, Center for

Drug Evaluation and Research, Office of Generic Drugs, 2013. http://www.fda.gov/downloads/Drugs/DevelopmentApprovalProcess/UCM071436.pdf. Accessed Sept 2013

Rubin A, Knadler MP, Ho PPK et al (1985) Stereoselective inversion of R-fenoprofen to S-fenoprofen in humans. J Pharm Sci 74:82–85

Schuirmann DJ (1987) A comparison of the two one-sided tests procedure and the power approach for assessing the equivalence of average bioavailability. J Pharmacokinet Biopharm 15:657–680

Stier EM, Davit DM, Chandaroy P, Chen ML, Fourie-Zirkelbach J, Jackson A, Kim S, Lionberger R, Mehta M, Uppoor RS, Wang Y, Yu L, Conner DP (2012) Use of partial area under the curve metrics to assess bioequivalence of methylphenidate multiphasic modified release formulations. AAPS J 14:925–926

Stoughton RB (1992) Vasoconstrictor assay—specific applications. In: Maibach HI, Surber C (eds) Topical corticosteroids. Karger, Basel, pp 42–53

Torrado JJ, Blanco M, Farre M, Roset P, Garcia-Arieta A (2010) Rationale and conditions for the requirement of chiral bioanalytical methods in bioequivalence studies. Eur J Clin Pharmacol 66:599–604

Venkataramanan R, Swaminathan A, Prasad T, Jain A, Zuckerman S, Warty V, McMichael J, Lever J, Buckart G, Starzel T (1995) Clinical pharmacokinetics of tacrolimus. Clin Pharmacokinet 29:404–430

第 3 章
统计学基本要求

Fairouz T. Makhlouf，Stella C. Grosser，Donald J. Schuirmann

3.1 简介

根据《联邦法规汇编》(*the Code of Federal Regulations*，CFR) 21 编 320.1 部，当在相似的试验条件下，以相同的摩尔剂量（单剂量或多剂量）服用两种药品的活性部分时，如果它们的吸收速率和程度并未表现出显著差异，那么这两种药品就是药学等效或药学替代的，这两种药品也被视为生物等效。CRF 21 编 320.1 部还详细说明了所应用的统计学方法应当具有足够的灵敏度，以检测不是归因于个体差异的受试药品的吸收速率和程度的不同。本章讨论了三种比较生物等效性（BE）的统计学方法：均值、群体和个体。在此描述的许多原理也适用于临床终点研究的设计和分析，但我们在此不具体讨论这类研究。

生物等效性被定义为相对生物利用度（BA），它的定义涉及受试药品（T）和参照药品（R）之间的对比，而受试药品和参照药品可能随着对比的不同而变化（例如，拟上市药品配方与临床试验材料对比，仿制药品与橙皮书收录的参照药品对比，以及药品批准后变更与变更之前的对比）。尽管生物利用度和生物等效性密切相关，生物等效性对比通常依赖于一个标准、针对该标准的置信区间和一个预先设定的生物等效性限度。生物等效性对比还可以被用于某些药品产品线的扩展，例如，不同剂量、新剂型（例如，从速释变为缓释）以及新的给药途径。在这些情况下，本章中描述的方法可以被用于确定生物等效性。本章讨论的基本方法也可以用于评价治疗等效性或临床药理学和其他领域的等效性。

一个标准的体内生物等效性研究设计是基于在不同情况下给健康受试者服用单剂量或多剂量的受试药品或参照药品，服用两种药品的先后顺序可随机安排。

药代动力学测量指标的统计学分析，例如，血药浓度随时间变化的曲线下面积（AUC）和 C_{max}，是基于双单侧检验法（Schuirmann，1989），以确定服用受

免责声明：作者在本章中表述的观点，不一定反映美国食品药品管理局（US FDA）的观点

试药品和参照药品之后的药代动力学测量指标的平均值是否相当。这个方法被称为平均生物等效性评价方法。这个方法计算的是受试药品和参照药品测量值的平均值（群体几何均数）比率的90％置信区间。为确立生物等效性，计算出的置信区间应落入一个生物等效性限度内，通常是药品均值比率的80％～125％。

尽管在大多数生物等效性研究中，推荐将平均生物等效性方法用于生物利用度测量指标的对比，但本章还包括另外两种替代方法，即群体生物等效性（population bioequivalence，PBE）方法和个体生物等效性（individual bioequivalence，IBE）方法。在某些情况下，这两种替代方法可用于分析体外和体内生物等效性研究。平均生物等效性方法只比较观察指标的群体平均水平，不考虑受试药品与参照药品测量指标的方差。平均生物等效性方法并不评估剂型影响个体的相互作用方差，也就是说，个体间的受试药品和参照药品之间的平均值的波动。

相反，群体生物等效性方法和个体生物等效性方法包括对测量指标平均值和方差的比较。PBE方法评价群体间测量指标的总方差。个体生物等效性方法是评价受试药品和参照药品的个体内变异性以及剂型影响个体相互作用。

图3.1、3.2和3.3说明了等效性在均值和在生物利用度的变异性之间的不同。图3.1说明了生物利用度测量指标的分布情况，在这个例子中在均值和个体间变异性上都是等效的情况，例如，该处的$\ln(C_{max})$，在平均值和变异性方面是等效的。图3.2说明了在均值方面两者的分布是等效的，但在变异性方面是不等效的。最后，图3.3说明了两种测量指标在变异性上等效但在均值上不等效的情况。

在平均生物等效性方法中，假设受试药品和对照药品应给予如图3.1和图3.2所示的相似的平均吸收量。在这种情况下，这些可能影响生物利用度测量指标的因素被视为噪声，研究设计应尽最大可能降低个体间变异性。在PBE方法中，两种药品配方的药物吸收量在适用人群中的统计学分布应与图3.1所示足够相似（Anderson和Hauck，1990）。在这种情况下，生物利用度的均值和个体间变异性应是相似的。另外，群体生物等效性方法也涉及可处方性的相关内容，在某种意义上，如果患者为首次服用某种药品，则不论为哪一种药品配方，都可以预期其将有同样的治疗效果。在个体生物等效性方法中，受试药品的生物利用度与参照药品的生物利用度在某些适用人群中的大多数个体中是相似的（Anderson和Hauck，1990）。此外，个体生物等效性方法也涉及可互换性的相关内容，在某种意义上，如果个体从某种药品的一种药品配方转而服用另一种药品配方，可以预期可以获得相同的治疗效果。

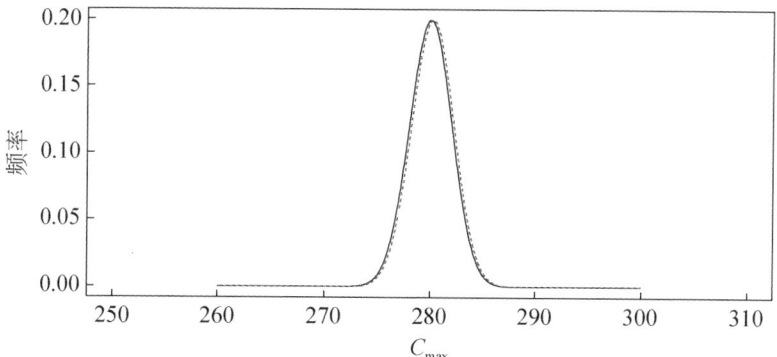

图 3.1 均值和变异性均等效

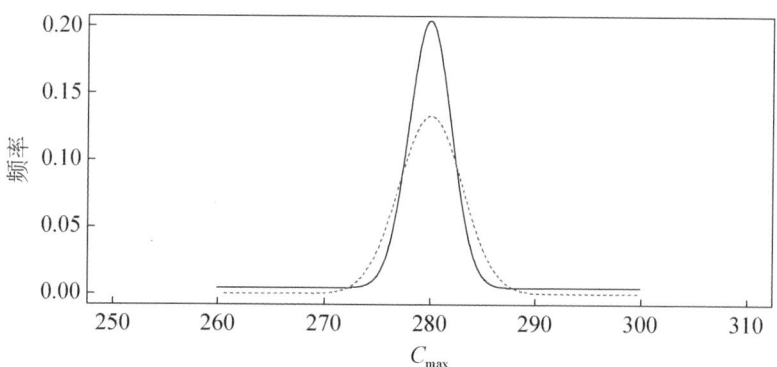

图 3.2 均值等效,但变异性不等效

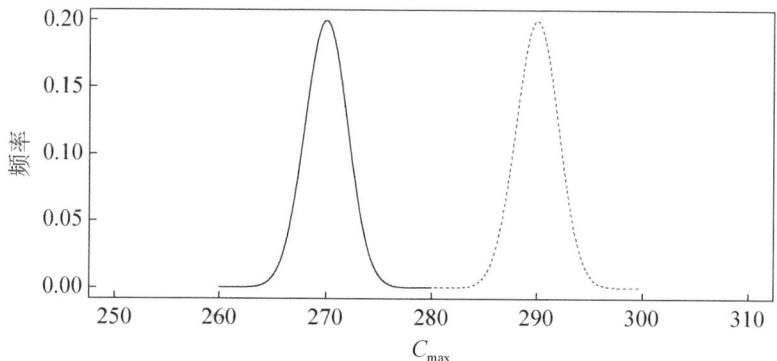

图 3.3 变异性等效,但均值不等效

3.2 统计学模型

生物等效性数据的统计学分析是基于生物利用度测量指标的对数的统计学模型，例如，AUC 和 C_{max}。这个模型是一个混合效应模型或两级线性模型。每一位受试者，j，理论上为每种制剂的对数转换生物利用度测量指标提供了一个平均值，μ_{Tj} 和 μ_{Rj} 分别表示受试药品和参照药品。该模型假设这些受试者特异的均值是分别来自群体均值 μ_T、μ_R 和受试者间方差 σ_{BT}^2、σ_{BR}^2 的分布。模型考虑到 μ_{Tj} 和 μ_{Rj} 间的相关性 ρ。处方和个体交互作用的方差分量（Schall 和 Luus, 1993），σ_D^2，与下述参数相关：

$$\begin{aligned}
\sigma_D^2 &= 方差(\mu_{Tj} - \mu_{Rj}) \\
&= 方差(\mu_{Tj}) + 方差(\mu_{Rj}) - 2\,协方差(\mu_{Tj}, \mu_{Rj}) \\
&= \sigma_{BT}^2 + \sigma_{BR}^2 - 2\rho\sigma_{BT}\sigma_{BR} \\
&= \sigma_{BT}^2 + \sigma_{BR}^2 - 2\sigma_{BT}\sigma_{BR} + 2\sigma_{BT}\sigma_{BR} - 2\rho\sigma_{BT}\sigma_{BR} \\
&= (\sigma_{BT} - \sigma_{BR})^2 + 2(1-\rho)\sigma_{BT}\sigma_{BR}
\end{aligned} \tag{3.1}$$

对于一个给定的受试者，假设观察到的用于对数转换生物利用度测量指标的数据不受来自均值 μ_{Tj} 和 μ_{Rj} 以及个体内方差 σ_{WT}^2 和 σ_{WR}^2 的分布的干扰。每个制剂的总体方差被定义为个体内和个体间分量的总和（即 $\sigma_{TT}^2 = \sigma_{WT}^2 + \sigma_{BT}^2$ 和 $\sigma_{TR}^2 = \sigma_{WR}^2 + \sigma_{BR}^2$）。当在交叉研究分析中评价生物等效性时，均值的构成会考虑周期和序贯的影响。

3.3 生物等效性的统计学方法

生物等效性标准的总体构架为群体测量指标的函数（Θ）应证明不大于给定值（θ）。运用统计学假设检验中的术语，由检验假设 $H_0: \Theta > \theta$ 相对 $H_A: \Theta \leqslant \theta$ 实现，预期的显著性水平通常为 5%。拒绝原假设 H_0（即估计值 Θ 在统计学意义上小于 θ），得到生物等效的结论。Θ 和 θ 的选择依平均、群体和个体生物等效性方法而不同。评价生物等效性的总体目的是比较服用受试药品和参照药品后的对数转换生物利用度测量指标。群体与个体方法是基于将受试药品与参照药品间的差异（期望平方距离）与服用两次参照药品（记为 R 和 R'）的差异间的对比。如果 T 和 R' 间的差异（即 $T-R'$）并不显著大于两次服用参照药品 R 和 R' 间的差异（即 $R-R'$）时，则受试药品（T）被认为是可接受的。在群体生物等效性和个体生物等效性方法中，这种对比被视为与参照药品方差的对比，也被称为参照药品方差标度。

群体生物等效性和个体生物等效性方法允许使用两种标度：参照药品标度和常数标度，而平均生物等效性方法不允许使用两种标度。参照药品标度意味着所用标准被按比例缩放至参照药品变异性，这有效地放宽了变异性较大的药品的生物等效性限度。

尽管一般情况下是合适的，但单独使用参照药品标度会不必要地收窄变异性低但有效治疗浓度范围宽的药物和（或）药品的生物等效性限度。因此，确立生物等效性的指南推荐应用针对群体生物等效性和个体生物等效性方法的参照药品混合标度法（FDA，2001）。本书3.3.2和3.3.3分别介绍这些方法在群体生物等效性和个体生物等效性方法中的应用。在同时应用两种标度的方法中，如果参照药品的变异性高，应当使用标准参照药品标度形式；否则，应使用标准的常数标度形式。

3.3.1 平均生物等效性评价方法

平均生物等效性评价方法主要用于生物等效性指标的群体均值比较，如经对数转换的 AUC 或 C_{max}。

推荐用于平均生物等效性的标准如下：

$$(\mu_T - \mu_R)^2 \leqslant \theta_A^2 \tag{3.2}$$

式中，μ_T 为经对数转换的受试药品（T）测量指标群体均值响应，μ_R 为经对数转换的参照药品（R）测量指标群体均值响应，如3.2节中所定义。

该标准等价于：

$$-\theta_A \leqslant (\mu_T - \mu_R) \leqslant \theta_A \tag{3.3}$$

通常，$\theta_A = \ln(1.25)$，相当于FDA建议的原始标度的80%~125%的生物等效性限度。这一标准针对平均生物利用度比率的原始标度并非关于1对称，但在对数标度上关于0对称。

平均生物等效性方法并不包含对受试药品和参照药品测量指标的变异性的对比，也不评价药品配方影响个体相互作用方差。在接下来的章节中，我们将讨论两种包含这类对比的方法。

3.3.2 群体生物等效性评价方法

对于初次使用药品的受试者，处方药品涉及药品的可替代性情况，群体生物等效性十分重要。在临床方面，群体生物等效性可使医生有把握地给从未使用过该类药物的患者受试处方药品或参照药品。为确保受试药品和参照药品的群体生物等效性，它们的药代动力学测量指标分布应相似。这意味着，受试药品和参照药品的药代动力学测量指标除了在群体均值上相似之外，还应在群体变异性上相似。

在《确立生物等效性的统计学方法指南》（FDA，2001）中，群体等效性的对比以群体差异率（the population difference ratio，PDR）表示。PDR定义为：服用受试药品与参照药品的不同受试者之间的期望平方差和服用两次参照药品（R 和 R'）的不同受试者之间的期望平方差之比。如等式（3.4）所示：

$$\text{PDR} = \frac{\text{不同受试者服用受试药品与参照药品之间的差异}}{\text{不同受试者服用两种参照药品之间的差异}}$$

$$\text{PDR} = \sqrt{\frac{E(T-R')^2}{E(R-R')^2}} \tag{3.4}$$

注意：$E(\cdot)$ 表示某一变量的期望值，可认为是理论均值，将在本章中经常用到。

对于两个被认为是群体等效的药品，群体差异率（PDR）应在允许限度内。2001年，FDA的指南提出了一种用于群体生物等效性标准（population bioequivalence criteria，PBC）的混合标度法。按照这一方法，指南建议，如果参照药品的总标准差（σ_{TR}）大于一个具体的总标准差参数（σ_{T0}），则应用参照药品标度法；如果参照药品的总标准差（σ_{TR}）小于或等于一个具体的总标准差参数（σ_{T0}），则应用常数标度法。

建议的标准为：

- 如果 $\sigma_{TR} > \sigma_{T0}$，则使用参照药品标度

$$\frac{(\mu_T-\mu_R)^2+(\sigma_{TT}^2-\sigma_{TR}^2)}{\sigma_{TR}^2} \leqslant \theta_p \tag{3.5}$$

- 如果 $\sigma_{TR} \leqslant \sigma_{T0}$，则使用常数标度

$$\frac{(\mu_T-\mu_R)^2+(\sigma_{TT}^2-\sigma_{TR}^2)}{\sigma_{T0}^2} \leqslant \theta_p \tag{3.6}$$

式中，μ_T 是对数转换后的受试药品测量指标的群体均值响应，μ_R 是对数转换后的参照药品测量指标的群体均值响应，σ_{TT}^2 是受试药品的总方差（即个体内和个体间方差总和），σ_{TR}^2 是参照药品的总方差（即个体内和个体间方差总和），σ_{T0}^2 为指定常数总方差，θ_p 为群体生物等效限。也就是说，群体生物等效性标准（PBC）也可表示为：

第 3 章 统计学基本要求

$$\mathrm{PBC} = \frac{(\mu_T - \mu_R)^2 + (\sigma_{TT}^2 - \sigma_{TR}^2)}{\max(\sigma_{T0}^2, \sigma_{TR}^2)} \leqslant \theta_p \tag{3.7}$$

上述不等式［公式（3.7）］表示了一种集合法，即公式左边的单一标准指标包含了两个主要分量。第一个分量强调指出了受试药品（T）和参照药品（R）群体均值的差异（$\mu_T - \mu_R$），第二分量指出了 T 和 R 群体方差的差值（$\sigma_{TT}^2 - \sigma_{TR}^2$）。该集合法将指标按参照药品的总方差（$\sigma_{TR}^2$）或常数参数（$\sigma_{T0}^2$）缩放，即只与总方差这一个限度相关，而不论哪一个值更大。

在参照药品标度下，群体差异率（PDR）与群体生物等效性标准（PBC）单调相关。如下式所示：

$$E(T-R)^2 = (\mu_T - \mu_R)^2 + \sigma_{TT}^2 + \sigma_{TR}^2 \tag{3.8}$$

$$E(R-R')^2 = 2\sigma_{TR}^2 \tag{3.9}$$

$$\begin{aligned}
\frac{E(T-R)^2}{E(R-R')^2} &= \frac{(\mu_T - \mu_R)^2 + \sigma_{TT}^2 + \sigma_{TR}^2}{2\sigma_{TR}^2} \\
&= \frac{(\mu_T - \mu_R)^2 + \sigma_{TT}^2 + \sigma_{TR}^2 - \sigma_{TR}^2 + \sigma_{TR}^2}{2\sigma_{TR}^2} \\
&= \frac{(\mu_T - \mu_R)^2 + \sigma_{TT}^2 - \sigma_{TR}^2 + 2\sigma_{TR}^2}{2\sigma_{TR}^2} \\
&= \frac{(\mu_T - \mu_R)^2 + \sigma_{TT}^2 - \sigma_{TR}^2}{2\sigma_{TR}^2} + 1 \\
&= \frac{\mathrm{PBC}}{2} + 1
\end{aligned} \tag{3.10}$$

这表明，群体差异率（PDR）与群体生物等效性标准（PBC）通过下述等式相关联：

$$\begin{aligned}
\mathrm{PDR} &= \sqrt{\frac{E(T-R)^2}{E(R-R')^2}} \\
&= \sqrt{\frac{\mathrm{PBC}}{2} + 1}
\end{aligned} \tag{3.11}$$

σ_{T0} 根据最大允许群体差异率（PDR）和方差偏移（$\sigma_{TT}^2 - \sigma_{TR}^2$）确定。

2001 年指南指出，θ_p 应在考虑平均生物等效性标准基础上和加上群体生物等效性标准的方差项来确定，如下式所示：

$$\theta_p = \frac{\text{平均生物等效性限度} + \text{方差因素}}{\text{方差}}$$

$$\theta_p = \frac{(\ln 1.25)^2 + \varepsilon_p}{\sigma_{T0}^2} \tag{3.12}$$

群体生物等效性的ε_p值应由方差项（$\sigma_{TT}^2 - \sigma_{WR}^2$）来确定。依据 FDA 2001 年指南，希望采用群体生物等效性方法评价的发起方或申请人应与 FDA 联系，获得有关ε_p和θ_p的信息。

3.3.3 个体生物等效性评价方法

在前面的章节中，我们讨论了给初次使用药物的受试者一种新的处方药品时，群体生物等效性（PBE）在决定药物可互换性情况下的重要性。在这一章节中，我们将讨论在可互换性条件下药品的可互换性。在临床方面，如果认定了个体生物等效性，则对于确定了最有效剂量的受试者，医生可将处方药品从参照药品改为受试药品或反之而不损害药物的有效性和安全性。关于个体生物等效性的最基本的观点是：大多数受试者对两种药品，即受试药品和参照药品，会有相似的生物利用度。

在 2001 年指南中，个体等效性的对比是同一受试者服用受试药品和参照药品之间的期望方差和同一受试者分别服用两次参照药品（R 和 R'）之间的期望方差之比。该比率为个体差异率（the individual difference ratio, IDR），定义如下：

$$IDR = \frac{\text{同一患者服用受试药品与参照药品之间的差异}}{\text{同一患者服用两种参照药品（}R\text{ 与 }R'\text{）的差异}}$$

$$IDR = \sqrt{\frac{E(T-R)^2}{E(R-R')^2}}$$

对于两个被认为具有个体等效的药品而言，IDR 应在允许限度内。2001 年指南提出了一个针对个体生物等效性标准（individual bioequivalence criteria, IBC）的混合标度法。如果参照药品个体内标准偏差估计值（σ_{WR}）大于个体内标准偏差的指定常数（σ_{W0}），则该方法使用参照药品标度；如果参照药品个体内标准偏差估计值小于或等于个体内标准偏差的指定常数，则该方法使用常数标度。

推荐标准为：

- 如果 $\sigma_{WR} > \sigma_{W0}$，则使用参照药品标度

$$\frac{(\mu_T - \mu_R)^2 + \sigma_D^2 + (\sigma_{WT}^2 - \sigma_{WR}^2)}{\sigma_{WR}^2} \leqslant \theta_I \tag{3.13}$$

- 如果 $\sigma_{WR} \leqslant \sigma_{W0}$，则使用常数标度

$$\frac{(\mu_T - \mu_R)^2 + \sigma_D^2 + (\sigma_{WT}^2 - \sigma_{WR}^2)}{\sigma_{W0}^2} \leqslant \theta_I \tag{3.14}$$

式中，μ_T是经对数转换后的受试药品测量指标的群体均值响应，μ_R为经对

数转换后的参照药品测量指标的群体均值，σ_D^2 为配方影响个体相互作用方差分量，σ_{WT}^2 为受试药品的个体内方差，σ_{WR}^2 为参照药品的个体内方差，σ_{W0}^2 为指定常数个体内方差，也即个体生物等效限。

换言之，个体生物等效标准（IBC）也可记为：

$$\text{IBC} = \frac{(\mu_T - \mu_R)^2 + \sigma_D^2 + (\sigma_{WT}^2 - \sigma_{WR}^2)}{\max(\sigma_{W0}^2, \sigma_{WR}^2)} \leqslant \theta_I \tag{3.15}$$

上述不等式［式（3.15）］代表了一种集合法，在这种方法中，公式左边的单一标准包含了三个主要分量。第一个分量是针对 T 和 R 群体均值的差值（$\mu_T - \mu_R$），对应于平均生物等效限等效标准。第二个分量针对配方影响个体相互作用（σ_D^2）。从等式（3.1）中我们可以看到，σ_D^2 测量了个体均差（$\mu_{Ti} - \mu_{Ri}$）在个体间相似的程度。最后，第三个分量针对 T 和 R 个体内方差的差异（$\sigma_{WT}^2 - \sigma_{WR}^2$）。该综合方法按比例缩放至参照药品的个体内方差（$\sigma_{WR}^2$）或常数值（$\sigma_{W0}^2$）（一种对个体内方差的标准限）中较大的值。

等式（3.13）中的标度方法适用于个体内变异性高的药物。按比例缩放至参照药品变异性将会放宽生物等效性限度。这一点对这种情况十分重要，因为如果要求个体内变异性高的药品符合平均生物等效限的 80%~125%，就需要大量受试者。甚至参照药品也有可能不能通过与自身相比的平均生物等效性。对那些个体内变异性低的药品，使用式（3.13）所示的标度方法，将会不必要地收窄限度。在这种情况下，推荐按比例缩放至常数方差（σ_{W0}^2），如式（3.14）所示。对于该混合标度标准，有一些例外。例如，当药物有效治疗浓度范围窄，同时有收窄生物等效性限度的合理的公众需求，在这种情况下，即便 $\sigma_{WR} \leqslant \sigma_{W0}$，如式（3.13）所示，按比例缩放至参照药品变异性将更为合适。

在参照药品标度下，IDR 与 IBC 单调相关。如下所示：

$$E(T-R)^2 = (\mu_T - \mu_R)^2 + \sigma_D^2 + \sigma_{WT}^2 + \sigma_{WR}^2 \tag{3.16}$$

$$E(R-R')^2 = 2\sigma_{WR}^2 \tag{3.17}$$

$$\begin{aligned}
\frac{E(T-R)^2}{E(R-R')^2} &= \frac{(\mu_T - \mu_R)^2 + \sigma_D^2 + \sigma_{WT}^2 + \sigma_{WR}^2}{2\sigma_{WR}^2} \\
&= \frac{(\mu_T - \mu_R)^2 + \sigma_D^2 + \sigma_{WT}^2 + \sigma_{WR}^2 - \sigma_{WR}^2 + \sigma_{IR}^2}{2\sigma_{WR}^2} \\
&= \frac{(\mu_T - \mu_R)^2 + \sigma_D^2 + \sigma_{WT}^2 - \sigma_{WR}^2 + 2\sigma_{WR}^2}{2\sigma_{WR}^2} \\
&= \frac{(\mu_T - \mu_R)^2 + \sigma_D^2 + \sigma_{WT}^2 - \sigma_{WR}^2}{2\sigma_{WR}^2} + 1 \\
&= \frac{\text{IBC}}{2} + 1
\end{aligned} \tag{3.18}$$

这表明 IDR 与 IBC 相关：

$$\begin{aligned} \text{IDR} &= \sqrt{\frac{E(T-R)^2}{E(R-R')^2}} \\ &= \sqrt{\frac{\text{IBC}}{2}+1} \end{aligned} \quad (3.19)$$

σ_{WD} 由 IDR 最大允许值和方差偏移确定。例如，如果 IDR 最大允许值为 1.25，方差偏移为 0，根据惯例，平均生物等效限为 80%～125%，则按比例缩放的标准偏差 σ_{W_0} 为 0.2104。

2001 年指南规定，应当根据平均生物等效性标准和群体生物等效性标准 θ_I 的方差项来决定，如下述方程所示：

$$\theta_I = \frac{\text{平均生物等效性限度} + \text{方差因素}}{\text{方差}}$$

$$\theta_I = \frac{(\ln 1.25)^2 + \varepsilon_I}{\sigma_{W_0}^2} \quad (3.20)$$

个体生物等效性中的 ε_I 值由处方影响个体相互作用方差 (σ_D^2) 估计值和个体内变异性差异 $(\sigma_{WT}^2 - \sigma_{WR}^2)$ 共同决定。σ_D 的大小取决于受试药品（T）和参照药品（R）的平均值比率位于 80%～125% 范围外的个体所占百分比。大的配方影响个体相互作用对应于大比率的具有大个体平均差的个体。如从式 (3.1) 中所能看到的，当所有的个体平均差与总体平均差 $(\mu_T - \mu_R)$ 相等时，出现 $\sigma_D = 0$。同样，当 T 和 R 的个体间方差不相等或并不完全相关即 $\rho < 1$ 时，出现 $\sigma_D \neq 0$。2001 年，指南提到，如果 $\sigma_D = 0.1356$，即便 $\mu_T - \mu_R = 0$，10% 的个体的平均比率也不会落在 80%～125% 的范围内。同样，当 $\sigma_D = 0.1741$ 时，发生前述情况的概率约为 20%。对于更多的 σ_D 值以及相对应地落在 80%～125% 范围外的个体比率情况，可参见相关文献（Hauck 等，2000）。2001 年，指南建议，方差项 $(\sigma_T^2 - \sigma_R^2)$ 的允许值为 0.02，方差项 (σ_D^2) 的允许值为 0.03（即 $\sigma_D = 0.1731$）。这导致 ε_I 的推荐值等于 0.05。

3.4 研究设计

《美国联邦法规汇编》（CFR）中 21 320.25 部规定，体内生物利用度研究设计取决于将要回答的科学问题、参照物质的性质和受试剂型、分析方法的可用性以及人体试验方面的获益-风险考量。CFR 21 320.26 和 320.27 还规定，单剂量或多剂量生物等效性研究应当采用交叉设计，除非有确实的科学根据表明平行设计或其他设计更为合适。在下面章节中，我们将描述一些适用于生物等效性研究的试验设计；我们将区分非重复设计和重复设计并依次讨论每种类型。

3.4.1 非重复试验设计

常规的非重复试验设计是将一个或一套治疗方案归于一个试验单元不重复治疗方案的试验设计。这类设计的例子包括平行研究设计和标准的双制剂、双周期、双序贯交叉试验设计。

在平行设计［设计1］中，每个受试者被随机分配到一个治疗组。这类设计中最简单的形式是双组平行设计，如图3.4所示。每个受试者都被随机分配到一个治疗组中，通常每个治疗组都有相同数量的受试者。平行设计并不经常用于生物等效性研究，原因是每名受试者只接受单一治疗，不能区分个体间变异性和个体内变异性。因此，与其他设计相比，例如，交叉设计，平行试验设计的样本量较大。在某些情况下应使用平行设计。例如，如果药品半衰期长，由于在必需的长清洗期中存在受试者退出的可能性，平行设计会更为适用。另外，如果在患者人群中开展研究，短期研究则更为合适，因此，平行设计更为合理。FDA有时会建议在确定生物等效性时使用平行设计。例如，外用抗菌和抗真菌软膏使用三臂平行设计，三臂分别指受试药品、参照药品和药物载体。

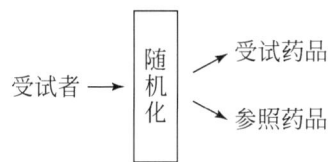

图3.4 双组平行设计［设计1］

另一个非重复研究设计的例子是标准的双制剂、双周期、双序贯交叉设计［设计2 TR/RT］。这是一个经改进的随机区组试验设计，每个区组在如图3.5所示的不同阶段接受受试药品或参照药品。在这种设计中，每个受试者都被随机分配至序贯1或序贯2，序贯1中受试者在第一阶段接受受试药品，在第二阶段接受参照药品；序贯2中受试者在第一阶段接受参照药品，在第二阶段接受受试药品。两个阶段之间有一个间隔清洗期。清洗期应足够长，以确保第一阶段的用药完全从体内清除。在该设计中，每个受试者都作为自身对照；本设计允许采用受试药品和参照药品的个体内对照。

在选择平均或群体生物等效性方法用于生物等效性比较的情况下，标准的双制剂、双周期、双序贯交叉设计和平行试验设计均可用于生成数据。

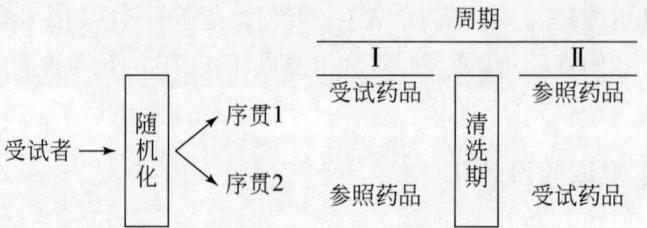

图 3.5 双制剂、双周期、双序贯交叉设计 [设计 2 TR/RT]

3.4.2 重复交叉设计

在重复交叉设计中，至少一个治疗方案要被重复，一般来说，周期数要多于治疗方案数。在本节中，我们提供 5 个重复交叉设计的例子。第一个例子是双周期重复交叉设计 [设计 3，TR/RT/TT/RR]，如图 3.6 所示。

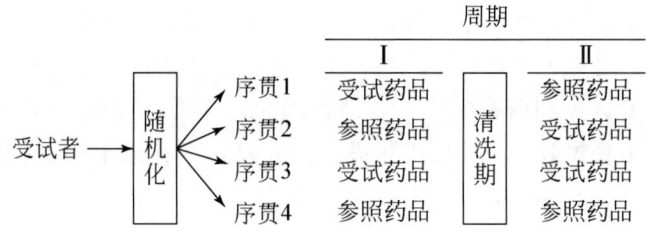

图 3.6 双制剂、双周期、四序贯交叉设计 [设计 3，TR/RT/TT/RR]

在设计 3 中，每个受试者被随机分配到四个序贯之一。在序贯 1 中，受试者在第一阶段接受受试药品，在第二阶段接受参照药品；在序贯 2 中，受试者在第一阶段接受参照药品，在第二阶段接受受试药品；在序贯 3 中，受试者在第一和第二阶段均接受受试药品；在序贯 4 中，受试者在第一和第二阶段均接受参照药品。在每一个序贯中，每两个周期之间均有足够长的清洗期。这样的试验设计称为 Balaam 设计。

本节中第二个和第三个例子（设计 4 和设计 5）为双序贯、三周期设计。在设计 4 [TRT/RTR] 中，如图 3.7 所示，每个受试者都被随机分配至序贯 1 或序贯 2。在序贯 1 中，受试者在第一阶段接受受试药品，在第二阶段接受参照药品，在第三阶段接受受试药品；在序贯 2 中，受试者在第一阶段接受参照药品，在第二阶段接受受试药品，在第三阶段再次接受参照药品。每个周期用足够长的清洗期间隔开。

在设计 5 [TRR/RTT] 中，如图 3.8 所示，每个受试者都被随机分配至序贯 1 或序贯 2。在序贯 1 中，受试者在第一阶段接受受试药品，在第二阶段接受参照药品，在第三阶段接受参照药品；在序贯 2 中，受试者在第一阶段接受参照药品，在第二阶段接受受试药品，在第三阶段再次接受受试药品。每个阶段用足够长的清洗期隔开。

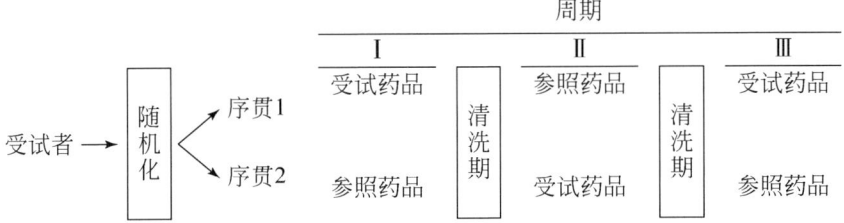

图 3.7 双制剂、三周期、双序贯交叉设计［设计 4，TRT/RTR］

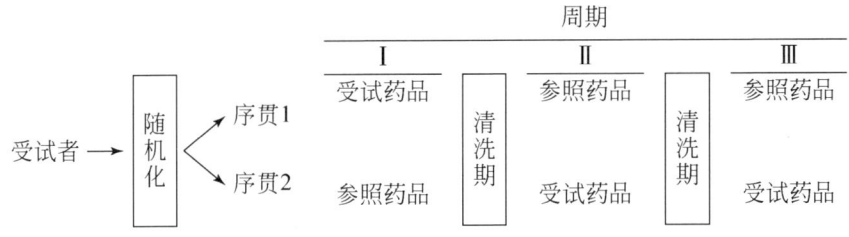

图 3.8 双制剂、三周期、双序贯交叉设计［设计 5 TRR/RTT］

第四个例子是双序贯、四周期设计［设计 6 TRTR/RTRT］，如图 3.9 所示。在设计 6 中，每个受试者被随机分配到序贯 1 或序贯 2。在序贯 1 中，受试者在第一阶段接受受试药品，第二阶段接受参照药品，在第三阶段接受受试药品，在第四阶段接受参照药品；在序贯 2 中，受试者在第一阶段接受参照药品，在第二阶段接受受试药品，然后在第三阶段接受参照药品，最后在第四阶段接受受试药品。每个阶段用足够长的清洗期间隔开。

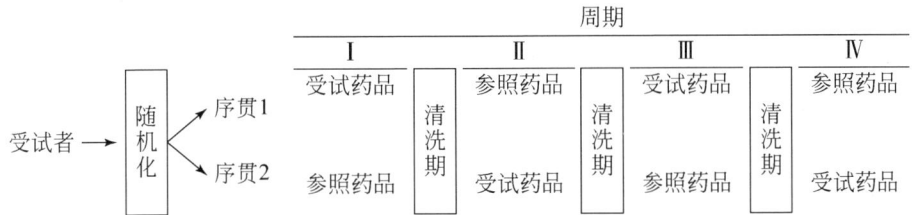

图 3.9 双制剂、四周期、双序贯交叉设计［设计 6 TRTR/RTRT］

第五个也是最后一个例子是一个四序贯、四周期设计［设计 7 TRRT/RTTR/TTRR/RRTT］。受试者被随机分配到某个序贯，交替接受受试药品和参照药品治疗，如图 3.10 所示。

3.4.2.1 试验设计的选择：统计学考虑

不论应用哪种方法评价生物等效性，均可使用重复性交叉设计，尽管在应用

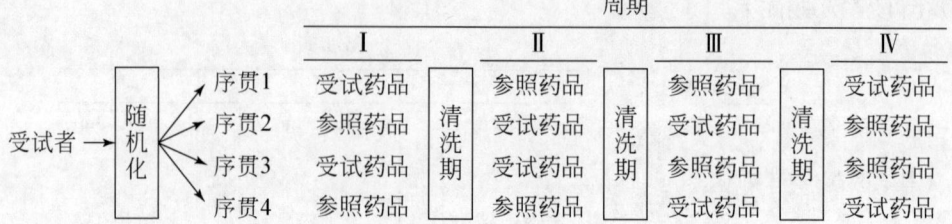

图 3.10 双制剂、四周期、四序贯交叉设计［设计 7 TRRT/RTTR/TTRR/RRTT］

平均和群体生物等效性方法时，并非必需的要求。当应用个体生物等效性方法评价时，重复性交叉设计是至关重要的。重复性交叉设计允许分别估算受试药品和参照药品测量指标的个体内方差以及配方和个体的相互作用的方差分量。一个例外是 Balaam 设计［设计 3 TR/RT/TT/RR］。该设计应避免在个体生物等效性方法中使用，因为在 TT 或 RR 序贯中，受试者并不提供任何配方和个体的相互作用的信息。然而，Balaam 设计对一些特定药物或许是有用的（例如，双周期研究对长半衰期的药品是可行的，但三周期或更多周期的研究设计则不适合）。

只有双序贯的重复交叉设计是个体生物等效性方法的首选。尤其是，2001 年指南推荐双序贯、四周期设计［设计 6 TRTR/RTRT］，其中一半受试者接受序贯 1 TRTR，另一半受试者接受序贯 RTRT。有许多原因支持这个推荐。为了能够解释这些理由，我们首先需要提及，在重复交叉设计中，每个唯一的序贯和周期组合可被称为设计的一个单元。例如，双序贯、四周期的设计有 8 个单元；双序贯、三周期的设计有 6 个单元。另外，可归于单元间比较的自由度总数是单元数减一（除非有的单元没有实测数据）。统计学分析中常包含的固定效应有顺序、周期和处理（例如，制剂）。可归于每个固定效应的自由度一般等于效应水平数减一。因此，在设计 6 TRTR/RTRT 的例子中，归因于序贯的自由度为 1，归因于周期的自由度为 3，归因于处理的自由度为 1，归因于三个固定效应的总自由度为 5。这 5 个自由度并不能解释可归因于 8 个设计单元的 7 个自由度，因此，我们说，固定效应模型是不饱和的。除了三个主要效应——序贯、周期和处理之外，处理对序贯相互作用的效应也包括在其中。或，如果也将周期和序贯相互作用的效应包括在内，那么这个固定效应模型则完全饱和。

假设没有缺失的观测值，并且研究是在一组受试者中开展（例如，单一场所），如果重复交叉设计只有两个序贯，在固定交叉模型中只采用三个主要效应（序贯、周期和处理）的设计或采用更加饱和的模型，那么对分析结果并无太大影响。对于主效应模型和饱和模型，$\mu_T - \mu_R$ 的最小二乘估计将相等。另外，在一些方法中用来评价群体和个体生物等效性的代表序贯内比较的模型中，方差项的矩量法估计量通常是完全有效的，而不论是使用主效应模型还是使用饱和模型。值得注意的是，重复给药应使用同批次的受试药品（T）和参照药品（R）。如果重复交叉设计有两个以上的序贯，那么上述优势将不复存在。主效应模型通常将产生与饱和模型不同的$\mu_T-\mu_R$估计值（除非每个序贯中的受试者数是相等的），并且没有一个广泛接受的基准可用于在这些不同的估计值之间进行选择。另外，只有对于饱和模型，方差分量的矩量法估计量才是完全有效的；而对于主效应模型，充分有效的估计量会包含一些序贯间分量，使分析变得复杂。因此，只有两个序贯的设计将会最小化或避免一些在统计学模型内的歧义，这些歧义可能源于估计方差的方法或统计学模型中所包括的固定效应的具体选择。

如设计 7 [TRRT/RTTR/TTRR/RRTT] 使用四序贯、四周期设计的原因之一在于，如果模型中包含延滞效应，那么它被视为最佳方法。类似地，如设计 5 [TRT/RTT] 所使用的双序贯、三周期设计在三周期重复交叉设计中被视为最佳方法。这些设计都能有力平衡延滞效应，这意味着每个处理前都有相同次数的相互处理和自身处理。

应用这些设计，在统计学模型中包含简单一级延滞效应，并不会丢失有效性。如果一个周期的制剂影响了下一周期的制剂的效果，会出现简单一级延滞效应。因为足够长的清洗期应足以剔除延滞效应，所以只需关注简单一级延滞效应。然而，如果需在生物等效性研究统计学分析中考虑延滞效应出现的可能性，那么也需要考虑因先前治疗之外的当前治疗所用制剂所引起的延滞效应的可能性，这被称为延滞引导相互作用。如果延滞引导相互作用出现在统计学模型中，那么这些受到青睐的方法将不再是最优选择。在普通的延滞引导相互作用出现的情况下，设计 5 [TRR/RTT] 并不允许$\mu_T-\mu_L$的个体内无偏估计。

2001 年指南中提到，可应用另外一个三周期、双序贯设计 4 [TRT/RTR]。与推荐的四周期设计相比，使用这种三周期的设计需要更多的受试者来实现相同的统计学检验效能。

3.4.3 样本量、研究效能和受试者退出

平均生物等效性是基于 Schuirmann（1987）所提出的"双单侧检验法"。样本量的计算是根据检验效能而确定的；检验效能，在此指当两种制剂真正生物等效时事前得出生物等效性的结论的机会大小。

一些发表过的公式被用于计算不同试验设计的平均生物等效性研究的样本量，这些计算方法的参考文献请参见下文。用于群体和个体等效性研究的样本量计算应基于模拟数据。数据模拟在默认情况下开展，允许两制剂在等方差和某种程度上的配方影响个体的相互作用情况下多达 5% 的平均生物利用度差异。一般

来说，研究设计，即样本量计算，有80%或90%的检验效能，从而得出这两种制剂生物等效的结论。样本量也依赖于变异性幅度和试验设计。决定某具体药品受试者数量的方差估计可通过生物医学文献和（或）前期研究获得。

根据FDA的建议，生物等效性研究应包含最少12名受试者。另外，招募进入研究的受试者数目应考虑到受试者退出的情况。在试验中途替换受试者会违反统计学模型的假设，并且会使分析变得复杂；通常不应替换退出的受试者。如果将要在试验中替换中途退出的受试者，这一计划应在研究方案中提及。方案也应说明来自替换的受试者的样本，如果不包括在分析中，是否将予以评估。如果退出率很高以及更多的受试者将参与进来，将可能会需要修正统计学分析方法。另外，除非试验从一开始就设计为序贯设计或成组序贯设计，否则不应在数据分析之后纳入额外的受试者。

表3.1、3.2、3.3和3.4给出了采用某种研究设计的80%和90%检验效能的样本数量，可视情况选用于个体内标准差（自然对数标度）、个体间标准差（自然对数标度）和配方影响个体的相互作用。这些表是从FDA 2001年指南中摘录的。

表3.1提供了在双序贯、双周期［RT/TR］和双序贯、四周期［RTRT/TRTR］交叉设计中，平均生物等效性评价中80%和90%效能所需受试者数目的估计值。双周期设计的计算使用了Diletti等（1991）的方法，四周期设计的结果是基于Liu（1995）的相对效能数据。计算值由不同的受试药品和参照药品个体间变异性值（假设两者相等）以及配方和个体的相互作用的不同值所决定。

表3.1 用于双序贯、双周期［RT/TR］和双序贯、四周期［RTRT/TRTR］交叉设计，$\Delta=0.05$ 时平均生物等效性评价所需受试者数估计值

$\sigma_{WT}=\sigma_{WR}$	σ_D	80%效能		90%效能	
		2P	4P	2P	4P
0.15	0.01	12	6	16	8
	0.10	14	10	18	2
	0.15	16	1	22	16
0.23	0.01	24	12	32	16
	0.10	26	16	36	20
	0.15	30	18	38	24
0.30	0.01	40	20	54	28
	0.10	42	24	56	30
	0.15	44	26	60	34
0.5	0.01	108	54	144	72
	0.10	110	58	148	76
	0.15	112	60	150	80

σ_D 为配方影响个体的相互作用标准差

σ_{WT} 和 σ_{WR} 分别是受试药品和参照药品的个体内标准差

表 3.2 群体生物等效性评价中，$\varepsilon_P = 0.02$，$\Delta = 0.05$ 时，双序贯、4 周期 [RTRT/TRTR] 交叉设计所需受试者数估计值

$\sigma_{WT} = \sigma_{WR}$	$\sigma_{BT} = \sigma_{BR}$	80%效能	90%效能
0.15	0.15	18	22
	0.30	24	32
0.23	0.23	22	28
	0.46	24	32
0.30	0.30	22	28
	0.60	26	34
0.5	0.50	22	28
	1.00	26	34

σ_{WT} 和 σ_{WR} 分别是受试药品和参照药品的个体内标准差
σ_{BT} 和 σ_{BR} 分别是受试药品和参照药品的个体间标准差

表 3.2 提供了双序贯、双周期 [RTRT/TRTR] 交叉试验中，序贯间平衡设计的群体生物等效性评价试验中 80% 和 90% 效能所需的受试者数估计值。此处，ε_P 为受试药品和参照药品的总方差（$\sigma_{TT}^2 - \sigma_{TT}^2$）差值，设定为 0.02，$\Delta = 0.05$。计算值基于每个参数组合的 1 540 个模拟数据（2001 年指南）。

表 3.3 提供了两个采用序贯间平衡设计的个体生物等效性的 80% 和 90% 效能所需受试者数估计值。此处，ε_I 为配方影响个体的相互作用总方差与受试药品和参照药品的总方差差值之和 $\sigma_D^2 + (\sigma_{TT}^2 - \sigma_{TR}^2)$，$\Delta = 0.05$。计算值基于每个参数组合的 5 000 个模拟数据。

表 3.3 用于 RTRT/TRTR 和 RTR/TRT 设计（$\varepsilon_I = 0.05$，$\Delta = 0.05$）的个体生物等效性（IBE）评价受试者数估计值

$\sigma_{WT} = \sigma_{WR}$	σ_D	80%效能		90%效能	
		3P	4P	2P	4P
0.15	0.01	14	10	18	12
	0.10	18	14	24	16
	0.15	28	22	36	26
0.23	0.01	42	22	54	30
	0.10	56	30	74	40
	0.15	76	42	100	56
0.30	0.01	52	28	70	36
	0.10	60	32	82	42
	0.15	76	42	100	56
0.5	0.01	52	28	70	36
	0.10	60	32	82	42
	0.15	76	42	100	56

σ_D 是为配方影响个体的相互作用标准差
σ_{WT} 和 σ_{WR} 分别为受试药品和参照药品个体内标准差

表3.4 采用 RTRT/TRTR 设计，约束条件为 $\hat{\Delta}$，$0.8 \leqslant \exp \hat{\Delta} \leqslant 1.25$ 的个体生物等效性（IBE）试验受试者数估计值

$\sigma_{WT}=\sigma_{WR}$	σ_D	80%效能	90%效能
		4P	4P
0.30	0.01	30	40
	0.10	36	48
	0.15	42	56
0.5	0.01	34	46
	0.10	36	48
	0.15	42	56

σ_D 为配方影响个体的相互作用标准差

σ_{WT} 和 σ_{WR} 分别为受试药品和参照药品个体内标准差

表3.4提供了序贯间平衡设计的双序贯、四周期个体生物等效性评价交互试验的80%和90%效能所需受试者数估计值。用于模拟的设计为 RTRT/TRTR 设计，$\Delta=0.10$。Δ 的点估计 $\hat{\Delta}$ 的约束条件是 $0.8 \leqslant \exp(\hat{\Delta}) \leqslant 1.25$。计算值基于每个参数组合的5 000个模拟数据。请注意如果在模拟中采用 $\Delta=0.05$，那么样本量与表3.3所示保持一致。这是因为：检验效能的计算已经考虑了方差估计和推理，因此，由于 Δ 值很小，点估计值 $\hat{\Delta}$ 的约束条件对样本量几乎不产生什么影响。

虽然上述样本量假设个体内标准差相等，三周期和四周期模拟研究揭示，如果 $\Delta=0$ 以及 σ_{WT}^2 和 $\sigma_{WR}^2=0.05$，那么给定的样本量为研究提供了80%或90%的效能。如果计算所得样本量小于所推荐的12名受试者，那么依照2001年指南，样本量应当增至最小样本量。

3.5 统计学分析

药代动力学参数，例如，AUC 和 C_{max}，以及临床指标，都用于统计学分析以决定受试药品和参照药品是否等效。接下来的章节概述平均、群体和个体生物等效性评价的统计学方法。

3.5.1 对数转换

临床和药代动力学原理可以用来解释为何药代动力学数据（AUC 和 C_{max}

经常要经过对数转换，使用以十为底的常用对数或自然对数。典型的生物等效性研究中有限的样本量排除了对数据分布的可靠分析。在2001年指南中，FDA并不鼓励检验经对数转换后的误差分布正态性，同时指南中也说明了误差分布正态性不应被当成用原始尺度进行统计学分析的理由。另外，如果研究人员认为应该在原始尺度而非对数尺度对生物等效性研究数据进行统计学分析，那么应提供相应依据。

临床是基于1991年FDA仿制药专家咨询委员会的建议。该委员会认为，生物等效性研究主要是比较受试药品和参照药品的平均参数的比率，而非受试药品和参照药品的平均参数数据之间的差异。运用对数转换，在生物等效性数据分析中使用的一般线性数据模型允许关于对数尺度上的两均值差的推断，这之后还可再变换回在原始数据尺度上对两均值比率（均值或中位数）的推断。因此，对数转换成为基于比率而非差值的一般比较方法。

药代动力学是基于Westlake（1973，1988）的文献。Westlake注意到用于生物利用度和生物等效性研究中的药代动力学方法的一个相乘模型假设（例如，AUC和C_{max}，而非T_{max}）。假设药物清除是一级过程并只发生于中央房室，则下列等式适用于在血管外给药途径之后：

$$\text{AUC}_{0\sim\infty} = \frac{\text{FD}}{\text{CL}} \tag{3.21}$$

$$\text{AUC}_{0\sim\infty} = \frac{\text{FD}}{VK_e} \tag{3.22}$$

式中，F为吸收分数，D为给药剂量，FD为药物吸收量。CL为给定受试者的清除率，为表观分布容积（V）和清除速率常数（K_e）之积。采用AUC作为药物的吸收量的测量指标涉及一个有可能被视为是受试者的函数的乘积项（CL）。由于这个原因，Westlake主张，如果在原始测量标度上分析数据，受试者影响不作为附加项。

AUC的对数转换将清除率CL（VK_e）项以附加项的形式引入下列公式：

$$\ln\text{AUC}_{0\sim\infty} = \ln F + \ln D - \ln V - \ln K_e \tag{3.23}$$

需要注意的是，适用于任何多室模型的更为普适的公式可写为：

$$\text{AUC}_{0\sim\infty} = \frac{\text{FD}}{V_{d\beta}\lambda_n} \tag{3.24}$$

式中，$V_{d\beta}$为分布容积，将血浆或血液中的药物浓度与终端指数期的体内药物量相关联，λ_n为药-时曲线的终端斜率。

C_{max}也有相似的情况。下列等式适用于具有单室特征的药物：

$$C_{\max} = \frac{FD}{V} x e^{-K_e \cdot T_{\max}} \tag{3.25}$$

式中，F、D 和 V 以乘法形式引入模型中。但经过对数转换后，等式变为：

$$\ln C_{\max} = \ln F + \ln D - \ln V - K_e T_{\max} \tag{3.26}$$

因此，$C_{\max}$ 的对数转换也导致 V 项的附加项处理。

3.5.2 数据分析

3.5.2.1 平均生物等效性评价方法

3.5.2.1.1 概述

对数转换的生物等效性测量指标分析通常使用参数（正态理论）法。3.3.1 中式（3.2）或（3.3）所述的标准可用于证明两个药物是平均生物等效，可在 Hauck 和 Anderson（1984）所述的下述假设框架下进行统计学分析。非等效的原假设为：

$$H_0: \mu_T - \mu_R \leqslant -\theta_A \text{ 或 } \mu_T - \mu_R \geqslant \theta_A$$

生物等效性的备择假设为：

$$H_1: -\theta_A < \mu_T - \mu_R < \theta_A$$

常规方法是构建一个 $\alpha = 0.05$ 的 $(1-2\alpha)100\%$ 置信区间，即 $(\mu_T - \mu_R)$ 的 90% 置信区间，如果这一置信区间包含在 $[-\theta_A, \theta_A]$ 范围内，可得出平均生物等效性的结论。由于正态理论的置信区间的性质，这相当于计算 5% 显著性水平假设的双单侧检验（Schuirmann，1987），如下所示：

$$H_{01}: \mu_T - \mu_R \leqslant -\theta_A$$
$$H_{11}: \mu_T - \mu_R > -\theta_A$$

和

$$H_{02}: \mu_T - \mu_R \geqslant \theta_A$$
$$H_{12}: \mu_T - \mu_R < \theta_A$$

可选择适用于下述试验设计的方法计算经对数转换的参数的均值差值的 90% 置信区间。求得的置信限逆对数构成受试药品与参照药品几何均数比率（GMR）的 90% 置信区间。

3.5.2.1.2 非重复交叉设计

参数（正态理论）法可用于分析经对数转换的生物利用度测量指标或非重复

性交叉设计。SAS 中的 PROC GLM 或等效软件中提供的一般线性模型程序是首选,尽管线性混合效应模型程序也可用于分析非重复性交叉试验。例如,对于常规的双制剂、双周期、双序贯(2×2)随机交叉设计,统计学模型通常包括下列变异来源因素:序贯、序贯中嵌套的受试者、周期和处理。SAS PROC GLM 中的 ESTIMATE 语句或其他软件中的等效语句可用于计算校正后处理差值的估计值和与其相关的标准误差的估计值。

下述 SAS 代码描述了一个使用 SAS 9.3 版中的 PROC GLM 进行平均生物等效性分析的程序语句的例子,SEQ、SUBJ、PER 和 TRT 分别代表序贯、受试者、周期和处理,Y 代表应答测量指标 [例如,log(AUC) 或 log(C_{max})]:

```
PROC GLM data=;
  CLASS SUB PER SEQ TRT;
  MODEL Y = SEQ SUB(SEQ) PER
     TRT/SS1 SS3;
  TEST H=SEQ    E=SUB(SEQ);
  ESTIMATE 'TEST VS REFERENCE' TRT 1 -1;
  LSMEANS TRT/CL PDIFF ALPHA=.10;
RUN;
```

ESTIMATE 语句假设受试药品(T)的代码在排序次序上优先于参照药品(R)的代码(例如,如果 T 编码为 1,则 R 编码为 2)。如果参照药品(R)的代码在排序顺序上优先于受试药品(T)的代码,那么 ESTIMATE 语句的系数将会变为 -1 1。这些语句假定研究在一组受试者中进行。如果研究在多于一组的受试者中,那么程序应予以修正。

3.5.2.1.3　重复交叉设计

对于重复交叉设计,参数(正态理论)法可用于分析经对数转换的生物利用度测量指标。SAS 中的 PROC MIXED 或等效软件中线性混合效应模型程序可用于分析平均生物等效性的重复性交叉试验。

下述 SAS 代码描述了一个使用 SAS 9.3 版中的 PROC MIXED 进行平均生物等效性分析的程序语句的例子,SEQ、SUBJ、PER 和 TRT 分别代表序贯、受试者、周期和处理,Y 代表应答测量指标 [例如,log(AUC) 或 log(C_{max})]:

```
PROC MIXED data=;
  CLASS SEQ SUBJ PER TRT;
  MODEL  Y = SEQ PER TRT/ DDFM=SATTERTH;
  RANDOM TRT/TYPE=FA0(2) SUB=SUBJ G;
  REPEATED/GRP=TRT SUB=SUBJ;
  ESTIMATE 'T vs. R' TRT 1 -1/CL ALPHA=0.1;
run;
```

ESTIMATE 语句假设受试药品（T）的代码在排序次序上优先于参照药品（R）的代码（例如，如果 T 编码为 1，则 R 编码为 2）。如果参照药品（R）的代码在排序顺序上优先于受试药品（T）的代码，那么 ESTIMATE 语句的系数将会变为 -1 1。在随机语句中，TYPE=FA0(2) 有可能被 TYPE=CSH 替换。不推荐使用 TYPE=UN，因为这有可能导致估计的协方差矩阵无效（例如，非正定矩阵）。如果研究在多于一组受试者中进行，那么可以对这些语句进行附加和修正。

3.5.2.1.4 平行设计

对于平行设计，使用总个体间方差可以计算对数标度水平上的均数差值的置信区间。如同上述重复试验设计分析，不应假设方差齐性。

3.5.2.2 群体生物等效性

3.5.2.2.1 概述

为了用 3.3.2 中式（3.5）或（3.6）所述的群体生物等效性评价标准证明两个药品是等效的，统计学分析可基于下述假设框架：

$H_0: \theta \geq \theta_P$ 与 $H_1: \theta < \theta_P$ 在检验下列假设时是等效的：

$$H_0: \eta \geq 0 \text{ 与 } H_1: \eta < 0$$

式中

$$\eta = (\mu_T - \mu_R)^2 + (\sigma_{TT}^2 - \sigma_{TR}^2) - \theta_p \max\{\sigma_{TR}^2, \sigma_{T0}^2\}$$

应用群体生物等效性评价方法分析生物等效性数据应首先关注经对数转换的生物利用度指标的受试药品（T）和参照药品（R）间的均差估计，以及两药品间总方差估计值。这可以通过使用相对简单的无偏估计量实现，例如，矩量法（Chinchilli，1996，Chinchilli 与 Esinhart，1996）。在完成均差和方差估计后，可得到群体生物等效限的 95% 置信上限，或同等地线性化的群体生物等效性标准的 95% 置信上限。如果等效标准的 95% 置信上限小于或等于生物等效限，或同等线性化标准的 95% 置信上限小于或等于 0，可认为对一个具体的经对数转换的生物利用度（BA）测量指标的群体生物等效性已经建立。

为获得标准的 95% 置信上限，可使用经过验证的方法计算置信区间。接下来的章节描述了一个应用群体生物等效性方法来确定置信上限的例子。这是一个如 2001 年指南所述的四周期交叉设计。2001 年指南采用 Hyslop、Hsuan 和 Holder（2000）的方法。该方法基于由 Howe（1974）首次提出、之后被 Graybill 和 Wang（1980）以及 Ting 等（1990）推广的方法。

3.5.2.2.2 用于四周期交叉设计的群体生物等效性标准的统计学检验方法

本节描述用于四周期交叉设计的群体生物等效性标准的方法。该方法涉及一个检验统计量的计算，这个检验统计量可为正（不能断定群体生物等效性的结论）或负（能断定群体生物等效性的结论）。考虑下述统计学模型，该模型假设在没有或有相等的延滞效应（相等延滞效应进入周期效应）的情况下，序贯中具有受试药品（T）和参照药品（R）的相等重复的四周期设计：

$$Y_{ijkl} = \mu_k + \gamma_{ijk} + \delta_{ijk} + \varepsilon_{ijkl} \tag{3.27}$$

式中，$i=1,\cdots,s$ 代表序贯，$j=1,\cdots,ni$ 代表序贯 i 内的受试者，$k=R, T$ 代表处理，$l=1,2$ 代表对序贯 i 内的受试者重复进行处理 k。

Y_{ijkl} 代表对序贯 i 内受试者 j 重复 l 次处理 k，γ_{ijk} 代表序贯 i 内的处理 k 重复 l 次的固定效应，δ_{ijk} 是序贯 i 内处理 k 的受试者 j 的随机受试者效应，ε_{ijkl} 是重复 l 次的处理 k 的序贯 i 内受试者 j 的随机误差，假设 ε_{ijkl} 相互独立并同分布如下：

$$\varepsilon_{ijkl} \sim N(0, \sigma_{Wk}^2)$$

其中 $i=1,\cdots,s$，$j=1,\cdots,ni$，$k=R, T$，$l=1,2$。另外，我们假设随机受试者效应 $\delta_{ij} = (\mu_R + \delta_{ijR}, \mu_T + \varepsilon_{ijT})'$ 是相互独立并分布如下：

$$\delta_{ij} \sim N_2 \left[\begin{pmatrix} \mu_R \\ \mu_T \end{pmatrix}, \begin{pmatrix} \sigma_{BR}^2 & \rho\sigma_{BT}\sigma_{BR} \\ \rho\sigma_{BT}\sigma_{BR} & \sigma_{BT}^2 \end{pmatrix} \right]$$

下列约束条件应用于冗余参数，以避免模型的过度参数化，其中 $K=R,T$：

$$\sum_{i=1}^{s} \sum_{l=1}^{2} \gamma_{ikl} = 0$$

由 Chinchilli 和 Esinhart 提出的该统计学模型假设 $s*p$ 为定位参数（p 为周期数），它可被分隔成 t 处理参数和 $sp-t$ 冗余参数（Chinchilli 和 Esinhart，1996）。用这个模型可以估计出不同的冗余参数，但重点在群体生物等效性所需参数。在一些设计中，序贯和周期效应可通过冗余效应的再参量化进行估算。该模型定义可扩展到其他交叉设计上。

参照药品标度的线性化标准[来自 3.3.2 式（3.5）和（3.6）]由下式给出：

$$\eta_1 = (\mu_T - \mu_R)^2 + (\sigma_{TT}^2 - \sigma_{TR}^2) - \theta_p \cdot \sigma_{TR}^2 < 0$$

常数标度的线性化标准由下式给出：

$$\eta_2 = (\mu_T - \mu_R)^2 + (\sigma_{TT}^2 - \sigma_{TR}^2) - \theta_p \cdot \sigma_{T0}^2 < 0$$

线性化标准的估计依赖于研究设计。估计和置信区间的计算假设在四周期设计中，受试药品（T）和参照药品（R）在每个序贯中等重复。再参量化定义为：

$$U_{Tij} = \frac{1}{2}(Y_{ijT1} + Y_{ijT2})$$

$$U_{Rij} = \frac{1}{2}(Y_{ijR1} + Y_{ijR2})$$

$$V_{Tij} = \frac{1}{\sqrt{2}}(Y_{ijT1} - Y_{ijT2})$$

$$V_{Rij} = \frac{1}{\sqrt{2}}(Y_{ijR1} - Y_{ijR2})$$

$$I_{ij} = Y_{ijT} - Y_{ijR}$$

对于 $i=1, \cdots, s$ 和 $j=1, \cdots, n_i$，式中

$$Y_{ijT.} = \frac{1}{2}(Y_{ijT1} + Y_{ijT2}) \text{ 和 } Y_{ijR.} = \frac{1}{2}(Y_{ijR1} + Y_{ijR2})$$

合并我们所得到的序贯，计算药品的均值：

$$\mu_k = 1/s \sum_{i=1}^{s} \hat{Y}_{i.k.}, \quad k = R, T, \quad \hat{\Delta} = \mu_T - \mu_R$$

式中

$$\overline{Y}_{i.k.} = \frac{1}{n_i} \sum_{j=1}^{n_i} \frac{1}{2} \sum_{l=1}^{2} Y_{ijkl}$$

计算 U_{Tij}、U_{Rij}、V_{Tij} 和 V_{Rij} 的方差，合并序贯并用 MU_T、MU_R、MV_T 和 MV_R 分别表示这些方差估计值。即：

$$MU_T = \frac{1}{n_{U_T}} \sum_{i=1}^{s} \sum_{j=1}^{n_i} (U_{Tij} - \overline{U}_{Ti})^2$$

$$MV_T = \frac{1}{n_{V_T}} \sum_{i=1}^{s} \sum_{j=1}^{n_i} (V_{Tij} - \overline{V}_{Ti})^2$$

$$MU_R = \frac{1}{n_{U_R}} \sum_{i=1}^{s} \sum_{j=1}^{n_i} (U_{Rij} - \overline{U}_{Ri})^2$$

$$MV_R = \frac{1}{n_{V_R}} \sum_{i=1}^{s} \sum_{j=1}^{n_i} (V_{Rij} - \overline{V}_{Ri})^2$$

第3章 统计学基本要求

$$n_I = n_{U_T} = n_{U_R} = n_{V_T} = n_{V_R} = \left(\sum_{i=1}^{s} n_i\right) - s$$

然后以下式估计线性化标准：

对参照药品标度，$\hat{\eta}_1 = \hat{\Delta}^2 + MU_T + 0.5 \cdot MV_T - (1+\theta_P) \cdot [MU_R + 0.5 \cdot MV_R]$，对参照常数标度，$\hat{\eta}_2 = \hat{\Delta}^2 + MU_T + 0.5 \cdot MV_T - (1) \cdot [MU_R + 0.5 MV_R] - \theta_p \cdot \sigma_{T0}$。

参照药品标度标准的 $(1-\alpha)$% 置信区间上限 H_{η_1} 和常数标度标准的 $(1-\alpha)$% 置信区间上限 H_{η_2} 通过分别计算 η_1 和 η_2 的置信区间来估计。

表3.5描述了根据双序贯、四周期设计试验构建参照药品标度标准 η_1 的 $(1-\alpha)$ 水平的置信区间上限。因此，对 $q=D, 1, 2, 3, 4$ 求和的 $H_{\eta_1} = \sum E_q + (\sum U_q)^{1/2}$ 为 η_1 的置信上限 [置信水平 $(1-\alpha)$]。请注意，$n = \sum_{i=1}^{s} n_i$，其中 s 为序贯数，n_i 为每个序贯中的受试者数，χ^2_{n-s} 为来自于自由度为 $n-s$ 的卡方分布的累积分布函数，即 $\Pr(\chi^2_{n-s} \leqslant \chi^2_{n-s,\alpha}) = \alpha$。

表3.5 在群体生物等效性参照药品标度下构建 $(1-\alpha)$ 水平的置信上限

H_q＝置信限	E_q＝点估计	$U_q = (H_q - E_q)^2$
$H_D = \left(\lvert\hat{\Delta}\rvert + t_{1-\alpha, n-s}\left(\frac{1}{s^2}\sum_{i=1}^{s} n_i^{-1} M_I\right)^{1/2}\right)^2$	$E_D = \hat{\Delta}^2$	U_D
$H_1 = \dfrac{(n-s) \cdot E_1}{\chi^2_{n-s,\alpha}}$	$E_1 = MU_T$	U_1
$H_2 = \dfrac{(n-s) \cdot E_2}{\chi^2_{n-s,\alpha}}$	$E_2 = 0.5 MV_T$	U_2
$H_3 = \dfrac{(n-s) \cdot E_3}{\chi^2_{n-s,1-\alpha}}$	$E_3 = -(1+\theta_p) \cdot MU_R$	U_3
$H_4 = \dfrac{(n-s) \cdot E_4}{\chi^2_{n-s,1-\alpha}}$	$E_4 = -(1+\theta_p) \cdot MV_R$	U_4
$H_{\eta_1} = \sum E_q + (\sum U_q)^{1/2}$		

常数标度标准的置信区间 η_2 的计算类似，只需在适当的时候将参数根据方差分量调整（特别是与 MU_R 和 MV_R 有关的常数）。在这种情况下，对 $q=D, 1, 2, 3, 4$ 求和的 $H_{\eta_2} = \sum E_q - \theta_p \cdot \sigma_{T0}^2 + (\sum U_q)^{1/2}$ 为 η_2 的置信水平为 $(1-\alpha)$ 的置信上限（参见表3.6）。

表 3.6 在群体生物等效性常数标度下构建 $(1-\alpha)$ 的水平置信上限

$H_q=$ 置信限	$E_q=$ 点估计	$U_q=(H_q-E_q)^2$
$H_D = \left(\lvert\hat{\Delta}\rvert + t_{1-\alpha,\ n-s} \left(\frac{1}{s^2} \sum_{i=1}^{s} n_i^{-1} M_I \right)^{1/2} \right)^2$	$E_D = \hat{\Delta}^2$	U_D
$H_1 = \dfrac{(n-s)\cdot E_1}{\chi^2_{n-s,\alpha}}$	$E_1 = MU_T$	U_1
$H_2 = \dfrac{(n-s)\cdot E_2}{\chi^2_{n-s,\alpha}}$	$E_2 = 0.5 MV_T$	U_2
$H_3 = \dfrac{(n-s)\cdot E_3}{\chi^2_{n-s,1-\alpha}}$	$E_3 = -1\cdot MU_R$	U_3
$H_4 = \dfrac{(n-s)\cdot E_4}{\chi^2_{n-s,1-\alpha}}$	$E_4 = -(0.5)\cdot MV_R$	U_4
$H_{\eta 2} = \sum E_q - \theta_P \cdot \sigma_{T0}^2 + \left(\sum U_q \right)^{1/2}$		

为了检验群体生物等效性，采用混合标度法计算参照药品标度或常数标度的线性化标准的 95％ 置信区间上限。参照药品标度或常数标度方法的选择依赖于参照药品的总标准差的估计［在四周期设计中通过 $(MU_R+0.5\ MV_R)^{1/2}$ 来估计］。如果标准差的估计 $\leqslant \sigma_{W_0}$，应计算常数标度标准和其相应的置信区间。否则，应计算参照药品标度标准和其相应的置信区间。计算这两种置信区间的程序已在先前说明。如果用适用标准算出的置信区间上限为负或零，则得出群体等效的结论。如果置信区间上限为正，则不能得出群体等效的结论。

对于非重复交叉研究，现有方法（例如，SAS、PROC、GLM 或等效软件）都可用来获得在经对数转换生物利用度指标中的受试药品（T）和参照药品（R）间的平均差的无偏估计。每个制剂的总方差应通过一般样本方差估计，分别在每个序贯中计算之后进行序贯间合并。

重复性交叉研究与非重复性交叉设计方法相同，但应注意适当的总方差估计值的计算。一种方法是分别估计个体内和个体间分量，与个体生物等效性方法一样，之后再将其求和得到总方差。置信区间上限的计算方法应与用于方差的估计方法一致。

3.5.2.2.3 平行设计

对于平行设计研究，均值和方差估计与非重复交叉设计相同。修正计算置信区间上限的方法以体现独立样本而非配对样本，并考虑到方差不齐性。

3.5.2.3 个体生物等效性

3.5.2.3.1 概述

使用 3.3.3 中式 （3.13） 或 （3.14） 所述个体生物等效性标准 （IBC） 证明两个药品是等效的，可将统计学分析整合到下列假设中：

$H_0: \theta \geqslant \theta_I$ 与 $H_1: \theta < \theta_I$ 在检验下述假设中等价：

$H_0: \eta \geqslant 0$ 与 $H_1: \eta < 0$

式中

$$\eta = (\mu_T - \mu_R)^2 + \sigma_D^2 + (\sigma_{WT}^2 - \sigma_{WR}^2) - \theta_I \max\{\sigma_{WR}^2, \sigma_{W0}^2\}$$

应用个体生物等效性方法（3.3）来分析生物等效性数据应关注对数转换的生物利用度测量指标中的受试药品（T）和参照药品（R）间的均差估计，配方影响个体的相互作用方差和两个制剂的个体间变异性。出于此目的，推荐矩量法。为获得 IBC 线性化形式的 95% 置信上限，可使用经过验证的方法计算置信区间。在接下来的章节中将会举例说明。在完成均差和方差的估计后，可以得到 IBC 95% 置信区间上限或等效的线性化形式的 95% 置信区间上限。当 95% 置信区间上限小于或等于等效限，或等效的线性化形式的 95% 置信区间上限小于或等于 0，应考虑确立经对数转换的特定生物利用度指标的个体生物等效性。当在统计学分析中纳入一些数据丢失的受试者时，对于估计均差和方差，可以使用限制性最大似然估计法。限制性最大似然估计法和矩量法的主要区别在于估计方差项的不同。

3.5.2.3.2 用于四周期交叉设计的个体生物等效性标准（IBC）的统计学检验方法

本节介绍针对四周期交叉设计使用的 IBC 的方法。这个过程涉及一个检验统计量的计算，这个检验统计量可以为正（不能得出个体等效性的结论）或为负（能得出个体等效性的结论）。考虑下述统计学模型，该模型假设在没有或有相等的延滞效应（相等延滞效应进入周期效应）的情况下，序贯中具有受试药品（T）和参照药品（R）的相等重复的四周期设计：

$$Y_{ijkl} = \mu_k + \gamma_{ijk} + \delta_{ijk} + \varepsilon_{ijkl} \quad (3.28)$$

式中，$i=1,\ldots,s$ 表示序贯，$j=1,\ldots,n_i$ 表示序贯 i 内的受试者，$k=R, T$ 表示处理，$l=1,2$ 表示对序贯 i 内的受试者重复进行处理 k。

Y_{ijkl} 表示对序贯 i 内受试者 j 重复 l 次处理 k，γ_{ijk} 表示序贯 i 内的处理 k 重复 l 次的固定效应，δ_{ijk} 为序贯 i 内处理 k 的受试者 j 的随机受试者效应，ε_{ijkl} 为重复

l 次的处理 k 的序贯 i 内受试者 j 的随机误差，假设 $\varepsilon_{ijkl}s$ 是相互独立同分布的，如下所示：

$$\varepsilon_{ijkl} \sim N(0, \sigma_{WK}^2)$$

另外，假设随机受试者效应 $\delta_{ij} = (\mu_R + \delta_{ij}R, \mu_T + \delta_{ij}T)'$ 相互独立，并分布如下：

$$\delta_{ij} \sim N_2 \left[\begin{pmatrix} \mu_R \\ \mu_T \end{pmatrix}, \begin{pmatrix} \sigma_{BR}^2 & \rho\sigma_{BT}\sigma_{BR} \\ \rho\sigma_{BT}\sigma_{BR} & \sigma_{BT}^2 \end{pmatrix} \right]$$

对冗余参数应用下列约束条件，以避免模型的过度参数化，其中 $K=R,T$：

$$\sum_{i=1}^{s} \sum_{l=1}^{2} \gamma_{ikl} = 0$$

由 Chinchilli 和 Esinhart 提出的该统计学模型假设 $s*p$ 为定位参数（p 为周期数），它可被分隔成 t 处理参数和 $sp-t$ 冗余参数（Chinchilli 和 Esinhart，1996）。不同的冗余参数用这个模型可以估计出来，但重点在个体生物等效性所需参数。在一些设计中，序贯和周期效应可通过冗余效应的再参量化进行估算。该模型定义可扩展到其他交叉设计上。

参照药品标度的线性化标准［来自 3.3.3 中式（3.13）和（3.14）］由下式给出：

$$\eta_1 = (\mu_T - \mu_R)^2 + \sigma_D^2 + (\sigma_{WT}^2 - \sigma_{WR}^2) - \theta_I \cdot \sigma_{WR}^2$$

对于常数标度的线性化标准：

$$\eta_2 = (\mu_T - \mu_R)^2 + \sigma_D^2 + (\sigma_{WT}^2 - \sigma_{WR}^2) - \theta_I \cdot \sigma_{W0}^2$$

线性化标准估算依赖于研究设计。估计和置信区间的计算假定在四周期设计中，受试药品（T）和参照药品（R）在每个序贯中等重复。再参量化定义为：

$$I_{ij} = Y_{ijT.} - Y_{ijR.}$$
$$T_{ij} = Y_{ijT1} - Y_{ijT2}$$
$$R_{ij} = Y_{ijR1} - Y_{ijR2}$$

对 $i=1,\ldots,s$ 和 $j=1,\ldots,ni$，式中：

$$Y_{ijT.} = \frac{1}{2}(Y_{ijT1} + Y_{ijT2}) \text{ 和 } Y_{ijR.} = \frac{1}{2}(Y_{ijR1} + Y_{ijR2})$$

计算 L_{ij}、T_{ij} 和 R_{ij} 的均值和方差，合并序贯并用 M_I、M_T 和 M_R 分别表示这些方差估计值，式中：

第 3 章 统计学基本要求

$$\mu_k = \frac{1}{s}\sum_{i=1}^{s}\overline{Y}_{i,k,\cdot}, \quad k=R,T \quad 和 \quad \hat{\Delta}=\mu_T-\mu_R$$

$$\overline{Y}_{i,k,\cdot} = \frac{1}{n_i}\sum_{j=1}^{n_i}\frac{1}{2}\sum_{l=1}^{2}Y_{ijkl}$$

表 3.7 在个体生物等效性参照药品标度下构建（1−α）水平的置信上限

H_q = 置信限	E_q = 点估计	$U_q = (H_q - E_q)^2$
$H_D = \left(\|\hat{\Delta}\| + t_{1-\alpha,n-s}\left(\frac{1}{s^2}\sum_{i=1}^{s}n_i^{-1}M_I\right)^{1/2}\right)^2$	$E_D = \hat{\Delta}^2$	U_D
$H_I = \dfrac{(n-s)\cdot M_I}{\chi^2_{\alpha,n-s}}$	$E_I = M_I$	U_I
$H_T = \dfrac{0.5(n-s)\cdot M_T}{\chi^2_{\alpha,n-s}}$	$E_T = 0.5 M_T$	U_T
$H_R = \dfrac{-(1.5+\theta_I)\cdot(n-s)\cdot M_R}{\chi^2_{1-\alpha,n-s}}$	$E_R = -(1.5+\theta_I)M_R$	U_R
$H_{\eta 1} = \sum E_q + \left(\sum U_q\right)^{1/2}$		

$$M_I = \hat{\sigma}_I^2 = \frac{1}{n_I}\sum_{i=1}^{s}\sum_{j=1}^{n_i}(I_{ij}-\overline{I}_i)^2$$

$$n_I = n_T = n_R = \left(\sum_{i=1}^{s}n_i\right) - s$$

$$M_T = \hat{\sigma}_{WT}^2 = \frac{1}{2n_T}\sum_{i=1}^{s}\sum_{j=1}^{n_i}(T_{ij}-\overline{T}_i)^2$$

$$M_R = \hat{\sigma}_{WR}^2 = \frac{1}{2n_R}\sum_{i=1}^{s}\sum_{j=1}^{n_i}(R_{ij}-\overline{R}_i)^2$$

然后，通过下式估计线性化标准：

对参数标度，$\hat{\eta}_1 = \hat{\Delta}^2 + M_I + 0.5\cdot M_T - (1.5+\theta_I)\cdot M_R$，对常数标度，$\hat{\eta}_2 = \hat{\Delta}^2 + M_I + 0.5\cdot M_T - 1.5\cdot M_R - \theta_I\cdot\sigma_{W0}^2$。

配方影响个体相互作用方差分量可通过下式估计：

$$\hat{\sigma}_D^2 = \hat{\sigma}_I^2 - \frac{1}{2}(\hat{\sigma}_{WT}^2 + \hat{\sigma}_{WR}^2)$$

参照药品标度标准的（1−α）％置信区间上限 $H_{\eta 1}$ 和常数标度标准的（1−α）％

置信区间上限 H_{η_2} 可以通过分别认定 η_1 和 η_2 分量的置信上限和置信下限来估计。表 3.7 表示基于上双序贯、四周期设计，构建参照药品-标度标准 η_1 的 $(1-\alpha)$ 水平的置信上限。因此，对 $q=D, I, T, R$ 求和的 $H_{\eta_1} = \sum E_q + \left(\sum U_q\right)^{1/2}$ 为 η_1 的 $(1-\alpha)$ 的水平置信上限。95％置信上限的显著性水平 $\alpha=0.05$。注意，$n=\sum_{i=1}^{s} n_i$，s 为序贯编号，$\chi^2_{a,n-s}$ 为来自于 $n-s$ 自由度的卡方分布的累积分布函数，即 $\Pr(\chi^2_{n-s} \leqslant \chi^2_{a,n-s}) = \alpha$。

表 3.8 在个体生物等效性常数标度下构建 $(1-\alpha)$ 水平的置信上限

H_q=置信限	E_q=点估计	$U_q=(H_q-E_q)^2$
$H_D = \left(\lvert\hat{\Delta}\rvert + t_{1-\alpha, n-s}\left(\frac{1}{s^2}\sum_{i=1}^{s} n_i^{-1}M_I\right)^{1/2}\right)^2$	$E_D = \hat{\Delta}^2$	U_D
$H_I = \dfrac{(n-s)\cdot M_I}{\chi^2_{a,n-s}}$	$E_I = M_I$	U_I
$H_T = \dfrac{0.5\cdot(n-s)\cdot M_T}{\chi^2_{a,n-s}}$	$E_T = 0.5M_T$	U_T
$H_R = \dfrac{-(1.5)\cdot(n-s)\cdot M_R}{\chi^2_{1-a,n-s}}$	$E_R = -(1.5)M_R$	U_R
$H_{\eta_2} = \sum E_q - \theta_I \sigma^2_{W0} + \left(\sum U_q\right)^{1/2}$		

常数标度的置信区间 η_2 的计算类似，只是在适当的情况下调整与方差分量有关的常数（尤其是与 M_R 有关的常数）。在这种情况下，对 $q=D, 1, 2, 3, 4$ 求和的 $H_{\eta_2} = \sum E_q - \theta_I \cdot \sigma^2_{W0} + \left(\sum U_q\right)^{1/2}$ 为 η_2 的 $(1-\alpha)$ 的水平置信上限如表 3.8 所示。

为了检验个体生物等效性，采用混合标度法计算参照药品标度或常数标度的线性化标准的 95％置信区间上限。参照药品标度或常数标度标准的选择依赖于参照药品的个体内标准差的估计。如果标准差的研究估计$\leqslant \sigma_{W0}$，应计算常数标度标准和与其相应的置信区间。否则，应计算参照药品标度标准和与其相应的置信区间。计算这两种置信区间的算法参见前文。如果用恰当标准算出的置信区间上限为负值或零，可得出个体生物等效的结论。如果置信区间上限为正值，则不能得出个体生物等效的结论。

3.6 其他注意事项

3.6.1 参照药品标度的平均生物等效性

近年来，FDA采用了一些针对特定药品构建生物等效性的方法，例如，高变异药物（highly variable drug，HVD）和窄治疗指数（NTI）药物。HVD指生物等效性测量指标有30%甚至更大的个体内变异性（%CV）的药物，更多关于HVD的信息详见第6章。NTI药物指药物浓度方面的微小差异就能导致严重的治疗失败或不良事件的药品。NTI药物详见第8章。

为了证明HVD的仿制药品和与其对应的HVD参照药品生物等效，即使两种药品的均值没有显著差异，研究设计通常需要招募大量受试者。临床数据有力地支持HVD有很宽的治疗指数。否则在FDA最初的上市审批所要求的安全性和有效性关键临床试验中，就有可能出现重大安全事件和缺乏疗效的情况（Davit等，2012）。因此，接受更宽的生物等效性区间可以避免不必要的人体试验。另一方面，其他药品，例如，NTI药物，可能造成严重的健康后果，应收窄生物等效限。鉴于上述考虑，FDA的仿制药品办公室制定了一种新方法。这种方法被叫做参照药品标度的平均生物等效性方法（reference-scaled average bioequivalence，RSABE）。在此方法中，将生物等效性可接受范围依照参照药品的变异性按比例调整。

对于考虑使用RSABE的两种药品，对于经对数转换的生物等效性测量指标，例如，AUC和C_{max}，推荐下列标准：

$$\frac{(\mu_T - \mu_R)^2}{\sigma_{WR}^2} \leqslant \theta_S \tag{3.29}$$

其中，μ_T是受试药品的经对数转换的总体均值，μ_R是参照药品的经对数转换的总体均值，σ_{WR}^2为参照药品的总个体内方差，$\theta_s = [\ln(\Delta)]^2 / \sigma_{W0}^2$为生物等效限，$\Delta$和$\sigma_{W0}^2$为FDA预先确定的常数。

在此情况下，非等效的原假设为：

$$H_0: \frac{(\mu_T - \mu_R)^2}{\sigma_{WR}^2} > \theta_S$$

生物等效的备择假设为：

$$H_1: \frac{(\mu_T - \mu_R)^2}{\sigma_{WR}^2} \leqslant \theta_S$$

检验水平通常为 $\alpha = 0.05$。

备择假设 H_1 可表示为：

$$H_1: (M_T - M_R) - \theta_S \sigma_{WR}^2 \leqslant 0$$

验证该假设的方法是：首先获得 $(\mu_T - \mu_R)^2 - \theta_S \sigma_{WR}^2$ 的 $(1-\alpha)$（即95%）置信区间上限，如果这个置信上限小于或等于0，那么拒绝 H_0，接受 H_1。一个可获得置信区间上限的方法是 Howe 近似法Ⅰ（Howe, 1974）。

3.6.2 多组别

如果一个交叉试验是通过两组或多组受试者来完成的（例如，由于组织方面的原因，一次只有有限的受试者可参与研究），那么应修正统计学模型以体现研究的多重组别特点。特别是，模型应体现出第一组的周期与第二组的周期不同。这适用于所有本章描述过的方法（平均、群体和个体生物等效性方法）。多组别分析超出了本章涵盖的内容范畴。

如果在一个序贯设计中，需要根据第一组别的试验结果决定是否进行第二组别的试验，那么应使用不同的统计学方法，这也超出了本章的讨论范畴。

3.6.3 延滞

生物等效性研究所使用的交叉设计允许每个受试者成为他/她的自身对照以提高对比的精度。该原理背后的诸多假设之一是：对于每个制剂和之前使用的制剂，延滞效应（也称为残差效应）不存在（即在某设计周期中，受试者对于给药制剂的反应并不受较早周期给药制剂的影响）或对于每个现用制剂和先前的制剂是相等的。如果延滞效应出现在交叉研究中，并且不相等，那么通常 $(\mu_T - \mu_R)$ 的交叉估计会存在偏差。传统的双制剂、双周期、双序贯交叉设计试验的一个限制就是，仅有的可用于不相等延滞效应的统计学检验方法是针对交叉设计的方差分析（ANOVA）中的序贯检验。这是一个个体间的检验，在典型的生物等效性研究中被认为统计学检验效力比较低。此外，如果不能排除不相等延滞效应的可能性，就无法得到基于个体内比较的 $(\mu_T - \mu_R)$ 的无偏估计值。

对于重复交叉研究，在某些假设下，可开展针对不相等延滞效应的个体内检验。通常，只有一级延滞效应被认为是令人担忧的（即如果出现延滞效应，只影

第 3 章　统计学基本要求

响设计的下一个周期服用药品的响应）。在此假设下，考虑延滞效应对重复交叉试验要比非重复交叉试验更为复杂。延滞效应有可能不仅取决于当前周期之前的周期所使用的药品，还取决于当前周期服用的药品，这被称为延滞导致的交互作用。研究者一直强调，不应仅考虑一级延滞效应（Fleiss，1989）。在重复交叉设计中，可以获得一级延滞效应的 $(\mu_T-\mu_R)$ 的个体内无偏估计，但这样的估计可能不准确，会降低得出生物等效性结论的检验效力。

在大部分情况下，对于重复和非重复交叉设计，在下列情况中，在生物等效性研究中，不相等延滞效应被认为是不太可能的：

- 单剂量研究
- 药物并非内源体
- 研究周期间有多于一个充分清洗期，并且在接下来的周期中，在任何受试者中，给药前生物样本基质均未显现出可检测出的药物水平
- 研究符合所有科学标准（例如，研究基于可接受的研究方案并包含足够充分验证的检测方法）

如果药物并非内源体，并且研究符合上述的所有科学标准，对于多剂量研究和（或）在患者中开展的研究，不相等延滞效应的可能性并不重要。如果延滞效应成为问题，可采用平行试验设计。

3.6.4　离群值注意事项

生物等效性研究中的离群值定义为一个或多个生物利用度测量指标的受试者数据与受试者本人和（或）研究中其余受试者的相应数据不一致。因为生物利用度研究通常以交叉研究方式开展，最重要的离群值类型是个体内离群，即在个体内受试-参照药品（$T-R$）比较时，一位或几位受试者与其余受试者的数据存在明显不同。没有违反任何试验方案但出现受试者离群，可能表明药品失效或配方影响个体的相互作用。

药品失效有可能发生，例如，在服用具体剂量单位时出现问题，引起受试者对某个药品有异常高或低的响应。这有可能是因为诸如某长效和（或）缓释制剂出现剂量突释或有包衣抑制溶出制剂。

配方影响个体的相互作用可能会在下列情况下发生：在个体代表普通人群中的少数人群，对于这些少数人群，两种药品的相对生物利用度有别于大部分人群，以及两种药品对这个个体并非生物等效，尽管这两种药品在大多数人群中是生物等效的。

在药品失效的情况下，受试药品（T）和参照药品（R）均可能出现异常响应。然而，对于亚群的情况，即便观察到参照药品（R）的异常响应，两种药品间缺少可替代性仍然是一个顾虑。出于对这些原因的考虑，通常不鼓励剔除离群值，尤其是对于非重复设计。对于重复性交叉设计，应根据重复检验特征来判断是否需要剔除离群值。

3.6.5 临床终点

有时药品的特性使研究患者的临床终点成为唯一可行的生物等效性评价方法。大多数临床终点生物等效性的研究使用平行设计。临床终点可以是二态（例如，治愈/未治愈和成功/失败）、分级（例如，4分制评分，0＝"缺乏"到3＝"严重"的）以及基本连续（例如，病灶计数和一些评价的平均尺度）。

研究中通常都包括安慰剂，除非有令人信服的理由不这样做。为确保研究能够发现存在的差异，每个积极治疗［受试药品（T）和参照药品（R）］都必须在统计学上显著超过安慰剂。

等效性标准将基于终点本身。对于二态终点（成功/失败），通常必须证明成功率间的差异落到［－0.2，0.2］区间。对于基本连续的终点，标准通常与用于药代动力学生物等效性研究方法中的类似。分析方法则依赖于终点类型、测量指标和其他研究设计特点。

（栾景宇　校）

参考文献

Anderson S, Hauck WW (1990) Consideration of individual bioequivalence. J Pharmacokinet Biopharm 18:259–273

Chinchilli VM (1996) The assessment of individual and population bioequivalence. J Biopharm Stat 6:1–14

Chinchilli VM, Esinhart JD (1996) Design and analysis of intra-subject variability in cross-over experiments. Stat Med 15:1619–1634

Davit B, Chen M-L, Connor D, Haider S, Kim S, Lee C, Lionberger R, Makhlouf F, Nwakama P, Patel D, Schuirmann D, Yu L (2012) Implementation of a reference-scaled average bioequivalence approach for highly variable generic drug products by the US Food and Drug Administration. AAPS J 14(4):915–924

Diletti E, Hauschke D, Steinijans VW (1991) A sample size determination for bioequivalence assessment by means of confidence intervals. Int J Clin Pharmacol Therap 29:1–8

FDA (2001) Guidance on statistical approaches to establishing bioequivalence. Center for Drug Evaluation and Research, U.S. Food and Drug Administration

Fleiss JL (1989) A critique of recent research on the two-treatment crossover design. Control Clin Trials 10:237–243

Graybill F, Wang CM (1980) Confidence intervals on nonnegative linear combinations of variances. J Am Stat Assoc 75:869–873

Hauck WW, Anderson S (1984) A new statistical procedure for testing equivalence in two-group comparative bioavailability trials. J Pharmacokinet Biopharm 12:83–91

Hauck WW, Hyslop T, Chen M-L, Patnaik R, Williams RL, and the FDA Population and Individual Bioequivalence Working Group (2000) Subject-by-formulation interaction in bioequivalence: conceptual and statistical issues. Pharm Res 17:375–380

Howe WG (1974) Approximate confidence limits on the mean of $X + Y$ where X and Y are two tabled independent random variables. J Am Stat Assoc 69:789–794

Hyslop T, Hsuan F, Holder DJ (2000) A small-sample confidence interval approach to assess individual bioequivalence. Stat Med 19:2885–2897

Liu J-P (1995) Use of the repeated crossover designs in assessing bioequivalence. Stat Med 14:1067–1078

Schall R, Luus HG (1993) On population and individual bioequivalence. Stat Med 12:1109–1124

Schuirmann DJ (1987) A comparison of the two one-sided tests procedure and the power approach for assessing the equivalence of average bioavailability. J Pharmacokinet Biopharm 15:657–680

Schuirmann DJ (1989) Treatment of bioequivalence data: log transformation. In: Proceedings of bio-international 89—issues in the evaluation of bioavailability data, Toronto, Canada, October 1–4, pp 159–161

Ting N, Burdick RK, Graybill FA, Jeyaratnam S, Lu TFC (1990) Confidence intervals on linear combinations of variance components that are unrestricted in sign. J Stat Comput Sim 35:135–143

Westlake WJ (1973) The design and analysis of comparative blood-level trials. In: Warbrick J (ed) Current concepts in the pharmaceutical sciences, dosage form design and bioavailability. Lea and Febiger, Philadelphia, pp 149–179

Westlake WJ (1988) Bioavailability and bioequivalence of pharmaceutical formulations. In: Peace KE (ed) Biopharmaceutical statistics for drug development. Marcel Dekker, New York, pp 329–352

第 4 章
食物对药品生物利用度和生物等效性的影响

Wayne I. DeHaven，Dale P. Conner

4.1 食物影响药品生物利用度的机制

口服药品的吸收涉及活性成分从药品中溶出或释放到周围的消化液中。一旦溶解，活性药物成分就会透过胃肠道壁吸收进入体循环，到达其目标作用部位。药物的吸收速率和程度被认为是其生物利用度，本章稍后会给出更详细的定义。虽然定义简单，这一过程其实非常复杂，包括胃和肠的 pH、胃排空、小肠转运、制剂释药（例如，速释或控释制剂）、药物溶出和扩散等多个因素都发挥作用（Fleisher 等，1999）。当然，在胃肠道中存在的食物确实能够影响所有这些因素（Welling，1996）。本节讨论食物可以影响药物吸收的一些方式，并给出具体的例子。

4.1.1 胃肠道 pH

胃肠道内腔的药物浓度是药物溶出率的一个要素，药物溶出率受胃肠道内腔的 pH 影响。一些药物在 pH 1～7.5 范围内的生理相关的 pH 范围内具有高溶解度并能快速溶解。本章将在 4.3 节的开头进一步讨论这些药物。然而，对于现在的很多药物来说，溶出率与胃肠道内 pH 密切相关。

通过看弱酸和弱碱药物的溶解度就能阐明这一点，这些弱酸和弱碱药物在目前美国上市药物中占一大部分。这些化合物的溶解度取决于特定药物的电离常数（K_a）和胃肠液的 pH（Hörter 和 Dressman，2001）。弱酸药物溶解度的升高通常与 pH 有线性关系，可以超出 $pH = pK_a + 1$，直到达到药物电离形态的极限溶解度（Hörter 和 Dressman，2001）。弱碱性药物与此相反，弱碱性药物通常在胃的酸性环境中很好溶解，而弱酸性药物只有在离开胃之后到达碱性更强的小肠时才能溶解（通常也在小肠吸收）。因此，胃肠液的 pH 对很多药物的溶解性起着重要作用，这也相应成为药物吸收和生物利用度的关键步骤。当然，药物采用何种配方制成成品制剂对于决定其在不同胃肠道 pH 环境下的溶出率（例如，肠溶包衣辅料等）和随后的药品总生物利用度也很关键。

4.1.2 餐后胃肠道 pH 发生的变化

在禁食状态下，胃内 pH 基本保持在 1.5～2，而据报道十二指肠内 pH 大约在 6.5（Malagelada 等，1976；Dressman 等，1990；Russell 等，1993；Charman 等，1997；Hörter 和 Dressman，2001）。胃液 pH 在十二指肠显著升高，部分原因是：在液体和食物成分的消化混合物中加入了胰腺碳酸氢盐。空肠的 pH 范围通常在 6～7，而据报道回肠的 pH 为 6.5～8（Evans 等，1988；Charman 等，1997；Hörter 和 Dressman，2001）。这些 pH 因人而异，并受诸如年龄、体力活动和整体健康等多种因素影响（Charman 等，1997）。

在进食后，胃内壁的壁细胞收到的信号导致胃酸的分泌增多。同样，胰腺碳酸氢盐液的分泌增加，同时十二指肠中的食糜被部分中和。胆汁也加入到食糜中，帮助消化食物中的脂肪。

尽管进食后胃酸会立刻增加，实际上胃内 pH 是在短时间内升高（Hörter 和 Dressman，2001）。这很可能是由于摄入食物的缓冲以及稀释胃里产生的酸的能力所致。人们开展了一些试验来观察食物对胃 pH 的早期影响，研究结果基本已达成共识，进食后胃内 pH 很快升高到 5 左右（进食后约 10 min），并在 1.5～2 h 后恢复到空腹状态的 pH（Charman 等，1997；Malagelada 等，1976，1977）。

进食后很快发生的胃 pH 变化对药物的溶出度和生物利用度有潜在影响。让我们重新审视制成速释制剂的弱酸或弱碱性药物，但现在让我们就空腹和进食状态下胃内的 pH 的区别审视这些药品。首先，重新审视弱碱性药物，因为在空腹状态下，这些药物在胃的酸性环境下通常能很好溶解。胃内 pH 的短暂升高可能会对弱碱性药物的溶解度和溶出率产生什么影响呢？胃内 pH 的升高会降低弱碱性药物的溶出，留下易受胃内 pH 相关变化影响的难溶于水的弱碱。此外，在胃排空方面，由于食物对胃内 pH 和胃排空速率的影响（当有食物存在时胃排空变慢，见下文讨论）会产生药物沉淀。可以预见，食物对药物吸收的整体影响是降低药物的生物利用度。例如，酮康唑经证实就是在胃内 pH 升高时生物利用度会降低的一种弱碱性药物（Charman 等，1997）。

与此相反，当与食物同时摄入导致胃内 pH 临时升高时，弱酸性药物在胃里的溶解度会提升。这会导致吸收增加。

很多药品被制成控释制剂（例如，延迟释放或缓释），这些制剂通常通过 pH

依赖的机制改变药物的释放。例如,设计肠溶包衣以在胃的酸性环境中保护药物并在药物到达十二指肠的碱性环境时释药。食物对胃内 pH 的影响也会影响部分肠溶包衣,特别是如果肠溶包衣溶解的 pH 范围是 5 左右(即与摄入食物后胃内成分近似的 pH),则可能导致缓控释制剂的活性成分提前释放。与此相反,十二指肠 pH 降低(例如,当进食后胰腺碳酸氢盐还未完全缓冲酸性食糜时)会因为达不到肠溶包衣的 pH 阈值而阻碍药物溶出。在这两种情况下,进食时服药会使其口服生物利用度受到损害。

4.1.3 胃排空

在本章稍后将讨论胃排空对一些被制成速释制剂的 BCS Ⅰ 类药物的吸收的影响(BCS Ⅰ 类药物包括高溶解性和高通透性药物)。由于 BCS Ⅰ 类药物迅速溶解并不依赖于 pH,通常食物对这些药物的吸收的唯一影响来自于胃排空的变化(《FDA 行业指南:速释口服固体制剂基于生物药剂学分类系统(BCS)的体内生物利用度和生物等效性研究豁免》,2000)。然而,胃排空也影响其他非高溶解性或高通透性药物。胃排空延迟会影响药物溶解所花费的时间,也会影响药物溶解后为了被充分吸收以足够高的浓度存在的时间。胃排空的速率由多种因素控制。这些因素包括胃容量、pH、膳食热量分解(例如,脂肪、蛋白质和碳水化合物)和总热量、摩尔渗透压浓度、黏性以及胃内容物的温度(Fleisher 等,1999)。科学界一致认为,固体膳食的排空比流体膳食更慢,但高热量的流体膳食成分的胃排空也会减慢(Collins 等,1996;Camilleri 等,1985)。因此,当存在食物时,如果一种药品能在胃里完全溶解,那么它会比无法在胃里完全溶解的药品更早地离开胃。然而,如果本应更晚离开胃的药品能崩解为足够小的粒径(建议直径小于 1 mm;Meyer 等,1985),那么这种药品也能随胃内容物中的流体成分一起更早地离开胃部。

进食后,胃肠道会发生生理变化,以便使摄入食物适当分解并吸收其所含的营养成分。总之,胃排空延迟增加药物潜在的溶解时间,因此,有可能提高某些低水溶性药物的吸收,从而增加可用于生物利用度的溶解药物的量。相反,当与食物同时摄入时,不稳定药物的吸收可能会降低,因为会增加药物在严苛的胃肠环境中存在的时间。这方面的一个例子是抗反转录病毒的核苷类似物地达诺新(Davit 和 Conner,2008)。地达诺新是酸不稳定的,因此,被制成含有延迟释放颗粒的缓冲片和胶囊,尽管这些制剂明显不能完全保护药物免受与胃排空有关的食物影响。研究显示,与空腹给药相比,在餐后服用缓冲片(进食后 2 h),地达诺新的 C_{max} 和 AUC 均降低约 55%[Bristol-Myers Squibb,Videx®(惠妥滋®)

标签说明，2006］。与空腹给药相比，当含有肠溶包衣的延迟释放胶囊在进食时服用，C_{max} 和 AUC 分别降低约 46% 和 19%（Bristol-Myers Squibb，惠妥滋® 标签说明，2011）。尽管制剂试图保护药物免受胃环境的影响，但由食物引发的胃排空延迟还是可导致酸不稳定药物地达诺新的生物利用度明显降低。当然，FDA 针对这些药品的标签说明中推荐空腹服用。

相反，在食物存在的情况下，由于胃排空延迟导致溶出增多，并因此增加吸收，抗菌药呋喃妥因的生物利用度升高（Maka 和 Murphy，2000）。如果餐后给药，呋喃妥因的生物利用度大约升高 40%。FDA 批准的呋喃妥因的标签说明，为了提高药物吸收，该药物应在进餐时服用（Procter & Gamble，Macrobid® labeling，2009）。

制剂配方科学家正在尝试利用药剂在胃中的驻留时间增加特定药物的生物利用度。头孢氨苄胃漂浮片是一个切题的实例配方（Yin 等，2013）。由于不影响胃肠道动力，漂浮药物传递系统独具前景。相反，它们仅漂浮在胃内容物的上面。

头孢氨苄是一种广谱抗生素，广泛用于治疗细菌感染（Shionogi, Inc.，Keflex® labeling，2006）。这种药物是一种亲脂性弱酸药物，在胃环境中稳定，但在偏碱性的肠道环境内会降解。它易吸收，但半衰期极短，约为 1 h；因此，其速释制剂必须每日多次服用。现已有缓释剂型（未在美国上市），但由于其在肠道内的不稳定性和吸收窗狭窄，这些药品的生物利用度降低（Yin 等，2013）。因此，有看法认为，与传统的缓释剂型相比，保留在胃中的缓释剂型可能会提供更高的生物利用度。

Yin 等验证了这个想法，并提出将羟丙基甲基纤维素（HPMC）用作骨架，碳酸氢钠用作发泡剂，头孢氨苄的空腹相对生物利用度（在 Beagle 犬中）可从传统的缓释剂型的 39.3% 提高到胃漂浮片的 99%。有趣的是，当餐后服用时，传统胶囊的 C_{max} 降低约 20%，T_{max} 也显著延迟。然而，对于漂浮片，已观察到 C_{max} 和 T_{max} 有非常小的提高。因此，由于片剂是悬浮在胃内容物上面的，所以食物和胃排空对吸收速率和程度几乎或没有显著影响（通过 C_{max}、T_{max} 和 AUC 衡量），而食物和胃排空对传统胶囊的吸收作用明显。

4.1.4 小肠转运

食物对小肠转运时间几乎没有影响（Yu 等，1996；Fleisher 等，1999）。无论是空腹还是进食状态，小肠转运均约需 4 h。然而，有些药物成分或辅料可以加快小肠转运时间（Birkebaek 等，1990；Adkin 等，1995；Yuen，2010）。小肠内空腹与进食环境之间可能存在更为重要的差异，由于这些差异与药物吸收和生物利用度有关，肯定会影响以下因素的变化，包括 pH、黏性、酶活性、络合作用、螯合作用和药物吸收的物理屏障，所有这些都可能发生在小肠腔内。

4.1.5 刺激胆汁流和胰腺分泌

进餐后，胆汁从胆囊释放，然后经过胆管，通过肝胰壶腹括约肌［Oddi 括约肌（胆胰壶腹括约肌）］进入十二指肠。这导致小肠内胆汁盐浓度上升。除了作为胆红素分泌方式，在消化过程中，胆汁还起到表面活性剂的作用，帮助乳化食物中的脂肪。胆汁盐包含疏水端和亲水端，聚集在摄入脂肪周围形成胶束，大幅度提高身体从食物中吸收脂肪的能力。由于与空腹状态相比，出现胆汁盐升高，因此，微溶亲脂性药物在十二指肠中的溶解性和溶出度随着高脂膳食服用可以提高（Charman 等，1997；Fleisher 等，1999）。这相应又会提高药物的生物利用度。相反，有证据表明，高脂肪食物诱发的胆汁盐分泌增加可降低一些亲水性复合物的溶解性和溶出度，从而降低其生物利用度。

阿替洛尔是一种用于治疗高血压和心绞痛的心脏选择性β肾上腺素受体拮抗剂。不同于亲脂性β受体阻断剂（例如，普萘洛尔或美托洛尔），亲水性阿替洛尔并不通过广泛的首过代谢（Barnwell 等，1993）。由于吸收差，大约只有50%的阿替洛尔可以生物利用，并且食物摄入可以进一步降低阿替洛尔的吸收（Tenormin® labeling，Astrazeneca，2012）。Barnwell 等的体内研究数据说明，胆汁酸可将阿替洛尔的生物利用度降低约30%。阿替洛尔的低溶出或降解不能解释这部分的生物利用度降低量。仅 C_{max} 和 AUC 受影响，未观察到 T_{max} 和半衰期出现明显差异（Barnwell 等，1993）。

4.1.6 增加内脏血流量

内脏血流量可通过影响跨膜浓度梯度影响被动吸收（例如，细胞旁路吸收）的药物（McLean 等，1978；Toothaker 和 Welling，1980；Melander 和 McLean，1983；Fleisher 等，1999）。也就是说，如果内脏血流量低，一旦跨膜药物成分浓度达到平衡，被动吸收的溶出药物的驱动力将变得更小。然而，如果内脏血流量增加，经腔浓度梯度陡增，则吸收驱动力增加，可能提高生物利用度。

研究表明，高蛋白膳食能提高内脏血流量。因此，随着高蛋白膳食给药，可能改变一些药物的经腔吸收驱动力。

考虑食物通过内脏血流量变化影响药物吸收时，必须考虑首过代谢（下文将详细讨论）。内脏血流量改变也可能影响发生广泛首过效应的药物的吸收。也就是说，内脏血流量增加可能提高经腔被动吸收，但也可能增加首过效应，本质上是抵消总生物利用度的积极的内脏效应（Toothaker 和 Welling，1980）。

不是部分通过被动或旁路细胞过程吸收的药物不会受到食物诱发的内脏血流量变化的显著影响。也就是说，对于通过主动过程吸收的药物，限速步骤不会因跨膜浓度梯度改变而改变。

4.1.7　系统前清除途径

药物的生物利用度由吸收过程（例如，药物溶出、药物成分溶解性和通透性）和系统前清除所控制（Melander 和 McLean，1983；Fleisher 等，1999）。它们受遗传因素和环境因素的共同影响，后者包括食物摄入。在生物利用度和生物等效性研究中，总体结果反映了发生在药物成分的所有代谢转化的总和。食物诱发的药物系统前清除的变化可造成生物利用度的明显上升或下降，可通过生物利用度或生物等效性研究中 AUC 和 C_{max} 的变化反映出来。

有很多易吸收的药物例子；然而，因为在肠黏膜中和（或）通过肝途径的首过代谢（首过效应）期间的首过代谢转化，它们表现出极小的生物利用度（Toothaker 和 Welling，1980；Melander 和 McLean，1983；Fleisher 等，1999）。首过肝代谢指当药物通过胃肠道吸收，在进入体循环前进入门静脉循环。在肝中，药物经过代谢而剩下更少的药物成分进入体循环。胃肠道中存在食物可显著影响这种总生物利用度的作用。例如，拉贝洛尔是高血压管理中使用的兼有 α- 和 β- 肾上腺素受体拮抗剂，由于首过代谢很大，降低了口服生物利用度（Daneshmend 和 Roberts，1982；Melander 和 McLean，1983）。然而，如果在进餐后服用，会发生食物引发的生物利用度升高（38%），这一现象可归因于或至少部分归因于系统前清除的降低（Daneshmend 和 Roberts，1982）。肝代谢（和肠黏膜代谢）常为饱和清除过程，可能受药物吸收速率的影响。

最有名的食物影响系统前清除的例子之一是葡萄柚汁（Deferme 和 Augustijns，2003）的影响，被认为可通过抑制外排性转运蛋白 P-糖蛋白和细胞色素 P450 3A（CYP3A）而提高一些药物的生物利用度。葡萄柚汁效应更主要地存在于发生广泛肠代谢的药物中。有些药物的生物利用度增加可高达 300%（Davit 和 Conner，2008）。

4.1.8　物理或化学食物-药物相互作用

有时食物对特定药物的吸收的影响更多的是药物和膳食中某些物质的直接作用。例如，药物与膳食中的成分结合（例如，果胶或其他膳食纤维）可降低药物

第4章 食物对药品生物利用度和生物等效性的影响

吸收和生物利用度（Huupponen等，1984；Fleisher等，1999）。食物的存在可以在胃肠腔和发生吸收的膜之间形成一个物理屏障（Fleisher等，1999）。消化过程中可以形成一个黏性媒介，通过降低药物的扩散而显著减少药物吸收（Fleisher等，1999）。螯合相互作用可发生于食物（例如，乳制品和肉类）中存在的金属与药物之间。正如前面提到的，由于与胆汁酸盐形成多种络合物，一些药品（例如，弱碱性药物）和食物一起会降低生物利用度。

环丙沙星是一种广谱喹诺酮类抗微生物剂。多价阳离子（例如，铝、铁、镁、钙）在胃肠道可与环丙沙星螯合，导致其生物利用度降低。Neuhofel等指出，与非钙强化橙汁相比，当与钙强化橙汁一起服用时，环丙沙星的 AUC 和 C_{max} 分别降低21%和22%（Neuhofel等，2002）。这种生物利用度的降低可能导致抗菌作用的丧失。因此，经 FDA 批准的标签说明提醒，由于生物利用度可能会显著下降，环丙沙星不应与乳制品或钙强化果汁一起服用（Bayer，Cipro® labeling，2013）。

4.2 食物影响药物生物利用度和生物等效性的临床相关性

根据美国卫生和人类服务部（Department of Health and Human Services，HHS）老龄管理局（Administration on Aging，AOA）的资料，在美国，2009年，年龄大于65岁的人口占总人口的12.9%（约为3 960万），预测到2030年，将占到19%，即65岁以上人口数量将增加近一倍，升至7 210万左右（http://www.aoa.gov）。美国人口更长寿，部分原因归于药品和其他人类卫生科学所取得的进步（http://www.aoa.gov）。随着制药业的进步和老龄人口增长，患者长期每日服用几种口服剂型药品正在成为一种常规生活方式。由于用餐时服用药物的便利性和依从性（例如，在早餐或晚餐后），彻底了解食物-药物（药物-药物）相互作用对这些药品的生物利用度的影响是至关重要的。

同样，在当今美国，大多数处方药品是仿制药。据保守估计，超过80%的处方药是仿制药（http://www.FDA.gov）。因此，在美国市场不应出现仿制药与其对应橙皮书收录的参照药品（RLD）之间的任何食物影响差异，否则会存在安全性和（或）疗效方面的影响。

食物与药品（原料药或药品）的相互作用可表现为吸收率延长、吸收减少、吸收增加和吸收未受影响（Davit 和 Conner，2008）。这种食物影响可能将特定药物的生物利用度降至低于治疗有效浓度范围，致使该药物的有效性降低或无效。同样，特定药品与高脂、高热量餐（定义见本章4.4.3节中FDA观点）同时服用，可使生物利用度达到与不良事件发生率更高相关的水平。

人体药代动力学（PK）研究表明，在进餐后服用一种特定药物有可能会显著改变血药浓度。通常通过比较与进食高脂、高热量食物一起服用药品或单独服用药品情况下的药物吸收的速率与程度来评价食物对药物吸收的临床显著影响。食物对药物吸收速率的影响通过最大血药浓度（C_{max}）和达峰时间（T_{max}）的变化反映。食物对药物吸收程度的影响通过药-时曲线下面积（$AUC_{0\sim t}$和AUC_∞）的变化反映。因此，出于注册目的研究食物影响的特性，向FDA提出新药申请（NDA）的申请人通常开展人体药代动力学研究，在这些研究中，研究者让受试者随进食服药和不随进食服药，并确定C_{max}、达峰时间（T_{max}）和AUC方面的变化（《FDA行业指南：基于生物药剂学分类系统（BCS）的速释固体口服制剂的体内生物利用度和生物等效性研究豁免》，2000）。

正如4.4节中所讨论的，这些新药申请（NDA）研究通常为在健康受试者中开展的双向交叉设计。通过对比血药浓度曲线，可以确定与空腹状态下服用相同药剂相比，食物的存在是否会加速、延迟、增加或减少药物吸收。

4.2.1 药物口服生物利用度的定义

药物口服生物利用度（BA）通过胃肠道（GI）吸收的给药剂量确定。在FDA的法规中，生物利用度定义为"药品的有效成分或活性成分被吸收并在作用部位有效可用的速率和程度"（21 CFR 320.1，2011）。

4.3 食物影响生物利用度和进食生物等效性研究

事实上，在没有开展明确机制检验的情况下，很难确定食物改变药物生物利用度的确切机制（Davit和Conner，2008）。原料药的理化性质是重要的药物属性，可为食物存在如何影响药物吸收提供线索。同样，对药品辅料及其如何影响溶出和吸收的深刻理解对于预测食物对生物利用度的影响很重要。

本章接下来的部分集中于FDA关于食物影响原料药（有关理化性质）和药品（有关辅料）的看法。我们会提供实例来强调说明某些监管决策制定背后的科学认识。

4.3.1 食物与药物：生物药剂学分类系统（BCS）Ⅰ类生物等效豁免

特定药品随膳食一同服用可能会通过影响原料药（活性药物成分，API）或药品（包括辅料）改变其生物利用度。由于原料药的内在属性，有些原料药与膳食一起服用不太可能遇到有害反应。这些药物通常归类为高溶解、高通透药物。当药品配制为速释剂型时，这些药物的溶解与胃内 pH 无关。

BCS 已为 FDA 和全球其他监管机构所采用，是用于监管口服药品放大与批准后变更的有效工具（Amidon 等，1995；Martinez 和 Amidon，2002）。然而，由于与目前的主题相关，在这里有必要简要阐述。BCS 是根据药物水溶性和小肠内通透性进行药物分类的科学框架。根据 BCS，BCS I 类药物为高溶解度、高通透性药物，即在 pH 1～7.5 范围，最高剂量规格在 250 ml 或更少的水介质中可溶，在人体中的吸收程度达到或超过服入剂量的 90%。BCS II 类药物为溶解度低、通透性与 BCS I 类药物相当的药物。因此，溶出度通常是这些药物的限速因素。BCS III 类药物高度可溶，但表现为低通透。最后，BCS IV 类药物溶解度和通透性均低（《FDA 行业指南：速释口服固体制剂基于生物药剂学分类系统（BCS）的体内生物利用度和生物等效性研究豁免》，2000）。

当将高溶解度、高通透性的 BCS I 类药物配制为速释药品时，通常在胃肠道中不会受到食物存在的显著影响。由于溶出和吸收与 pH 和部位无关，这些药品经常可以不考虑进餐时间。通常，与食物同时服用时可能发生的生理影响一般没有临床相关性。胃排空是影响这些药物成分的主要生理过程，通常能改变 C_{max}；然而，其 AUC 保持不变。这就是为何对于 BCS I 类化合物的某些简化新药申请（ANDA）提交，FDA 接受生物等效性研究豁免替代体内生物利用度或生物等效性试验（只要该速释药品的辅料不影响其吸收速率和吸收程度）。申请人必须提交证明其与胃肠道相关的完整 pH 范围（1～7.5）的高溶解度、高通透性、胃肠道稳定性和快速溶出的数据和支持文件。由 FDA 最后认定是否符合 BCS I 类生物等效性研究豁免。更多细节请参阅第 5 章。

从各方面来看，BCS 框架堪称成功，但依然不能解决潜在食物-配方对吸收的影响，这可能影响两种通过生物等效性研究豁免过程批准的仿制药品之间的生物等效性。最近，FDA 制药科学办公室（OPS）与田纳西大学的科学家合作，在进食状态下用两种 BCS I 类模式药物和一种单一 BCS III 类药物开展体内生物等效性研究。选择美托洛尔和普萘洛尔作为高通透性和高溶解度的药物（BCS I 类），而氢氯噻嗪作为 BCS III 类药物测试。这项研究的目的是观察制成速释固体口服制剂和表现为快速体外溶出的高溶解度、高通透性药物是否可能在进食状态下生物等效。

研究各选了两种获得 FDA 批准的药物，美托洛尔片和普萘洛尔/氢氯噻嗪片（复方），在进食状态的健康志愿者中开展了生物等效性研究（Yu 等，2004）。这些研究被设计成周期间期为 1 周的清洗期的单剂量、双向交叉研究。结果显示，两种美托洛尔药品在随高脂、高热量膳食服用的情况下彼此生物等效（所选择的参数 AUC 和 C_{max} 的比率的 90% 置信区间落在 80.0%～125.0% 范围内）。同样，两种普萘洛尔/氢氯噻嗪复方片也被认为生物等效。根据这些结果得出结论，通常情况下，对于高溶解度、高通透性和快速溶出的速释固体口服制剂，生物等效性研究豁免，存在的非生物等效性风险低。

该研究的结果不应被解读为这些药物不存在食物影响。它只是表明，含有相同活性成分并用相似的配方制成的两种药品之间，无论发生何种食物作用，都不会对它们的生物等效性产生显著影响。实际上，已经有发表文献提出，餐后服用普萘洛尔（和美托洛尔）的生物利用度升高，可能是由于内脏血流量增加（McLean 等，1978）；氨基酸导致的代谢抑制（Semple 和 Fangming，1995）和（或）肝首过代谢饱和（即系统前清除降低，并未加强吸收）（Melander 等，1977；Tam，1993）所致。FDA 批准的普萘洛尔标签说明显示了一种对普萘洛尔的生物利用度的食物影响，并建议患者（在睡前）坚持空腹或随食物一起服用该药品（Reliant，InnoPran® XL label，2010）。

对于 BCS I 类药物而言，随膳食同时服用能够通过延迟胃排空时间或延迟崩解影响吸收速率，了解这些非常重要。例如，在小肠吸收的药物可能表现出达峰时间（T_{max}）增加和 C_{max} 降低。由于胃排空时间随膳食内容物而变化，因此，膳食内容物可以改变这种影响。通常，吸收的程度不发生改变，即 AUC 与空腹状态相似。

当然，也存在不符合该规律的例外情况。甚至对于 BCS I 类药物而言，也可能生产出与食物同时服用时彼此不生物等效的两种速释药品（Dressman 等，2001）。如果在配方中添加了一种影响胃排空的辅料（另一种配方不添加），就会出现上述情况。例如，已证明，在进食状态下，包含碳酸氢钠的对乙酰氨基酚配方与不含碳酸氢盐的对乙酰氨基酚配方生物不等效，尽管溶出率相似（Grattan 等，2000）。正是出于该原因，FDA 要求，为了使 BCS I 类生物等效性研究豁免获得批准，必须证明辅料不会影响活性成分吸收。

对于药品配制为速释剂型的其他 BCS 类别（Ⅱ~Ⅳ类）药物和所有缓释药品（例如，缓释剂型，包括 BCS I 类药物），所有食物影响最可能来自于一系列因素的复杂组合，这些因素可能影响药物溶出和吸收。在这些情况下，食物对吸收的影响难以预测。这就是对于这些药品，FDA 建议开展进食状态生物等效性或食物影响生物利用度研究的原因。

4.3.2 食物与药品：生物利用度和生物等效性研究

食物对药物吸收的影响应该与配方（即辅料）与食物相互作用所引起的食物对药物吸收的影响区分开。上述已提到，为了使药物成分缓慢释放或在严苛的胃肠道环境中保护药物，会使用很多辅料，这些辅料是否按设计发挥作用取决胃肠

第4章 食物对药品生物利用度和生物等效性的影响

道条件（例如，胃漂浮片）。与药物相似，食物同样可以与辅料相互作用，并因此通过与多种辅料相互作用影响生物利用度或生物等效性。

"剂量突释"是食物影响药品配方的经典例子，受到 FDA 的高度关注。剂量突释是一个描述活性成分从制剂中快速释放进入胃肠道的术语（FDA，2005）。食物影响剂量突释的一个例子是茶碱的缓释剂型（Davit 和 Conner，2008）。该茶碱缓释药品（Theo-24®）在1983年获得 FDA 批准（Weinberger，1984）。那时，该药品在没有开展进食生物利用度研究的情况下被批准。仅开展了空腹研究以确认该药品的药代动力学性质。因此，任何潜在食物影响都不得而知，但药品已经上市。1985年，Hendeles 等发表论文，表明在高脂餐后服用茶碱，其 C_{max} 明显升高（Hendeles 等，1985）。Karim 等开展了类似的研究，健康男性受试者在进高脂餐后服用缓释茶碱片 Uniphyl®（已停产）有类似结果（Karim 等，1985）。Gai 等对比了空腹状态与常规餐、高脂膳食和高脂/高蛋白膳食对两种不同缓释片剂型茶碱的吸收速率（C_{max}）和程度（AUC）的影响。两种片剂中，一种以亲水性骨架为基础，另一种以脂质骨架为基础（Gai 等，1997）。与空腹状态相比，随任何类型的膳食服用的茶碱亲水性骨架片都会产生较高的茶碱 C_{max}，但 AUC 并未增加。相反，服用脂质骨架片时，随高脂膳食和高脂/高蛋白膳食服用会同时提高茶碱的 AUC 和 C_{max}，然而，常规餐后的 AUC 和 C_{max} 与空腹受试者相似。作者提出，对于亲水性骨架片，由于胃排空延迟，食物提高了茶碱吸收速率但未提高吸收程度；而对于脂质骨架片，胆汁盐的表面活性影响和脂肪酶激发的侵蚀使茶碱的吸收速率和程度提高（Gai 等，1997；Davit 和 Conner 归纳，2008）。

茶碱的治疗窗窄。在这些研究所处的时代，茶碱是治疗哮喘的重要药品（今天有很多替代药品可使用）。由于其治疗窗窄，药物吸收和生物利用度的任何波动都可能影响其安全性和疗效。但是，食物会造成茶碱吸收的显著差异。这些研究结果彰显了缓控释制剂无论是否在进餐时服用都按预期希望释药的重要性。或标签应该明确说明不应该在餐后服用。

在有些情况下，食物对药品生物利用度的影响和"剂量突释"可能性可根据体外溶出结果的差异预测。例如，Schug 等观察到，欧盟批准上市的两种硝苯地平缓释药品存在相对生物利用度的药品配方相关的食物影响（EU；Schug 等，2002a，2002b）。这两种剂型的体外溶出特性不同，至少能部分解释随食物同时服用时的体内差异（Grundy 和 Foster，1996）。

然而，体外溶出结果经常不能预测体内情况。例如，对于 Nifedicron（另一种硝苯地平剂型）而言，与空腹状态相比，食物对其生物利用度有显著影响，结果会导致 C_{max} 显著上升。但是，Nifedciron 的溶出与显现最小生物利用度食物影响的硝苯地平剂型相当。因此，在食物存在情况下，观测到的剂量突释的可能性是不可预期的（Schug 等，2002a，2002b；Davit 和 Conner，2008）。

这些研究强调了与相似剂型药品中剂量突释可能性有关的安全性考虑，也强调了体外检测不应用作缓控释药品体内试验的替代。因为食物与控制药物释放的系统之间的相互作用的结果难以预测，所以测试食物与每种新剂型之间可能的相互作用变得至关重要。这就将我们引导至 FDA 目前对体内食物影响生物利用度研究和进食生物等效性研究的看法。

4.3.3　FDA 对新药申请（NDA）的建议

《FDA 行业指南：食物影响生物利用度和进食生物等效性研究文件（2002）》概述了目前对行业应该在什么时候和如何开展这些食物影响研究的建议。

FDA 建议新药申请（NDA）发起方在研发早期［即临床申报（IND）阶段］即开展他们的食物影响生物利用度研究。其理由很简单。第一，了解食物对药物生物利用度的任何潜在影响可以帮助指导配方科学家尽可能发现最为安全和有效的剂型。例如，如果确定在低 pH 的胃内环境发生食物-药物相互作用，那么配方设计者为了在该环境中保护药物而添加肠溶衣将是有意义的。第二，如果在早期开展食物影响研究，在这些研究的结果可以指导之后的临床安全性和疗效研究的设计。第三，药品标签说明中应该包含食物影响生物利用度研究，尤其是在与给药和摄入相关的情况下。

新药申请（NDA）申请人应该对所有新化学实体（new chemical entity，NCE）开展生物利用度食物影响研究。根据美国《联邦食品、药品和化妆品法案》第 505 编（b）规定，一种 NCE 表示一种药物中包含没有在任何其他提交的申请中获得 FDA 批准的活性部分。即便活性部分不是 NCE，FDA 建议，对于所有缓控释药品，都要开展食物影响生物利用度研究，理由如上述讨论。这些研究应设计为比较空腹服用和标准化的高脂高热量膳食后服用的生物利用度。如果药品配方组分或制造方式在这些进食生物利用度研究实施后发生变更，那么建议开展新的进食研究来确定药品配方和（或）制造工艺变更对药物生物利用度的影响。由于缓控释剂型日益增长的复杂性和显著的食物影响生物利用度的可能性，因此，对于进入美国市场的药品，建议开展食物影响研究以确保安全性和疗效。

4.3.4　FDA 对简化新药申请（ANDA）的建议

这些潜在的剂型相关食物相互作用对仿制药行业是有影响的。根据 FDA 规定，固体口服制剂仿制药品的非活性成分可以与对应的创新药品（或橙皮书收录的参照药品）的非活性成分不同［21 CFR 320.1(c)］。另外，仿制缓控释药品可能与其对应的参照药品的释放机制不同（Pfizer v. Shalala，1998）。因此，由于：①每种仿制缓控释药品的剂型和释放机制可以与其相应的橙皮书收录的参照药品不同；以及②对缓控释剂型的食物影响的相对趋势和程度可能难以预测；FDA 要求仿制药申请人开展比较进食状态下仿制药和对应参照药品的生物等效性研究（Davit 和 Conner，2008）。这类研究称为进食生物等效性研究（Davit 和 Conner，2008）。

FDA 目前建议对所有作为简化新药申请（ANDA）提交的口服药品开展进食生物等效性研究，只存在极少数特殊例外。该建议包括了速释药品和缓释药品，其原因已讨论。第一种例外我们已讨论，就是药物被视为 BCS I 类药物，而且溶出、溶解度和通透性数据支持体内生物等效性试验的生物等效性研究豁免（同时针对空腹和进食研究）。切记，使用的辅料不能影响吸收速率和程度。

第二种例外情况是橙皮书收录的参照药品的标签说明（通常在"剂量和服用"部分）清楚地说明了应在空腹时服用药品的情况。在新药申请（NDA）申请人开展食物影响生物利用度研究并确定餐后服用药物会发生临床相关食物影响的情况下，橙皮书收录的参照药品标签将包含这种说明。这样的影响可能将生物利用度降至治疗窗以下，或使生物利用度升至潜在有害的全身浓度水平。由于标签清楚说明不能与食物同时服用，因此，在进食状态受试者中开展的生物利用度研究是不必要的，可能会危及志愿者。这方面的一个例子是麦考酚酸延迟释放片的药品说明书（Myfortic® labeling，2004）。说明书宣称，与空腹状态相比，720 mg Myfortic®（米芙®）与高脂膳食（55 g 脂肪，1 000 cal）同时摄入对麦考酚酸（MPA）的全身吸收量（AUC）没有影响。然而，麦考酚酸的 C_{max} 降低 33%，滞后时间（Tlag）（范围，−6～−18 h）延迟 3.5，达峰时间（T_{max}）（范围，−9～−20 h）延迟 5.0 h。为了避免不同给药情况下麦考酚酸（MPA）的吸收差异，Myfortic® 应该在空腹状态下服用。FDA 不建议申请人开展参照 Myfortic® 的仿制药品的进食生物等效性研究。

有时，具体的研究人群难于顺利摄入高脂膳食。例如，某些药品在健康志愿者中使用不安全。因此，建议的生物等效性研究实际上是在患者中开展，例如，癌症患者。由于这些患者的健康情况，食用高脂高热量膳食并不可行。在这种情况下，出于膳食耐受性考虑，FDA 建议，出于对研究人群的安全和健康，应采用替代研究设计。例如，对于甲磺酸伊马替尼片，FDA 仿制药办公室（OGD）目前建议只在已经接受稳定剂量药品的癌症患者中开展进食研究。由于患者可能对高脂膳食不耐受，仿制药办公室（OGD）建议，开展进食生物等效性研究时，使用轻淡、低热量和低脂的早餐。

相反，患者的健康状态可能不允许延长禁食时间，使所建议的空腹生物等效性研究难以完成。在这些情况下，如果两个研究周期是在相同条件下开展的，申请人可在计划的研究期间为患者提供非高脂膳食。最近，FDA 给计划在癌症患者中开展的使用紫杉醇悬混剂（注射用）的空腹生物等效性研究的申请人提出了这类建议。

4.4 研究注意事项

本书前面的章节详细讨论了 FDA 建议的生物利用度或生物等效研究设计。当然，FDA 建议的传统研究设计是为了研究特定药品的吸收的食物影响的随机、平衡、单剂量、双制剂、双周期、双序贯交叉研究。对于新药申请（NDA），在研发者试图确定食物影响（如果存在）的情况下，一个治疗周期须在空腹下进行，另一个治疗周期须在进食状态下进行。对于简化新药申请（ANDA），如果仿制药申请人希望确认其受试药品在进食状态下与其橙皮书收录的参照药品生物等效，两个周期均在进食状态下，其中一个周期受试者服用受试药品（仿制药），而另一个周期受试者服用橙皮书收录的参照药品。

研发者可使用其他方式代替传统的双向交叉试验，尤其是在药品的特定属性使传统方式更难以进行的情况下。例如，采用平行试验代替交叉试验对半衰期极长的药品有益。为了应用参照药品标度的平均生物等效性方法（BSABE），进行部分或全部重复性研究可能就对受试者内高变异药物有益（参见第 6 章）。在研究设计有别于传统方式的情况下，申请人将研究方案提交给 FDA，这样做通常会给申请人带来益处。

4.4.1 研究人群

除非出于安全考虑，否则食物影响生物利用度研究（NDA）和进食生物等效性研究（ANDA）应在普通人群中选取的健康志愿者中开展。招募的男性志愿者和女性志愿者应人数相等，除非对于其中一个性别有特殊的安全考虑（例如，致畸效应），或药物拟定只用于一个性别（例如，女性口服避孕药）。FDA 建议，对于主要用于老年人群的药品，申请人应该尽可能多地纳入 60 周岁以上的老年受试者。为了使研究具有充分效力，应招收足够数量的受试者，但并不期望每个亚组都能得出有足够效力的结论。FDA 指南将招募受试者的最小数限度设定为 12 名。

4.4.2 剂量规格

除非因为存在安全隐患需要较低规格，否则在食物影响生物利用度和进食生物等效性研究中，应服用最高规格的药品。有时，由于缺乏可用的灵敏分析方法，剂量增至一个单位以上（例如，2 倍或 3 倍）。只要总剂量不超过经证明的安全水平并在标签上将该剂量列为最大日剂量（MDD），上述方法是可接受的。任何高于该水平的剂量将需要在进行研究之前向 FDA 提交临床研究（IND）/方案申请批准。对于简化新药申请（ANDA）提交，申请人通常只需要对最高剂量规格进行进食生物等效性研究。较低规格常常符合体内生物等效性研究豁免的要求（详情见第 5 章）。

4.4.3 膳食组成

根据《FDA 行业指南：食物影响生物利用度和进食生物等效性研究》文件（2002 年 12 月），食物影响生物利用度和生物等效性研究应让受试者在用餐后服用药物，这样才能使全身药物利用度受到最大影响，以提供摄入膳食对胃肠道生理学造成最大影响的数据。摄入的膳食应标准化，大约 50% 的总热量应来自于脂肪。总热量的分解应为来自蛋白质、碳水化合物和脂肪的热量分别为 150、250 和 500~600 kal。FDA 推荐的膳食包括大约 1 000 kal 热量，大约为推荐的成年人每日总热量摄入量（2 000~2 500 kal）的一半。

FDA 指南给出一个膳食例子，包括黄油煎鸡蛋、两片培根、两片黄油土司、4 oz（1 oz=28.35 g）煎薯饼和 8 oz 全脂牛奶。只要热量分解、食物体积和黏度均相当，其他膳食方式可替代上述膳食。虽然动物源蛋白质是首选，但 FDA 已接受素食志愿者进入生物利用度和生物等效性研究，只要该素食餐的热量分解与上述推荐一致，膳食体积和黏度也相当。也许，应该记住的最重要的事项是，这些膳食应该在研究中标准化，而且每位受试者必须吃完研究方案中拟定的所有膳食。

新药申请（NDA）申请人可以开展额外的进食生物利用度研究，使用热量分解与高脂高热量膳食不同的膳食。这些研究在探索食物影响的内在机制方面是有用的，从这些额外研究中获得的信息可以包括在药品的标签说明中。然而，这些研究只是在食用高脂高热量餐的健康志愿者中开展的进食研究的附加研究，而非替代。简化新药申请（ANDA）通常只需开展一次高脂高热量餐进食研究，除非创新药标签说明另有所示。

米拉贝隆是一种用于治疗膀胱过动症的 β_3-肾上腺素受体拮抗剂。目前在美国上市的米拉贝隆药品是制成缓释片剂，使用亲水性凝胶形成骨架来控制活性药物成分在胃肠道的释放（Myrbetriq® labeling，2012）。科学证据表明，米拉贝隆是外排性转运蛋白 P-糖蛋白的底物。因此，生物利用度从服用剂量 25 mg 时的大约 30% 上升至服用 100 mg 时的 45% 可能是由于 P-糖蛋白饱和所致（Lee 等，2013）。

为了遵从 FDA 的规定，创新药公司开展了一项进食体内生物利用度研究来支持标签说明中的服药建议（Lee 等，2013）。该研究设计为单剂量、随机、开标、交叉研究，在空腹状态下，或在高/低脂早餐后的健康成年受试者中开展。高脂早餐包括两个鸡蛋、四串香肠、一片黄油小麦面包、蘸番茄酱的煎薯饼、甜瓜、半脱脂牛奶和橙汁（满足 FDA 建议的高脂、高热量膳食的热量分解要求）。低脂早餐包括麦片、两片全麦面包、火腿、番茄酱和半脱脂牛奶。受试者服用 50 mg 或 100 mg 片剂。确定食物影响的主要终点是 C_{max} 和 AUC（即吸收速率和程度）。

根据研究结果，进餐后服用米拉贝隆生物利用度会降低，降低量取决于食物消耗量。与高脂早餐相比，食用低脂早餐可使血药水平降得更低。尽管确切机制未知，但开展这项研究的科学家假定：食物影响可能归因于进食状态下效率更高的肠道外排会限制药物总吸收量。由于食物会延迟胃排空，相较于空腹状态，该状态下 P-糖蛋白不太可能达到饱和。同样，高脂和低脂早餐造成的区别可能也能以 P-糖蛋白外排解释。据报道，油脂可以抑制 P-糖蛋白。因此，作者认为，两种进食状态下观察到的差异可能是由于脂肪对 P-糖蛋白外排的抑制所致。药物与食物成分之间也可能存在直接的相互作用，这也可能是观察到的两种膳食所造成的差异的部分原因。

如上所述，FDA 对食物影响生物利用度和生物等效性研究的指南建议，食用对胃肠道生理学造成最大影响的食物会使全身药物利用度受到最大程度的影响。根据相关指南，高脂、高热量膳食会产生最大影响。然而，该案例研究显示，高脂、高热量膳食并不总是对药物吸收产生程度最大的食物影响。也就是，尽管高脂、高热量膳食可能对胃肠道生理学过程产生最大影响，但并不总是与对药物吸收造成最大程度的食物影响相关联。FDA 建议高脂、高热量餐的原因已在之前茶碱的例子中说明。对于可以发生剂量突释的特定类型的配方，高脂餐是影响最大的压力因素。

4.4.4 其他研究注意事项

《食物影响生物利用度和生物等效性研究指南》明确概述了计划开展食物影响或进食生物等效性研究的其他注意事项。对于这些生物利用度和生物等效性研究，空腹状态和进食状态应标准化。也就是说，在食物影响生物利用度研究的禁食周期中，所有受试者在服用药物前应保持相同的禁食时间（至少 10 h），而且同一研究的进食周期中，这些受试者在进食前应保持相同时间的禁食状态。同样，在进食生物等效性研究的两个周期中，受试者在进食前应保持相同时间的禁食状态。进食应该在服用药物 30 min 前开始，并在为期 30 min 的窗口期内完成。药品应用 240 ml 水送服。在服用药物后 4 h 内，受试者不应进食。观察期间的其他所有膳食也应标准化。

正如上文所讨论的，生物利用度研究的食物影响可通过比较不随食物服用与随高脂、高热量膳食服用药物后的吸收速率（C_{max}）和程度（AUC）确认。应用第 3 章所阐述的统计学方法，如果进食与空腹状态下服药人群之间的几何平均值（对数转换数据）比率的 90% 置信区间包含在 80%～125% 限度内，则得出没有

第4章 食物对药品生物利用度和生物等效性的影响

食物影响的结论。否则，申请人应在标签说明中说明临床相关性和增加食物影响的说明。在提交的进食生物等效性研究中采用类似的统计学方法以支持简化新药申请（ANDA），但研究是比较受试药品与参照药品，而非空腹状态与进食状态。尽管没有适用于达峰时间（T_{max}）的统计学标准，但FDA的《行业指南：食物影响生物利用度和进食生物等效性研究》文件（2002）提出，FDA希望，根据临床相关性，受试药品和参照药品的 T_{max} 相当。

为了足以获得 C_{max}，在食物影响生物利用度研究或进食生物等效性研究中，申请人必须纳入足够多的取样时间点。有时难以预测食物会对特定药品的吸收和生物利用度产生什么样的影响。出于已经论及的原因，在餐后服用药物的情况下，到达 C_{max} 的 T_{max} 可能会增加。因为这些研究不进行连续取样，所以为了精确获得 C_{max} 和 T_{max}，增加足够多的时间点至关重要。如果使用的取样时间点不足，FDA不会接受该研究。

4.4.5 撒拌研究

向FDA提交的新药申请（NDA）中，有些药品的标签说明（如含有微丸的控释胶囊）建议，可以将药物撒拌在软质食物（例如，苹果酱）上，不经咀嚼直接吞下。如果在标签说明中包含类似的意见，那么该创新药开展了桥接生物等效性研究，证明药品撒拌在一调羹软质食品中服用，与整粒吞服生物等效。标签说明将明确说明研究中使用了哪些软质食品，这样患者才能使用相同软质食品协助服药。

例如，Nexium®（耐信®，埃索美拉唑镁）延迟释放胶囊的标签说明指出，"对于吞咽胶囊困难的患者，可将一调羹苹果酱放入空碗中，打开Nexium®延迟释放胶囊，仔细将胶囊中的颗粒全部倒入苹果酱中。胶应将囊颗粒与苹果酱混合，然后快速吞服，不得保存供以后服用。不应使用热苹果酱，应足够柔软到无需咀嚼直接吞服。颗粒不应咀嚼或压碎。如果胶囊颗粒/苹果酱混合物没有完全使用，剩余的混合物应立即丢弃"（Nexium® labeling，2012）。

因为仿制药品必须与橙皮书收录的参照药品生物等效，并且标签与参照药品相同，建议仿制药公司开展一项额外的生物等效性研究，比较空腹状态下（即仅摄入服药时使用的软质食物）受试药品与撒拌在软质食物中服用的橙皮书收录的相应参照药品。应使用与其他关键性空腹和进食状态下体内生物等效性试验同样严格的统计学分析方法分析数据，使用平均生物等效性方法和90%置信区间，以便可视为与参照药品生物等效。

仿制药公司应牢记，如果橙皮书收录的参照药品的标签说明中包含撒拌建议，那么研发仿制药品时微丸大小很重要。微丸不应该大到引起咀嚼的冲动。实际上，2012年FDA发布一项指南草案（《行业指南：标签说明用于撒拌的药品的微丸大小》，2012）为这些类型的药品提供了所容许的微丸大小的建议。根据文献中关于咀嚼和吞服颗粒大小的数据和 FDA 针对新药申请（NDA）和简化新药申请（ANDA）的经验，FDA 确定适合的最大微丸大小为 2.8 mm（10% 目标变异，2.5 mm）。另外，该指南讨论了针对可通过喂食管服用药品的建议研究。

4.5 小结

  FDA 与制药行业相关的根本使命是为美国公民提供安全有效的药品（包括创新药和仿制药）。传统上，口服药物在进餐时给药。这对于患者很方便，有助于提高依从性。然而，现在我们知道，食物会通过多种方式影响药物的吸收与生物利用度，其结果取决于药物成分（BCS 等级）、药品（即辅料在内的完整制剂）以及胃肠道生理功能。现在，为确保药物的安全性和有效性，在 FDA 检查的多项因素中，食物对药品中活性药物成分的生物利用度影响也包括在其中。FDA 建议在提交新药申请（NDA）时开展食物影响生物等效性研究，该研究之后将被用于制定药品标签说明中所包含的服药建议。同样，FDA 也建议简化新药申请（ANDA）申请人开展进食生物等效性研究，证明在高脂餐后服药情况下，受试药品与参照药品生物等效。这些研究是 FDA 采取的确保其监管的药品的安全性和有效性的步骤。

  这些研究被认为是确定食物对药物吸收、生物利用度和生物等效性潜在影响的金标准。然而，相当程度的研究正着眼于新的、成本更低的根据药物理化性质、药品属性和模拟胃肠道系统预测食物影响的方法。这些体外研究方法可能将引导我们更深入地了解食物对固体口服药品的吸收和生物利用度的复杂影响。这一建模的目标是，在研发的临床前阶段，就能够根据生物药剂学属性做出可靠、定性的预测（Jones 等，2006；Dressman 等，2007；Lentz，2008；Parrott 等，2009；Klein，2010；Mathias 和 Crison，2012）。对于这些食物影响研究，FDA 的最终目标是提供有关服药建议的所有信息，通过标签说明以同样的方式传达给医师和患者。

（刘　庆校）

参考文献

Adkin DA, Davis SS, Sparrow RA, Huckle PD, Phillips AJ, Wilding IR (1995) The effects of pharmaceutical excipients on small intestinal transit. Br J Clin Pharmacol 39(4):381–387

Amidon GL, Lennernas H, Shah VP, Crison JR (1995) A theoretical basis for a biopharmaceutic drug classification: the correlation of in vitro drug product dissolution and in vivo bioavailability. Pharm Res 12:413–420

Astellas Pharma US, Inc (2012) Myrbetriq® Tablets package insert

Astrazeneca Pharmaceuticals LP, Wilmington DE (2012) Tenormin® Tablets package insert

AstraZeneca Pharmaceuticals LP, Wilmington DE 19850 (2012) Nexium® Delayed-Release Capsules package insert

Barnwell SG, Laudanski T, Dwyer M, Story MJ, Guard P, Cole S, Attwood D (1993) Reduced bioavailability of atenolol in man: the role of bile acids. Int J Pharm 89(3):245–250

Bayer Pharmaceuticals Corporation, 400 Morgan Lane, West Haven CT 06516 (2005) Cipro® Tablets and Cipro® Oral Suspension package insert

Bayer Pharmaceuticals Corporation, 400 Morgan Lane, West Haven CT 06516 (2005) Cipro® XL Tablets package insert

Birkebaek NH, Memmert K, Mortensen J, Dirksen H, Christensen MF (1990) Fractional gastro-intestinal transit time: intra- and interindividual variation. Nucl Med Commun 11(3):247–252

Bristol-Myers Squibb Virology, Bristol-Myers Company, Princeton, NJ 08543 (2006) Videx® Buffered Tablets package insert

Bristol-Myers Squibb Virology, Bristol-Myers Company, Princeton, NJ 08543 (2011) Videx® EC package insert

Camilleri M, Malagelada JR, Brown ML, Becker G, Zinsmeister AR (1985) Relation between antral motility and gastric emptying of solids and liquids in humans. Am J Physiol 249(5 Pt 1):G580–G585

Charman WN, Porter CJH, Mithani S, Dressman JB (1997) Physicochemical and physiological mechanisms for the effects of food on drug absorption: the role of lipids and pH. J Pharm Sci 86(3):269–282

Collins PJ, Horowitz M, Maddox A, Myers JC, Chatterton BE (1996) Effects of increasing solid component size of a mixed solid/liquid meal on solid and liquid gastric emptying. Am J Physiol 271(4 Pt 1):G549–G554

Daneshmend TK, Roberts CJC (1982) The influence of food on the oral and intravenous pharmacokinetics of a high clearance drug: a study with labetalol. Br J Clin Pharmacol 14:73–78

Davit BM, Conner DP (2008) Food effects on drug bioavailability: implications for new and generic drug development. Biopharmaceutics Applications in Drug Development pp. 317–335

Deferme S, Augustijns P (2003) The effect of food components on the absorption of P-gp substrates: a review. J Pharm Pharmacol 55:153–162

Dressman JB, Berardi RR, Dermentzoglou LC, Russell TL, Schmaltz SP, Barnett JL, Jarvenpaa KM (1990) Upper gastrointestinal (GI) pH in young, healthy men and women. Pharm Res 7(7):756–761

Dressman J, Butler J, Hempenstall J, Reppas C (2001) The BCS: where do we go from here? Pharm Technol 25:68–76

Dressman JB, Vertzoni M, Goumas K, Reppas C (2007) Estimating drug solubility in the gastrointestinal tract. Adv Drug Deliv Rev 59(7):591–602

Evans DF, Pye G, Bramley R, Clark AG, Dyson TJ, Hardcastle JD (1988) Measurement of gastrointestinal pH profiles in normal ambulant human subjects. Gut 29(8):1035–1041

FDA News (2005) FDA asks Purdue Pharma to withdraw Palladone® for safety reasons (July 12, 2005) http://www.fda.gov/NewsEvents/Newsroom/PressAnnouncements/2005/ucm108460.htm

Fleisher D, Li C, Zhou Y, Pao L, Karim A (1999) Drug, meal and formulation interactions influencing drug absorption after oral administration: clinical implications. Clin Pharmacokinet 36:233–254

Gai MN, Isla A, Andonaeugui MT, Thielemann AM, Seitz C (1997) Evaluation of the effect of three different diets on the bioavailability of two sustained release theophylline matrix tablets. Int J Clin Pharm Ther 35:565–571

Grattan T, Hickman R, Darby-Dowman A, Hayward M, Boyce M, Warrington S (2000) A five way crossover human volunteer study to compare the pharmacokinetics of paracetamol following oral administration of two commercially available paracetamol tablets and three development tablets containing paracetamol in combination with sodium bicarbonate or calcium carbonate. Eur J Pharm Biopharm 49(3):225–229

Grundy JS, Foster RT (1996) The nifedipine gastrointestinal therapeutic system (GITS). Evaluation of pharmaceutical, pharmacokinetic and pharmacologic properties. Clin Pharmacokinet 30:28–51

Hendeles L, Weingerger M, Milavetz G, Hill M, Vaughan L (1985) Food-induced "dose-dumping" from a once-a-day theophylline product as a cause of theophylline toxicity. Chest 87:758–765

Hörter D, Dressman JB (2001) Influence of physicochemical properties on dissolution of drugs in the gastrointestinal tract. Adv Drug Deliv Rev 46(1–3):75–87

Huupponen R, Seppälä P, Iisalo E (1984) Effect of guar gum, a fibre preparation, on digoxin and penicillin absorption in man. Eur J Clin Pharmacol 26(2):279–281

Jones HM, Parrott N, Ohlenbusch G, Lavé T (2006) Predicting pharmacokinetic food effects using biorelevant solubility media and physiologically based modelling. Clin Pharmacokinet 45(12):1213–1226

Karim A, Burns T, Wearley L, Streicher J, Palmer M (1985) Food-induced changes in theophylline absorption from controlled-release formulations. I. Substantial increased and decreased absorption with Uniphyl tablets and Theo-Dur Sprinkle. Clin Pharmacol Ther 38:77–83

Klein S (2010) The use of biorelevant dissolution media to forecast the in vivo performance of a drug. AAPS J 12(3):397–406

Lee J, Zhang W, Moy S, Kowalski D, Kerbusch V, van Gelderen M, Sawamoto T, Grunenberg N, Keirns J (2013) Effects of food intake on the pharmacokinetic properties of mirabegron oral controlled-absorption system: a single-dose, randomized, crossover study in healthy adults. Clin Ther 35(3):333–341

Lentz KA (2008) Current methods for predicting human food effect. AAPS J 10(2):282–288

Maka DA, Murphy LK (2000) Drug-nutrient interactions: a review. AACN Clin Issues 11:580–589

Malagelada JR, Longstreth GF, Summerskill WH, Go VL (1976) Measurement of gastric functions during digestion of ordinary solid meals in man. Gastroenterology 70(2):203–210

Malagelada JR, Longstreth GF, Deering TB, Summerskill WH, Go VL (1977) Gastric secretion and emptying after ordinary meals in duodenal ulcer. Gastroenterology 73(5):989–994

Martinez MN, Amidon GL (2002) A mechanistic approach to understanding the factors affecting drug absorption: a review of fundamentals. J Clin Pharmacol 42:620–643

Mathias NR, Crison J (2012) The use of modeling tools to drive efficient oral product design. AAPS J 14(3):591–600

McLean AJ, McNamara PJ, du Souich P, Gibaldi M, Laika D (1978) Food, splanchnic blood flow, and bioavailability of drugs subject to first-pass metabolism. Clin Pharmacol Ther 24:5–10

Melander A, McLean A (1983) Influence of food intake on presystemic clearance of drugs. Clin Pharmacokinet 8(4):286–296

Melander A, Danielson K, Schersten B, Wahlin E (1977) Enhancement of the bioavailability of propranolol and metoprolol by food. Clin Pharmacol Ther 22(1):108–112

Meyer JH, Dressman J, Fink A, Amidon G (1985) Effect of size and density on canine gastric emptying of nondigestible solids. Gastroenterology 89(4):805–813

Neuhofel AL, Wilton JH, Victory JM, Hejmanowski LG, Amsden GW (2002) Lack of bioequivalence of ciprofloxacin when administered with calcium-fortified orange juice: a new twist on an old interaction. J Clin Pharmacol 42:461–466

Novartis Pharmaceuticals Corporation (2004) Myfortic® (mycophenolic acid) Delayed Release Tablet package insert

Parrott N, Lukacova V, Fraczkiewicz G, Bolger MB (2009) Predicting pharmacokinetics of drugs using physiologically based modeling—application to food effects. AAPS J 11(1):45–53

Pfizer, Inc. v. Shalala, 1 F.Supp.2d 38 (D.D.C. 1998)

Procter & Gamble Pharmaceuticals, Inc., Cincinnati, OH 45202 (2009) Macrobid® Capsules package insert

Purdue Pharmaceutical Products L.P., Stamford, CT 09601-3431 (2004) Uniphyl® Tablets package insert

Reliant Pharmaceuticals, Inc., Liberty Corner, NJ 07938 (2005) InnoPran® XL package insert

Russell TL, Berardi RR, Barnett JL, Dermentzoglou LC, Jarvenpaa KM, Schmaltz SP, Dressman JB (1993) Upper gastrointestinal pH in seventy-nine healthy, elderly, North American men and women. Pharm Res 10(2):187–196

Schug BS, Brendel E, Chantraine E, Wolf D, Martin W, Schall R, Blume HH (2002a) The effect of food on the pharmacokinetics of nifedipine in two slow release formulations: pronounced lag-time after a high fat breakfast. J Clin Pharmacol 53:582–588

Schug BS, Brendel E, Wonnemann M, Wolf D, Wargenau M, Dikngler A, Blume HH (2002b) Dosage form-related food interaction observed in a marketed once-daily nifedipine formulation after a high-fat American breakfast. Eur J Clin Pharmacol 58:119–125

Semple HA, Fangming X (1995) Interaction between propranolol and amino acids in the single-pass isolated, perfused rat liver. Drug Metab Dispos 23:794–798

Shionogi Inc (2013) Keflex® Capsules package insert

Tam YK (1993) Individual variation in first-pass metabolism. Clin Pharmacokinet 25:300–328

Toothaker RD, Welling PG (1980) The effect of food on drug bioavailability. Annu Rev Pharmacol Toxicol 20:173–199

U.S. Code of Federal Regulations, Title 21, Part 320—Bioavailability and Bioequivalence Requirements, Subpart A—General Provisions, Section 320.1 (2006) Definitions. U.S. Government Printing Office, Washington (April 2011), p 190

U.S. Department of Health and Human Services, Food and Drug Administration, Center for Drug Evaluation and Research (2000) Waiver of in vivo bioavailability and bioequivalence studies for immediate-release solid oral dosage forms based on a biopharmaceutics classification system (August 31, 2000)

U.S. Department of Health and Human Services, Food and Drug Administration, Center for Drug Evaluation and Research (2003) Guidance for industry: bioavailability and bioequivalence studies for orally administered drug products—general considerations (March 19, 2003)

U.S. Department of Health and Human Services, Food and Drug Administration, Center for Drug Evaluation and Research (2003) Guidance for industry: food-effect bioavailability and fed bioequivalence studies (2002)

U.S. Department of Health and Human Services, Food and Drug Administration, Center for Drug Evaluation and Research (2012) Guidance for industry: size of beads in drug products labeled for sprinkle (May 2012)

Weinberger MM (1984) Theophylline QID, BID and now QD? A report on 24-hour dosing with slow-release theophylline formulations with emphasis on analysis of data used to obtain Food and Drug approval for Theo-24. Pharmacotherapy 4:181–198

Welling PG (1996) Effects of food on drug absorption. Annu Rev Nutr 16:383–415

Yin L, Qin C, Chen K, Zhu C, Cao H, Zhou J, He W, Zhang Q (2013) Gastro-floating tablets of cephalexin: preparation and in vitro/in vivo evaluation. Int J Pharm 452(1–2):241–248

Yu LX, Lipka E, Crison JR, Amidon GL (1996) Transport approaches to the biopharmaceutical design of oral drug delivery systems: prediction of intestinal absorption. Adv Drug Deliv Rev 19(3):359–376

Yu LX, Straughn AB, Faustino PJ, Yang Y, Parekh A, Ciavarella AB, Asafu-Adjaye E, Mehta MU, Conner DP, Lesko LJ, Hussain AS (2004) The effect of food on the relative bioavailability of rapidly dissolving immediate-release solid oral products containing highly soluble drugs. Mol Pharm 1(5):357–362

Yuen KH (2010) The transit of dosage forms through the small intestine. Int J Pharm 395 (1–2):9–16

第 5 章
生物等效性研究豁免与生物药剂学分类系统

Ramana S. Uppoor, Jayabharathi Vaidyanathan, Mehul Mehta, Lawrence X. Yu

5.1 简介

　　生物利用度和生物等效性主要是用于评价药品中的活性成分和活性部分被吸收后到达作用部位的速率与程度，在药品评价中是至关重要的。美国《联邦法规汇编》第 21 编 320.22 部（21 CFR 320.22）授权 FDA，在某些情况下可豁免进行体内生物利用度和生物等效性试验的要求（也称为生物等效性研究豁免）。在本章，我们着重讨论如下几种生物等效性研究豁免：

1. 对于生物利用度是显而易见的药品，例如，溶液剂。
2. 依靠体外而非体内方法就能评价生物利用度情况下的生物等效性研究豁免。
3. 基于生物药剂学分类系统（Biopharmaceutics Classification System，BCS）的生物等效性研究豁免。

5.2 生物等效性研究豁免的基本注意事项

5.2.1 对于某些药品而言，体内生物利用度或生物等效性可能是显而易见的 (21 CFR 320.22b)

　　依据相关的《联邦法规汇编》（CFR）所述，如果申请所依据的数据能证明药品满足如下标准之一，生物等效性就可以被认为是显而易见的。据此，FDA 就可以豁免药品体内生物利用度/生物等效性研究的要求：

1. 药品是通过注射给药的非肠道溶液、滴眼液或滴耳液，同时含有与已获批药品浓度相同的活性和非活性成分。
2. 药品以气体通过吸入方式给药，与已获批的另一种药品配方相同并含有与已获批药品相同的活性成分。

3. 药品是溶液剂（用于皮肤、口服液、酏剂、糖浆、酊剂、雾化或气雾剂、滴鼻液等），以及

   (a) 含有与另一种已获批药品相同浓度的活性药物成分与剂型，以及
   (b) 不含有对活性药物成分的吸收有显著影响的非活性成分（全身或局部影响取决于预期作用部位）。

因此，对于口服溶液来说，因为生物利用度是显而易见的，体内生物等效性试验通常不是必需的，除非新的溶液含有影响活性成分吸收的辅料。

5.2.2 辅料对生物利用度的影响

一些辅料能显著影响全身给药药物的吸收。例如，木糖醇、山梨醇和甘露醇是常用的药品辅料（Fassihi 等，1991；Fukahori 等，1998）。在食品工业中，它们常被用作人造甜味剂。这些辅料不能被胃肠道很好地吸收，但能增加肠道渗透压，改变胃肠道中的水通量。这个渗透压在肠道的上部和下部都能改变胃排空和肠道转运时间。吸收药物总量取决于药物在肠道中的吸收速率和药物在肠道中停留的总时间。胃肠道转运时间可能会影响药物吸收。

当通过或排空时间减少时，溶液中药物分子有效利用的吸收时间减少，因此，药物总吸收量就会降低。闪烁扫描证据表明，渗透剂对药物在上肠道的停留时间影响轻微，但能显著降低药物在下肠道的停留时间（Adkin 等，1995；Kruger 等，1992）。根据两篇文献研究中的胃肠道停留时间数据，Chen 等计算了渗透势，并绘出渗透势-小肠转运时间曲线（百分比对照）（Chen 等，2013）。已发现甘露醇和聚乙二醇 400（PEG 400）的小肠转运时间和渗透势之间均存在线性关系。

除了能改变转运时间外，渗透压变化还会影响药物穿过肠壁的转运速率，影响低通透药物的吸收（Polli 等，2004）。此效应的一个实例是 Chen 等（2007）研究的两种不同的糖（山梨醇和蔗糖）对雷尼替丁（低渗药物）和美托洛尔（高渗药物）生物利用度的影响。如图 5.1 所示，与蔗糖相比，山梨醇的存在显著降低了雷尼替丁的 C_{max} 和 AUC 值。类似地，与蔗糖相比，山梨醇存在时，美托洛尔的 C_{max} 和 AUC 值也降低了。此外，山梨醇的存在将美托洛尔的达峰时间 T_{max} 值推迟了约 30 min（图 5.1）。

在同一项研究中，Chen 等用四向交叉试验测量了山梨醇含量不同的雷尼替丁口服液中雷尼替丁的药代动力学（Chen 等，2007）。结果表明，山梨醇剂量高于 1.25 g 显著降低口服液中雷尼替丁的生物利用度。

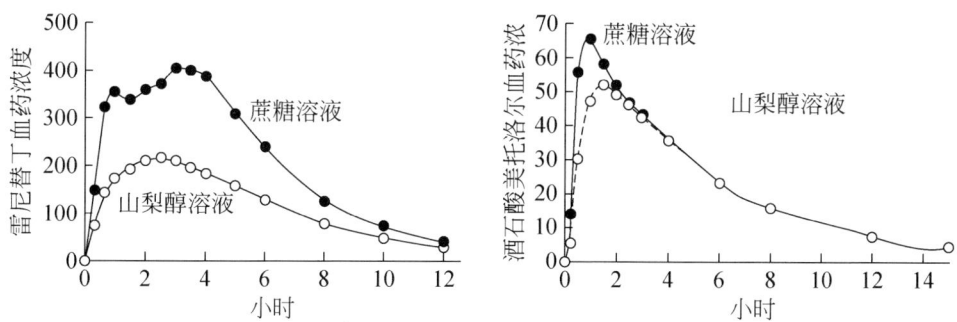

图5.1 健康志愿者分别服用150 mg雷尼替丁溶液和50 mg酒石酸美托洛尔并分别服用5 g山梨醇（虚线圆）和5 g蔗糖（实线圆）后，雷尼替丁溶液（左图）和酒石酸美托洛尔（右图）的平均血药浓度。来源：Chen等，（2007），pp. 75-76

Chen 等（2013）也说明，甘露醇表现出与山梨醇相似的渗透性影响，并降低了另一种低渗药物西咪替丁的生物利用度（Chen等，2013）。在山梨醇的不同浓度和雷尼替丁之间观察到了一种明显的线性剂量-响应关系。甘露醇/西咪替丁的数据还与山梨醇/雷尼替丁的数据相似（图5.2）。作者得出了这样的结论：对这些辅料与药物吸收和（或）生物利用度之间剂量-响应关系的更好理解能使这些辅料在药品研发中的应用最优化。作者还指出，还需要进一步研究，以了解辅料对药物吸收的影响机制（Chen等，2013）。

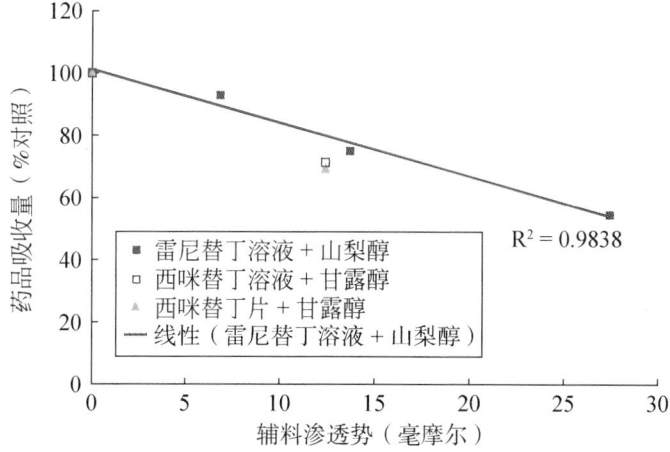

图5.2 与空白对照相比，雷尼替丁/西咪替丁吸收量与山梨醇/甘露醇的渗透势的关系。来源：Chen等（2013）

另一种被证明影响药物吸收的辅料的实例是聚乙二醇400（PEG 400）。一些研究调查了 PEG 400 对胃肠道中雷尼替丁吸收特性的影响（Basit 等，2002；Schulze 等，2003）。这些研究表明，PEG 400 对胃排空没有明显影响，但 PEG 400 的出现能降低雷尼替丁溶液的平均小肠转运时间。这导致药物吸收随 PEG 400 的含量而改变。低浓度的 PEG 400 增加雷尼替丁的吸收量，可能是因为雷尼替丁的肠道通透性的改变。相反，高浓度的 PEG 400 降低雷尼替丁的吸收量，可能是因为缩短了小肠转运时间。

5.3 基于体外试验证据的生物等效性研究豁免 [21 CFR 320.22(d)]

某些药物是通过体外检测数据而非体内试验数据测定生物利用度或证明生物等效性的。依据 21 CFR 320.22（d）(2)，当药品满足如下条件时，不同规格的药品可以豁免体内试验：①药品的药品配方相同但规格不同；②药品的活性和非活性成分的规格与同一厂商的用以开展适用体内试验的药品成比例相似；③药品的新规格满足适用的体外溶出试验的要求。根据 FDA 指南（2003），成比例相似的定义如下：

- 药品的不同规格中所有活性和非活性成分的比例完全相同（例如，50 mg 规格片剂中所有非活性成分的含量正好是 100 mg 的片剂的一半，25 mg 片剂的 2 倍）。
- 药品的不同规格中活性和非活性成分的比例与上述情况不完全相同，但非活性成分占药品配方中所有成分的比例在 SUPAC-IR（1995）和 SUPAC-MR（1997）指南所规定的限度之内，达到并包括第 II 级。
- 对高效价药物而言，药品配方中活性药物成分的含量相对低，不同规格剂型药品的总重保持基本不变（在开展生物试验的药品的总重±10% 之内），所有规格均使用相同的非活性成分，通过改变活性成分的量和一种或多种非活性成分的量改变规格。非活性成分的变化在 SUPSC-IR 和 SUPAC-MR 指南所规定的限度之内，达到并包括第 II 级。

一般来说，所用的体外试验是溶出试验。体外溶出度特性的检测至少需要使用 12 个剂量单元。受试药品的溶出特性应该通过非模型方法或模型方法与参照药品对比。上述指南（1997）最常用的和最为推荐的方法是非模型法，该方法采用了一个相似因子 f_2。f_2 值介于 50 和 100 之间表明两个溶出特性相似。

$$f_2 = 50 \log \left\{ \left[1 + \frac{1}{n} \sum_{t=1}^{n} (R_t - T_t)^2 \right]^{-0.5} \times 100 \right\}$$

第5章 生物等效性研究豁免与生物药剂学分类系统

式中，$n=$采样时间点数，$R_t=$参照药品在时间点 t 的溶出率，$T_t=$受试药品在时间点 t 的溶出率。

推荐在曲线中紧邻平台后仅采用一个点计算 f 值。同时，受试药品和参照药品在每个溶出率采样时间点的均差不应大于15%。

- 此外，对于 SUPAC-IR 或 SUPAC-MR 指南推荐体内研究的情况，如果药品建立了相应的体内和体外相关性，则仅仅依靠体外评价也是足够的。

5.4 基于的生物药剂学分类系统（BCS）的生物等效性研究豁免

5.4.1 生物药剂学分类系统（BCS）

BCS 是根据药品的水溶解性和肠通透性特征预测药物吸收的科学方法（Amidon 等，1995），将药物分为四个类别：

生物药剂学分类	溶解性	通透性
Ⅰ	高	高
Ⅱ	低	高
Ⅲ	高	低
Ⅳ	低	低

基于 BCS，FDA 发布了一个指南，如果高溶解性和高通透性药物能够快速溶解、在胃肠道中稳定，并具有宽治疗性指数，则 FDA 建议给予生物等效性研究豁免。基于 BCS 的生物等效性研究豁免方法被用为减少不必要的生物等效性研究的一个科学手段（2002）。在 BCS 的框架内，药品符合某些标准（如快速溶解 BCS Ⅰ 类药品），就可以申请生物等效性研究豁免支持药品研发。

其潜在的科学依据是：两种药学等效的固体口服药品中，观察到的药物的体内吸收速率和吸收程度的差异可能是因为体内药物溶出的差异所致。然而，在速释型（IR）固体口服剂型，体内溶出相对胃排空快，并且药物是高通透性的，所以药物吸收速率和程度不太可能与药物溶出和（或）胃肠转运时间有关，适用于生物等效性研究豁免。

表 5.1 给出了多个监管机构基于 BCS 的生物等效性研究豁免现状。

表 5.1 美国食品和药品管理局（FDA）、欧洲药品管理局（EMA）、世界卫生组织（WHO）和其他监管机构的基于生物药剂学分类系统（BCS）的生物等效性研究豁免现状[a]

		FDA（2002）	加拿大卫生部（2012）	欧洲药品管理局（2008）	世界卫生组织（2006）
是否准许生物等效性研究豁免	BCS Ⅰ 类	是	是	是	是
	BCS Ⅱ 类	否	否	否	是
	BCS Ⅲ 类	否	是	是	是
	BCS Ⅳ 类	否	否	否	否

[a] 截至 2006 年，巴西卫生部（ANVISA，巴西药品监管机构）也准许 BCS Ⅰ 类药品生物等效性研究豁免（与 FDA 类似），而日本监管机构不准许任何基于 BCS 的生物等效性研究豁免（Gupta，2006）。

5.4.2　判定药物 BCS 等级的标准

5.4.2.1　溶解度

BCS 中溶解度分类是基于速释药品的最高规格。当一种药物的最高规格在 pH 为 1.0~7.5 范围内可溶解于 250 ml 或更少的水介质中时，就被认为是高度溶解的。250 ml 的体积估计值源于在典型的生物等效性试验方案中规定，空腹志愿者服药应使用一杯水（约 8 oz）送服。采用最高规格而非最高剂量是因为：对于多种规格的药品而言，通常推荐最高规格用于生物等效性试验（Haidar 等，2008）。

FDA BCS 指南详细说明了在生理 pH 条件下药物的平衡溶解度测定。具体来说，受试药物的 pH-溶解度曲线的测定是使用经过验证的稳定性指示检测方法在 37 ± 1℃、pH 为 1.0~7.5 范围的水介质中开展。为准确定义 pH-溶解度特性，测定了足量的 pH 条件。根据受试药物的离子化特性，可获得为了确定溶解性而需要测定的 pH 条件数。例如，当一种药物的 pKa 值在 3~5 的范围之内时，其溶解度需要在以下几种 pH 条件下测定：pH=pKa，pH=$pKa+1$，pH=$pKa-1$，pH=1 和 7.5。推荐每个 pH 条件下至少重复测量 3 次溶解度。在溶解度试验中，使用《美国药典》（USP）描述的标准缓冲溶液被认为是合理的。如果这些缓冲溶液因为物理或化学原因而不适合，可使用其他缓冲溶液。最终记录的 pH 应为达到平衡之后测定的 pH。

5.4.2.2　通透性

药物的通透性分类可以通过受试者体内药代动力学试验确定，试验采用质量平衡和绝对生物利用度方法或肠道灌注法检测。不涉及人类受试者的方法包括：在适用的动物模型（例如，大鼠）进行体内或原位肠道灌注，和（或）使用离体肠道组织，或适用的单层上皮细胞的体外通透性方法。然而，人体数据始终是首选，而来自于动物灌注或体外细胞培养研究的结果通常被认为是支持性的。具体来说，我们一般考虑如下方法来确定通透性分类：

(a) 人体药代动力学试验

（i）质量平衡试验。未标记、稳定同位素或放射性标记的药物的药代动力学质量平衡试验可用于证明药物的吸收程度。根据研究的变异性，需招募足够多的受试者以得出吸收程度的可靠估计。对于多种药物，这个方法给出的药物吸收程度的估计值会有很大变异，因此，下述方法更为可取。

（ii）绝对生物利用度研究。测定口服生物利用度使用静脉注射作为参考。根据研究的变异性，研究需招募足够多的受试者以得出吸收程度的可靠估计。当绝对生物利用度达到90%或更高时，不需要额外数据证明药物在胃肠液中的稳定性。

(b) 肠通透性检测方法

以下方法可以用于测定药物在胃肠道中的通透性：①人体体内肠灌注试验；②适用动物模型的体内或原位肠灌注试验；③离体人或动物肠道组织的体外通透性试验；④单层人工培养上皮细胞的体外通透性试验。

体内或原位动物模型和体外检测方法，例如，人工培养人或动物单层上皮细胞，均适用于被动输运的药物。观察到的一些药物在人体内的低通透性可能是由于药物通过膜转运蛋白（例如，P-糖蛋白）外排所致。当这些模型中缺少与药物外排相关的转运蛋白或其表达程度低于其在人体中的表达程度时，则易于外排的药物通透性分类出现错误的概率比被动输运的药物大。因此，应在选定的试验系统中表征已知的转运蛋白的表达。外排体系（例如，P-糖蛋白）的功能性表达应用诸如双向输运试验研究证明，即当药物或化学物质尚未饱和外排系统（例如，环孢素A、长春碱和若丹明123）时，所选模型的基底端向顶端方向的输运速率高于顶端向基底端方向的输运速率。

线性或成比例剂量的药代动力学试验可为评估观测到的药物体外外排提供有用信息。例如，当药物浓度低时，基底端向顶端输运的速率较高，却表现出线性的人体体内药代动力学特性时，应用体外试验方法就没有什么问题。对于BCS运用，如果满足下述条件，则可以明确假定药物是被动输运机制：

- 证明体内药物的剂量（例如，相关临床剂量范围）和生物利用度测量值（AUC）之间存在线性（药代动力学）关系。
- 证明动物模型体内和原位通透性测量值不依赖于灌注液中的初始药物浓度（例如，溶解于 250 ml 水中的最高剂量规格浓度的 0.01、0.1 或 1 倍）。
- 采用已证明能描述已知转运蛋白的、合适的体外细胞培养法（例如，P-糖蛋白），在供体液和转运方向（例如，对于所选药物浓度，顶端向基底端和基底端向顶端输运速率统计学上没有明显差异）能够证明，体外通透性测量值与初始药物浓度（例如，溶解于 250 ml 水中的最高剂量规格浓度的 0.01、0.1 或 1 倍）无关。

为证明拟用于 BCS 的通透性方法的适用性，应使用足够数量的模式药物，建立受试者通透性检测与药物吸收数据范围之间的秩次排序关系。对于在人体内进行的体内肠灌注试验而言，推荐使用 6 个模式药物。对于动物体内或原位肠道灌注试验或体外细胞培养法而言，推荐使用 20 个模式药物。由于试验的可变性，为了提供药物通透性的可靠估计，试验需要有足够多的受试者、动物、离体组织样本或细胞单层。该关系应考虑低肠道通透性和高肠道通透性药物的精确区别。模式药物应体现低吸收率（例如，<50%）、中间吸收率（例如，50%～89%）和高吸收率（≥90%）的吸收范围。表 5.2 给出了体外通透性试验的推荐模式药物。

在证明一个方法的适用性之后并保持相同的试验方案时，在拟用于药物分级的后续试验中，无需重新试验所有选择的模式药物。相反，应采用一个低通透性和一个高通透性模式药物作为内标（即与同受试药物一起包含在灌注液或供体液）。这两个内标是除了流体体积标记（或零通透性物质，例如，PEG 4000）的额外内标，后者包含在某些特定类型的灌注技术中（例如，闭环技术）。内标的选择应当基于其与受试药物的相容性（即它们不应表现出任何明显的物理、化学或渗透相互作用）。当不能遵循这个方案时，在评价药物的通透性之后，应该在相同的受试者、动物、组织或单层细胞中测定内标的通透性。在不同的试验中，两个内标的通透性不应出现显著差异，包括用于证明方法适用性的试验在内。在原位或体外试验的最后，应当测定膜中的药物量。

对于设定条件的给定检验方法，选择接近低/高通透性分类分界线的高通透性内标有利于受试药物的分类。例如，如果受试药物的通透性等于或大于选定的高通透性内标，则可以确定这个受试药物是高通透性的。典型的高通透性内标包括美托洛尔和拉贝洛尔，尽管拉贝洛尔的使用已受到质疑（Incecayir 等，2013）。

表 5.2 推荐用于建立通透性方法适用性的模式药物。同时确定了潜在的内标（IS）和外排泵底物（ES）

药物	通透性类别
安替比林	高（潜在的内标候选物）
咖啡因	高
卡马西平	高
氟伐他丁	高
酮洛芬	高
美托洛尔	高（潜在的内标候选物）
萘普生	高
普萘洛尔	高
茶碱	高
维拉帕米	高（潜在的外排底物候选物）
阿莫西林	低
阿替洛尔	低
呋塞米	低
氢氯噻嗪	低
甘露醇	低（潜在的内标候选物）
α-甲基多巴	低
聚乙二醇（400）	低
聚乙二醇（1000）	低
聚乙二醇（4000）	低（零通透性标记物）
雷尼替丁	低

来源：FDA BCS 指南，附件 A；p. 13（2002）

　　许多体外人结肠癌 Caco-2 细胞试验表明，转运蛋白可增强或限制多种药物的吸收（Murakami 和 Takano，2008）。应研究转运蛋白对药物吸收的潜在影响。

(c) 高代谢方法

　　Wu 和 Benet（2005）认识到，表现为肠通透性高的药品在人体中的主要清除途径是经过代谢，而表现为肠通透性低的药品在人体内主要是通过在尿液和胆汁中以原型药物的形式清除。他们提出了生物药剂学药物分布分类系统（BDDCS），在决定药物处置中可作为预测转运蛋白重要性的基础，也可预测药物-药物相互作用。

有建议认为，代谢范围≥90％的药物可用作定义适于豁免体内生物等效性研究的 BCS I 类已上市药品的替代方法（Benet 等，2008）。也就是说，≥90％的代谢程度可以替代≥90％的吸收程度这一判定方法。Benet 等（同上）提出，下列标准可以用于定义已上市药品≥90％的代谢程度：人体单次口服药物的最高规格剂量后，对尿液和粪便中第 1 阶段氧化代谢物和第 2 阶段共轭代谢物做质量平衡，作为未标记的、放射标记的或非放射标记的物质进行测量，占所服药物剂量的比例≥90％。对于第 1 阶段氧化过程和第 2 阶段共轭过程代谢≥90％的一种口服药物而言，可以肯定药物已被吸收。目前在 FDA 指南里没有收录这个高代谢方法。但是，从科学上来说，这是个有效的方法。

(d) 药物在胃肠道中的不稳定性

基于采用尿液总放射性的质量平衡试验来确定药物的吸收程度，没有考虑药物在肠黏膜渗透之前在胃肠液中的降解程度。此外，一些测定通透性的方法可能是基于药物从人和（或）动物胃肠道的体内或原位灌注液体中的损失和清除来确定的。证明药物在胃肠道中的损失是由肠黏膜渗透引起的而非药物的分解引起的这一事实将有助于确立通透性。

药物在胃肠道中的稳定性可以用从受试者获得的胃肠液来证明。对于胃肠液中的药物溶液，应在 37℃下培养，培养时间应能代表药物在体内与胃肠液的接触时间，例如，在胃液中培养 1 h，在肠液中培养 3 h。药物浓度应采用经过验证的指示稳定性的分析方法测定。在此方案中，药物的明显降解程度（＞5％）可能表示潜在不稳定性。从受试者获取胃肠液需要插管，在许多情况下这可能难以做到。经过适当调整后，从合适的动物模型获取胃肠液和（或）人工胃肠液可作为替代品使用，如《美国药典》标准胃肠液。

5.4.3　FDA 基于生物药剂学分类系统（BCS）的生物等效性研究豁免

2000 年 8 月，FDA 发布了一项豁免用于基于 BCS 的速释固体口服制剂体内生物利用度和生物等效性研究的行业指南（2002）。这项 BCS 指南建议，在满足下列条件的情况下，申请人可对显示体外溶出快的 BCS I 类速释（IR）口服固体剂型申请生物等效性研究豁免：①用于速释口服剂型中的辅料对口服药物的吸收速率和程度没有明显影响；②必须不是窄治疗指数（NTI）药物；③药物没有设计为在口腔吸收。

对于在开展新药临床研究（IND）申请、新药申请（NDA）、简化新药申请（ANDA）和这些申请的补充申请，对希望请求豁免体内生物利用度（BA）和（或）生物等效性（BE）试验的申请人，这项 FDA 指南给予了建议。这项指南提供了检测溶解性、通透性和体内溶出的建议方法以及给予基于 BCS 的生物等效性研究豁免标准。

速释制剂的特点为：当使用 100 rpm 的《美国药典》仪器 I 法（USP Apparatus I）或 50 rpm 的《美国药典》仪器 II 法（USP Apparatus II）时，不低于标示量的 85% 的药物能在 30 min 内溶解在 900 ml 或更少的下述介质中：①酸性介质，例如，0.1 N HCl 或《美国药典》无酶人工胃液（SGF）；②pH 为 4.5 的缓冲溶液；③pH 为 6.8 的缓冲溶液或《美国药典》无酶人工肠液（SIF）；否则，将不被视为适用于 BCS 生物等效性研究豁免范围的速释药品。

基于 BCS 的科学原理，两种药学等效的口服药品中药物的体内吸收速率和吸收程度的体内差异可能是由于体内药物溶出差异所致。当速释型口服剂型的体内溶出相对于胃排空快时，药物吸收的速率和程度可能与药物溶出无关。因此，与口服溶液剂相似，只要用于药品配方的非活性成分未显著影响活性成分的吸收，证明体内生物等效性可能是不必要的。因此，对于 BCS I 类药物，使用推荐的测试方法证明体外溶出快就足以保证其体内溶出快，从而保证其人体内生物等效性。这个 FDA BCS 指南的好处是：不仅降低了生物利用度和生物等效性试验的相关费用，更为关键的是促进了面向市场的新化学实体的研发，最终对美国公众的健康是有益的。

5.4.4 需要重新定义溶解性和通透性吗？

（a）高溶解性的重新定义。溶解性分类中 pH 在 1.0~7.5 范围内这一要求可能过于保守，并无必要。在禁食条件下，胃肠道中胃液的 pH 为 1.4~2.1，十二指肠液的 pH 为 4.9~6.4，空肠液的 pH 为 4.4~6.6，回肠液的 pH 为 6.5~7.4（Oberle 和 Amidon，1987）。即便在进食条件下，胃中的 pH 也不会超出 6.8。另外，药物到达回肠通常需要大约 85 min（Yu 等，1996）。因此，当药物到达回肠时，如果药物满足快速溶出标准，即不少于 85% 的药物在 30 min 内溶解，则药物可能已经完全溶出。因此，重新定义用于 BCS 分类边界的 pH 范围，从 1.0~7.5 改为 1.0~6.8 是合理的，这与溶出 pH 相一致（pH 为 1.0、4.5 和 6.8 的缓冲溶液）。新的 pH 要求为 1.0～6.8，已经被世界上多个监管机构采用（2006，2008，2012）。

250 ml 的剂量体积似乎也是对体内实际可用于溶解和溶出的体积的保守估计值。在禁食条件下，小肠的生理容积在 50～1 100 ml 范围内，平均为 500 ml（Lobenberg 和 Amidon，2000）。当用一杯水送服时，药物浸入到胃里的约 250 ml 液体中。如果药物不在胃溶液中，胃排空作用会将药物排到小肠中，固体药物会在额外的小肠液的作用下溶解。但是，由于小肠容积变化大，用于划分溶解性分类边界的体积值的合适定义难以确定。

影响体内溶解性的另一个因素是胆汁盐/胶束增溶作用（Fleisher 等，1999）。肠溶性可能是最重要的溶解性，因为大部分药物都在这个区域吸收。低 pH 下溶解性低的很多酸性药物能够被很好吸收。例如，大多数非甾体类抗炎药（NSAID），诸如氟比洛芬、酮洛芬、萘普生和奥沙普秦，在胃中溶解度小但在肠道末端溶解度大，它们的绝对人体生物利用度达到或高于 90%，因此，表现出与 BCS Ⅰ 类药物相似的行为（Dressman，1997；Sheng 等，2006；Yazdanian 等，2004）。

溶解性分类是基于药物在普通缓冲溶液中的溶解能力。然而，胆汁盐会出现于小肠中，甚至在禁食状态下仍存在。基于生理因素，Dressman 等（2008）设计了两种介质：一种用于模拟禁食状态小肠内的情况，另一种模拟进食状态小肠内的情况（Dressman 等，2008）。这两种介质可用于药物研发过程，用来评价药物的体内溶解度和溶出；它们还有潜力用于药品监管，也就是说，尽管还需要详细研究，但采用更多生理相关介质的溶出方法可用于证明生物等效性。

其他标准，例如，固有溶出率，在药物生物药剂学性质的分类方面可能是有用的。制药企业已经广泛使用固有溶出率方法表征原料药的性质。我们最近的数据表明，固有溶出率方法可靠稳健、容易测定。在 15 种 BCS 模式药物中发现了固有溶出率和 BCS 溶解度分类之间的良好关联（Yu 等，2004）。因此，尽管需要开展更多验证研究，但当药物的溶解度不能精确测定时，可以使用药物的固有溶出率。

（b）高通透性的重新定义。通透性分类边界是基于体内原料药的肠吸收程度（剂量吸收分数）或基于穿过肠黏膜的传质速率的测定。在当前的 BCS 下，如果药物的吸收比例等于或高于 90%，则认为药物是高通透性的。对于很多药品，试验测定的剂量吸收分数小于 90% 通常被认为是完全或良好吸收的，因此，认为剂量吸收分数为 90% 这一判定标准是保守的。由此提出了一个问题，对高通透性分类而言，是否需要考虑替代的通透性边界（例如，85%），值得商榷。

Benet 和 Larregieu（2010）建议，FDA 应当消除现行 BCS 生物等效性研究豁免指南的歧义，并公布已经获批的 BCS 生物等效性研究豁免的药物。他们主张，尽管 BCS I 类药物被认定为高通透性药物，但事实上，所用判定标准是高吸收程度。他们建议应消除这一歧义，应该明确声明，FDA 标准是基于绝对生物利用度还是质量平衡的 90% 吸收程度。然而，如之前章节所述，FDA BCS 指南确实认可基于原位或体外细胞培养通透性的 BCS 分类，而这一分类已经在过去多年给予众多药物生物等效性研究豁免。就像体内绝对生物利用度或质量平衡试验得出吸收程度，原位或体外方法得出通透性，实际上并没有普遍适用的术语。尽管如此，对于吸收受限于通透性的药物而言，吸收程度和通透性之间存在良好相关（Yu 和 Amidon，1999）。就此而论，使用哪一项其实并不重要。对于吸收受限于溶出率或溶解度的药物而言，吸收程度实际上不能反映药物体内通透的能力。就这一点而言，使用吸收程度来对药物进行分类并不适用。

5.4.5　生物药剂学分类系统（BCS）Ⅲ类药物的生物等效性研究豁免的扩展潜力

高溶解性和低通透性药物被划分为 BCS Ⅲ 类药物。有人建议将生物等效性研究豁免扩展到具有快速溶出特性的 BCS Ⅲ 类药物。有人辩称，给予 BCS Ⅲ 类药物生物等效性研究豁免，与给予 BCS I 类药物生物等效性研究豁免有同样令人信服的理由（Blum 和 Schug，1999）。BCS Ⅲ 类药物的吸收可能受本身通透性的限制，但受自身剂型的影响较小，其生物利用度可以以体内通透性形式确定。如果 BCS Ⅲ 类药物在生理 pH 条件下溶出非常快，预期其体内行为将与口服溶液相似。因为从口服溶液中释药是显而易见的，所以通常给予口服溶液类药品体内生物等效性试验豁免（2003）。

然而，药物在小肠的吸收动力学受生理因素和生物药剂学性质的综合影响（例如，胃肠动力、通透性、代谢、溶出和药物-辅料间相互作用/键合）。最近对 10 种 BCS Ⅲ 类药物的 FDA 数据的调查表明，在固体剂型中广泛使用的辅料对药物吸收没有显著影响。如果用于两种生物药剂学等效的速释固体口服剂型中的多种辅料均不影响药物吸收，两种药品在多个生理相关 pH 下溶解非常迅速（即 15 min＞85%），则似乎没有理由相信这两种药品不是生物等效的（Yu 等，2002）。

5.4.5.1 辅料对胃肠动力和通透性的潜在影响

因为 BCSⅢ类化合物通常表现出依赖于作用部位的吸收特性（Wu 和 Benet，2005），其通过肠道上部特定区域的时间对生物等效性可能是至关重要的，所以需要更为严格的溶出判定标准以确保其在胃中完全溶出。已证明某些辅料会影响药物的胃肠道转运时间。例如，闪烁扫描法表明，与空白对照相比，焦磷酸钠可使药物的小肠转运时间降低 43%（Koch，1993）。不易吸收的糖醇类，如山梨醇和甘露醇，会减少小肠转运时间（Chen 等，2013）。因此，含有大量影响转运时间的辅料的 BCSⅢ类口服药品，不应被纳入生物等效性研究豁免考虑范围。尽管固体剂型中大多数常用辅料不太可能显著影响胃肠转运时间，但这个证据并非是结论性的。

一些文献综述了辅料对通透性的影响（Aungst，2000；Gupta，2013）。能显著影响体外通透性的辅料包括表面活性剂、脂肪酸、中碳链甘油酯、类固醇去污剂、酰基肉碱和酰基胆碱、N-乙酰化非 α 氨基酸、壳聚糖和其他黏膜附着聚合物。Rege 等（2001）研究了一些药品配方中辅料对人结肠癌 Caco-2 细胞通透性的影响，发现一些常用的速释剂型辅料不能调整药物穿过人结肠癌 Caco-2 细胞单层的通透性。当能在人结肠癌 Caco-2 细胞体系中观察到辅料的影响时，它们的浓度通常要比在体内观察到的浓度高得多。

5.4.5.2 溶出率

相对于 BCSⅠ类药品，体内溶出率对 BCSⅢ类药物的作用更为重要。FDA BCS 指南推荐使用转速为 100 rpm 的《美国药典》仪器Ⅰ法（USP Apparatus I），或转速为 50 rpm 的《美国药典》仪器Ⅱ法（USP Apparatus II），在不同 pH 的 900 ml 介质中进行溶出试验，评价药品的体外溶出度。对于高溶解性和高渗出药物而言，体外溶出快（30 min 内不低于 85%），极有可能保证药物在体内也快速溶出。然而，BCSⅢ类药物的体外溶出速率快并不能保证其体内溶解速率也快，因为在体内可能不存在漏槽状态。2001 年，为了将溶解行为异常的概率降到最低，我们在模拟试验中发现，有必要将 BCSⅢ类药物体外溶出速率标准设定为更快的 15 min 内不低于 85%（Yu 等，2001）。

5.5 总结

目前，可以获得生物等效性研究豁免的药品如下：

- 体内生物利用度或生物等效性是显而易见的某些药品。
- 通过体外试验数据而非体内试验数据即可测定生物利用度或证明生物等效性的药品。例如，药品的剂型相同但规格不同；药品的活性和非活性成分的规格与同一厂商的已经开展适用的体内试验的药品成比例相似；药品的新规格满足适用的体外溶出试验。
- 基于 BCS 认定的某些药品。

当前不同的监管机构基于 BCS 的生物等效性研究豁免的情况有所不同。FDA 现行 BCS 指南允许的生物等效性研究豁免标准比较保守，生物等效性研究豁免仅适用于 BCS I 类药品。基于胃肠道潜在的生理学机制，正在讨论其他可能的生物等效性研究豁免新标准和分类边界。溶解度和通透性分类边界的改变是为了：①将溶解度 pH 范围从 $1.0\sim7.5$ 收窄至 $1.0\sim6.8$；②将高通透性要求从 90% 降低到 85%。同时，文献数据显示，只要辅料对药物吸收的任何影响都是可控的，将生物等效性研究豁免扩展至 BCS Ⅲ 类药品也许是合理的。

（朱　浩校）

参考文献

Adkin DA, Davis SS, Sparrow RA, Huckle PD, Phillips AJ, Wilding IR (1995) The effect of different concentrations of mannitol in solution on small intestinal transit: implications for drug absorption. Pharm Res 12(3):393–396

Amidon GL, Lennernas H, Shah VP, Crison JR (1995) A theoretical basis for a biopharmaceutic drug classification: the correlation of in vitro drug product dissolution and in vivo bioavailability. Pharm Res 12(3):413–420

Aungst BJ (2000) Intestinal permeation enhancers. J Pharm Sci 89(4):429–442. doi:10.1002/(SICI)1520-6017(200004)89:4<429::AID-JPS1>3.0.CO;2-J, [pii] 10.1002/(SICI)1520-6017(200004)89:4<429::AID-JPS1>3.0.CO;2-J

Basit AW, Podczeck F, Newton JM, Waddington WA, Ell PJ, Lacey LF (2002) Influence of polyethylene glycol 400 on the gastrointestinal absorption of ranitidine. Pharm Res 19(9):1368–1374

Benet LZ, Larregieu CA (2010) The FDA should eliminate the ambiguities in the current BCS biowaiver guidance and make public the drugs for which BCS biowaivers have been granted. Clin Pharmacol Ther 88(3):405–407. doi:10.1038/clpt.2010.149, clpt2010149 [pii]

Benet LZ, Amidon GL, Barends DM, Lennernas H, Polli JE, Shah VP, Stavchansky SA, Yu LX (2008) The use of BDDCS in classifying the permeability of marketed drugs. Pharm Res 25(3):483–488. doi:10.1007/s11095-007-9523-x

Blume HH, Schug BS (1999) The biopharmaceutics classification system (BCS): class III drugs—better candidates for BA/BE waiver? Eur J Pharm Sci 9(2):117–121, S0928-0987(99)00076-7 [pii]

Chen ML, Straughn AB, Sadrieh N, Meyer M, Faustino PJ, Ciavarella AB, Meibohm B, Yates CR, Hussain AS (2007) A modern view of excipient effects on bioequivalence: case study of sorbitol. Pharm Res 24(1):73–80. doi:10.1007/s11095-006-9120-4

Chen ML, Sadrieh N, Yu L (2013) Impact of osmotically active excipients on bioavailability and bioequivalence of BCS class III drugs. AAPS J 15(4):1043–1050. doi:10.1208/s12248-013-9509-z

Code of Federal Regulations 21 320.22. Bioavailability and Bioequivanece Requirements. http://www.accessdata.fda.gov/scripts/cdrh/cfdocs/cfCFR/CFRSearch.cfm?fr=320.22

Dressman JB (1997) Physiological aspects of the design of dissolution tests. In: Amidon GLR, Willimans RL (eds) Scientific foundations for regulating drug product quality. AAPS, Alexandria, pp 155–168

Dressman JB, Thelen K, Jantratid E (2008) Towards quantitative prediction of oral drug absorption. Clin Pharmacokinet 47(10):655–667. doi:10.2165/00003088-200847100-00003, 47103 [pii]

EMA (2008) European Medicines Agency: Guideline on the investigation of bioequivalence. http://www.ema.europa.eu/docs/en_GB/document_library/Scientific_guideline/2009/09/WC500003011.pdf

Fassihi AR, Dowse R, Robertson SSD (1991) Influence of sorbitol solution on the bioavailability of theophylline. Int J Pharm 72:175–178

FDA (1995) Food and Drug Administration. Guidance for industry: immediate release solid oral dosage forms. Scale-up and post-approval changes: chemistry, manufacturing, and controls, in vitro dissolution testing, and in vivo bioequivalence documentation. http://www.fda.gov/downloads/Drugs/GuidanceComplianceRegulatoryInformation/Guidances/UCM070636.pdf

FDA (1997) Food and Drug Administration. Guidance for industry: SUPAC-MR: modified release solid oral dosage forms—scale up and post-approval changes: chemistry, manufacturing, and controls; In vitro dissolution testing and in vivo bioequivalence documentation. http://www.fda.gov/downloads/Drugs/GuidanceComplianceRegulatoryInformation/Guidances/UCM070640.pdf

FDA (2002) Food and Drug Administration. Guidance to industry: waiver of in vivo bioavailability and bioequivalence studies for immediate-release solid oral dosage forms based on a biopharmaceutics classification system. http://www.fda.gov/downloads/Drugs/GuidanceComplianceRegulatoryInformation/Guidances/UCM070246.pdf

FDA (2003) Food and Drug Administration. Guidance for industry: bioavailability and bioequivalence studies for orally administered drug products—general considerations. http://www.fda.gov/downloads/Drugs/GuidanceComplianceRegulatoryInformation/Guidances/UCM070124.pdf

Fleisher D, Li C, Zhou Y, Pao LH, Karim A (1999) Drug, meal and formulation interactions influencing drug absorption after oral administration. Clinical implications. Clin Pharmacokinet 36(3):233–254. doi:10.2165/00003088-199936030-00004

Fukahori M, Sakurai H, Akatsu S, Negishi M, Sato H, Goda T, Takase S (1998) Enhanced absorption of calcium after oral administration of maltitol in the rat intestine. J Pharm Pharmacol 50(11):1227–1232

Gupta E, Barends DM, Yamashita E, Lentz KA, Harmsze AM, Shah VP, Dressman JB, Lipper RA (2006) Review of global regulations concerning biowaivers for immediate release solid oral dosage forms. Eur J Pharm Sci 29:315–324

Gupta V, Hwang BH, Doshi N, Mitragotri S (2013) A permeation enhancer for increasing transport of therapeutic macromolecules across the intestine. J Control Release. DOI: S0168-3659(13)00248-4 [pii]. 10.1016/j.jconrel.2013.05.002

Haidar S, Kwon H, Lionberger R, Yu LX (2008) Bioavailability and bioequivalence. Kluwer Academic, New York, pp 262–289

Health Canada (2012) Biopharmaceutics classification system based biowaiver: draft guidance document. http://www.hc-sc.gc.ca/dhp-mps/alt_formats/pdf/consultation/drug-medic/bcs_draft_guide_ebauche_ld_scb-eng.pdf

Incecayir T, Tsume Y, Amidon GL (2013) Comparison of the permeability of metoprolol and labetalol in rat, mouse, and Caco-2 cells: use as a reference standard for BCS classification. Mol Pharm 10(3):958–966. doi:10.1021/mp300410n

Koch KM, Parr AF, Tomlinson JJ, Sandefer EP, Digenis GA, Donn KH, Powell JR (1993) Effect of sodium acid pyrophosphate on ranitidine bioavailability and gastrointestinal transit time. Pharm Res 10(7):1027–1030

Kruger D, Grossklaus R, Herold M, Lorenz S, Klingebiel L (1992) Gastrointestinal transit and digestibility of maltitol, sucrose and sorbitol in rats: a multicompartmental model and recovery study. Experientia 48(8):733–740

Lobenberg R, Amidon GL (2000) Modern bioavailability, bioequivalence and biopharmaceutics classification system. New scientific approaches to international regulatory standards. Eur J Pharm Biopharm 50(1):3–12, S0939-6411(00)00091-6 [pii]

Murakami T, Takano M (2008) Intestinal efflux transporters and drug absorption. Expert Opin Drug Metab Toxicol 4(7):923–939. doi:10.1517/17425255.4.7.923

Oberle RL, Amidon GL (1987) The influence of variable gastric emptying and intestinal transit rates on the plasma level curve of cimetidine; an explanation for the double peak phenomenon. J Pharmacokinet Biopharm 15(5):529–544

Polli JE, Yu LX, Cook JA, Amidon GL, Borchardt RT, Burnside BA, Burton PS, Chen ML, Conner DP, Faustino PJ, Hawi AA, Hussain AS, Joshi HN, Kwei G, Lee VH, Lesko LJ, Lipper RA, Loper AE, Nerurkar SG, Polli JW, Sanvordeker DR, Taneja R, Uppoor RS, Vattikonda CS, Wilding I, Zhang G (2004) Summary workshop report: biopharmaceutics classification system—implementation challenges and extension opportunities. J Pharm Sci 93(6):1375–1381. doi:10.1002/jps.20064

Rege BD, Yu LX, Hussain AS, Polli JE (2001) Effect of common excipients on Caco-2 transport of low-permeability drugs. J Pharm Sci 90(11):1776–1786. doi:10.1002/jps.1127 [pii]

Schulze JD, Waddington WA, Eli PJ, Parsons GE, Coffin MD, Basit AW (2003) Concentration-dependent effects of polyethylene glycol 400 on gastrointestinal transit and drug absorption. Pharm Res 20(12):1984–1988

Sheng JJ, Kasim NA, Chandrasekharan R, Amidon GL (2006) Solubilization and dissolution of insoluble weak acid, ketoprofen: effects of pH combined with surfactant. Eur J Pharm Sci 29(3–4):306–314. doi:10.1016/j.ejps.2006.06.006, S0928-0987(06)00169-2 [pii]

WHO (2006) World Health Organization: Proposal to waive in vivo bioequivalence requirements for WHO Model List of Essential Medicines immediate-release, solid oral dosage forms. World Health Technical Report Series 937

Wu CY, Benet LZ (2005) Predicting drug disposition via application of BCS: transport/absorption/elimination interplay and development of a biopharmaceutics drug disposition classification system. Pharm Res 22(1):11–23

Yazdanian M, Briggs K, Jankovsky C, Hawi A (2004) The "high solubility" definition of the current FDA Guidance on Biopharmaceutical Classification System may be too strict for acidic drugs. Pharm Res 21(2):293–299

Yu LX, Amidon GL (1999) A compartmental absorption and transit model for estimating oral drug absorption. Int J Pharm 186(2):119–125, doi: S0378517399001477 [pii]

Yu LX, Lipka E, Crison JR, Amidon GL (1996) Transport approaches to the biopharmaceutical design of oral drug delivery systems: prediction of intestinal absorption. Adv Drug Deliv Rev 19(3):359–376. doi:10.1016/0169-409X(96)00009-9 [pii]

Yu LX, Ellison CD, Conner DP, Lesko LJ, Hussain AS (2001) Influence of drug release properties of conventional solid dosage forms on the systemic exposure of highly soluble drugs. AAPS PharmSci 3(3):E24

Yu LX, Amidon GL, Polli JE, Zhao H, Mehta MU, Conner DP, Shah VP, Lesko LJ, Chen ML, Lee VH, Hussain AS (2002) Biopharmaceutics classification system: the scientific basis for biowaiver extensions. Pharm Res 19(7):921–925

Yu LX, Carlin AS, Amidon GL, Hussain AS (2004) Feasibility studies of utilizing disk intrinsic dissolution rate to classify drugs. Int J Pharm 270(1–2):221–227, doi: S037851730300574X [pii]

第 6 章
高变异药物的生物等效性

Barbara M. Davit，Devvrat T. Patel

6.1 简介：生物等效性的总体原则

生物等效性（BE）定义为：在一个设计合理的试验中，在相同给药条件下，服用相同剂量的药学等效[1]或其他药学替代品[2]，其有效成分或活性部分在作用部位的可利用速率和程度无显著差异（Office of the Federal Register，2013）。确立受试药品和参照药品之间生物等效性的目的是为了证明治疗等效性。治疗等效的药品可相互替换，替换药品（受试药品）与原创药品（参照药品）具有相同的安全性和有效性。受试药品和参照药品具有可接受的生物等效性是 FDA 批准新仿制药标准要求之一（美国卫生和人类服务部等，2013a，b）。有关新药的研发，FDA 要求生物等效性文件的目的在于建立：①前期和后期临床疗效试验制剂间的关联性；②如果用于临床试验和稳定性研究的制剂不同，那么证明它们之间的关联性；以及③临床试验药品和将要上市销售的药品之间的关联性（美国卫生和人类服务部，2003）。因此，生物等效性证明文件在新药和仿制药的研发中发挥着至关重要的作用。

在药品上市注册申请中，证明生物等效性的关键性研究是用来比较人体受试者中受试药品和参照药品在作用部位的可利用性的研究。对于作用于全身的药品，受试药品和参照药品到达作用部位的速率和程度可通过药代动力学

---

[1] 依据美国 FDA 法规 [21 CFR Part 320.1（c）] 定义，药学等效指剂型相同、含有相同量的活性药物成分的药品，即相同治疗成分的盐或酯，或在缓释剂型中储存或过量的预充式注射剂，其残留量可能会有所不同，在相同的给药时间内递传相同量的活性药物成分；不一定含有等量的辅料成分；并且符合鉴别、规格、质量、纯度，包括含量和适用情况下的含量均匀度、崩解时间和（或）溶出率的系统药典标准或其他适用标准

[2] 依据美国 FDA 法规 [21 CFR Part 320.1（c）] 定义，药学替代品意味着药品含有相同的治疗部位或其前体，但并不一定以相同量或相同剂型或相同的盐或酯出现。这类药品中的每一种产品均符合各自的鉴别、规格、质量、纯度，包括含量和适用情况下的含量均匀度、崩解时间和（或）溶出率的系统药典标准或其他适用标准

（PK）数据来确定身体系统吸收的速率和程度。药代动力学参数 C_{max} 用于评价吸收速率，AUC 用于评价吸收程度。大多数生物等效性研究是通过双向交叉设计、招募接受单剂量的受试药品或参照药品的健康正常受试者进行的。在大多数情况下，FDA 要求新药和仿制药申请使用双单侧检验，在统计学上比较仿制药品与参照药品的 C_{max} 和 AUC 的数据（Schuirmann，1987）。在双单侧检验中，要求受试药品和参照药品的 C_{max} 和 AUC 的几何均数比率（the geometric mean ratio，GMR）的 90% 置信区间（CI）落在生物等效性限度内，设定为 80%～125%（Westlake，1981）。90% 置信区间的宽限度根据试验中受试者数量和生物等效性测量指标的变异性确定。

6.2 高变异药物的定义

高变异（highly variable，HV）药物定义为：有一个或多个生物等效性测量指标的个体内变异性（定义为变异系数的百分比，%CV）为 30% 或更高的药物（Blume 和 Midha，1993；Shah 等，1996）。生物等效性主要测量指标，如上文所述，包括表示药物吸收程度的 AUC 和表示药物吸收速度的 C_{max}。一项对 FDA 在 2003 年至 2005 年间审评的一些仿制药的调查显示，由于本身的特性，约 20% 的在美国上市许可申请中被评定的仿制药为高变异药物（Davit 等，2008）。

FDA 从 1992 年开始在分析生物等效性试验数据中常规性使用双单侧检验方法（Davit 等，2009）。如前所述，如果受试药品和参照药品被确认为生物等效的，则两种药品的生物等效性测量指标即 AUC 和 C_{max} 的 GMR 的 90% 置信区间（CI）必须落入 80%～125% 的生物等效性限度范围内。个体内变异性高意味着，为使试验结果符合 80%～125% 的限度，可能需要大量受试者，因此，确定高变异仿制药的生物等效性具有挑战性。图 6.1 显示了两个假定的生物等效性研究的结果。两种药品的 90% 置信区间以不同颜色的条形图来表示。两种药品的 GMR 都接近 1.00。浅色条形图所表示的药品的个体内变异性较低，很容易就达到了生物等效性限度的要求。深色条形图所代表的药品的个体内变异性高，未能达到生物等效性限度的要求。值得注意的是，尽管第二种药品（深色条形图）的 GMR（受试药品/参照药品）接近 1.00，似乎设计合理，在体内试验中与参照药品表现一样，但需要增加受试者数量，且有可能增加很大数量才能使其符合生物等效性的限度。

一些因素会影响需要符合生物等效性监管标准的样本量大小。第一个影响样品量的因素是每个单侧检验（在双单侧检验法中）均要在 5% 显著性水平下进

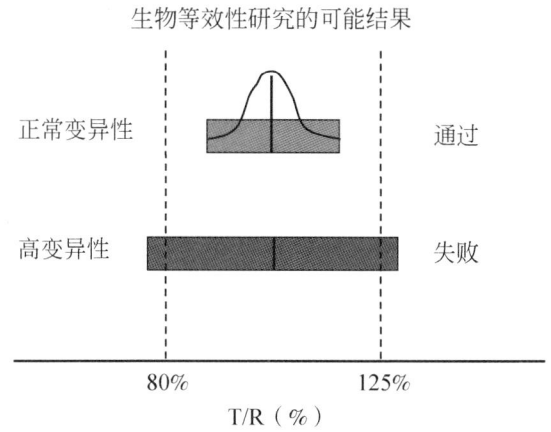

图 6.1 在 X 轴上以两个"球门柱"表示的 80%～125% 生物等效性限度。将生物等效性限度与两种药品的假定的受试药品/参照药品生物等效性测量指标的 GMR 的 90% 置信区间相比,一种是"正常变异"药品(浅色条形图),另一种是"高变异"药品(深色条形图)。两种药品的 90% 置信区间用不同颜色的条形图表示。对于正常变异的药品,90% 置信区间符合生物等效性限度。而对于高变异药物,90% 置信区间不符合可接受限度。由于置信区间的宽限度受参与试验的受试者的数量影响,因此,就假定的高变异药物而言,如果有更多的受试者参与,试验结果很有可能会符合生物等效性限度

行,与 90% 置信区间相对应(美国卫生和人类服务部,2001)。5% 显著性水平表示第一类误差的概率(α),即错误地认为群体 GMR 未能符合生物等效性限度的两种药品生物等效的概率。第二个影响样本量大小的因素是研究效能,也就是当两种药品是真正意义上的生物等效时,能正确地证明它们生物等效的可能性或机会(Patterson 等,2001;Phillips,1990)。第三个影响样本量的因素是受试/参照药品生物等效性测量指标比率。如果受试药品/参照药品的真实比率不为 1,那么对于任何给定的样本量,可证明生物等效性的整体效能是降低的,导致研究所需受试者数量增加。其他影响样本量的因素包括研究设计和预期的个体内变异性。例如,在一个重复四向交叉生物等效性试验设计中,每名受试者接受受试药品和参照药品各两次,这就比一个双向交叉生物等效性试验设计所要求的受试者数量要小。在一个交叉设计中,假定所有其他因素均保持不变,随着个体内变异性增加,相应所需受试者的数量也会增加。因此,生物等效性试验样本量大小是根据以下因素计算而来:每个检验中第 I 类误差率 5%、期望的研究效能、最佳估计的受试药品/参照药品比率的估计值和个体内变异性。表 6.1 说明了在一个可能性为 80% 的可接受生物等效性研究中,这些因素是如何影响受试者数量的。

表 6.1　一个 80% 效能的生物等效性试验的受试者数量是个体内变异性和几何均数比率（GMR）的函数（样本量的估计是针对 $\sigma_{WT}=\sigma_{WR}$ 和 $\sigma_D=0$ 而言的）

个体内变异性百分系数（%CV）	几何均数比率（GMR）（%）	双向交叉设计的样本量	四向交叉设计的样本量
15	100	10	6
	105	12	8
	110	20	12
30	100	32	18
	105	38	20
	110	68	36
45	100	66	34
	105	80	42
	110	142	72
60	100	108	56
	105	132	66
	110	236	118
75	100	156	80
	105	190	96
	110	340	172

如表 6.1 所示，高变异药物生物等效试验所需的受试者数量激增。在一项回顾 2003 年到 2005 年的仿制药生物等效性研究的调查中，FDA 注意到，高变异药物的研究通常较低变异性药物的研究需要更多的受试者。

一个重要的观察结果是：临床数据有力地支持高变异药物有较宽的治疗指数这一结论。否则将会在最初的 FDA 的上市审批所要求的关键性安全性和有效性试验中出现严重的安全问题和缺乏疗效的情况（Benet，2004）。也就是说，在不同条件下服用参照药品都是安全和有效的，尽管其有很高的药代动力学变异性。

6.3　高变异药物的成因

大多数高变异药物似乎属于 BCS Ⅱ 类或 Ⅳ 类药物，BCS Ⅱ 类药物具有低的水溶解性和高的肠通透性，BCS Ⅳ 类药物具有低水溶性和低肠通透性（Cook 等，

2010；Amidon，2004）。高变异药物的倾向性特征包括：广泛的首过代谢、低生物利用度、酸不稳定性高和（或）亲脂性高（Davit 等，2008）。因此，高变异药物的血药浓度普遍很低。在这种情况下，准确表征其药代动力学特征属性几乎是不可能的，结果是生物等效性测量指标的个体内变异性可能会超过 30%（Conner，2009）。由于 FDA 不鼓励不必要的人体试验，以上观察结果使人们产生疑问，对于某些药品，如果高变异性的药代动力学数据似乎并不影响其安全性和有效性，那么在对它们进行的生物等效性试验中我们是否应当使用大量受试者。应该强调，这个问题与原料药倾向性特征所致的高的药代动力学变异性有关，与制剂的性能评价无关，而制剂的性能评价才是生物等效性比较的关键问题。

如果要将 80%~125% 生物等效标准范围强加给高变异药物，则另一个担忧是：需要使用大样本量会阻碍仿制药研发或对创新药的剂型改进（DiLiberti 2004；Tothfalusi 等，2009）。例如，仿制药药品线的研发可能由于审批所要求的体内生物等效性试验的高失败率而停滞；也就是说，可能需要重复体内生物等效性研究，直至获得成功的结果（Endrenyi，2004）。这样不仅会导致非必要的人体试验，还会增加药物研发成本，最终将会反映在面向消费者的价格上。

最后一个担忧是，如果采取相对小的样本量的受试者（即 18~40 名），并使用稳态的 80%~125% 限度的生物等效性限度的双周期交叉设计，那么一个高变异药物的参照药品可能自身甚至都并非生物等效（Conner，2009）。这种情况在实际中出现过，如高变异药物氯丙嗪和维拉帕米的品牌药品的生物等效性试验结果（Midha 等，2005；Tsang 等，1996）。这些结果支持"一刀切"的生物等效性限度的方法并不适用高变异药物的论点。

近些年来，无论是在文献中还是在国内以及国际的各种场合中，围绕高变异药物的生物等效性评价问题和针对这些药品的生物等效性评价方法的修订提案在药物科学领域成为讨论热点（Davit 等，2012）。2004 年，FDA 的仿制药办公室（OGD）在 FDA 药物科学和临床药理学专家咨询委员会会议上正式提出了这一问题（专家咨询委员会执行秘书，2004）。会议讨论了优化研究设计和数据分析的不同方案，包括是否将生物等效性限度扩展至 70%~143%，或是否使用参照药品的个体内药代动力学变异性参数来标度生物等效性限度。专家咨询委员会建议 FDA 探讨应用参照药品标度，纳入 GMR 限度。参照药品标度的概念是由个体生物等效性（IBE）方法发展而来的，后者由 FDA 开展，已经有一段时间，目的在于提高药品的可替代性（Hauck 等，2000；Patnaik 等，1997）。提出的个体生物等效性的可接受标准包括：①受试药品和参照药品均值对比；②个体内方差的对比；③配方影响个体相互作用的评价；④服用参照药品后个体内变异性超出预定值时标度生物等效性限度的能力。尽管 FDA 在 2001 年暂停实施个体生物等效性评价，专家咨询委员会依然建议在高变异药物的生物等效性试验中 FDA 考虑应用参照药品标度法（FDA 制药科学与临床药理学咨询委员会，2001）。

因此，为详细阐述 2004 年专家咨询委员会推荐的方法并验证参照药品标度法的有效性，FDA 成立了一个跨学科工作小组，承担通过一系列模拟研究来探讨上述想法的任务。模拟试验研究参照药品标度生物等效性限度方法是否可行，以及哪一种试验设计和统计学分析方法是维持 5% 的第 I 类误差率的最佳方案（Haidar，2008a，b）。2006 年，仿制药办公室（OGD）向专家咨询委员会递交了工作组模拟研究的结果（Executive Secretary，2006）。专家咨询委员会依此推荐了试验纳入的受试者数和用于参照标度的生物等效性限度的约束条件。FDA 在最终决定用于高变异药物的参照药品标度的平均生物等效性方法（reference-scaled average bioequivalence，RSABE）时考虑了专家咨询委员会的建议。

6.4　FDA 针对高变异药物的生物等效性试验的推荐方法

从 2006 年开始，FDA 开始接受针对高变异药物的 RSABE（美国卫生和人类服务部，2012）。通过应用 RSABE，只要保证使用了某些特定的约束条件以确保第 I 类误差率在可接受水平，并消除任何公共卫生隐患，所指的高变异药物的生物等效性限度可在 80%～125% 的基础上放宽（Davit 等，2012）。

生物等效性试验数据的常用统计学分析方法是通过平均生物等效性方法，基于双单侧检验法。如果对数平均值之差在预置的规定限度内，那么就意味着接受生物等效性，如下所示：

$$(\mu_T - \mu_R)^2 \leqslant \theta_A^2$$

式中：μ_T 为受试药品（T）对数转换测量值的群体平均响应。μ_R 为参照药品（R）对数转换测量值的群体平均响应。θ_A 等于 $\ln(1.25)$。

正如 $\ln(1.25) = \ln(0.8)$，应用平均生物等效性方法，生物等效性可接受限度如下：

$$\ln(0.8) \leqslant (\mu_T - \mu_R) \leqslant \ln(1.25)$$

因此，通过平均生物等效性方法，如果 AUC 和 C_{max} 的 GMR 的 90% 置信区间落在 80%～125% 限度范围内，则两种药品被视为生物等效。

与平均生物等效性方法不同，应用 RSABE 方法，导出下式所示的生物等效性可接受限度：

第6章 高变异药物的生物等效性

$$\frac{(\mu_T-\mu_R)^2}{\sigma_{WR}^2}\leqslant\theta_s$$

式中：σ_{WR}^2 为参照药品的群体个体内方差；$\theta_s=\left(\frac{(\ln(1.25))^2}{\sigma_{W0}^2}\right)$ 为生物等效性限度；σ_{W0}^2 为监管机构预设的常数，监管机构在此指 FDA。

根据该模型，所指的 $\mu_T-\mu_R$ 限度（参见表示 FDA 期望的消费者风险模型）如下：

$$\left[\ln(1.25)\frac{\sigma_{WR}}{\sigma_{W0}}\right]\leqslant\mu_T-\mu_R\leqslant\frac{\ln(1.25)\sigma_{WR}}{\sigma_{W0}}$$

当 $\sigma_{WR}=\sigma_{W0}$，所指限度等于标准的未标度生物等效性限度 $\pm\ln(1.25)$（0.8～1.25）。如果 $\sigma_{WR}\geqslant\sigma_{W0}$，所指限度比标准限度更宽。

FDA 推荐标度对 RSABE 分析应用混合标度法，因为 FDA 决定，只有当 σ_{WR} 很大时（就高变异药物而言），才可接受所指限度宽于标准限度。

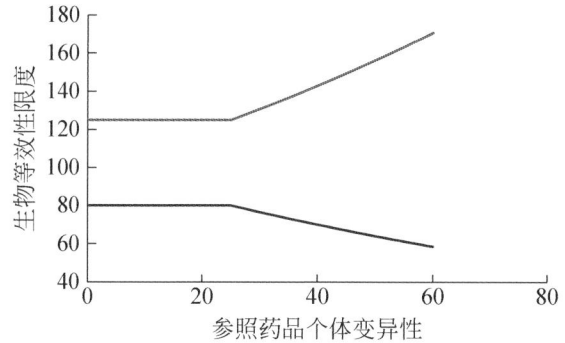

图 6.2 限度为以生物等效性测量指标中参照药品个体内变异性为函数做图得出的所指生物等效性。当 $\sigma_{W0}\leqslant0.25$，对于一个可接受的生物等效性试验，生物等效性测量指标的 GMR（受试药品/参照药品）的 90% 置信区间必须落在 80%～125% 范围内。当 $\sigma_{W0}>0.25$，标度为参照药品标度个体内方差的生物等效性所指限度上升。这部分曲线的斜率由 σ_{W0} 值所决定。只有在 $\sigma_{WR}\geqslant0.294$ 的情况下，FDA 才允许标度该限度

在混合标度模型中，受试药品和参照药品被视为生物等效，如果：

$$\frac{(\mu_T-\mu_R)^2}{\sigma_{WR}^2}\leqslant\frac{(\ln(1.25))^2}{\sigma_{W0}^2}，当 \sigma_{WR}\leqslant\sigma_{W0}$$

以及，如果：

$$\frac{(\mu_T-\mu_R)^2}{\sigma_{WR}^2}\leqslant\frac{(\ln(1.25))^2}{\sigma_{W0}^2}，当 \sigma_{WR}>\sigma_{W0}$$

FDA 将 σ_{W0} 的值设为 0.25（Haidar 等，2008a，b；美国卫生和人类服务部，2012）。在混合衡量模型和 $\sigma_{W0}=0.25\sigma$ 条件下，$\mu_T-\mu_R$ 的新的所指限度如图 6.2 所示。

直接实施 FDA 的所期望的消费者风险模型是不可能的，因为 σ_{WR} 是群体特征，不可能在某个特定的研究中直接测量。因此，FDA 提出了一种实现算法（美国卫生和人类服务部，2012）。在混合标度研究中应用的 FDA 的实现算法中，将截断值 0.294 与观察到的参照药品的个体内变异性 s_{WR}（在生物等效性研究中测定）相比，应用到上述参照药品标度。当个体内变异性接近 σ_{W0} 时，这一实现算法减少了第Ⅰ类误差（定义与 FDA 的所需病人风险模型相关）的出现。

6.4.1 研究设计

在应用参照药品标度的平均生物等效性（RSABE）方法时，受试者须服用两次参照药品以确定其个体内标准偏差（Haidar 等，2008a，b）。因此，生物等效性试验可采用部分重复设计（三向交叉，RTR、RRT 或 TRR）或完全重复设计（四向交叉，RTRT 或 TRTR），并应纳入至少 24 名受试者（美国卫生和人类服务部，2012；Davit 和 Conner，2010）。FDA 建议 s_{WR} 的截断值为 0.294，等于或高于截断值时允许使用参照药品标度，如果低于该截断值，则应采用未标度的 0.8~1.25 限度（Haidar 等，2008 a，b；美国卫生和人类服务部，2012）。选择 0.294 作为允许使用参照药品标度法的变异值，与以下一般认知相一致：当研究中观察到的药物个体内变异系数百分比≥30% 时，则认为此药物是高变异药物，因此，0.294 通过换算公式 $s^2=\ln(CV^2+1)$ 求得。

FDA 认为将 s_{WR} 的截止值设定为稍大于 σ_{W0} 值有一定好处。FDA 的科学家模拟了一系列生物等效性研究结果（1 000 000 次/条件），将它们与应用 σ_{W0} 的一系列不同值后所出现的效果对比（Haidar 等，2008 a，b）。这些模拟研究的结果显示，选择 σ_{W0} 为 0.25 能够：①当 GMR≥1.2 时，与未纳入大量受试者的平均生物等效性的试验相比，可增加试验效能而不会导致相对多的试验通过；②相比于选择 0.294（与截断值相等），使第Ⅰ类误差率升高有所降低。其他开展的模拟试验显示了相似结果（Karalis 等，2012）。

FDA 推荐了一个 0.8~1.25 的次要（"点估计"）约束条件（Haidar 等 2008 a，b；美国卫生和人类服务部，2012）。当应用 RSABE 时，可能出现两药品被证明生物等效但 GMR 的估计值在 0.8~1.25 范围之外的情况，而应用 GMR 次要约束条件被视为可提升临床医生和患者的信心（Tothfalusi 等，2009；Benet，2006）。一些针对 FDA 推荐的参照药品标度平均生物等效性方法（RSABE）和研究效能间关系的模拟研究显示,当个体内变异性超过 50%～60% 时,GMR 约束条件成为最主要的监管标准而非标度的标准(Haidar 等,2008a,b;Endrenyi 和 Tothfalusi,2009;Tothfalusi 和 Endrenyi,2011)。另外还显示,对于那些个体内变异性＞50%～60% 的药物,应用 GMR 约束条件会增加证明生物等效性所需的样本量(Tothfalusi and Endrenyi 2011)。因此,对于高个体内变异性药物来说,使用 GMR 约束条件可能削弱应用 RSABE 所带来的好处。

然而,也认为,如果没有 GMR 约束条件起作用,对 RSABE 的宽容度会变得格外高(Benet,2006)。另一个支持纳入 GMR 约束条件的观点是,多家监管机构已有成功地将其用为生物等效性研究可接受条件的悠久历史(Tothfalusi 等,2009)。例如,加拿大卫生部医药产品和食品局(Health Canada Health Products and Food Branch)采用几何平均值(GMR)约束条件作为所有生物等效性研究的 C_{max} 的接受标准(加拿大卫生部,2012),而到 2003 年,在 FDA 就进食条件下进行的生物等效性研究中,AUC 和 C_{max} 两个参数采纳同样的标准(Davit 等,2012)。

6.4.2 数据处理

应用 FDA 推荐的 RSABE 时,当 $\left(\frac{(\mu_T-\mu_R)^2}{\sigma_{WR}^2}\right)$ 的 95% 置信区间上限 $\leqslant \theta_S$ 或等价地,$(\mu_T-\mu_R)^2-\theta_S\sigma_{WR}^2$ 绑定的 95% 置信区间上限 $\leqslant 0$,两药品生物等效(美国卫生和人类服务部,2012)。此外,两药品的 GMR 应落在 0.8 和 1.25 之间。

应该指出的是,我们不知道也永远无法得知上述群体参数的真实值。我们所能做的并在实际中采取的做法是:计算生物等效性测量指标 log(AUC) 和(或)log(C_{max}) 的置信区间。

FDA 发布了一个行业指南,一步一步详细说明了如何应用 RSABE 来开展生物等效性试验的统计学分析(美国卫生和人类服务部,2012)。指南说明请参阅本章附录。

对于高变异药物,应用 RSABE 的意图应在试验方案中做先验性说明。分析的第一步应当是确定 s_{WR},即试验中分别估计的参照药品的 AUC 和 C_{max} 的个体内标准偏差(stantard deviation,SD)。如果 $s_{WR}<0.294$,那么数据分析应采用传统的双单侧检验,生物等效性可接受限度应为受试药品/参照药品生物等效性测量指标的 GMR 的 90% 置信区间在 80%～125% 范围内。如果 $s_{WR}\geqslant 0.294$,那么可将 RSABE 方法应用于生物等效性测量指标(AUC 和 C_{max} 两者之中任意一个或全部采用)。图 6.3 说明了 FDA 在决定 RSABE 方法是否适用于生物等效性

研究数据时所采用的决策过程。

一旦确定 RSABE 方法可用于生物等效性测量指标，下一步是运用 Howe 逼近 I（Howe，1974）来确定$(\overline{Y}_T-\overline{Y}_R)^2-\theta_s\sigma_{WR}^2$ 的 95% 置信上限，式中$\overline{Y}_T$和$\overline{Y}_R$分别表示从受试药品和参照药品的生物等效性研究中分别获得的自然对数变换的药代动力学终点值（AUC 和（或）C_{max}）的均值。

如果满足下述条件，能够得出认为受试药品和参照药品是生物等效的结论：

(a) $(\overline{Y}_T-\overline{Y}_R)^2-\theta_s\sigma_{WR}^2$ 的 95% 置信上限$\leqslant 0$
(b) 研究的受试药品/参照药品 GMR 落在 [0.8,1.25] 范围内

表 6.2 的两个案例说明了 FDA 是如何在高变异药物的试验中应用 RSABE 方法的。这两个案例均来自于仿制药的生物等效性审批提交材料，且之后均已获批；因此，在这两个案例中，RSABE 方法都为审批提供了有力支持。在这两个案例中，研究者都采取了三向部分重复试验设计。表 6.2 中的数据来自于 FDA 的计算；它是就申请人提供的数据开展的独立的分析计算，是 FDA 生物等效性审评人员的标准审评做法。SAS® 9.2 版可用于所示的计算。

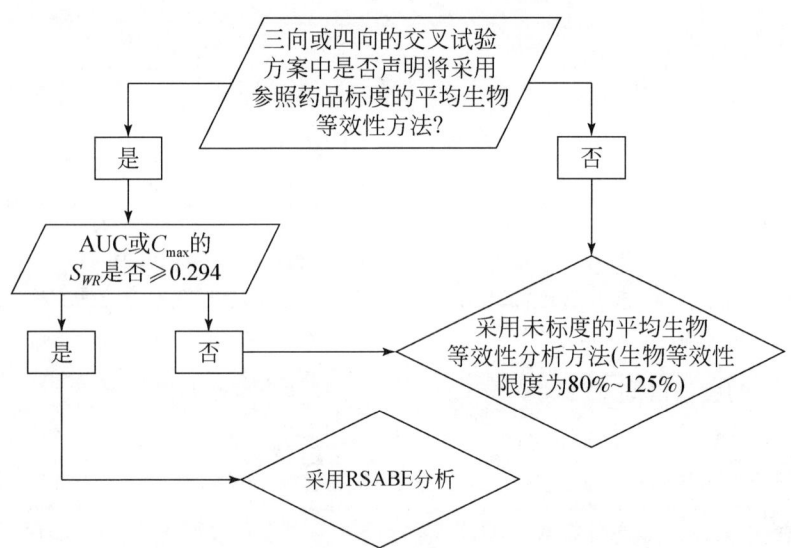

图 6.3 说明 FDA 科学审评人员决定是否有可能采用参照药品标度的平均生物等效性（RSABE）方法或采用未衡量的平均生物等效性方法的决策树。首要要求满足的条件是在试验方案中必须事先声明将应用 RSABE 方法来进行统计学分析

如表 6.2 所示，对于药品 A，分析的第一步是确定 s_{WR} 的值是否大于 $AUC_{0\sim t}$、AUC_∞ 和 C_{max} 标准的规定截断值（0.294）。由生物等效性申请审评人员方可继续对所有三个生物等效性测量指标采用 RSABE 法。表 6.2 显示了计算的

第6章 高变异药物的生物等效性

三个参数的95%置信上限均小于0。因此，药品符合第一个生物等效性接受标准。此外，三个生物等效性测量指标的点估计值均落在0.8和1.25范围之内。因此，药品A符合RSABE的两个可接受标准并被认为与相应的参照药品生物等效。

表6.2所示药品B的案例，说明了只有一项生物等效性测量指标符合RSABE应用标准的情况的决策过程。在该案例中，$AUC_{0\sim t}$与AUC_∞的s_{WR}值均小于0.294。因此，采用平均生物等效性双单侧检验法分析$AUC_{0\sim t}$与AUC_∞。两个参数的90%置信区间分别为89.82%~109.53%和92.57%~111.77%，均符合传统生物等效性研究（未标度）的80%~125%限度。然而，在药品B的生物等效性研究中，C_{max}数据可采用RSABE方法，因为它的s_{WR}值为0.327，大于截断值0.294。在这一案例中，C_{max}均符合两个可接受标准；其95%置信上限为-0.05294，小于零；其点估计值为0.98，落在0.8~1.25限度之内。表6.2中药品B的案例说明了高变异药物的生物等效性研究数据分析的两个重点。第一个重点是，根据生物等效性测量指标的变异性，在同一试验中，均可采用平均生物等效性方法和RSABE方法。第二个重点是，如果试验中s_{WR}并未达到截断值0.294，但申请人在一个三向或四向试验设计中仍然意图应用RSABE，这种做法并没有不利后果。

表6.2 两个高变异药物的生物等效性统计学处理过程小结，根据s_{WR}的值（群体等效性点估计值）来选择采用参照药品标度的平均生物等效性（RSABE）方法还是未标度的平均生物等效性方法分析

参数	T/R	90% CI	s^2_{WR}	s_{WR}	绑定标准	采用方法	结果
药品A，进食生物等效性研究，$N=43$							
$AUC_{0\sim t}$	1.17	93.91~132.91	0.5723	0.7565	-0.2892	标度/PE	通过
AUC_∞	1.11	94.64~124.91	0.3452	0.5875	-0.1767	标度/PE	通过
C_{max}	1.19	100.47~133.26	0.3768	0.6138	-0.1684	标度/PE	通过
药品B，空腹生物等效性研究，$N=36$							
$AUC_{0\sim t}$	0.99	89.82~109.53	0.07425	0.2725	-0.03914	未标度	通过
AUC_∞	1.02	92.57~111.77	0.06561	0.2561	-0.03126	未标度	通过
C_{max}	0.98	85.70~110.54	0.1069	0.3270	-0.05294	未标度	通过

深色标记方框标出检验了那些参数以得出生物等效性的结论

6.4.3 仿制药研发中参照药品标度的平均生物等效性（RSABE）方法的应用：概述

2007年至2012年间，FDA评估了46项简化新药申请（ANDA），其中包括采用RSABE方法的64项生物等效性试验（Davit等，2012）。在这64项研究

中，有 62 项符合 RSABE 标准，因此，受试药品（仿制药）和高变异参照药品（相应的原创药）被认为是生物等效的。而在这 62 项研究中，有 2 项是不能被接受的。其中一项是因为其生物等效性测量指标中的一个 s_{WR} 并未达到 0.294 截断值（即＜0.294）；此外，该药品在采用双单侧检验的情况下也未能达到平均生物等效性限度。另一项是因为其生物等效性试验结果未能符合 GMR 限制条件，即尽管其 90% 置信上限＜0，但 GMR 大于 1.25。有趣的是，申请人之后又针对这一药品开展了另一次成功的 RSABE 研究，结果是在没有重新处方或增加受试者人数的情况下，研究结果符合生物等效性限度和 GMR 约束条件。该示例表明，由于药代动力学变异性高时测得的生物等效性测量指标所致的不确定性在决定高变异药物的生物等效性研究结果时，尤其是在参与研究的受试者人数未高至使研究具有充分的效能情况下，偶然性发挥了较大作用。

在 2007 年至 2012 年间，RSABE 方法支持了四个新仿制药的完全批准和一个临时批准。获得临时批准而非完全批准的原因是参照药品专利尚未到期。

6.4.4　新药研发中参照药品标度的平均生物等效性（RSABE）方法的应用：详细的案例研究

RSABE 方法成功支持了一种新的美沙拉嗪缓释胶囊的审批（临床药理学办公室和新药质量保证办公室，生物药剂学，2012）。美沙拉嗪的剂型由缓释片剂（Asacol®，NDA 19651）改为缓释胶囊剂（Delzicol®，NDA 204412），这种剂型的改变，在 FDA 是依照新药申请（NDA）审评的。研发人员将 Asacol® 替换为 Delzicol® 是出于安全考虑，因为 Asacol® 的肠溶包衣中含有增塑剂邻苯二甲酸二丁酯；而在 Delizcol® 中，癸二酸二丁酯作为增塑剂替代了邻苯二甲酸二丁酯。鉴于缓控释制剂批准后剂型变更的性质，FDA 和新药申请人一致认为有必要开展带有药代动力学终点的体内临床试验，以证明 Delzicol® 和 Asacol® 生物等效。美沙拉嗪缓释胶囊和缓释片剂用于治疗轻度至中度活动期溃疡性结肠炎，口服后有较高的个体内药代动力学变异性（＞30%）。因此，FDA 和新药申请人一致同意，对于体内研究，RSABE 方法是适用的设计。

用于生物等效性研究对比的主要药代动力学终点为 C_{max}、$AUC_{0\sim t}$ 和 $pAUC_{8\sim 48h}$。FDA 推荐使用部分药-时曲线下面积（pAUC），因为这一指标被认为可反映药物在作用部位的吸收程度（以及药物利用度），在这一案例中，作用部位为结肠。这些缓控释美沙拉嗪制剂十分适合开展参照药品标度的平均生物等效性分析，因为所有受关注的药代动力学参数均显示出相当高的个体内变异性。

在支持 Delzicol® 缓释胶囊获批的关键性生物等效性研究中，美沙拉嗪缓释胶囊的个体内变异性，以 C_{max}、$AUC_{0\sim t}$ 和 $AUC_{8\sim 48h}$ 表示，分别为 170%、272% 和 268%；而美沙拉嗪缓释片剂的个体内变异性，以 C_{max}、$AUC_{0\sim t}$ 和 $AUC_{8\sim 48h}$ 表示，分别为 200%、306% 和 286%。在生物等效性研究中，以延迟释放片作为参照药品。需要记住的重点是，在对高变异药物应用 RSABE 时，仅参照药品（本案例中为片剂）的药代动力学参数的个体内方差被用于分析中标度生物等效性限度；受试药品（本案例中为胶囊）的药代动力学参数的个体内方差则不予考虑。Delzicol® 与 Asacol® 的对比采用 RSABE 方法，试验中使用了 238 名受试者，通过一个完全重复交叉设计试验服用单剂量的受试药品和参照药品。受试者被随机分配到下述两个序贯之一：参照药品-受试药品-参照药品-受试药品（序贯 A），或受试药品-参照药品-受试药品-参照药品（序贯 B）。药代动力学参数通过非房室模型分析确定。

表 6.3 下述参照药品标度的平均生物等效性分析显示了 Delzicol®（美沙拉嗪缓释胶囊，受试药品）与 Asacol®（美沙拉嗪缓释片剂，参照药品）生物等效

参数	平均值		参照药品变异性测量指标		点估计（受试药品/参照药品）	线性化标准95%置信上限
	受试药品	参照药品	s_{WR}^2	s_{WR}		
C_{max} (ng/ml)	109.9	99.4	1.516	1.231	1.11	−1.030
$AUC_{8\sim 48h}$ (ng/ml)	618.3	556.4	2.073	1.439	1.10	−1.265
$AUC_{0\sim t}$ (ng/ml)	719.6	648.4	1.849	1.360	1.08	−1.608

表中的计算是由 FDA 审评人员完成的。确定美沙拉嗪的药代动力学参数。对于所有三个主要的药代动力学参数（在此案例中为 C_{max}、$AUC_{0\sim t}$ 和 $AUC_{8\sim 48h}$），s_{WR} 均超过了规定的截断值 0.294；因此，可继续开展 RSABE 分析。采用参照药品标度的平均生物等效性分析对两制剂间比较的条件是：药代动力学参数的线性化标准的 95% 置信上限应小于等于零，关键药代动力学参数的受试药品/参照药品的 GMR 的点估计值应落在 0.80～1.25 范围内

所有统计学分析都是通过 PC/SAS® 9.2 版来进行的，均使用 FDA 仿制药办公室（OGD）为参照药品标度的平均生物等效性分析特别编写的 SAS® 程序代码。GMR 计算公式为 (T/R) = [(T1 × T2)/(R1 × R2)]1/2。计算 C_{max}、$AUC_{0\sim t}$ 和 $AUC_{8\sim 48h}$ 的受试药品/参照药品的 GMR。每个制剂的个体内标准偏差和有关的药代动力学参数均通过对数变换的参数的方差分析估计，使用 2011 年 2 月发布的《孕酮指南草案》中的 RSABSE 分析程序（美国卫生和人类服务部，2012）。同样的方法用于确定这些药代动力学参数线性化标准的 95%（单侧）置信上限。

如表 6.3 所示，FDA 应用参照药品校正的平均生物等效性方法分析试验数

据，证明了 Delzicol® 和 Asacol® 生物等效；新药申请人也得到了类似结果。Delzicol® 的案例尤为引人注目，原因有二：其一，由于美沙拉嗪的药代动力学参数具有很高的个体内变异性，应用传统的生物等效性研究方法来证明其生物等效性的可行性不大；其二，尽管采用 RSABE 方法可通过减轻注册负担来鼓励高变异仿制药的研发，但这是首次应用此方法成功支持了一个原创者的缓控释药品的重要的批准后剂型修改。

6.5 其他监管机构设计的高变异药物的生物等效性试验应用的方法

监管机构采用了若干不同方法以减少针对高变异药物开展的可接受生物等效性试验所需纳入的受试者数量（Davit 等，2013）。表 6.4 总结了这些方法的异同。例如，如果在试验方案中预先建立并有科学依据，一些监管机构允许放宽 C_{max} 的生物等效性限度。日本、东南亚国家联盟（the Association of South East Asian Nations，ASEAN）和世界卫生组织（WHO）推荐使用稳态生物等效性试验设计来降低变异性。针对那些可能需要大样本量的高变异药物，日本还推荐在试验中使用高变异药物的稳定同位素。如同 FDA，欧洲药品管理局（the European Medicines Agency，EMA）也推荐应用 RSABE 方法。在 EMA 的方法中，在研究中（三向或四向的设计均可）需要服用两次参照药品，可接受的生物等效性限度标度根据参照药品的个体内变异性来确定。与 FDA 一样，EMA 要求在针对高变异药物应用 RSABE 方法时使用 GMR 约束条件。然而，如表 6.4 所示，除了上述相似之处以外，EMA 和美国 FDA 以不同的方式实施 RSABE 方法。此外，EMA 仅允许对 C_{max} 应用 RSABE 方法，而 FDA 则接受对 AUC 和 C_{max} 都应用 RSABE 方法。澳大利亚将有条件地考虑对高变异药物的生物等效性试验采用 EMA 的 RSABE 方法，条件是：①药物具有吸收不完全、吸收变异性高或显著（>40%）的首过代谢所致的高变异药代动力学；②参照药品已在澳大利亚上市销售。最后，加拿大卫生部表示并不强制要求将高变异药物单独分类。

6.6 结论

当前，参照药品标度的平均生物等效性（RSABE）方法被用于支持仿制药和新药的审批。截至 2012 年，可接受的 RSABE 方法支持了四种新的高变异仿制药的审批。尽管最初开发 RSABE 方法是用于仿制药的研发，但在某些情况下,目前也会被用于新药研发。在2013年,一个新药申请人成功地运用RSABE支持了一个高变异药物美沙拉嗪缓控释制剂的重大批准后变更审批。显然,RSABE代表了新药和仿制药研发中生物等效性评价的一个重大进步。这个科学推动的方法的问世,减少了不必要的人体试验,并为这些具有挑战性的药物的生物等效性试验设计提供了更大的灵活性。

表6.4 国际监管机构推荐的高变异药物的生物等效性试验设计的相似与差异

高变异药物	
相似点	都推荐使用 • 交叉或平行试验设计 • 非房室模型分析来确定药代动力学参数 • 在5%显著性水平上,对几何均数比率(GMR)进行方差分析
差异点	• 澳大利亚:如下所示: 　— 如果仿制药具有由于吸收不完全、吸收变异性高或首过代谢显著(>40%)所致的高变异药代动力学特点,参照药品必须是在澳大利亚上市销售的药品 　— 如果符合这个标准,那么遵循欧洲药品管理局(EMA)对高变异药物的生物等效性试验的建议 • 巴西:如果在试验方案中预先明确并具有科学依据,对于C_{max},可以放宽生物等效性接受限度 • 中国台北、韩国:未明确说明/提及 • 加拿大:不强制要求将高变异药物单独分类 • 新加坡/东南亚国家联盟(ASEAN)、世界卫生组织:可以应用下列方法之一: 　— 在少数情况下,如果是基于科学合理的临床依据,可放宽对药-时曲线下面积(AUC)和最大血药浓度(C_{max})的生物等效性限度的接受范围 　— 可采用稳态生物等效性试验来降低变异性 • 欧洲药品管理局(EMA):仅允许对C_{max}应用参照药品标度的平均生物等效性方法(RSABE)。试验设计和可接受标准简单总结如下: 　— 应至少服用两次参照药品来确定个体内变异性 　— 三周期或四周期重复试验均可接受 　— 生物等效性限度根据参照药品的个体内变异性来标度

高变异药物	
差异点	— 试验中 C_{max} 的几何均数比率（GMR）应落在 0.80～1.25 之间 — 个体内变异系数 CV（%）和相应的生物等效性限度如下所示： | 个体内变异系数 CV（%）	生物等效性限度
30	80.00～125.00
35	77.23～129.48
40	74.62～134.02
45	72.15～138.59
≥50	69.84～143.19 | • 日本：可采用下列方法之一来降低变异性： — 对于宽治疗指数药物，对 C_{max} 设定宽于 80%～125% 的生物等效性限度或许是适用的 — 采用稳态生物等效性试验 — 使用稳定同位素开展试验 • 美国：参照药品标度的平均生物等效性（RSABE）方法可用于药-时曲线下面积（AUC）和最大血药浓度（C_{max}）。试验设计和可接受标准简单总结如下： — 应至少服用两次参照药品来确定个体内变异性 — 三周期或四周期重复试验均可接受；研究的药-时曲线下面积（AUC）和最大血药浓度（C_{max}）的几何均数比率（GMR）应落在 0.80～1.25 — 只有当参照药品的个体内标准偏差（s_{WR}）≥0.294 时，生物等效性限度才由参照药品的个体内变异性来衡量 — $(\mu_T - \mu_R)^2 - \theta s_{WR}^2$ 的 95% 置信上限必须≤0，式中 μ_T=受试药品均值 μ_T=参照药品均值 $\theta = \dfrac{(\ln\Delta)^2}{\sigma_{W0}^2}$ $\Delta = 1.25$ $\sigma_{W0} = 0.25$

调研的药品监管审批机构包括澳大利亚、巴西、加拿大、中国台北、欧洲药品管理局、日本、瑞士［遵循欧洲药品管理局（EMA）标准］、新加坡（遵循东南亚国家联盟标准）、韩国和美国的机构。调研也包括世界卫生组织（WHO）

附录 应用的统计学分析方法

参照药品标度的平均生物等效性方法

步骤 1 针对参照药品的药代动力学（PK）参数药-时曲线下面积（AUC）和最大血药浓度（C_{max}），确定 s_{WR}，即个体内标准偏差（SD）。

(a) 如果 $s_{WR}<0.294$，使用双单侧检验来判定个体药代动力学参数所代表的生物等效性（BE）

(b) 如果 $s_{WR} \geq 0.294$，则采用参照药品标度法来确定个体药代动力学参数的生物等效性（BE）

s_{WR} 的计算如下所示：

$$s_{WR}^2 = \frac{\sum_{i=1}^{m}\sum_{j=1}^{n_i}(D_{ij}-\overline{D}_i)}{2(n-m)}$$

式中：

i＝研究所采用的序贯数

[$m=3$ 针对部分重复试验设计：TRR、RTR 和 RRT；

$m=2$ 针对完全重复试验设计：TRTR 和 RTRT]

j＝每个序贯中的受试者数目

T＝受试药品；

R＝参照药品

$D_{ij}=R_{ij1}-R_{ij2}$（式中 1 和 2 表示重复服用参照药品编号）

$$\overline{D}_i = \frac{\sum_{j=1}^{ni} Dij}{n_i}$$

$n = \sum_{i=1}^{m} n^i$（即研究的受试者总数，其中 ni 为序贯 i 中的受试者数目）

> 混合标度法：药-时曲线下面积（AUC）（如适用的 $AUC_{0\sim t}$ 和 $AUC_{0\sim\infty}$）和最大血药浓度（C_{max}）可能有不同的 s_{WR} 值。只有当具体药代动力学参数的 $s_{WR} \geq 0.294$ 时才能采用参照药品标度法。
>
> 当某个药代动力学参数的 $s_{WR}<0.294$ 时，对药代动力学参数，必须采用双单侧检验法。

对于 $s_{WR} \geq 0.294$ 的药代动力学参数，继续步骤 2 和步骤 3。

步骤 2 确定以下方程的 95% 置信上限：

$$(\bar{Y}_T - \bar{Y}_R)^2 - \theta s_{WR}^2$$

式中：

$\bar{Y}_T$ 和 $\bar{Y}_R$ 分别为生物等效性试验中受试药品和参照药品的经自然对数变换的药代动力学参数（AUC 和（或）C_{max}）的均值。

$\theta = \left(\dfrac{\ln(1.25)}{\sigma_{W0}}\right)^2$（经标度的平均生物等效性限度）

$\sigma_{W0} = 0.25$（规定限度）

获得置信上限的方法是基于 Howe 近似 I 来确定的，详见下述章节：

W. G. Howe (1974)，Approximate Confidence Limits on the Mean of X + Y Where X and Y are Two Tabled Independent Random Variables, Journal of the American Association, 69 (347): 789-794.

步骤 3 对于被判定为与参照药品生物等效的受试药品，每一个接受检验的药代动力学参数都必须符合下述两个条件：

(a) $(\bar{Y}_T - \bar{Y}_R)^2 - \theta s_{WR}^2$ 的 95% 置信上限必须 ≤ 0

(b) 受试药品/参照药品几何均数比率（GMR）的点估计值必须落在 [0.80，1.25] 之间

> 如果在统计学分析中采用 SAS® 软件（如果其他软件能实现相同目的，并非必需使用 SAS®）
> — 针对完全重复（四向）生物等效性试验应采用 PROC MIXED
> — 针对部分重复（三向）生物等效性试验应采用 PROC GLM

SAS 代码示例：部分参照-重复的三向设计

下表显示的是一个带下述序贯分配的部分参照-重复的三向交叉生物等效性试验设计：

	周期 1	周期 2	周期 3
序贯 1	T	R	R
序贯 2	R	T	R
序贯 3	R	R	T

下列代码是确定 LAUCT 是否采用 RSABE 的一个示例。

第6章 高变异药物的生物等效性

数据集包含 TEST 观测值：

```
data test;
  set pk;
  if trt='T';
  latt=lauct;
run;
```

数据集包含 REFERENCE 1 观测值：

```
data ref1;
  set ref;
  if (seq=1 and per=2) or (seq=2 and per=1) or (seq=3 and per=1);
  lat1r=lauct;
run;
```

数据集包含 REFERENCE 2 观测值：

```
data ref2;
  set ref;
  if (seq=1 and per=3) or (seq=2 and per=3) or (seq=3 and per=2);
  lat2r=lauct;
run;
```

定义下列值：

T_{ij}＝序贯 i 中受试者 j 的受试药品的观测值

R_{ijk}＝k 序贯 i 中受试者 j 的参照药品观测值（$k=1$ 或 2）

$$I_{ij} = T_{ij} - \frac{R_{ij1} + R_{ij2}}{2}$$

以及

$$D_{ij} = R_{ij1} - R_{ij2}$$

I_{ij} 是受试者（具体为序贯 i 中的受试者 j）的受试药品（T）的观测值与受试者的参照药品（R）的两观测值均值之差，D_{ij} 是受试者的 R 的两观测值之差。

确定 I_{ij} 和 D_{ij}：

```
data scavbe;
  merge test ref1 ref2;
  by seq subj;
  ilat=latt-(0.5*(lat1r+lat2r));
  dlat=lat1r-lat2r;
run;
```

中间分析——ilat

```
proc glm data=scavbe;
  class seq;
  model ilat=seq/clparm alpha=0.1;
  estimate 'average' intercept 1 seq 0.3333333333 0.3333333333
0.3333333333;
  ods output overallanova=iglm1;
  ods output Estimates=iglm2;
  ods output NObs=iglm3;
  title1 'scaled average BE';
run;
```

从数据集 IGLM2 中，计算下列：

```
IGLM2:     pointest=exp(estimate);
           x=estimate**2-stderr**2;
           boundx=(max((abs(LowerCL)),(abs(UpperCL))))**2;
```

中间分析——dlat

```
proc glm data=scavbe;
  class seq;
  model dlat=seq;
  ods output overallanova=dglm1;
  ods output NObs=dglm3;
  title1 'scaled average BE';
run;
```

从数据集 IGLM1 中，计算下列：

```
DGLM1:     dfd=df;
           s2wr=ms/2;
```

根据上述参数，计算最终的 95% 置信上限：

```
theta=((log(1.25))/0.25)**2;
y=-theta*s2wr;
boundy=y*dfd/cinv(0.95,dfd);
sWR=sqrt(s2wr);
critbound=(x+y)+sqrt(((boundx-x)**2)+((boundy-y)**2));
```

SAS 代码示例：完全重复的四周期试验设计

下表显示一个具有下述序贯分配的部分参照-重复四向交叉试验设计：

	周期 1	周期 2	周期 3	周期 4
序贯 1	T	R	T	R
序贯 2	R	T	R	T

下列代码是确定 LAUCT 是否采用 RSABE 的一个示例。

包含 TEST 1 观测值的数据集：

```
data test1;
  set test;
  if (seq=1 and per=1) or (seq=2 and per=2);
  lat1t=lauct;
run;
```

包含 TEST 2 观测值的数据集：

```
data test2;
  set test;
  if (seq=1 and per=3) or (seq=2 and per=4);
  lat2t=lauct;
run;
```

包含 REFERENCE 1 观测值的数据集：

```
data ref1;
  set ref;
  if (seq=1 and per=2) or (seq=2 and per=1);
  lat1r=lauct;
run;
```

包含 REFERENCE 2 观测值的数据集：

```
data ref2;
  set ref;
  if (seq=1 and per=4) or (seq=2 and per=3);
  lat2r=lauct;
run;
```

进一步假设没有遗漏的观测值。所有受试者的受试药品（T）和参照药品（R）均有两个观测值。序贯 1 和序贯 2 中的受试者数目分别是 n_1 和 n_2。

定义下列值：

T_{ijk} = 序贯 i 中受试者 j 的受试药品(T)的第 k 个观测值（$k=1$ 或 2）

R_{ijk} = 序贯 i 中受试者 j 的参照药品(R)的第 k 个观测值（$k=1$ 或 2）

$$I_{ij} = \frac{T_{ij1}+T_{ij2}}{2} - \frac{R_{ij1}+R_{ij2}}{2}$$

以及

$$D_{ij} = R_{ij1} - R_{ij2}$$

I_{ij} 是受试者（具体为序贯 i 中的受试者 j）的受试药品的两观测值均值与受试者 R 的两观测值均值之差，D_{ij} 是受试者的参照药品的两观测值之差。

确定 I_{ij} 和 D_{ij}：

```
data scavbe;
  merge test1 test2 ref1 ref2;
  by seq subj;
  ilat=0.5*(lat1t+lat2t-lat1r-lat2r);
  dlat=lat1r-lat2r;
run;
```

中间分析——ilat

```
proc mixed data=scavbe;
  class seq;
  model ilat =seq/ddfm=satterth;
  estimate 'average' intercept 1 seq 0.5 0.5/e cl alpha=0.1;
  ods output CovParms=iout1;
  ods output Estimates=iout2;
  ods output NObs=iout3;
  title1 'scaled average BE';
  title2 'intermediate analysi - ilat, mixed';s
run;
```

从数据集 IOUT2 中，计算下列：

```
IOUT2:    pointest=exp(estimate);
          x=estimate**2-stderr**2;
          boundx=(max((abs(lower)),(abs(upper))))**2;
```

中间分析——dlat

```
proc mixed data=scavbe;
  class seq;
  model dlat=seq/ddfm=satterth;
  estimate 'average' intercept 1 seq 0.5 0.5/e cl alpha=0.1;
  ods output CovParms=dout1;
  ods output Estimates=dout2;
  ods output NObs=dout3;
  title1 'scaled average BE';
  title2 'intermediate analysis - dlat, mixed';
run;
```

从数据集 DOUT1 中，计算下列：

DOUT1:   `s2wr=estimate/2;`

从数据集 DOUT2 中，计算下列：

DOUT2:   `dfd=df;`

根据以上参数，计算最终的 95% 置信上限：

```
theta=((log(1.25))/0.25)**2;
y=-theta*s2wr;
boundy=y*dfd/cinv(0.95,dfd);
sWR=sqrt(s2wr);
critbound=(x+y)+sqrt(((boundx-x)**2)+((boundy-y)**2));
```

针对药代动力学参数的 s_{WR} 小于 0.294 的情况，采取未标度的平均生物等效性方法：

计算未标度的生物等效性 90% 置信区间：

```
PROC MIXED
  data=pk;
  CLASSES SEQ SUBJ PER TRT;
  MODEL LAUCT = SEQ PER TRT/ DDFM=SATTERTH;
  RANDOM TRT/TYPE=FA0(2) SUB=SUBJ G;
  REPEATED/GRP=TRT SUB=SUBJ;
  ESTIMATE 'T vs. R' TRT 1 -1/CL ALPHA=0.1;
  ods output Estimates=unsc1;
  title1 'unscaled BE 90% CI - guidance version';
  title2 'AUCt';
run;

data unsc1;
  set unsc1;
  unscabe_lower=exp(lower);
  unscabe_upper=exp(upper);
run;
```

（杨永胜 校）

参考文献

Amidon G (2004) Sources of variability: physicochemical and gastrointestinal, FDA Advisory Committee for Pharmaceutical Sciences and Clinical Pharmacology meeting transcript. Available via US Food and Drug Administration Dockets. http://www.fda.gov/ohmrs/dockets/ac/04/transcripts/4034T2.htm. Accessed 19 Feb 2014

Benet L (2004) Why highly variable drugs are safer, FDA Advisory Committee for Pharmaceutical Sciences and Clinical Pharmacology meeting transcript. Available via US Food and Drug Administration Dockets. http://www.fda.gov/ohrms/dockets/ac/04/transcripts/4034T2.htm. Accessed 19 Feb 2014

Benet L (2006) Therapeutic considerations of highly variable drugs, FDA Advisory Committee for Pharmaceutical Sciences and Clinical Pharmacology meeting transcript. Available via US Food and Drug Administration Dockets. http://www.fda.gov/ohrms/dockets/ac/06/minutes/2006-4241t2-01.pdf. Accessed 19 Feb 2014

Blume H, Midha K (1993) Bio-International 92, conference on bioavailability, bioequivalence, and pharmacokinetic studies. J Pharm Sci 82:1186–1189

Conner D (2009) Bioequivalence methods for highly variabile drugs and drug products, FDA Advisory Committee for Pharmaceutical Sciences and Clinical Pharmacology meeting transcript. Available via US Food and Drug Administration Dockets. http://www.fda.gov/downloads/ADvisoryCommittees/CommitteesMeetingMaterials/Drugs/AdvisoryCommitteeforPharmaceuticalScienceandClinicalPharmacology/UCM179891.pdf. Accessed 19 Feb 2014

Cook J, Davit B, Polli J (2010) Impact of biopharmaceutics classification system-based biowaivers. Mol Pharm 7:1539–1544

Davit B, Braddy A, Conner D, Yu L (2013) International guidelines for bioequivalence of systemically-available orally-administered generic drug products: a survey of similarities and differences. AAPS J 15:974–990

Davit B, Chen M-L, Conner DP et al (2012) Implementation of a reference-scaled average bioequivalence approach for highly variable generic drug products by the US Food and Drug Admininstration. AAPS J 14:915–924

Davit BM, Conner DP (2010) The United States of America. In: Kanfer I, Shargel L (eds) Generic drug product development: international regulatory requirements for bioequivalence. Informa Healthcare, New York, pp 254–281

Davit BM, Conner DP, Fabian-Fritsch B et al (2008) Highly variable drugs: observations from bioequivalence data submitted to the FDA for new generic drug applications. AAPS J 10:148–156

Davit BM, Nwakama PE, Buehler GJ et al (2009) Comparing generic and innovator drugs: a review of 12 years of bioequivalence data from the United States Food and Drug Administration. Ann Pharmacother 43:1583–1597

DiLiberti C (2004) Why bioequivalence of highly variable drugs is an issue, FDA Advisory Committee for Pharmaceutical Sciences and Clinical Pharmacology meeting transcript. Available via US Food and Drug Administration Dockets. http://www.fda.gov/ohrm/dockets/ac/04/transcripts/4034T2.htm. Accessed 19 Feb 2014

Endrenyi L (2004) Bioequivalence methods for highly variable drugs, FDA Advisory Committee for Pharmaceutical Science and Clinical Pharmacology meeting transcript. Available via US Food and Drug Administration Dockets. http://www.fda.gov/ohrms/dockets/ac/04/transcripts/4034T2.htm. Accessed 19 Feb 2014

Endrenyi L, Tothfalusi L (2009) Regulatory conditions for the determination of bioequivalence of highly variable drugs. J Pharm Pharmaceut Sci 12:138–149

Executive Secretary (2004) Minutes of the meeting of the FDA Advisory Committee for Pharmaceutical Science and Clinical Pharmacology. Available via US Food and Drug Administration Dockets. http://www.fda.gov/ohrms/dockets/ac/04/minutes/4034M1.htm. Accessed 19 Feb 2014

Executive Secretary (2006) Minutes of the meeting of the FDA Advisory Committee for Pharmaceutical Science and Clinical Pharmacology. Available via US Food and Drug Administration Dockets. http://www.fda.gov/ohrms/dockets/ac/06/minutes/2006-4241m2.pdf. Accessed 19 Feb 2014

FDA Advisory Committee for Pharmaceutical Science and Clinical Pharmacology (2001) Discussion of Individual Bioequivalence Issues. Available via US Food and Drug Administration Dockets. http://www.fda.gov/ohrms/dockets/ac/01/transcripts/3804t2_03_Afternoon_Session.pdf. Accessed 19 Feb 2014

Haidar SH, Davit BM, Chen M-L et al (2008a) Bioequivalence approaches for highly variable drugs and drug products. Pharm Res 25:237–241

Haidar SH, Makhlouf F, Schuirmann DJ et al (2008b) Evaluation of a scaling approach for the bioequivalence of highly variable drugs. AAPS J 10:450–454

Hauck WH, Hyslop T, Chen M-L et al (2000) Subject-by-formulation interaction in bioequivalence: conceptual and statistical terms. Pharm Res 17:375–380

Health Canada (2012) Guidance document—comparative bioavailability standards: formulations used for systemic effects. Available via the Health Products and Food Branch of Canada. http://www.hc-sc.gc.ca/dhp-mps/prodpharma/applic-demande/guide-ld/bio/gd_standards_ld_normes-eng.php. Accessed 19 Feb 2013

Howe W (1974) Approximate confidence limits on the mean of X+Y where X and Y are two independent random variables. J Am Stat Assoc 69:789–794

Karalis V, Sylmillides M, Macheras P (2012) Bioequivalence of highly variable drugs: a comparison of the newly-proposed regulatory approaches by FDA and EMA. Pharm Res 29:1066–1077

Midha K, Rawson MJ, Hubbard JW (2005) The bioequivalence of highly variable drugs and drug products. Int J Clin Pharmacol 43:495–498

Office of Clinical Pharmacology and Office of New Drug Quality Assurance Biopharmaceutics (2012) Clinical pharmacology and biopharmaceutics review, NDA 204412. Available via Drugs@FDA. http://www.accessdata.fda.gov/drugsatfda_docs/nda/2013/204412Orig1s000ClinPharmR.pdf. Accessed 19 Feb 2014

Office of the Federal Register (2013) Section 320.1(e) Bioequivalence. Code of Federal Regulations, p 190

Patnaik R, Lesko L, Chen M-L, Williams R (1997) Individual bioequivalence: new concepts in the statistical assessment of bioequivalence metrics. Clin Pharmacokinet 33:1–6

Patterson S, Zariffa N, Montague T, Howland K (2001) Non-traditional study designs to demomnsrate average bioequivalence for highly variable drug products. Eur J Clin Pharmacol 57:663–670

Phillips K (1990) Power of the two one-sided tests procedure in bioequivalence. J Pharmacokinet Biopharm 18:137–144

Schuirmann D (1987) A comparison of the two one-sided tests procedure and the power approach for assessing the equivalence of average bioavailability. J Pharmacokinet Biopharm 15:657–680

Shah VP, Yacobi A, Barr WH et al (1996) Evaluation of orally administered highly variable drugs and drug formulations. Pharm Res 13:1590–1594

Tothfalusi L, Endrenyi L (2011) Sample size for designing bioequivalence studies for highly variable drugs. J Pharm Pharmaceut Sci 15:73–84

Tothfalusi L, Endrenyi L, Arieta A (2009) Evaluation of bioequivalence for highly variable drugs with scaled average bioequivalence. Clin Pharmacokinet 48:725–743

Tsang YC, Pop R, Gordon P et al (1996) High variability in drug pharmacokinetics complicates determination of bioequivalence: experience with verapamil. Pharm Res 13:846–850

US Department of Health and Human Services (2001) Statistical approaches to establishing bioequivalence. Available via Food and Drug Administration, Center for Drug Evaluation and Research. http://www.fda.gov/downloads/Drugs/GuidanceComplianceRegulatoryInformation/Guidances/UCM070244.pdf. Accessed 19 Feb 2014

US Department of Health and Human Services (2003) Guidance for industry: bioavailability and bioequivalence studies for orally-administered drug products, general considerations. Available via Food and Drug Administration, Center for Drug Evaluation and Research. http://www.fda.gov/downloads/Drugs/GuidanceComplianceRegulatoryInformation/Guidances/UCM070124.pdf. Accessed 19 Feb 2014

US Department of Health and Human Services (2012) Draft guidance for industry, bioequivalence of progesterone capsules. Available via Food and Drug Administration, Center for Drug Evaluation and Research. http://www.fda.gov/downloads/Drugs/GuidanceCompliance RegulatoryInformation/Guidances/UCM209294.pdf. Accessed 19 Feb 2014

US Department of Health and Human Services, Food and Drug Administration, Center for Drug Evaluation and Research (2013) Approval package, Delzicol, NDA 204412. Available via Drugs@FDA. http://www.accessdata.fda.gov/drugsatfda_docs/nda/2013/204412_delzicol_toc.cfm. Accessed 19 Feb 2014

US Department of Health and Human Services, Food and Drug Administration, Center for Drug Evaluation and Research (2013) Approved drug products with therapeutic equivalence evaluations (Orange Book). Available via Electronic Orange Book. http://www.fda.gov/downloads/Drugs/DevelopmentApprovalProcess/UCM071436.pdf. Accessed 19 Feb 2014

Westlake W (1981) Bioequivalence testing: a need to rethink. Biometrics 37:589–594

第 7 章
部分药-时曲线下面积:用于生物利用度和生物等效性评价的另外一种药代动力学参数

Hao Zhu,Ramana S. Uppoor,Mehul Mehta,Lawrence X. Yu

7.1 总体背景

生物利用度和生物等效性评价是药物研发过程中常用的手段。美国《联邦法规汇编》第 21 编第 320 部第一节（21 CFR 320.1）将生物利用度定义为"药品中活性成分和活性部分被吸收和在作用部位有效可用的速率和程度"。对于一个给定的制剂，当有最佳可用药品剂型时，例如，静脉注射剂型（100%生物利用度），其生物利用度数据是对所服用剂量中被体循环吸收的量做出的估计。当没有静脉注射剂型时，口服溶液剂或悬浮剂可以用作参照剂型。绝对生物利用度是将静脉注射剂型用作参照剂型时，量化非静脉注射剂型全身吸收量（例如，剂量归一化的 $AUC_{0\sim\infty}$）相对分数的术语；而相对生物利用度则用于描述参照剂型是另外一种非静脉注射剂型（例如，口服液、口服悬浮液或其他片剂）的情况。药品的生物利用度通常取决于原料药的性质（例如，溶解度和肠道通透性）和剂型的性质（例如，溶出率）。生物利用度还可以提供与潜在的首过代谢（Bylund 和 Bueters，2013）和（或）外排性转运蛋白（例如，P-糖蛋白）有关的信息（Banerjee 等，2000）。当需要对比不同药品剂型的性能时，对比它们的生物利用度是最为至关重要的方面之一。生物等效性研究旨在证明两个剂型（例如，受试药品和参照药品）的生物利用度没有明显不同。在 21 CFR 320.1 中，生物等效性被定义为"在类似的和适当设计的研究中，当以相同的摩尔剂量给药时，在药物作用部位出现的活性成分或以药物等效物或药物替代物形式出现的活性部分，在药物作用部位的吸收速率和程度没有显著差异"。一旦确立生物等效性，就可将一个剂型的临床疗效或安全信息与另外一个剂型联系到一起。例如，在新药研

免责声明：本章内容所反映的观点只是作者的观点，不一定反映 FDA 的立场

发过程中，生物等效性试验对桥接临床试验剂型和即将上市的剂型是有用的。已获批药品的生产工艺发生重大变更时，需要开展生物等效性研究以确保应用新工艺生产的药品的释药和吸收没有显著变化（FDA，1997a，b，1999）。生物等效性的确立可以作为仿制药通过 505（j）途径获得批准或新制剂通过 505 b（2）途径（例如，不同的剂型或盐型）获得批准的基础。

C_{max} 和血浆/血清/血液 AUC 是反映与药物吸收速率和程度有关的定量的峰值和全身吸收量。它们通常用于生物利用度和生物等效性评价。C_{max} 表示给药间隔内药物的全身吸收量峰值。$AUC_{0 \sim t}$、$AUC_{0 \sim \infty}$ 和 $AUC_{0 \sim \tau}$ 这三个 AUC 参数可用于对总吸收量进行定量。$AUC_{0 \sim t}$（t 为药代动力学观察的最后时刻）和 $AUC_{0 \sim \infty}$ 均用于描述单剂量给药后的总吸收量，而 $AUC_{0 \sim \tau}$（τ 为稳定状态的给药间隔）则用于描述多次给药试验的总吸收量（Shergel 和 Yu，1999）。典型的生物等效性研究会比较分别服用受试药品和参照药品治疗的受试者的 C_{max} 和 AUC 值。平均生物等效性试验通常用于测定受试药品和参照药品 C_{max}（或 AUC）之比的几何平均值的 90% 置信区间是否落在生物等效性 80%（非劣效性边界）到 125%（非优效性边界）范围之内。只有当受试药品的 C_{max} 和 AUC 值不超过也不低于参照药品时，受试药品才被认为与参照药品生物等效。生物等效性通常通过测定峰值和总吸收量来证明；但也存在一些例外，下面就对这些例外进行讨论。

如下例所示，为了产生所需的临床效果，一些药品具有多种释药机制。对于这些药品的生物利用度和生物等效性评价，仅定量比较峰值和总吸收量可能并不充分。例如，哌醋甲酯是一种中枢神经系统兴奋剂，用于治疗注意力缺陷多动障碍（ADHD）（Pringsheim 和 Steeves，2011）。已开发出数种采用多种速释和缓释组分组合的哌醋甲酯剂型，以期在典型的上学日内获得不同的临床治疗效果。Metadate CD® 和 Concerta® 是具有不同速释和缓释组分组合的哌醋甲酯药品（Endrenyi 和 Tothfalusi，2010）（参见 7.5.1）。这两种剂型的剂量归一化的 C_{max} 和 $AUC0 \sim \infty$ 值之比的 90% 置信区间在 80%～125% 的生物等效性范围之内。按照传统标准，Metadate CD® 和 Concerta® 被视为生物等效，意味着两种药品是治疗等效的。然而，这两种药品具有截然不同的药代动力学特性（参见 7.5.1）。Metadate CD® 显示有两个峰，第一个峰位于给药后 1.5 h，可看作主峰的肩峰；第二个峰是主峰，位于给药后 4.5 h。Concerta® 给药后 1 h，哌醋甲酯浓度到达第一个峰值，在之后的 5～9h 浓度逐渐增加，第二个峰的平均 T_{max} 值大约为给药后 6～10 h。此外，Metadate CD® 和 Concerta® 在典型的上学日不同时间段内表现似乎都有效。两种药品的临床结果看起来与它们的药代动力学特性相吻合，表明这两种药品是治疗不等效的。因此，为了区分诸如 Concerta® 和 Metadate CD® 药品的潜在治疗差异，额外的药代动力学参数可能是必需的。

上述案例说明需要额外的药代动力学参数以表征不同药品的吸收速率和程度。部分药-时曲线下面积（pAUC），作为一个不同的药代动力学参数，着重于在关注的在感兴趣的时间间隔内的吸收量。本章将为读者综述与部分药-时曲线下面积有关的临床和药代动力学特性。

7.2 定义

$pAUC_{t_0 \sim t_p}$ 定义为：血药浓度（C_t）随时间变化的曲线在两个特定时间点间的曲线下面积 [式（7.1）]，t_0 和 t_p 为所关注的两个时间点（FDA，2010b）。例如，为量化早期吸收量，pAUC 可定义为给药时间到参照药品最高浓度的中位时间（$pAUC_{0 \sim t_{\max}(R)}$）之间的 AUC。除了对早期吸收量的描述之外，pAUC 的概念还可用于所关注的不同时间间隔。如果需要确保参照药品和受试药品在给药后 6～8 h 之间吸收量等效，则可用 6～8 h 之间的 $pAUC_{6 \sim 8 h}$（FDA，2010b）。

$$pAUC_{t_0 \sim t_p} = \int_{t_0}^{t_p} C_t \cdot dt \tag{7.1}$$

pAUC 表示所关注的时间间隔内的体内的药物量。pAUC 通常使用梯形法则计算。每两个相邻时间点（即从 t_i 到 t_{i+1}）之间 AUC 部分面积可应用式（7.2）计算，式中 C_i 和 C_{i+1} 分别是第 i 个和第 i+1 个时间点的浓度。Δt_i 为 t_i 到 t_{i+1} 的时间间隔（即 $\Delta t_i = \Delta t_{i+1} - t_i$）。

$$AUC_i = \frac{(C_i + C_{i+1}) \cdot \Delta t_i}{2} \tag{7.2}$$

然后，将所关注的时间间隔内的所有 AUC 部分面积求和计算 pAUC($pAUC_{0 \sim p}$)，见式（7.3）：

$$pAUC_{t_0 \sim t_p} = \sum_{i=1}^{n} \frac{(C_i + C_{i+1}) \cdot \Delta t_i}{2} \tag{7.3}$$

为了简化该式，假定所有的时间间隔是相同的（即对所有 i，均存在 $\Delta t_i = \Delta t$）。因此，式（7.3）可转换为式（7.4），式中 $\overline{C_i}$ 为 t_i 到 t_{i+1} 间隔内的平均浓度，$\overline{C}$ 为所关注的整个时间间隔内的平均浓度。

$$pAUC_{t_0 \sim t_p} = \Delta t \sum_{i=1}^{n} \overline{C_i} = \Delta t \cdot n \cdot \overline{C} \tag{7.4}$$

如式（7.4）所示，pAUC 等于所关注的全部时间间隔（即 $t_p - t_0 = n \cdot \Delta t$）

乘以相同时间间隔内的平均浓度（即$\bar{C}$），其中所关注的全部时间间隔等于一系列恒定时间间隔之和。换言之，pAUC 除以其时间间隔等于在此时间间隔内的平均浓度（Wang，2009）。

因为每个 pAUC 表示每个关注时间间隔内的药物吸收量，所以所有 pAUC 加在一起包含了有关药代动力学曲线形状的信息。例如，一种哌醋甲酯药品 Ritalin LA®（利他林缓释片®）给药后的药代动力学曲线，可在给药后 5 h 的截断点分为两部分，0～5 h 和 5 h 到药代动力学最后观察时间点之间的 pAUC 可分开计算。前边的 pAUC 表示早期吸收量，后边的 pAUC 表示后期吸收量。如果服用参照药品和受试药品后药代动力学曲线相同的时间间隔内 pAUC 相匹配，则可确保给定时间间隔内的药物吸收量相近似。在全部关注的时间间隔内，pAUC 的等效性表明，两个药代动力学曲线形状的相似性。因为这一特征，pAUC 在描述服用释药机制复杂的药品之后的药代动力学特性时尤其有用。

7.3 具有多种不同释药机制的制剂

不同药品的药代动力学特性决定于药品的释药机制。普通的固体剂型，如片剂和胶囊，在活性成分在体循环中有效可用之前，要经过崩解、溶出和吸收过程（Qiu 等，2009）。同一种药物的释药率会因为药品剂型不同而有所区别。速释制剂可使药物快速崩解，以使活性组分快速释放到胃肠液中。延迟释放制剂可推迟药物在胃肠道中释放的起始点。生产延迟释放制剂的典型方法是：应用对 pH 敏感的薄膜包衣（例如，肠溶衣），从而使该药品经过胃部之前不释药。延迟释放制剂的药代动力学特性是：在给药之后的一段时间内（例如，约 1 h），在体循环中观察不到可检测的药物浓度。缓释制剂旨在确保药物在得以延长的时间段内有效可用。这种剂型通常用于半衰期短的化合物，以降低给药频率。通常情况下，缓释制剂有两种类型——一种是传统缓释制剂，另一种是同时结合了速释和缓释成分的制剂。典型的传统型缓释制剂或是依靠阻碍药物扩散的屏障，通过设计的孔径控制药物释放，或是利用渗透压来驱动药物释放，从而达到控制或降低药物释药速率的目的。传统型缓释制剂的药代动力学曲线因为 T_{max} 和表观半衰期的增加而相对平缓（即低波动性）。出于实用目的，速释、延迟释放和传统型缓释制剂均被视为具有单模式释药机制的制剂。近年来，结合了速释和缓释组分的缓释剂型，也称为多模式释药药品，已面市。这些药品具有复杂的药代动力学特性，用以满足具体的临床需求。

具有多种不同释药机制的药品之间可能需要开展生物利用度或生物等效性研

究（FDA，2003）。在大多数情况下，受试药品和参照药品具有相同的常规速释或缓释机制。有时，两种同样具有多模式释药机制的药品间可以进行比较。在某些情况下，具有不同释药模式的药品也可以进行比较。例如，在一个速释药品和一个缓释药品之间，或在具有和缺乏延迟释放特性的缓释药品之间，可以开展生物利用度或生物等效性研究。对于具有多种不同释药机制的药品，pAUC的需求和应用可能会有所不同。我们将在接下来的章节详细讨论。

7.4 部分药-时曲线下面积（pAUC）的效用

pAUC只是在最近才被视为生物利用度和生物等效性研究的一个参数。相反，给药间隔内观察到的最大浓度（即C_{max}）一直被用作生物利用度和生物等效性研究中表征吸收速率的主要参数。受试药品和参照药品的C_{max}的几何均值比和90%置信区间被用作生物等效性评价的一部分。然而，使用C_{max}表征药品的吸收速率似乎并不理想，因为C_{max}并不仅仅受吸收速率影响。事实上，C_{max}还受药物吸收程度、分布和药物清除的影响。因此，在20世纪90年代早期，选择替代的药代动力学参数以进一步评价吸收速率受到了科学界的很多关注。多种参数，包括AUC归一化的C_{max}、两种药品的对数浓度/时间外推截距比率等（Endrenyi等，1998；Lacey等，1994；Reppas等，1995；Tozer等，1996；Rostami-Hodjegan等，1994；Duquesnoy等，1998）都被提出加以研究。1992年，Chen提出了用参照药品和受试药品的pAUC之比作为生物等效性评价的额外参数（Chen，1992）。1996年，Tozer等将pAUC解释为表示早期体内药物量的一个参数，并推荐在生物等效性试验中使用pAUC（Tozer等，1996）。在过去的数十年中，pAUC已进一步应用于具有多种释药机制的药品的生物等效性研究中。

7.4.1 释药机制相同（单模式释药机制）的剂型

在大多数情况下，生物利用度和生物等效性研究用于比较具有相同速释或缓释机制的药品（或称为单模式释药机制的药品）。速释型药品的释药速率（释药量/时间）相对快，而缓释型药品的释药速率相对慢。不同药品的释药速率不同，但相同药品的释药模式预期是不变的。从数学模型的角度来看，这些药品的药物吸收基本符合一级或零级释药特性。如果药品符合零级释药模式，则化合物自药品中释药的速率应保持不变。然而，如果药品符合一级释药模式，则化合物自药品中释药的速率与药品配方中剩余的化合物的量成正比，而一级速率常数保持不变。因此，假设药物从具有单模式释药机制的药品中释放的速率或速率常数不变是合理的。

在假设没有变异性的条件下，如果不同药品的 C_{max} 和 AUC 值相同，并且任何一种药品的吸收都没有延迟，则具有相同单模式释药机制的药品（仅一级或零级吸收）的药代动力学曲线是相同。例如，用交叉方式在相同受试者测试具有一级吸收和一级清除的两个制剂，两者的血药浓度（C）随时间（t）的变化曲线可以描述为：

$$C = \frac{F \cdot D \cdot K_a}{V_d \cdot (K_a - K_e)} \cdot (e^{-K_e \cdot t} - e^{-K_a \cdot t}) \tag{7.5}$$

式中 K_a 和 K_e 分别为吸收和清除速率常数；D 为患者给药剂量；V_D 为分布容积；F 为绝对生物利用度。在所有的药代动力学参数中（即 K_e、V_d、F 和 K_a），只有 F 和 K_a 与制剂性能有关。如下所述，AUC 值与 F 成正比（式 7.6），并且 C_{max} 是 K_a 的函数（式 7.7）。

$$AUC = \frac{F \cdot D}{CL} \tag{7.6}$$

$$C_{max} = \frac{F \cdot D \cdot K_a}{V_d \cdot (K_a - K_e)} \cdot \left(e^{-K_e \frac{\ln\left(\frac{K_a}{K_e}\right)}{(K_a - K_e)}} - e^{-K_a \frac{\ln\left(\frac{K_a}{K_e}\right)}{(K_a - K_e)}} \right) \tag{7.7}$$

为确保相等的 AUC 值和 C_{max} 值，如果每种药品的吸收都没有延迟，两种药品的 F 和 K_a 值必须都相等。在这种情况下，两种药品的全部药代动力学曲线一定是完全相同的，因而不需要进一步检测 pAUC。

然而，事实上，所有药代动力学曲线都与受试者内和受试者间变异性有关。因此，生物等效性试验的设计目的是证明：不同的药品根据药代动力学曲线获得的 C_{max} 和 AUC 值充分相似而非相同。所以，当 C_{max} 和 AUC 值确定满足生物等效性标准时，药代动力学的曲线仍可能不同。然而，药代动力学曲线形状差异应是有限的。图 7.1 表明不同药品的模拟药代动力学曲线 AUC 值相同但 C_{max} 值不同。曲线 2 通过假设 C_{max} 为一个标准值而生成。模拟曲线 1 和模拟曲线 3 所用的 C_{max} 值比标准 C_{max} 值高 25% 或低 20%。任何一种满足生物等效性标准的 C_{max} 值的药代动力学曲线形状可能与曲线 2 不同，但预计会介于曲线 1 和曲线 3 之间。如果曲线 1 和曲线 3 反映了显著不同的临床表现，有可能还需要除 C_{max} 之外的其他药代动力学参数以辨别早期接吸收的差异。在这种情况下，pAUC 对药品可能是有用的。这些情况包括：①出于疗效和安全考虑，对早期药物吸收量的控制是必要的；②在辨别早期药物吸收量方面，pAUC 比 C_{max} 更灵敏。

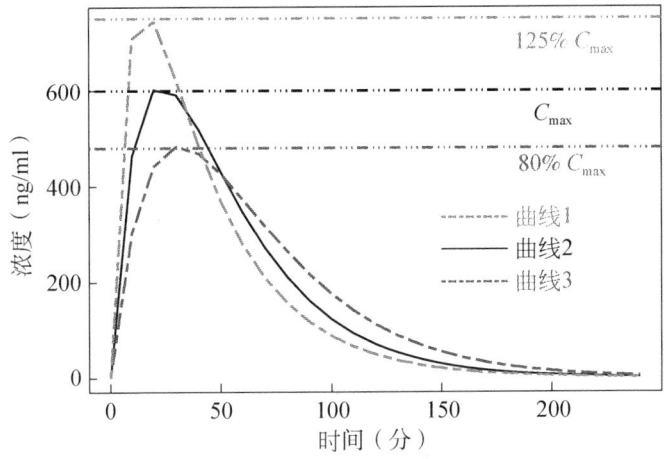

图 7.1 模拟药代动力学曲线，AUC 等同但 C_{max} 值不同。注意：曲线 1、曲线 2 和曲线 3 的 AUG 相同。曲线 2 具有标准 C_{max}。曲线 1 和曲线 3 分别模拟 C_{max} 比标准 C_{max} 高 25% 和低 20% 的情况

从给药到 T_{max} 间的 pAUC 似乎与用于描述早期起效（例如，达到最大效果 50% 所用的时间）的药效学参数相关性良好。Dokoumetzidis 等进行了药代动力学和药效学的模拟，以探讨 pAUC 和药效学参数之间的关系（Dokoumetzidis 和 Macheras，2000）。应用一级吸收和一级清除的一室模型模拟在不同释药特性下从给药到 T_{max} 的早期吸收量（即药-时曲线）。假设 K_e 为常数（即 0.355），Ka 增加约 10 倍，在 0.2~2。药效学的结果用 E_{max} 模型描述（式 7.8）：

$$E = \frac{E_{max} \cdot C}{EC_{50} + C} \tag{7.8}$$

式中 E_{max} 和 EC_{50} 分别为最大效果和能获得 50% 最大效果的浓度。E 为浓度水平为 C 时对应的效果（Gabrielesson 和 Weiner，2001）。模拟药-时曲线通过一个疗效房室模型补偿延迟疗效，再与药效学效果关联。两种类型的药效学效果已进行了研究。一种是 T_{max} 时的效果（$E_{T_{max}}$），表示如果延迟效果不明显，在指定给药间隔内的最大可能效果。另一种是达到 50% 最大效果的时间（$T_{EC_{50}}$），这个参数与早期起效更相关。

在交叉生物等效性研究中，通常使用受试药品和参照药品 pAUC 之比。模拟研究是为了比较受试药品和参照药品 pAUC 之比和主要药效学参数之比。首先评价受试药品和参照药品 pAUC（$pAUC_{t_{max}, Ref}$ T/R）之比和 T_{max} 时效果之比（$E_{t_{max}, Ref}$ T/R）之间的相关性。模拟结果表明，此关联受 EC_{50} 的影响。当 EC_{50} 小时，相关程度弱。然而，随 EC_{50} 增大，相关程度增大，但仍不理想。然而，作者发现，参照药品和受试药品的

pAUC 之比和 $T_{EC_{50}}$ 之比之间的相关性比 $E_{t_{max}}$，Ref 的相关性好得多，并受 EC_{50} 的影响较弱。因此，计算给药到 T_{max} 时的 pAUC 可视为描述早期药理起效的合理参数。

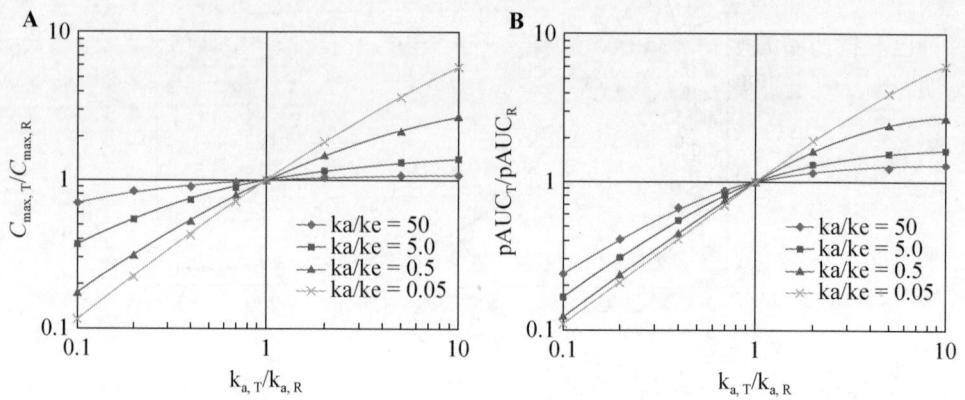

图 7.2 参照药品和受试药品之间吸收速率常数（Ka）和最大浓度（A）或 pAUC（B）的关系（Chen 等，2011）

试验速释制剂的释药差异时，pAUC 似乎比 C_{max} 更为灵敏；而对于传统缓释制剂而言，两者的灵敏度相似。Chen 等对药品进行了比较 pAUC 和 C_{max} 值检测早期吸收量差异的能力（即灵敏度）的模拟（Chen 等，2011）。该模拟基于一级吸收和一级清除的单室模型。计算每个受试者接受参照药品后从给药时间点到最大浓度时间点间的 pAUC。图 7.2a 显示了受试药品（T）与参照药品（R）的 C_{max} 比率（C_{max}，T/R）和 K_a 比率（K_a，T/R）的关系，做出了对数转化值曲线。图 7.2b 说明了 pAUC 比率和 K_a 比率（pAUC，T/R 与 K_a，T/R）的关系。可以看出，当服用缓控释药品时（即在"翻转"情况下），C_{max} 比率和 pAUC 比率都与 K_a 比率相关性良好。当 K_a/K_e 值小于 1 时，C_{max} 比率和 pAUC 比率均随 K_a 比率改变。K_a/K_e 值越小，C_{max} 比率或 pAUC 比率与 K_a 比率之间的斜率越接近于 1。使用 C_{max} 或 pAUC 时，模式没有明显差异。结果表明，与应用 C_{max} 评价传统缓释药品的生物等效性相比，再加上 pAUC 并未带来更多益处。当 K_a/K_e 值大于 1 时，pAUC 比率与 K_a 的比率的曲线斜率比 C_{max} 比率相对于 K_a 比率的曲线斜率陡，说明在检测受试药品和参照药品间的 K_a 的差异中，pAUC 更为灵敏。在受试药品（K_a，T）的 K_a 比参照药品（K_a，R）的 K_a 小的区域尤为如此。结果表明，对于速释制剂，尤其是当药物从受试药品释放的速率比从参照药品释放的速率低时，对于检测 K_a 值的差异，pAUC 比 C_{max} 更为灵敏。

为了合理描述早期体内药量的变化，通过数学模拟评价了速释制剂的 pAUC 的不同截断时间点。结果表明，当截断时间点比 T_{max} 长 1.5~2 倍时，用 pAUC 检测不同释药特性的药品的灵敏度急剧下降（Rostami-Hodjegan 等，1994）。这

些结果支持将 T_{max} 用作计算评价早期吸收量的 pAUC 的截断时间点。

pAUC 作为测量速释制剂生物等效性研究中早期吸收量的一个潜在障碍是：药代动力学曲线早期阶段的变异性大。Chen 等对结果进行的事后分析比较了几种已获批药品的生物等效性试验中 pAUC 相对于 C_{max} 和 AUC 的效能。结果表明，对于速释制剂，pAUC 的受试者内变异性（%C.V.＝21%～67%）比 C_{max}（%C.V.＝6%～23%）或 AUC 的（%C.V.＝4%～24%）大。此外，速释制剂的 pAUC 的受试者内变异性（%C.V.＝21%～67%）高于缓释制剂（%C.V.＝10%～25%）。多个原因可能导致观察到的变异性差异。计算给药到 T_{max} 的 pAUC，主要取决于药代动力学曲线的吸收阶段；当速释制剂经过胃或消化道的不同部分时，吸收特性是可变的。此外，T_{max} 前的取样频率通常有限，收集到的数据对 pAUC 的表征可能并非最优（Chen 等，2011）。因而，用 pAUC 证明生物等效性所需要的样本量比仅依赖 C_{max} 和 AUC 的常规生物等效性研究的样本量大。有时，对大样本量的需求可以使试验变得不切实际。尽管还没有就高变异药物的生物等效性的判定达成共识，但已提出了几种方法，其中的一些可应用于 pAUC 分析，例如，标度的生物等效性方法。这个方法可用于在参照药品的变异性的基础上扩大生物等效性限度（Haidar 等，2008）。为了确保成功应用此方法，需要合理的试验设计和统计学分析。

上述讨论的科学发现结果表明，对于适应证早期起效至关重要的速释制剂而言，由于 pAUC 比现行的测量方法更为灵敏，例如，C_{max}，因而体现了它的价值。作为这些结果的体现，作为用于测量速释制剂生物利用度和生物等效性试验早期吸收量的一个方法，pAUC 已被包括在 FDA 指南中。正如 FDA 指南所阐述的，当在早期时间点（例如，确保早期起效足够或避免与早期释药有关的不良事件）、早期吸收量对临床反应具有重要作用时，pAUC 才是重要的。FDA 指南推荐，对于参照药品而言，应在最大浓度（即 $T_{max,Ref}$）中位时间处截断 pAUC（FDA，2003）。

模拟结果还表明，对于给药间隔相同的传统缓释制剂而言，与 C_{max} 相比，计算 T_{max} 时的 pAUC 并无其他益处。2009 年，在马里兰州的巴尔地摩，由美国药学科学家协会举办的研讨会讨论了 pAUC 作为额外的生物等效性参数在传统缓释制剂中的用途。来自制药业、学术界和监管机构的利益攸关方参会并交流了他们的立场。研讨会得出结论认为："对于生物等效性评价，现行的监管方法的标准足以应对传统单相缓释制剂治疗等效性和可替代性的评价工作。"因此，参加研讨会的专家不推荐在传统缓释制剂受试药品和参照药品的生物等效性评价中使用 pAUC（Cheney 等，2010a，b，c）。

7.4.2 由速释型和缓释型成分组合的制剂（多模式释药机制）

具有多模式释药机制的药品是组合了速释和缓释组分的缓释制剂，对它们的需求是为了满足预期的药理学效果。对于起效缓慢、预期药效维持时间长的药品，给药模式和一天血药浓度的时间变化可能并非是至关重要的。抗抑郁药品（如 Brintellix®）(FDA，2013c) 和抗精神病药品（McEvoy 等，2007）需要服用数天或数周才能达到最佳效果，对于这些适应证似乎不必设计具有多模式释药成分的药品。对于起效-失效速度快、需要维持药理学效果的药品，需要组合速释和缓释组分的药品，例如，辅助睡眠的 Ambien CR®（FDA，2013b）和治疗注意力缺陷多动障碍的 Concerta®（FDA，2013d）。具有多模式释药机制的药品是为了满足这些特殊临床需求的药代动力学曲线而设计的。药品配方中不同的组分应当在指定的时间间隔内递药到预先设定的不同的消化道区域内。虽然速释和缓释组分都遵循相同的释药模式（例如，一级释放/吸收过程），不同组分的释药特性（例如，释药/吸收常数）是不同的。服用制剂后即刻，药代动力学曲线受速释组分控制。经过一段时间后，预期药代动力学曲线从速释曲线向缓释曲线转变。最终，药代动力学特性主要取决于缓释组分。因此，具有多模式释药机制的药品给药后总体药代动力学特性会很复杂。

具有多模式释药机制的制剂给生物利用度和生物等效性评价带来挑战。图 7.3 显示了由速释型和缓释型成分组合的两种药品的模拟药代动力学特性。每种成分的释药被认为服从一级释放/吸收机制。模拟使用两个具有一级清除机制的单室模型，一个表示速释组分，另一个表示缓释组分。两种组分中，对药物的含量、药物从两种组分中释放的延迟时间以及不同的释药和吸收动力学（如不同的吸收常数所反映的）都进行调整后，可以产生形状截然不同但 C_{max} 和 $AUC_{0\sim\infty}$ 完全相同的药-时曲线，如图 7.3 所示，其中一个曲线有两个峰，但另一个只有一个峰。

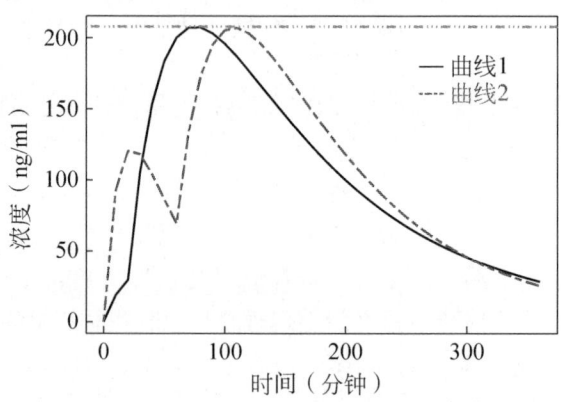

图 7.3 $AUC_{0\sim\infty}$ 和 C_{max} 相同但释药机制组合不同的药代动力学曲线模拟。注意：曲线 1 和曲线 2 的 $AUC_{0\sim\infty}$ 与 C_{max} 相同

事实上，在总体背景部分讨论的 Concerta® 和 Metadate CD® 的例子可进一步说明，传统的仅关注 C_{max} 和 $AUC_{0\sim\infty}$ 的生物等效性标准可能不足以确保具有多模式释药机制的药品的治疗等效性。正如 Endrenyi 等所指出的，计算给药后 4~6 h 的剂量归一化 pAUC（即 $pAUC_{0\sim4}$ 或 $pAUC_{0\sim6}$）明确证明了 Concerta® 与 Metadate CD® 之间的差异，而 $AUC_{0\sim\infty}$ 和 C_{max} 却符合生物等效性标准。例如，剂量归一化（Metadate CD® 或 Concerta® 的剂量归一化至 20 mg）的 $pAUC_{0\sim4}$ 和 $pAUC_{0\sim6}$ 比率的几何平均值分别为 69.9% 和 77.9%。90% 置信区间的低值分别为 66.2% 和 74.2%。因此，为了进一步表征药代动力学曲线的形状的不同，将 pAUC 作为附加参数纳入生物等效性和生物利用度评价很有意义（Endrenyi 和 Tothfalusi，2010）。

如前所述，药代动力学曲线的形状是可以变化的，pAUC 也受与速释型和缓释型成分有关的多种因素组合的影响。这些因素可能包括：多组分的释药机制、每种组分的释药持续时间、药物从不同组分释放的时间延迟、每种组分中药物占总剂量的比例。多模式释药机制药品给药后的典型的药代动力学模型见图 7.4。药物的吸收阶段可用两个房室描述，一个房室对应于速释组分，另一个房室对应于缓释组分，两个过程平行输入到体循环中。$P_{(fast)}$ 和 $1-P_{(fast)}$ 分别是速释和缓释组分占总剂量的比例。T_{lag} 是药物从缓释组分释放的延迟时间。$F_{(fast)}$ 和 $F_{(slow)}$ 是速释和缓释组分的绝对生物利用度，而 $K_{a(fast)}$ 和 $K_{a(slow)}$ 是速释和缓释组分的释放/吸收速率常数。药物从每种组分释放的持续时间是每种组分中药物含量和释放/吸收速率常数的函数。pAUC 的值是 $P_{(fast)}$、T_{lag}、$F_{(fast)}$、$F_{(slow)}$、$K_{a(fast)}$ 和 $K_{a(slow)}$ 的函数。所有药代动力学因素都受剂型设计的影响，并能单独/独立或共同地变化。上述任何参数值的变化都可能影响所关注的 pAUC 值。数学模拟被用于研究单一的药代动力学参数和 pAUC 之间的关系，并采用 pAUC 作为生物等效性评价的性能和灵敏度的附加标准。

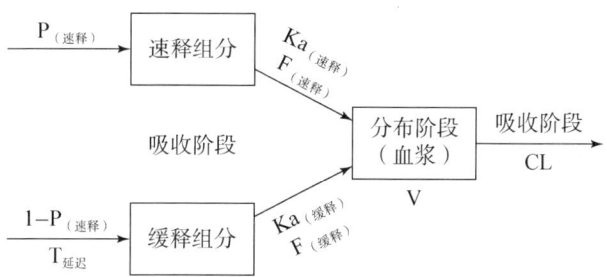

图 7.4 运用于多模式释药机制的药品的一种典型的药代动力学模型

Wang 等在 AAPS 研讨会上提出了据称具有生物等效性的概率函数，并通过将 pAUC 用作 C_{max} 和 AUC 的附加参数，比较了潜在的制剂相关的个体药代动力学参数的变化（Wang，2009）。模拟基于类似于图 7.4 所示的药代动力学模型。为了生成检验效能函数（即两种药品生物等效时，宣称具有生物等效性的概率），大约开展了 200 个交叉生物等效性研究模拟，结果如图 7.5 所示。带有空心圆的线表示使用传统药代动力学变量开展生物等效性试验（即 C_{max} 和 AUC 值）时宣称具有生物等效性的概率；带有实心方块的线表示包含 pAUC 作为附加参数时宣称具有生物等效性的概率。研究生成了四种情况下不同样本量的检验效能函数。图 7.5a 表示受试药品和参照药品速释组分的绝对生物利用度之比和缓释组分生物利用度之比在 1.05、1.1、1.15、1.2 和 1.25 之间变化的情形。图 7.5b 显示了当受试药品和参照药品中速释组分的潜在绝对生物利用度之比从 1.05 增加到 1.25 的结果。图 7.5c 显示了当受试药品和参照药品的潜在一级释放/吸收速率常数比率从 1.25 增加到 2.25 所对应的检验效能函数。结果表明，如果参照药品和受试药品的药代动力学特性合理相似，那么将 pAUC 作为生物等效性试验附加参数时没有必要大幅增加样本量。

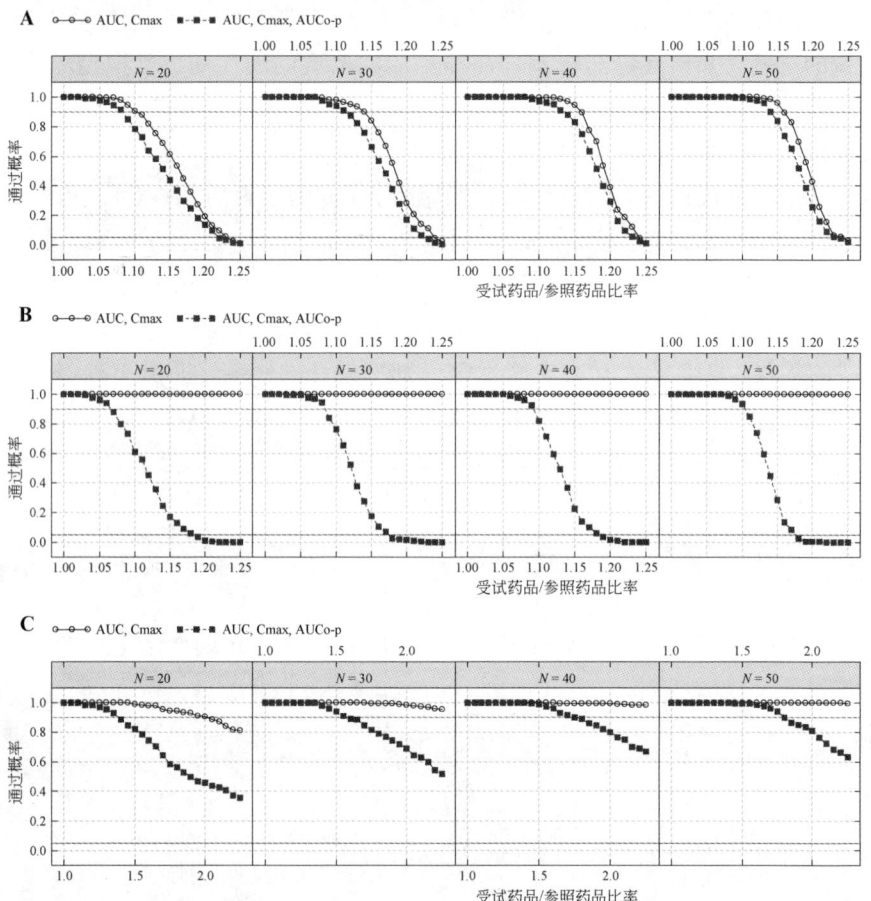

图 7.5 使用 C_{max}、AUC 与使用 C_{max}、AUC 和 pAUC 对个体潜在药代动力学参数变化宣称具有生物等效性的概率比较。注意：(A) $F_{(fast)}$ 和 $F_{(slow)}$ 的绝对生物利用度均从 1.05 增加到 1.25。(B) $F_{(fast)}$ 的绝对生物利用度从 1.05 增加到 1.25。(C) $K_{a(fast)}$ 从 1.25 增加到 2.25

Zirkelbach 等研究了使用受试药品和参照药品 pAUC 之比相对于速释组分释放/吸收速率常数（即 $K_{a(fast)}$）的变化的灵敏度（Fourie Zirkelbach 等，2013）。除了速释型组分的释放/吸收为零级过程外，用于该模拟的药代动力学模型与图 7.4 所示的模型相似。研究分别就参照药品和受试药品 $K_{a(fast)}$ 之比（即 $K_{a(fast),Test}/K_{a(fast),Ref}$）的变化对两种药品在截止时间点为 4 h 和 6 h 的 pAUC 之比（即 $pAUC_{(0\sim4),Test}/pAUC_{(0\sim4),Ref}$ 或 $pAUC_{(0\sim6),Test}/pAUC_{(0\sim6),Ref}$）的影响进行了评价。结果表明，在不同时间间隔截取的 pAUC 似乎与药物从速释组分释放的速率差异的检测灵敏度相关。进一步的模拟被用于表明 T_{lag}、$K_{a(slow)}$ 和释放/吸收持续时间的变化与平均 $pAUC_{Test}/pAUC_{Ref}$ 比率的关系，其中，pAUC 分别在 4 h 和 6 h 处截取。在 6 h 截取的 pAUC（即 $pAUC_{(0\sim6)}$）比在 4 h 截取的 pAUC（即 $pAUC_{(0\sim6)}$）覆盖了更长的时间间隔。因此，与 $pAUC_{(0\sim4)}$ 相比，$pAUC_{(0\sim6)}$ 受 T_{lag}、$K_{a(slow)}$ 和释放/吸收持续时间的变化的影响大。如果受试药品的 T_{lag}、$K_{a(slow)}$ 和释放/吸收持续时间增加，受试药品和参照药品的 $pAUC_{(0\sim6)}$ 之比所受的影响高于 $pAUC_{(0\sim4)}$。因此，不同的 pAUC 在检测药物释放的潜在差异时表现有所不同。

选择 pAUC 的合适的截断点颇具挑战。通常情况下一直采用两种方法来确定截断点。第一种方法是基于药代动力学曲线的性质，以具有两个不同峰的药代动力学曲线为例，第一个峰和第二个峰被认为与速释和缓释组分释药有关，pAUC 的截断点可基于第一个峰的 T_{max} 进行选择，这样可将早期吸收量与后期吸收量分开。假设具有多模式释药机制的药品中速释成分的释药曲线与速释制剂的释药曲线相似，即使第一个峰不明显（例如，肩峰），含有相同活性组分的速释制剂的 T_{max} 可作为截断点。第二个方法是基于所关注的药品的药代动力学/药效学关系。一般来讲，对于一个要求多模式释药机制的药品，可以预期存在一个直接关联的药代动力学/药效学关系。这个关系将药物浓度及其药效学效果（例如，临床效果）联系起来。药代动力学/药效学关系可用于鉴别与所关注的特定药效学效果有关的浓度范围（例如，起始作用）。由于测定的截断时间点临床相关性更高，所以制药业、科学界和监管机构专家原则上高度推荐这个方法（Chen 等，2010a，b，c）。然而，目前还没有形成针对不同药品的公认的方法和标准。

2010 年，FDA 召开了一个专家咨询委员会会议。会议的目的之一是讨论使用 pAUC 来表征具有多模式释药机制的药品和将 pAUC 应用于生物等效性试验的必要性。该委员会支持应用 pAUC 作为生物等效性试验的药代动力学附加参数（FDA，2010b）。从那以后，FDA 发布了多个应用 pAUC 的药品相关的生物等效性指南文件（FDA，2010a，2011，2012a）。7.5 节中将讨论其中一些例子。

7.4.3 具有多种不同释药机制的制剂

有时生物利用度和生物等效性研究被用于比较具有多种不同释药机制的两种药品。有些情况下，pAUC 可用于鉴别具有多种不同释药机制的药品的独特的释药特性。在其他一些情况下，pAUC 可证明具有多种不同释药机制的药品可产生相似的药代动力学特性。

pAUC 可用于区分具有多种不同释药机制的药品的独特的临床效果的释药特性。例如，美沙拉嗪已获批用于治疗活动期溃疡性结肠炎，后者是炎症性肠炎的一个类型，其特征是结肠发生开放性疮口或溃疡。尽管对美沙拉嗪的药理学机制还不清楚，但通常认为美沙拉嗪是通过阻碍环氧合酶抑制结肠中前列腺素的生成，进而控制局部炎症（FDA，2013g）。递药至结肠局部发炎部位而不是进入体循环，似乎对确保疗效很重要（Klotz，2012）。因此，剂型的延迟释放特性至关重要，因为如果没有延迟释放特性的药品，预期到达结肠的美沙拉嗪会很少。如果仅使用 C_{max} 和 AUC 作为生物等效性试验的药代动力学参数，具备或不具备延迟释放特性的两种药品可能会被错误地视为治疗等效。基于对相关机制的了解，没有延迟释放特性的剂型效果可能较弱。为了鉴别药品的延迟释放特性，美国 FDA 推荐使用 $pAUC_{0\sim3}$ 和 $pAUC_{3\sim t}$ 作为附加的生物等效性标准（FDA，2012a）。

pAUC 可用作附加参数，确保具有多种不同释药机制的剂型产生相似的药代动力学特性。在一个药物研发项目中，缓释制剂通常在速释制剂之后面市，以减少给药频率。缓释制剂的药代动力学曲线的形状通常与速释制剂的不同。如果担心药代动力学特性的变化可能会导致不同的临床效果，则需要开展临床疗效和安全性试验，支持缓释制剂的批准。这个原则已经被于大部分抗癫痫药品缓释制剂的开发。近年来，在托吡酯缓释制剂的研发过程中采用了不同的方法。托吡酯最初于 1996 年获批，其商品名为 Topamax®，用于治疗癫痫（FDA，2012b）。这种化合物被制成速释型片剂或胶囊，患者每日服用 2 次。后来研发了托吡酯缓释制剂，目的是每日服用 1 次。一个研发途径是即使药代动力学特性改变，通过采用临床有效性和安全性试验证明新剂型依然是安全和有效的。这个方法显然成本高、耗时。作为一种替代方法，研发者选择证明速释和缓释制剂的药代动力学特性的差异足够小，因而预期临床效果没有差异。在这个过程中，生物等效性研究是通过让受试者交叉服用多剂量托吡酯速释或缓释制剂的方式进行的。药代动力学样本在稳态下收集。除了稳态的 $AUC_{0\sim24}$ 和 C_{max}，也对比了所有浓度值和从零时间点至给药后每个时间点的 pAUC。结果表明，所有 pAUC 的 90% 置信区间都在定义的80%~125%的生物等效性标准内。如1.2节所示，pAUC表示了在给定的时间间隔内的平均吸收量。因为在零时间点至所有后续时间点之间的pAUC的等效性意味着在任何所关注的时间点内的平均吸收量的等效性，因而可以预期两个剂型没有明显的临床差异。该方法已被FDA接受，这样药品也在2013年以商品名Trokendi XR®获批（FDA，2013l）。

7.5 案例研究

除了前面几节给出的案例外，pAUC已被用作其他多种药品生物等效性试验的附加参数。7.5节详细讨论包括哌醋甲酯缓释药品和唑吡坦缓释药品在内的例子。

7.5.1 哌醋甲酯缓释药品

如之前所讨论的，哌醋甲酯已经成为治疗注意力缺陷多动障碍的药品。尽管对其潜在的作用机制尚不明确，但通常认为哌醋甲酯的药理学效果与抑制去甲肾上腺素和多巴胺的再吸收有关。最早的哌醋甲酯药品于1955年获批，并以Ritalin®为商品名在美国上市。该药为速释制剂，每日可服用2~3次。但实际上，由于哌醋甲酯是受管制物质，这种药品不便于在学校存放或在一个上学日内多次服用（FDA，2013i）。

为了降低给药频率，后来又开发了延长释放的哌醋甲酯药品。Ritalin SR®是缓释药品，每日服用1次药效可维持8 h（FDA，2013j）。但是，Ritalin SR®的疗效似乎并不是最优的。因此，后来又开发了多种由速释组分和缓释组分组成的哌醋甲酯制剂。市售Ritalin LA®胶囊中含有50%的速释颗粒和50%肠溶包衣缓释颗粒（FDA，2013k）。Ritalin LA®的药代动力学曲线显示有两个峰，第一个峰位于给药后1~3 h，第二个峰位于给药后7 h前后。这两个峰与相隔4 h之后服用Ritalin®的药代动力学曲线的峰一致（FDA，2013k）。Focalin XR®是一种右旋哌醋甲酯药品，是外消旋哌醋甲酯的对应异构体（FDA，2013e）。Focalin XR®的剂型与Ritalin LA®的相似，因此，两者的药代动力学特性也相似（FDA，2013e）。Metadate CD®是另一种胶囊制剂，含有30%的速释颗粒和70%的缓释颗粒。Metadate CD®的AUC显示有两个截然不同的峰，第一个峰位于1.5 h前后，为尖锐峰，第二个峰位于4.5 h前后，相对平缓（FDA，2013f）。Concerta®为片剂，包括占总剂量22%的速释包被层和占总剂量78%的缓释内核。后者有两个药物层和一个渗透活性层。在溶液中,渗透层膨胀并以受控的方式挤压哌醋甲酯穿过激光打孔。Concerta®的药代动力学曲线显示有两个峰,哌醋甲酯的第一个峰近似为肩峰（FDA,2013d）。Quillivant XR®是一种哌醋甲酯口服悬浮剂,含有20%的速释颗粒和80%的缓释颗粒。Quillivant XR®的药-时曲线有一个明显的峰（FDA,2013h）。所有这五种哌醋甲酯药品均以新药申请（NDA）的形式获得了FDA的批准,不同药品配方中多种组分的组合各不相同,因此药-时曲线各不相同并具有独特的药效学时间特性,以满足临床需要。

pAUC有利于对具有多模式释药机制的哌醋甲酯药品进行生物利用度和生物等效性研究。对于确保哌醋甲酯药品的治疗等效性,治疗等效性选择计算pAUC的合适的时间间隔非常重要。以Ritalin LA®为例,其药代动力学特性是为了确保在早晨产生足够的症状改善,同时确保在典型的上学/工作日内持续发挥作用。pAUC的截断点是基于对药品配方组成的理解确定的（Stier等,2012）。Ritalin LA®的速释组分与哌醋甲酯速释药品的相似。多种速释型哌醋甲酯药品中哌醋甲酯的浓度大约在空腹给药后和进食条件下给药后2（0.5）h和3（0.5）h达到最大。为确保能覆盖T_{max}真实值,空腹和进食条件下T_{max}的估计值的标准差扩大2倍。因此,在空腹或进食条件下的生物等效性试验中,使用3 h和4 h作为计算pAUC的截断点。临床上,给药后3~4 h内适用的早期吸收量有重要意义,因为该吸收量对学龄儿童患者早晨在上课时保持注意力集中通常是至关重要的。在给药后3~4 h截断的pAUC的变异性可能会很大,但对于生物等效性评价而言仍然是合理的。因此,按照FDA指南,选择$pAUC_{0\sim3}$和$pAUC_{0\sim4}$作为评估空腹和进食条件下生物等效性试验的附加参数（FDA,2010a）。

7.5.2 唑吡坦缓释药品

酒石酸吡唑坦速释制剂在1992年获批,用于治疗入睡困难的失眠症,在美国上市的商品名为Ambien®（FDA,2013a）。唑吡坦是一种主要干扰GABA-BZ1受体的γ-氨基丁酸(GABA)A拮抗剂。单剂量给药后血药浓度在给药后1.5 h（中值）达到最大。唑吡坦转化为没有活性的代谢产物,并在肾内快速清除,平均半衰期为2.5 h。Ambien®的药代动力学特性可确保其起效迅速,使失眠症患者入睡。然而,由于血药浓度在峰值浓度过后迅速下降,在一个典型的睡眠周期中,睡眠维持效果似乎并不是最优的。

Ambien CR®于2005年在美国获批,用于治疗入睡困难和睡眠维持困难的失眠症患者（FDA,2013b）。Ambien CR®的特点是入睡起效快、睡眠维持效果好和延滞效应小。Ambien CR®的药效学效果源于剂型所具有的独特的药代动力学特性。Ambien CR®片剂包括两层：一层是速释层，允许速释唑吡坦；另一层是缓释层，目的是确保在整个睡眠周期的持久时间间隔内唑吡坦的浓度足够大。Ambien®和 Ambien CR®单剂量给药后的药代动力学曲线如图 7.6 所示。Ambien®或 Ambien CR®单剂量给药后 1.5 h 前后达到最大浓度。两者的平均半衰期分别为 2.6 h 和 2.8 h。服用 Ambien CR®后没有明显的双峰。尽管 Ambien®和 Ambien CR®的 T_{max} 值接近，但两者的清除半衰期的微小差异却确保了 Ambien CR®在给药后 2~8 h 间唑吡坦有较高的浓度（图 7.6）。

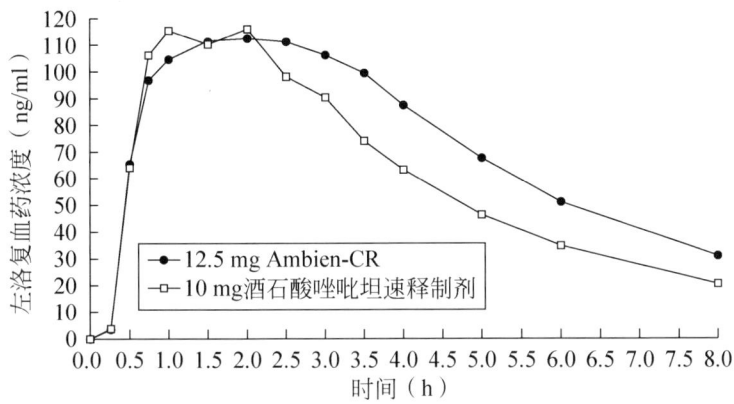

图 7.6 Ambien®（空心方框）和 Ambien CR®（实心圆圈）单剂量给药后 8 h 内唑吡坦的药-时曲线（FDA，2013 b）

由于 Ambien CR®的多模式释药性质，在使用 Ambien CR®作为参照药品的生物等效性试验中，推荐采用 pAUC。为了为 Ambien CR®选择合适的药品配方，研制者开展了一项药效学研究，以评价速释和缓释组分的不同组合对诱导睡眠、睡眠维持和延滞效应的影响（Lionberger 等，2012）。已研发出速释和缓释组分比例不同的三种配方（参见表 7.1）。尽管所有配方的设计目的都是为了确保在 4 h 内完成唑吡坦释放，但配方 C、E 和 G 的药效学效果却不同。配方 C 和 G 缺乏足够的睡眠持续时间，或延滞效应不可接受。配方 E 似乎能维持充足的睡眠持续时间和睡醒后最小的延滞效应两者之间的平衡，因而被进一步开发为 Ambien CR®。

表 7.1 唑吡坦的不同药品配方

药品配方	速释组分（%）	缓释组分（%）
C	80	20
E	60	40
G	40	60

研究表明，大多数患者在服用 Ambien CR® 后 1.5 h 内均进入睡眠，所用时间与 Ambien 和 Ambien CR® 的 T_{max} 值一致。这个时间点被视为起效时间，因此，以给药到药后 1.5 h 之间的吸收量表示早期吸收量。为了更好地量化起效效果，人们提出将 $pAUC_{0\sim1.5}$ 作为生物等效性评价的参数。

由此看来，Ambien 和 Ambien CR® 之间的睡眠起效是相似的。比较 Ambien 和 Ambien CR® 的累积吸收量发现，两者给药后 2 h 的曲线相同。结果进一步证实，基于药效学效果（即睡眠起效）选择 $pAUC_{0\sim1.5}$ 与释药特性一致。

为评价 Ambien CR® 作为参照药品时的 $pAUC_{0\sim1.5}$ 的适用性，已开展了额外的建模和模拟。在应用体内体外相关性（IVIVC）、去卷积以及房室吸收和转运（CAT）模型的体外溶出曲线的基础上，已模拟了多种配方给药后的药代动力学曲线。采用传统的生物等效性变量 C_{max} 和 AUC 时，三种原型配方均满足生物等效性标准，但指定的药效学研究却显示三种配方并非疗效等效。$AUC_{0\sim1.5}$ 的使用可以检测出配方 C、E 和 G 的药代动力学特性的不同。

应用 $AUC_{0\sim1.5}$ 似乎足以表征早期吸收量，而早期吸收量对于 Ambien CR® 治疗后的药效学效果的起效至关重要。Ambien CR® 的另一个药效学特性是睡眠维持性和低延滞效应，这似乎与由配方中缓释组分产生的唑吡的中期和后期吸收量更为相关。为了说明生物等效性试验中表征中期和后期吸收量需要纳入附加的 pAUC（即 $pAUC_{3\sim6}$），研究人员开展了药代动力学模拟。应用 CAT 模型生成 Ambien CR® 治疗后的药代动力学曲线，并应用 Weibull 模型描述唑吡坦体外溶出曲线。假定的受试药品和参照药品通过调整 Weibull 模型的形状参数区分。适用于标准生物等效性试验的药代动力学变量，例如，C_{max} 和 AUC，在假定的受试药品和参照药品之间生成。此外，计算了多个 pAUC，包括用于早期吸收量的 $pAUC_{0\sim1.5}$、中期吸收量的 $pAUC_{3\sim6}$ 和晚期吸收量的 $pAUC_{6\sim\infty}$。因为模拟着眼于平均值而不考虑变异性，当假定的受试药品和参照药品的变量之比落在 0.90～1.11 范围内时，就认为两者满足生物等效性标准。结果显示，根据 C_{max}、AUC 和 $pAUC_{0\sim1.5}$ 确定的与 Ambien CR® 生物等效的药品的释药速率允许范围窄。进一步研究表明，一旦 C_{max}、AUC 和 $pAUC_{0\sim1.5}$ 符合生物等效性标准（即假定的受试药品和参照药品的平均比率介于 0.90～1.11），$pAUC_{3\sim6}$ 和 $pAUC_{6\sim\infty}$ 也极可能符合生物等效性标准。因此，生物等效性试验没有必要包括 $pAUC_{3\sim6}$ 和 $pAUC_{6\sim\infty}$ 作为附加的药代动力学变量。

综上所述，在 Ambien CR® 作为参照药品的生物等效性试验中，美国 FDA 指南推荐将 $pAUC_{0\sim1.5}$ 作为附加的药代动力学参数（FDA，2010c，2011）。这个 pAUC 表征了唑吡坦的早期吸收量，其与早期的药物吸收一致，对药物药效学效果起效至关重要。这个附加的参数可以区分可能被传统的生物等效性方法（即基

于 C_{max} 和 AUC 的方法）视为生物等效的药品的不同剂型的性能。一旦将 $pAUC_{0\sim1.5}$ 附加到 AUC 和 C_{max} 用于生物等效性试验时，就没有必要再使用附加的 pAUC 表征中期和后期吸收量。$pAUC_{0\sim1.5}$ 的变异性似乎在可接受范围内，因此，使用常规样本量的生物等效性研究应该足够。

7.6 结论和展望

通常在药品研发的不同阶段开展生物利用度和生物等效性研究。为了促进特定药品的研发，在所关注的时间间隔获得的药-时曲线下面积，也称为 pAUC，可被用于生物利用度和生物等效性的评价。pAUC 用于描述药代动力学曲线的形状，专注于定量研究特定时间间隔内的吸收量。对于具有多模式释药机制的药品而言，在传统的生物等效性指标（例如，C_{max} 和 AUC）不足以区分药品的性能、也无法确保治疗等效的情况下，pAUC 最为有用。需要多模式释放组分的典型药品是药效起效快和药效作用消失也快的药品。如何找到一种适用方法来选择计算 pAUC 的截止时间点，仍处于积极的研究当中。传统上，药代动力学曲线特征（例如，T_{max}）是选择截止时间点的基础。近年来，提出了基于药代动力学与药效动力学的关系来确定截止时间点的替代方法。pAUC 一直被用作一种生物等效性试验的额外参数，用于包括哌醋甲酯和唑吡坦等在内的药品。另外，pAUC 还可用于定量测定速释剂型的早期吸收量，以及比较具有多种不同释药机制的药品的性能等。

pAUC 的概念和应用还处在发展中。新的技术和剂型的不断发展，使具有更为复杂的药代动力学特性的药品可以用于确保临床需求。由于药代动力学特性可以显示出独一无二的特征，定量测量药代动力学曲线特定范围内的吸收量就显得至关重要。在生物利用度研究中，通过定量测定某段时间的吸收量，可以直接比较新剂型和现有剂型。在生物等效性研究中，证明在同一时间间隔内具有类似的吸收量，可进一步确保受试药品和参照药品之间的治疗等效性。pAUC 的适当运用可以促进药品研发，从而推动不同剂型的安全和有效利用。还有不同研究者提出有关 pAUC 应用的其他建议。例如，Gehring 等讨论了 pAUC 在表征长效剂型的药代动力学特性中的可能应用（Gehring 和 Martinez，2012）。从改善便利性和依从性的角度考虑，一些药品可能还会被开发成具有几周甚至几个月给药间隔的药品。从机制上讲，可以通过多种不同的释药机制延长给药间隔。通过不定时突释，活性化合物可以从制剂中释放出来。这种突释放是负载释药和零级释药的组合，或是由于释药速率的连续性变化导致的。具有多种释药机制和延长的释药间隔的剂型可以生成复杂的药代动力学曲线。对于这些剂型，仅用 C_{max} 和 AUC 可能不足以表征任何时间间隔内药物吸收的速率或程度。在这些情况下，在几个时间间隔中的多个分段的 AUC（例如，pAUC）或可用于进一步表征药代动力学特性。然而，将 pAUC 用于任何新剂型中仍然需要仔细审视。根据目前正在研究的剂型，有可能会出现实际操作的和（或）统计学上的问题，而这些问题在这种参数标准能够应用于生物利用度和生物等效性评价之前需要得到解决。

（朱 浩 校）

参考文献

Banerjee SK, Jagannath C, Hunter RL, Dasgupta A (2000) Bioavailability of tobramycin after oral delivery in FVB mice using CRL-1605 copolymer, an inhibitor of P-glycoprotein. Life Sci 67 (16):2011–2016

Bylund J, Bueters T (2013) Presystemic metabolism of AZ'0908, a novel mPGES-1 inhibitor: an in vitro and in vivo cross-species comparison. J Pharm Sci 102(3):1106–1115

21CFR320.1 Bioavailability and bioequivalence requirements [Online]. http://www.accessdata.fda.gov/scripts/cdrh/cfdocs/cfcfr/CFRSearch.cfm?fr=320.1. Accessed 8 Dec 2013

Chen ML (1992) An alternative approach for assessment of rate of absorption in bioequivalence studies. Pharm Res 9(11):1380–1385

Chen ML, Shah VP, Ganes D, Midha KK, Caro J, Nambiar P, Rocci ML Jr, Thombre AG, Abrahamsson B, Conner D, Davit B, Fackler P, Farrell C, Gupta S, Katz R, Mehta M, Preskorn SH, Sanderink G, Stavchansky S, Temple R, Wang Y, Winkle H, Yu L (2010a) Challenges and opportunities in establishing scientific and regulatory standards for determining therapeutic equivalence of modified-release products: workshop summary report. Clin Ther 32 (10):1704–1712

Chen ML, Shah VP, Ganes D, Midha KK, Caro J, Nambiar P, Rocci ML Jr, Thombre AG, Abrahamsson B, Conner D, Davit B, Fackler P, Farrell C, Gupta S, Katz R, Mehta M, Preskorn SH, Sanderink G, Stavchansky S, Temple R, Wang Y, Winkle H, Yu L (2010b) Challenges and opportunities in establishing scientific and regulatory standards for assuring therapeutic equivalence of modified release products: workshop summary report. AAPS J 12(3):371–377

Chen ML, Shah VP, Ganes D, Midha KK, Caro J, Nambiar P, Rocci ML Jr, Thombre AG, Abrahamsson B, Conner D, Davit B, Fackler P, Farrell C, Gupta S, Katz R, Mehta M, Preskorn SH, Sanderink G, Stavchansky S, Temple R, Wang Y, Winkle H, Yu L (2010c) Challenges and opportunities in establishing scientific and regulatory standards for assuring therapeutic equivalence of modified-release products: workshop summary report. Eur J Pharm Sci 40 (2):148–153

Chen ML, Davit B, Lionberger R, Wahba Z, Ahn HY, Yu LX (2011) Using partial area for evaluation of bioavailability and bioequivalence. Pharm Res 28(8):1939–1947

Dokoumetzidis A, Macheras P (2000) On the use of partial AUC as an early exposure metric. Eur J Pharm Sci 10(2):91–95

Duquesnoy C, Lacey LF, Keene ON, Bye A (1998) Evaluation of different partial AUCs as indirect measures of rate of drug absorption in comparative pharmacokinetic studies. Eur J Pharm Sci 6(4):259–264

Endrenyi L, Tothfalusi L (2010) Do regulatory bioequivalence requirements adequately reflect the therapeutic equivalence of modified-release drug products? J Pharm Pharmaceut Sci 13(1):107–113

Endrenyi L, Csizmadia F, Tothfalusi L, Chen ML (1998) Metrics comparing simulated early concentration profiles for the determination of bioequivalence. Pharm Res 15(8):1292–1299

FDA (1995) Guidance for industry: immediate release solid oral dosage forms. http://www.fda.gov/downloads/Drugs/Guidances/UCM070636.pdf. Accessed 9 Dec 2013

FDA (1997a) Guidance for industry: SUPAC-MR: modified release solid oral dosage forms. http://www.fda.gov/downloads/Drugs/Guidances/UCM070640.pdf. Accessed 9 Dec 2013

FDA (1997b) Guidance for industry: SUPAC-SS: nonsterile semisolid dosage forms. http://www.fda.gov/downloads/Drugs/Guidances/UCM070930.pdf. Accessed 9 Dec 2013

FDA (1999) Guidance for industry: SUPAC-IR/MR: immediate release and modified release solid oral dosage forms manufacturing equipment addendum. http://www.fda.gov/downloads/Drugs/Guidances/UCM070637.pdf. Accessed 9 Dec 2013

FDA (2003) Guidance for industry: bioavailability and bioequivalence studies for orally administered drug products—general considerations. http://www.fda.gov/downloads/Drugs/.../Guidances/ucm070124.pdf. Accessed 8 Dec 2013

FDA (2010a) Draft guidance on methylphenidate hydrochloride. http://www.fda.gov/downloads/Drugs/GuidanceComplianceRegulatoryInformation/Guidances/UCM281454.pdf. Accessed 8 Dec 2013

FDA (2010b) Meeting of the advisory committee for pharmaceutical science and clinical pharmacology. http://www.fda.gov/downloads/AdvisoryCommittees/CommitteesMeetingMaterials/Drugs/AdvisoryCommitteeforPharmaceuticalScienceandClinicalPharmacology/UCM207955.pdf. Accessed 8 Dec 2013

FDA (2010c) Response to citizen's petition. Docket No, FDA-2007-P-0182. http://www.regulations.gov/#!documentDetail;D=FDA-2007-P-0182-0017. Accessed 9 Dec 2013

FDA (2011) Draft guidance on zolpidem. http://www.fda.gov/downloads/Drugs/GuidanceComplianceRegulatoryInformation/Guidances/UCM175029.pdf. Accessed 9 Dec 2013

FDA (2012a) Draft guidance on mesalamine. http://www.fda.gov/downloads/Drugs/GuidanceComplianceRegulatoryInformation/Guidances/UCM319999.pdf. Accessed 8 Dec 2013

FDA (2012b) U.S. package insert for Topamax®. http://www.accessdata.fda.gov/drugsatfda_docs/label/2012/020505s050lbl.pdf. Accessed 8 Dec 2013

FDA (2013a) U.S. package insert for Ambien®. http://www.accessdata.fda.gov/drugsatfda_docs/label/2013/019908s032s034,021774s013s015lbl.pdf. Accessed 9 Dec 2013

FDA (2013b) U.S. package insert for Ambien CR®. http://www.accessdata.fda.gov/drugsatfda_docs/label/2013/019908s032s034,021774s013s015lbl.pdf. Accessed 9 Dec 2013

FDA (2013c) U.S. package insert for Brintellix®. http://www.accessdata.fda.gov/drugsatfda_docs/label/2013/204447s000lbl.pdf. Accessed 9 Dec 2013

FDA (2013d) U.S. package insert for Concerta®. http://www.accessdata.fda.gov/drugsatfda_docs/label/2013/021121s031lbl.pdf. Accessed 8 Dec 2013

FDA (2013e) U.S. package insert for Focalin XR®. http://www.accessdata.fda.gov/drugsatfda_docs/label/2013/021802s025lbl.pdf. Accessed 8 Dec 2013

FDA (2013f) U.S. package insert for Metadate CD®. http://www.accessdata.fda.gov/drugsatfda_docs/label/2013/021259s026lbl.pdf. Accessed 8 Dec 2013

FDA (2013g) U.S. package insert for Pentasa®. http://www.accessdata.fda.gov/drugsatfda_docs/label/2013/020049s025lbl.pdf. Accessed 8 Dec 2013

FDA (2013h) U.S. package insert for Quillivant XR®. http://www.accessdata.fda.gov/drugsatfda_docs/label/2013/202100s002lbl.pdf. Accessed 8 Dec 2013

FDA (2013i) U.S. package insert for Ritalin®. http://www.accessdata.fda.gov/drugsatfda_docs/label/2013/010187s074,018029s044lbl.pdf. Accessed 8 Dec 2013

FDA (2013j) U.S. package insert for Ritalin SR®. http://www.accessdata.fda.gov/drugsatfda_docs/label/2013/010187s074,018029s044lbl.pdf. Accessed 8 Dec 2013

FDA (2013k) U.S. package insert for Ritalin LA®. http://www.accessdata.fda.gov/drugsatfda_docs/label/2013/021284s019lbl.pdf. Accessed 8 Dec 2013

FDA (2013l) U.S. package insert for Trokendi XR®. http://www.accessdata.fda.gov/drugsatfda_docs/label/2013/201635s000lbl.pdf. Accessed 8 Dec 2013

Fourie Zirkelbach J, Jackson AJ, Wang Y, Schuirmann DJ (2013) Use of partial AUC (PAUC) to evaluate bioequivalence—a case study with complex absorption: methylphenidate. Pharm Res 30(1):191–202

Gabrielesson J, Weiner D (2001) Pharmacokinetic and pharmacodynamic data analysis: concepts and applications, 3rd edn. Apokekarsocieteten, Stockholm

Gehring R, Martinez M (2012) Assessing product bioequivalence for extended-release formulations and drugs with long half-lives. J Vet Pharmacol 35(Suppl 1):3–9

Haidar SH, Makhlouf F, Schuirmann DJ, Hyslop T, Davit B, Conner D, Yu LX (2008) Evaluation of a scaling approach for the bioequivalence of highly variable drugs. AAPS J 10(3):450–454

Klotz U (2012) The pharmacological profile and clinical use of mesalazine (5-aminosalicylic acid). Arzneimittelforschung 62(2):53–58

Lacey LF, Keene ON, Duquesnoy C, Bye A (1994) Evaluation of different indirect measures of rate of drug absorption in comparative pharmacokinetic studies. J Pharm Sci 83(2):212–215

Lionberger RA, Raw AS, Kim SH, Zhang X, Yu LX (2012) Use of partial AUC to demonstrate bioequivalence of zolpidem tartrate extended release formulations. Pharm Res 29:1110–1120

McEvoy JP, Daniel DG, Carson WH Jr, McQuade RD, Marcus RN (2007) A randomized, double-blind, placebo-controlled, study of the efficacy and safety of aripiprazole 10, 15 or 20 mg/day for the treatment of patients with acute exacerbations of schizophrenia. J Psychiatr Res 41(11):895–905

Pringsheim T, Steeves T (2011) Pharmacological treatment for attention deficit hyperactivity disorder (ADHD) in children with comorbid tic disorders. Cochrane Database Syst Rev. (4):1–27

Qiu Y, Chen Y, Zhang G (2009) Developing solid oral dosage forms: pharmaceutical theory and practice. Elsevier, Amsterdam

Reppas C, Lacey LF, Keene ON, Macheras P, Bye A (1995) Evaluation of different metrics as indirect measures of rate of drug absorption from extended release dosage forms at steady-state. Pharm Res 12(1):103–107

Rostami-Hodjegan A, Jackson PR, Tucker GT (1994) Sensitivity of indirect metrics for assessing "rate" in bioequivalence studies—moving the "goalposts" or changing the "game". J Pharm Sci 83(11):1554–1557

Shargel L, Yu A (1999) Applied biopharmaceutics and pharmacokinetics, 4th edn. Appleton & Lange, Stamford, CT

Stier EM, Davit BM, Chandaroy P, Chen ML, Fourie-Zirkelbach J, Jackson A, Kim S, Lionberger R, Mehta M, Uppoor RS, Wang Y, Yu L, Conner DP (2012) Use of partial area under the curve metrics to assess bioequivalence of methylphenidate multiphasic modified release formulations. AAPS J 14(4):925–926

Tozer TN, Bois FY, Hauck WW, Chen ML, Williams RL (1996) Absorption rate vs. exposure: which is more useful for bioequivalence testing? Pharm Res 13(3):453–456

Wang Y (2009) Determining critical PK measures for prediction of therapeutic equivalence of MR products: in silico approaches. AAPS Workshop

第 8 章
窄治疗指数药物的生物等效性

Wenlei Jiang，Lawrence X. Yu

8.1 简介

生物等效性被定义为在适当设计的研究中，在相似的条件下，以同样的摩尔剂量给药时，药品等效物或替代物在药品作用部位可用的活性成分或活性部分的吸收速率与程度没有显著差异。全身吸收药品的生物等效性研究通常是通过测定药品代谢动力学终点、比较受试药品和参照药品在健康受试者体内吸收的速率和程度进行的。如果受试药品/参照药品的药-时曲线下面积（AUC）和最大血药浓度（C_{max}）的几何均数比率（GMR）的 90% 置信区间都落在预先确定的生物等效性限度 80.00%～125.00% 内，则认为受试药品和参比药品是生物等效的。

虽然这一生物等效性限度已成功用于批准数以千计的仿制药品，但这是否适用于窄治疗指数（NTI）药物一直存在疑问，因为 NTI 药物的血药浓度的微小变化可能导致患者使用后的严重治疗失败和（或）严重药品不良反应。尽管卫生保健专业人士、药学科学家、监管机构和消费者权益保护团体认为 NTI 药物的注册审批应采用更为严格的生物等效性标准；但对确定 NTI 药物的仿制药和原创药（参照药品）应具有多大程度的相似性才被认为治疗等效却意见不一。

FDA 最近重新考虑了针对 NTI 药物的生物等效性方法，并建议应用一种新的方法证明 NTI 药物的生物等效性（FDA，2012）。本章主要讨论各种关于 NTI 药物互换性的公众观点，回顾各国监管机构对生物等效性方法的定义和监管，并考察 NTI 药物的主要特点。本章将以 FDA 对 NTI 药物等效性的做法为主，并辅以几个 NTI 药品案例研究。

8.2 公众观点

有些药品上市后，当患者的用药从参照药品转换为仿制药品后出现治疗失败或不良事件的情况增加了，但却没有严格合规的临床研究证明这些事件与仿制药品替代参照药品相关。目前的自发不良事件报告系统在比较一种药品与其他药品间的安全信号方面能力有限。结果，大部分有关仿制药品可互换性的临床证据只是一些病例报告和观察性研究的认定，而这些临床证据却难以证明使用仿制药品与不良事件的因果关系。

对药剂师和其他卫生保健专业人员的调查显示，一些人认为，某些药物不应使用仿制药品（Kirking 等，2001；Vasquez 和 Min，1999）。在此问题上，多个医学学会也发表过各异的正式立场。2006 年，美国临床内分泌医师学会、内分泌学会和甲状腺学会发表的联合立场声明引起了对 FDA 评价左旋甲状腺素仿制药品的生物等效性方法的关注，他们建议医生不给患者开左旋甲状腺素仿制药品。

2007 年，美国医学会（the American Medical Association，AMA）发表了一个报告（美国医学会，2007 年；https://www.aace.com/files/position-statements/aace-tes-ata-thyroxineproducts.pdf），总体上支持使用仿制药品，但建议继续研究确定个别药品的生物等效性的最佳方法，呼吁 FDA 重新审查左旋甲状腺素的生物等效性标准。2006 年，美国神经病学学会发表立场声明，反对未经主治医师批准的治疗癫痫的抗惊厥药品的仿制药品替代（Liow 等，2007）。美国移植学会大会报告表示，医师支持在低风险移植受者使用仿制免疫抑制药品（Alloway，2003），但认为在潜在高危患者人群中（例如，非裔美国人和小儿科患者）支持使用仿制免疫抑制药品的数据仍然不足。该报告建议，高危患者人群用药品的生物等效性证明也应纳入仿制药批准程序。尽管这种类别的所有药品并不一定都是 NTI 药物，但多个医学对其可互换性的担忧表明，这一领域需要进行深入研究。

美国各州有关 NTI 药物的替代政策也存在很大差异。目前有 13 个州列出了认定为不可替代的特定 NTI 药物目录（国家药房委员会协会，2006）。北卡罗来纳州的药房法律规定，对于一种 NTI 药品，"药剂师在发药时，只能发与上次所发药品为同一制造商生产的同一药品；如果需要用另一制造商生产的药品，药剂师要在发药前通知处方医生并取得处方医生和患者的书面同意书"（Pope，2009）。目前许多州都有强制性的仿制药品替代法律，但这些法律差别很大。在俄克拉荷马州，在用仿制药品替代参照药品之前，药剂师必须取得处方医生或患者的许可；而在佛蒙特州，医生必须提供仿制药品无效的声明才能阻止仿制药品替代。各州对 NTI 药物仿制药品替代采取的不同的监管措施，凸显了业界在该问题上持续的不确定性。

8.3 窄治疗指数（NTI）药物的法规定义

对于相对小的药物剂量或浓度的变化就可能导致患者用药后出现严重的治疗失

败和（或）严重的药品不良反应的药品，已有几个专业术语进行描述。这些术语包括 NTI、有效治疗浓度范围窄、窄治疗比率、窄治疗窗和临界剂量药品。表 8.1 总结了不同监管机构对该类药品使用的术语，以及监管指南中的 NTI 药物目录。

加拿大卫生部早已记录了这类药品并将其命名为临界剂量药品，这些药品在生物等效性研究中需要更为严格的审评。临界剂量药品的定义是：药物剂量或浓度的相对小的变化即可导致剂量或浓度相关的持久的、不可逆转的、缓慢可逆的或危及生命的严重治疗失败和（或）严重药品不良反应的药品，这些治疗失败和（或）严重药品不良反应可能导致患者住院治疗或延长住院时间，持久或明显的残疾或失能，或死亡（加拿大卫生部，2012）。临界剂量药品适用于以下药品，包括但不限于含有环孢素、地高辛、氟卡尼、锂、苯妥英、西罗莫司、他克莫司、茶碱和华法林的药品。欧洲药品管理局（EMA）并没有规定一套针对 NTI 药物分类的标准，EMA 是由人用药品委员会（Committee for Human Medicinal Products，CHMP）根据临床具体情况决定某种活性物质是否属于 NTI 药物。例如，在《问题和解答：针对药代动力学起效成分特定问题相关的立场》（欧洲药品管理局）的文件中，他们说明了他克莫司和环孢素在各自的生物等效性指南中属于 NTI 药物（欧洲药品管理局）。

日本药品和食品安全局使用的术语是有效治疗浓度范围窄的药物，但后者在相关指南中并无明确定义。尽管如此，他们却提供了窄治疗范围药物名录，包括大部分抗癫痫药、抗糖尿病化合物、免疫抑制剂和其他药品（日本药品和食品安全局，2012a）。

对于美国 FDA，《联邦法规汇编》（21 CFR 320.33）使用"窄治疗比率"（narrow therapeutic ratio）这一术语，其定义如下：

(a) 半数致死量（LD_{50}）和半数有效量（ED_{50}）的差值小于 2 倍
(b) 血液中最低中毒浓度（MTC）和最低有效浓度（MEC）的差值小于 2 倍
(c) 药品的安全和有效使用需要药物剂量微调和治疗药物监测

美国《联邦法规汇编》（CFR）对窄治疗比率的定义强调了谨慎的剂量微调和临床药物监测的重要性。然而，有些条例可能不具有临床实用性，例如，LD_{50}、ED_{50}、MTC 或 MEC 值，这些数值在药品研发期间甚至批准后常常无法得到。在行业指南中，FDA 还将有效治疗浓度范围窄的药品定义为：含有某些"需要进行临床药品浓度或药效学监测的原料药和（或）其药品标签显示有效治疗浓度范围窄"的药品（FDA，2003，2000）。

2010 年和 2011 年，FDA 专家咨询委员会会议讨论了窄治疗指数（NTI）药物的定义（FDA，2010b，2011）。根据该委员会的建议，FDA 使用"窄治疗指数（NTI）"这一术语，并将窄治疗指数（NTI）药物定义为：药物剂量或血药浓度的微小差异就可能导致严重治疗失败和（或）药品不良反应的药物，即可危及生命或导致持久的或明显的残疾或失能（FDA，2012）。

表 8.1 术语、法规定义和窄治疗指数（NTI）药物名录

监管机构	NTI 药物使用的术语和监管定义	NTI 药物名录
加拿大卫生部	临界剂量药物 临界剂量药物的定义是：剂量或浓度相当小的变化即可导致剂量或剂量药物浓度相关的持久的、不可逆转的（或）严重的治疗失败及生命的严重不良反应或严重药品不良反应可能导致治疗失败和（或）严重药品不良反应可能导致疾病失能或失败、持久的或明显残疾致患者住院治疗或延长住院时间，甚至死亡	环孢素、地高辛、氟卡尼、锂、苯妥英、西罗莫司、他克莫司、茶碱和华法林
欧洲药品管理局（EMA）	NTI 药物 无定义	未列出
美国食品和药品管理局（FDA）	NTI 药物 NTI 药物的定义是：剂量或血药浓度的微小变化可能导致严重的治疗失败和（或）严重药品不良反应的药品，这些变化会造成治疗失败和（或）严重药品不良反应、即危及生命或导致持久的残疾或失能	华法林、他克莫司。其他 NTI 药物的论证工作正在开展
日本药品和食品安全局	有效治疗浓度范围窄的药物 无定义	阿普林定、卡马西平、克林霉素、氯硝西泮、地高辛、环孢素、洋地黄毒苷、丙吡胺、快唯胺、乙琥胺、肌乙啶、异丙肾上腺素、锂、苯甲醇、苯妥英、哌唑嗪、扑米酮、氨甲蝶呤、普鲁卡因胺、奎尼丁、磺酰脲类抗糖尿病药物化合物、他克莫司、茶碱混合物、丙戊酸、华法林、唑尼沙胺、格列丁唑
南非药品监管理委员会	有效治疗浓度范围窄的药物、剂量反应曲线陡 无定义	无药物名录

8.4 窄治疗指数（NTI）药物的特点

对于 NTI 药物来说，剂量或浓度的微小差异就可能导致患者使用后发生严重的治疗失败和（或）严重的药品不良反应。本节将描述 NTI 药物的一些主要特点，根据这些特点，我们可以分析哪些药品可以归为 NTI 药物。

首先，我们需要确定什么是严重的治疗失败或严重的药品不良反应。对于以下这些适应证，例如，癫痫、抑郁症、精神分裂症、免疫抑制、心血管疾病、心力衰竭和心房颤动、哮喘和支气管痉挛、抗凝，如果药品浓度低于治疗浓度，所导致的治疗失败被认为非常严重。药品的黑框警告通常被认为是严重毒副反应的提示。严重毒副反应可以发生于血液、心血管和神经系统，具体包括出血、QT 间期延长、心律失常、心动过速、心动过缓、心悸、高血压、卒中、昏迷、癫痫发作和其他。然而，只有与原料药相关的严重毒性反应才可以归入 NTI 药物类。例如，紫杉醇注射液的大部分过敏反应是由其中的辅料克列莫佛（氢化蓖麻油）而非原料药紫杉醇引起的（Liebmann 等，1993）。紫杉醇注射液中克列莫佛（氢化蓖麻油）引起的毒性反应在确定其原料药是否为 NTI 药物时不应被认为是决定因素。此外，在评价不良事件或毒性作用的严重程度时，应考虑相关疾病的严重程度。例如，大多数临床医师在治疗轻微疾病时，不会用有严重不良反应的药品。但在治疗危及生命的疾病时，人们可以容忍该药品的严重不良反应。另外，在评估某种药物是否为 NTI 药物时，我们一般不考虑严重的过敏反应，例如，全身性过敏反应，因为这些过敏反应仅涉及少数特定患者群体，并与剂量/浓度无关。

第二，NTI 药物的有效和中毒剂量（或相应的血药浓度）往往差别很小。药物不良事件可能有自己的剂量/浓度-毒副反应关系，也有可能是剂量/浓度-治疗效果关系的延伸。由于在临床研究中有限制，很少能得到完整的剂量/浓度-响应曲线，因此，有效治疗浓度范围数据、与严重毒性反应相关的血药浓度和（或）药品间相互作用的数据可用于估计毒性浓度/有效浓度的比率。表 8.2 列出了一些药品的有效治疗浓度范围和毒性/有效浓度比率的估计值。毒性/有效浓度比率的估计值可以提供有关有效和毒性浓度接近程度的定量信息。应注意，并不是每种药品的有效治疗浓度范围均可获得。另一方面，有效治疗浓度范围数据通常为群体平均估计值，可能并不反映单个患者的有效治疗浓度范围。此外，我们通常没有严重毒性反应相关的血药浓度数据，这对确定有效治疗和毒性剂量/浓度之间的范围增加了挑战。

表 8.2 药品治疗范围、与严重毒性反应相关的血药浓度和毒性/有效浓度比率估计值（http://www.nlm.nih.gov/medlineplus/ency/article/003430.htm）

药品	有效治疗浓度范围	与严重毒性反应相关的血药浓度	毒性/有效浓度比率估计值
苯妥英（http://www.clinicalpharmacology-ip.com/Forms/drugoptions.aspx?cpnum=484&n=Phenytoin）[a]	10~20 mcg/ml	>40 mcg/ml	2.7
地高辛（http://www.clinicalpharmacology-ip.com/Forms/Monograph/monograph.aspx?cpnum=190&sec=monmp）	0.8~1.5 ng/ml（充血性心力衰竭） 1.5~2.0 ng/ml（心律失常）	>2.5 ng/ml	1.4
锂（http://www.clinicalpharmacology-ip.com/Forms/Monograph/monograph.aspx?cpnum=351&sec=monmp）	0.6~2 meq/L 0.8~1.2 meq/L	>1.5 meq/L >2 meq/L	2.5 2.5
茶碱（http://www.clinicalpharmacology-ip.com/Forms/Monograph/monograph.aspx?cpnum=599&sec=monmp）	5~15 mcg/ml（支气管扩张剂） 6~13 mcg/ml（早产儿呼吸暂停）	>20 mcg/ml	2

[a] 对于有效治疗浓度范围和与严重毒性反应相关的血药浓度数据的药品，其毒性/有效浓度比率是根据毒性浓度/有效治疗浓度范围中值估计的

　　第三，由于药物吸收量的微小变化可带来显著的临床影响，因此，很多 NTI 药物需要根据药代动力学或药效学测量指标进行治疗药物监测。然而，并非所有进行治疗监测的药品均为 NTI 药物。例如，由于患者有潜在的依从性问题或仅靠临床观察无法优化最佳药品剂量时，医生也可能进行治疗监测。

　　第四，NTI 药物的个体内变异性（within-subject variability，WSV）通常为小至中等。WSV 通常由生物等效性参数 C_{max} 和 $AUC_{0\sim t}$ 的均方根误差（root mean square error，RMSE）值估计求得（Davit 等，2008）。本文中的 WSV 指的是给受试者服用两次同样的药品，该受试者体内血药浓度在两次给药后变异的程度（Van Peer，2010）。这种变异性可能是原料药和（或）药品配方所固有的，但也包括分析变异性、药品质量变异性以及不明原因的随机变异性。WSV 对 NTI 药物尤其重要，因为血药浓度的变化会产生严重后果。经批准的 NTI 药物

应该表现出低的 WSV，否则，患者会常常经历毒性反应和疗效缺乏，治疗药品监测也会变得无用（Benet，2006）。如果一种药品的 C_{max} 和（或）AUC 的 WSV 大于 30%，则认为该药品变异性高（Haidar 等，2008）。表 8.3 从单剂量、双向、交叉生物等效性研究中总结了六种药品的药代动力学参数的延滞变异性，这些生物等效性研究的平均延滞变异系数（coefficient of variation，CV）在 5.7%～21.7%。平均延滞 CV 包括 WSV 以及由受试和参照剂型不同带来的变异性。因此，实际的 WSV 甚至会更低。表 8.3 中的所有药品具有低到中等程度的 WSV。在一些情况下，NTI 药物的临床使用往往涉及低于 20% 的低剂量调整（Parks，2006）。这里隐含的假设是药品变异性，特别是由药品替代带来的变异性应小于剂量调整的大小。

表 8.3 来自简化新药申请（ANDA）的延滞变异性（%CV）[a]总结

药品	#生物等效性研究	$AUC_{0\sim t}$		C_{max}	
		均值	范围	均值	范围
华法林	29	5.7	3.3～11.0	12.7	7.7～20.1
碳酸锂	16	7.8	4.5～14.0	13.5	6.4～24.4
地高辛	5	21.7	13.1～32.2	21.0	14.3～26.1
苯妥英	12	9.2	4.1～18.6	14.9	7.4～20.0
茶碱	3	17.9	12.8～24.2	18.2	11.8～25.8
他克莫司	6	21.9	16.8～26.6	19.0	15.0～24.4

[a] 延滞变异性是从比较受试药品和参照药品的双向交叉生物等效性研究中导出的 ANOVA 均方根误差（RMSE）。均方根误差是结合受试药品和参照药品的数据计算得出的，是药物药代动力学测量指标延滞变异性的估计值

总之，NTI 药物通常具有以下特点：①低于治疗浓度可能导致严重的治疗失败；②有效剂量和中毒剂量（或相关的血药浓度）差别往往很小；③需要以药代动力学（PK）或药效学（PD）测量指标进行治疗药物监测；④具有低到中等程度（即不超过 30%）的 WSV；⑤在临床实践中，剂量调整通常使用非常小的增量（低于 20%）。这些特点有助于NTI 药物分类。

8.5 窄治疗指数（NTI）药物的生物等效性研究方法

生物等效性研究是药品研发和审批过程的必要组成部分。生物等效性研究

是用于确定有效可用的药品活性成分或活性部分在药品作用部位的吸收速率和程度是否有显著差异。常规的生物等效性研究通常是在健康受试者中开展，采用单剂量、双向交叉研究设计，分析获得的生物体液样本，例如，血液或尿液，得到药品浓度和药代动力学测量指标，例如，AUC 和 C_{max}；用双单侧检验法对生物等效性参数 AUC 和 C_{max} 进行统计学分析，确定受试药品和参照药品给药后估计的测量指标的均值是否相当。如果两种药品的 AUC 和 C_{max} 的 GMR 的 90% 置信区间落在 80%～125% 范围内，通常判定两药品生物等效（FDA，2003）。

80.00%～125.00% 的生物等效性限度的前提是受试药品和参照药品之间 20% 的差异在临床上不显著。评价生物等效性的双单侧检验法同时控制受试药品和参照药品之间的平均差异，以及估计的总体平均数的精度。该精度由生物等效性测量指标的 WSV 和研究中受试者的数量决定。一种 WSV 大的药品可能需要大的受试者数量以通过生物等效性标准；而一种变异性非常低的药品即使受试药品和参照药物的平均响应差异较大，也可能会通过 80.00%～125.00% 的生物等效性标准，如图 8.1 所示。因此，NTI 可能不适用药物受试药品和参照药品之间 20% 的差异在临床上不显著的假设。因此，两种 NTI 仿制药品的平均 C_{max} 或 AUC 值间的较大差异在患者在替换两种药品时有可能引起大的血药浓度波动，有可能导致治疗失败或严重不良事件。因此，常规的生物等效性限度虽然可能适用于大多数全身吸收性药品，但不一定适用于 NTI 药物。

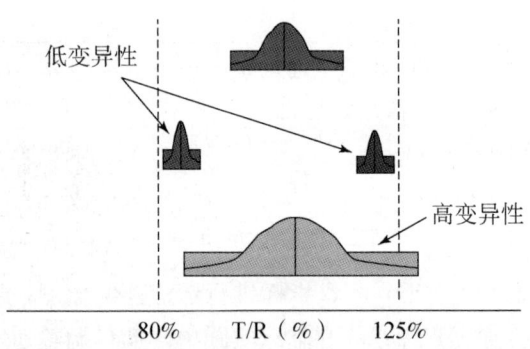

图 8.1 变异性对生物等效性研究的影响，其中 T 为受试药品，R 为参照药品

多年来，各个监管机构对 NTI 药物采取了不同的生物等效性评价方法（参见表 8.4）。本质上有两种方法：①直接收窄平均生物等效性限度；②根据橙皮书收录的参照药品的 WSV 标度变化的平均生物等效性标准。

表 8.4 生物等效性研究设计和用于窄治疗指数（NTI）药物的标准

监管机构	生物等效性研究设计	生物等效性标准
加拿大卫生部	健康受试者中的单剂量、双向交叉或平行研究	受试药品和参照药品的 AUC 和 C_{max} 相对均值的 90% 置信区间应分别落在 90.0%～112.0% 和 80.0%～125.0% 内
欧洲药品管理局	健康受试者中的单剂量、双向交叉或平行研究	AUC 的 90% 置信区间应收窄至 90.00%～111.11%。在 C_{max} 对于药品安全性、有效性或血药浓度监测尤为重要的情况下，对于 C_{max}，适用的接受区间应为 90.00%～111.11%
南非药品管理委员会	健康受试者中的单剂量、双向交叉或平行研究	受试药品和参照药品的 AUC 和 C_{max} 的相对均值的 90% 置信区间应落在 80.0%～125.0% 内
日本药品和食品安全局	健康受试者中的单剂量、双向交叉或平行研究	受试药品和参照药品的 AUC 和 C_{max} 的相对均值的 90% 置信区间应落在 80.0%～125.0% 内
美国食品和药品管理局	健康受试者中的单剂量、全重复、四向交叉研究	受试药品和参照药品的 AUC 和 C_{max} 的相对均值的 90% 置信区间必须通过参照药品标度的限度和未标度的平均生物等效性限度的 80.00%～125.00%。此外，受试药品和参照药品个体内标准方差比率（σ_{WT}/σ_{WR}）的 90% 置信区间的上限小于或等于 2.5

8.5.1 直接收窄平均生物等效性限度

考虑到对于标准的 90% 置信区间，80.00%～125.00% 的生物等效性限度可能过于宽松，一些监管机构采取了直接收窄平均生物等效性限度的方法。

加拿大卫生部要求，申请人在健康受试者或患者中开展单剂量、双向交叉或平行研究，证明 NTI 药物的生物等效性。受试药品和参照药品的 AUC 相对均值的 90% 置信区间标准被缩小到 90.0%～112.0%，而受试药品和参照药品的 C_{max} 相对均值的 90% 置信区间仍为 80.00%～125.00%（加拿大卫生部，2012）。这些规定要求在空腹和进食两种状态下都要达到。除了有特殊理由外，对临界剂量药物（critical-dose drug）不要求进行多次给药的稳态研究。如果要求进行稳态研究，则受试药品和参照药品的谷底浓度（C_{min}）相对均值的 90% 置信区间仍为

80.00%～125.00%。如果是在已服用某药品治疗的患者中开展生物等效性研究，则加拿大卫生部强烈建议，研究应在药品体内分布的可预测的变异性来源方面尽可能同质的患者组中开展。

欧洲药品管理局建议将 NTI 药物的 AUC 的接受区间收窄至 90.00%～111.11%（欧洲药品管理局，2010）。在 C_{max} 对于药品的安全性、有效性或血药浓度监测尤为重要的情况下，对于 C_{max}，90.00%～111.11%的接受区间也适用。在 NTI 药物方面，澳大利亚药品管理局遵循欧洲药品管理局指南（澳大利亚药品管理局）。对于 NTI 药物，欧盟的一些国家有更为详细的政策与指南。例如，丹麦药品管理局除了要求受试药品和参照药品的 AUC 和 C_{max} 的 GMR 的 90% 置信区间必须落在 90.00%～111.11%（丹麦药品管理局）之外，还要求置信区间必须包括 100%。

南非药品管理委员会规定，对于一般药品，受试药品/参照药品的 AUC 的比率和 C_{max} 的比率的 90% 置信区间应分别落在 80%～125% 和 75%～133% 以内（南非药品管理委员会，2011）。对于 NTI 药物，受试药品/参照药品的 C_{max} 的比率的 90% 置信区间应收窄至 80%～125%。

在日本，如果受试药品和参照药品的 C_{max} 的对数均值差和 AUC 的对数均值差的 90% 置信区间落在 $\log(0.80)$～$\log(1.25)$，则认为这两种药品生物等效。在某些情况下，置信区间未处于上述范围内但如果受试药品满足以下条件之一也可接受其为生物等效：①初始生物等效性研究的总样本量不小于 20（$n=10$/组），或初始和附加受试者研究的合并样本数不少于 30；②两种药品的 C_{max} 的对数均值差和 AUC 的对数均值差落在 $\log(0.90)$～$\log(1.11)$；③评估结果认定受试药品和参照药品的溶出率相似。这些生物等效性标准对于常规药品和有效治疗浓度范围窄的药品均适用（日本药品和食品安全局，2012b）。然而对于 NTI 药物，申请不同药品规格的生物等效性研究豁免有更为严格的要求。例如，对于含有 NTI 药物的速释和肠溶包衣药品，只有受试药品和参照药品的溶出曲线符合等效性标准，以及在多种检测条件下，它们在 30 min 时的平均溶出率不少于 85%，才能认为受试药品和参照药品等效（日本药品和食品安全局，2012a）。对于常规药品，受试药品和参照药品的溶出曲线只需符合等效性标准即可。

8.5.2 窄治疗指数（NTI）药物的参照药品标度的平均生物等效性方法（RSABE）

在美国，对于 NTI 药物的生物等效性限度的 90% 置信区间设为 80.00%～125.00% 是否合理，长久以来一直有争议，2010 年 4 月召开的 FDA 专家咨询委员会会议对此展开过激烈讨论（FDA，2010 年）。该委员会以 11∶2 的票数表决认为，对于 NTI 药物而言，将其生物等效性限度的 90% 置信区间设置为 80.00%～125.00% 是不够充分的。根据专家咨询委员会的建议，FDA 对评价不同的 NTI 药物的生物等效性方法开展了模拟研究，包括使用：①直接收窄生物等效性限度；②根据参照药品的变异性（RSABE）收窄生物等效性限度。模拟中评估的变量包括 WSV、样本量和点估计限度。在一个给定的研究设计，对使用 RSABE 和平均生物等效性方法的效能进行了比较。考虑到 NTI 药物的 WSV 变量（Yu，2011），固定的 90%～111% 的生物等效性限度对于 WSV 为中等的真正等效的仿制药（即 GMR＝0.95～1.05）来说过于严格了。模拟结果显示，根据参照药品个体变异性收窄生物等效性限度的方法，即 RSABE，是评价 NTI 药物的生物等效性的首选方法。基于这些工作，FDA 现在建议：应用四向、全重复、交叉研究设计证明 NTI 药物的生物等效性。该研究设计不仅可以比较受试药品和参照药品的均值，还可以比较它们的 WSV。

8.5.2.1 均值比较

由于在每位受试者受试药品和参照药品均给药两次，四向、交叉、全重复研究设计可依据参照药品的 WSV 改变可接受的生物等效性限度，并通过检验以下原假设评价 AUC 和 C_{max} 的调整后的平均生物等效性（FDA，2012）：

$$H_0: \frac{(\mu_T-\mu_R)^2}{\sigma_{WR}^2}>\theta \tag{8.1}$$

（假设 $\theta>0$）与备择假设：

$$H_0: \frac{(\mu_T-\mu_R)^2}{\sigma_{WR}^2} \leqslant \theta \tag{8.2}$$

式中，μ_T 和 μ_R 分别为受试药品和参照药品（C_{max}，AUC）的对数变换测量值等均值；检验水平通常为 $\alpha=0.05$；θ 为调整后的生物等效性限度。此外，

$$\theta=\frac{[\ln(\Delta)]^2}{\sigma_{W0}^2} \tag{8.3}$$

式中，Δ 为 1/0.9，生物等效性限度的上限值为受试药品/参照药品的几何均数比率，$\sigma_{W0}=0.10$。注意拒绝原假设 H_0 即为支持生物等效性结论。

使用参照药品的 WSV 的 10% 将 NTI 药物的基线生物等效性限度设置为 90%～111.11%，但依据研究中观察到的参照药品的 WSV 值可以标度上述限度。如果参照药品的 WSV 小于或等于 10%，则依据参照药品标度的生物等效性限度窄于 90%～111.11%。如果参照药品的 WSV 大于 10%，则参照药品标度的生物等效

性限度宽于 90%～111.11%。随着变异性增加，这些限度会扩大。然而，由于临床上所期望的理想状态是这些限度不超过 80.00%～125.00%，FDA 建议，NTI 药物的所有生物等效性研究必须通过参照药品标度的方法和未标度的 80.00%～125.00% 的平均生物等效性限度。由于上述两条标准，这些药品的生物等效性限度将收窄，如图 8.2 所示。

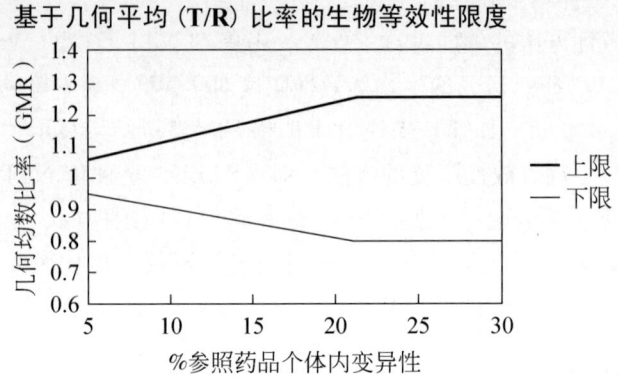

图 8.2 窄治疗指数（NTI）药物的基于几何均数比率（GMR）的生物等效性限度

8.5.2.2 个体内变异性（WSV）比较

WSV 对于 NTI 药物尤为重要，因为其血药浓度的变化可能会导致严重后果。如果一项生物等效性研究中受试 NTI 药物的 WSV 远高于参照药品的 WSV，则血药浓度的较大变化导致严重治疗失败和（或）不良反应的可能性更高。因此，需要评价受试药品/参照药品的个体内标准方差比率。我们用单侧 F-检验来比较受试药品和参照药品的 WSV。该检验的原假设如下：

$$H_0: \sigma_{WT}/\sigma_{WR} > \delta \tag{8.4}$$

备择假设为：

$$H_0: \sigma_{WT}/\sigma_{WR} \leqslant \delta \tag{8.5}$$

式中，δ 是规定限度，以声明受试药品的 WSV 不大于参照药品的 WSV。受试药品/参照药品的个体内标准方差比率的 90% 置信区间 σ_{WT}/σ_{WR}，由下式得出：

$$\left(\frac{s_{WT}/s_{WR}}{\sqrt{F_{\alpha/2}(v_1, v_2)}}, \frac{s_{WT}/s_{WR}}{\sqrt{F_{1-\alpha/2}(v_1, v_2)}} \right)$$

式中，s_{WT} 是自由度为 v_1 的 σ_{WT} 的估计值，s_{WR} 是自由度为 v_2 的 σ_{WR} 的估计值，$F_{\alpha/2}(v_1, v_2)$ 是自由度为 v_1/v_2 的 F-分布到其右边的概率为 $\alpha/2$ 的值，$F_{1-\alpha/2}$

(v_1，v_2）是自由度为v_1/v_2的 F-分布到其右边的概率为 （1－α）/2 的值。这里 α=0.1。如果 σ_{WT}/σ_{WR} 的 90% 置信区间的上限小于或等于 2.5，即统计学检验是基于 90% 置信区间的上限的，就认为 WSV 等效（Jiang 等，2012；FDA，2012）。

根据参照药品的个体变异性变化标度的等效性限度的平均生物等效性方法已成功用作高变异药物（HVD）和药品的生物等效性标准（Davit 等，2012）。高变异药物和药品是指药代动力学测量指标（AUC 和/或 C_{max}）中个体变异性（WSV）大于 30%，并通常表现出较宽的治疗窗的药物和药品。对于高变异药物或药品，应用参照药品标度的方法，可再避免不等效药品进入市场的同时，使生物等效性研究所需的样本量显著减少。对于 NTI 药品，运用参照药品标度的方法可缩小其生物等效性限度，规避与参照药品均值差异较大的仿制药获批的可能性。其他的变异性比较将进一步降低与参照药品变异性差距大的仿制药获批的风险。

8.6 案例研究

8.6.1 华法林（FDA）（http://www.clinicalpharmacology-ip.com/Forms/Monograph/monograph.aspx?cpnum=650&sec=moninte；http://www.thomsonhc.com/micromedex2/librarian/ND_T/evidencexpert/ND_PR/evidencexpert/CS/D343B0/ND_AppProduct/evidencexpert/DUPLICATIONSHIELDSYNC/175679/ND_PG/evidencexpert/ND_B/evidencexpert/ND_P/evidencexpert/PFActionId/evidencexpert.DisplayDrugpointDocument?docId=671285&contentSetId=100&title=Warfarin+Sodium&servicesTitle=Warfarin+Sodium&topicId=administration Monitoring Section & subtopicId=null）

华法林通常被认为是 NTI 药物。华法林作为我们选择的第一个模式药，我们对其进行了逐步分析，以确定其是否满足 NTI 药物的四个一般特性：①低于治疗浓度可能导致严重的治疗失败；②治疗剂量和中毒剂量（或相关的血药浓度）往往差异很小；③需要以药代动力学（PK）或药效学（PD）测量指标进行治疗药物监测；④具有低到中等程度的 WSV。

华法林用于以下适应证，包括：①预防和（或）治疗静脉血栓形成及其扩展以及肺栓塞；②预防和（或）治疗与房颤和（或）心脏瓣膜置换相关的血栓栓塞并发症；③降低死亡、复发性心肌梗死以及血栓栓塞事件如卒中或心肌梗死后系统性栓塞的风险（FDA）。华法林的剂量和给药方式必须是个性化的，根据患者用药后响应的凝血酶原时间（prothrombin time，PT）/国际标准化比率（international normalized ratio，INR）对每位患者进行华法林的剂量和给药调整。如果剂量不足，上述适应证的治疗失败可能导致急性或复发性血栓栓塞事件，被认为是严重的治疗失败。华法林标签上有黑框警告。如果剂量过量，华法林钠会导致大出血或致命性出血，这些被认为是严重的毒性反应。

单位患者的华法林的大剂量-响应关系无法根据群体华法林剂量-响应关系数据预测，因此，很难预测一位新患者的维持剂量。标签说明指出："每位患者的治疗都是高度个性化的。香豆素（华法林钠）是一种窄治疗范围（指数）药品，可能会受到其他药品和膳食中维生素 K 的影响。应通过定期测定 PT/INR 来控制华法林的使用剂量。"华法林剂量和 INR 响应之间的关系曲线是陡的，这可能导致严重的治疗失败和（或）药品不良反应，而使选择维持剂量颇具挑战性（Dalere 等，1999）。根据患者的剂量-响应曲线可以估计有毒和有效剂量。INR<2 或 INR>4 被认为可能会分别导致治疗失败或严重毒性反应（FDA），相应的有效和毒性剂量分别约为 5 mg 和 7 mg。因此，有毒剂量/有效剂量的比率为 1.4，非常小。此外，一些药品间相互作用的数据表明，患者中华法林的有效剂量和有毒剂量的差异非常小。例如，研究表明，利福平可使 R-华法林和 S-华法林的清除率分别增加 3.5 倍和 2 倍。开始使用利福平的第一周内，临床医生可能需要增加 2～3 倍的华法林日剂量。一旦利福平停药，华法林的剂量需要减半（FDA）。

华法林使用中需要进行药效学监测。用于测量华法林有效性的生物标志物为 INR 和 PT。INR 是华法林治疗期间有效性和出血风险的良好指标。对于之前未使用过华法林的患者，开始使用华法林 2～3 个剂量后，以及每月至少接受一次稳定剂量治疗的患者，建议监测华法林的 INR 水平（Ansell 等，2008）。应根据患者的 INR 进行个体化剂量调整以确保有效性病防止不良反应（例如，出血过多）。更为频繁地监测 INR、谨慎地调整剂量至得到期望的 INR、较短的治疗持续时间，可能对出血风险较高的患者有利。

此外，方差分析均方根误差（ANOVA RMSE）是根据在健康受试者进行的双周期、双序贯、交叉生物等效性研究结果计算的。表 8.3 总结了 1996 年到 2008 年批准的华法林简化新药申请（ANDA）中的均方根误差（RMSE）。该分析表明，华法林的 AUC 和 C_{max} 的个体内延滞变异系数（CV）分别为 5.7% 和 12.7%。均方根误差（RMSE）包括仿制药品和参照药品之间的变异性。因此，实际的 WSV 甚至更小。

综上所述，华法林治疗失败会产生严重后果，过量会引起严重毒性反应。最低有效剂量与导致严重毒性反应的最小剂量相当接近。华法林需要根据 INR 进行定期治疗监测，并有低到中等程度（<30%）的 WSV。因此，华法林被归类为 NTI 药物。

FDA 已将华法林钠归类为 NTI 药物，因此，建议进行完全重复交叉设计来证明在空腹和进食状态下华法林钠片仿制药的生物等效性。在 FDA 的个体生物等效性指南数据库可以查到详细的统计学程序和 SAS 代码（FDA，2012）（参见"附录"）。

8.6.2 他克莫司（FDA）

他克莫司胶囊是一种钙调神经磷酸酶免疫抑制剂，用于预防同种异体肾移植、肝移植或心脏移植患者的器官排斥。他克莫司通常与硫唑嘌呤或霉酚酸酯（MMF）和肾上腺皮质类固醇联用。剂量不足的后果包括移植排斥相关的发病率/死亡率，在临床上尤为重要，并可显著影响临床结局。

他克莫司可引起严重的毒性反应，包括恶性肿瘤、感染、肾毒性、神经毒性和高血压。他克莫司标签上的黑框警告包括恶性肿瘤和严重感染。在正在使用多种免疫抑制剂的患者，包括他克莫司胶囊（Prograf），使用他克莫司发生淋巴瘤和其他恶性肿瘤（尤其是皮肤恶性肿瘤）的风险增加。该风险似乎与免疫抑制的强度和持续时间有关，而与使用任何具体药物无关。正在使用免疫抑制剂的患者，包括普乐可复，发生细菌、病毒、真菌和原虫感染（包括机会性感染）的风险增加。这些感染可能导致严重的、包括致命的结果。他克莫司可引起急性或慢性肾毒性，尤其是高剂量使用时。急性肾毒性最常与肾入球小动脉血管收缩有关，其特点是血清肌酐增加、高钾血症和（或）尿量减少，通常是可逆的。慢性钙调磷酸酶抑制剂（CNI）的肾毒性与通常肾的不可逆的所有组织的损伤有关，包括肾小球、小动脉和肾小管-间质。

他克莫司的毒性浓度还没有明确确定。急性口服过量常见于他克莫司水平为 19～97 ng/ml 时。对于肾、肝或心脏移植成人患者，其包装说明书上推荐的起始口服剂量和全血谷浓度列于表 8.5。在心脏移植病例中观察到的全血谷浓度范围为 10～20 ng/ml。观察到的全血谷浓度范围提示，他克莫司的有效谷浓度和严重毒性谷浓度非常接近。Masuda 和 Inui 等报道，对稳态下和临床事件中他克莫司的谷浓度的调查表明，谷浓度为 10～20 ng/ml 的患者可以避免血药浓度超过 20 ng/ml 条件下发生的急性细胞排斥、感染、不良反应和大部分有害效应。由于所调查的患者均安全出院，无并发症，因此，建议他克莫司的全血谷浓度

10～20（ng/ml）为有效治疗浓度范围（Masuda 和 Inui, 2006）。

表 8.5　推荐的成人起始口服剂量和观察到的全血谷浓度总结

患者人群	推荐的他克莫司胶囊的起始口服剂量。注意：每日剂量应分两次给药，间隔 12 h	观察到的全血谷浓度
成人肾移植 与硫唑嘌呤联用	0.2 mg/(kg·d)	1～3 个月：7～20 ng/ml 4～12 个月：5～15 ng/ml
与 MMF/IL-2 受体拮抗剂联用[a]	0.1 mg/(kg·d)	1～12 个月：4～11 ng/ml
成人肝移植 小儿肝移植	0.10～0.15 mg/(kg·d)	1～12 个月：5～20 ng/ml
成人心脏移植	0.075 mg/(kg·d)	1～3 个月：10～20 ng/ml ≥4 个月：5～15 ng/ml

[a] 在另一个规模较小的试验中，他克莫司的起始剂量为 0.15～0.2 mg/(kg·d)，观察到的全血谷浓度在 1～3 个月为 6～16 ng/ml，在 4～12 个月为 5～12 ng/ml

另外，药品间相互作用的数据还表明，他克莫司的有效浓度与导致严重毒性反应的浓度非常接近。他克莫司主要通过 CYP3A 酶类代谢，可抑制这些酶的药品都可能会增加他克莫司的全血。已知的可诱导 CYP3A 酶类的药品可能会降低他克莫司的全血浓度。例如，同时使用西罗莫司（2～5 mg/d）和他克莫司时他克莫司的血药浓度比单独使用他克莫司时他克莫司的血药浓度低（$AUC_{0～12}$ 均值和 C_{min} 降低 30%）。西罗莫司（1 mg/d）可分别导致 $AUC_{0～12}$ 均值和 C_{min} 降低 3% 和 11%。他克莫司的药代动力学参数这种程度的变化被认为是重要的。因此，不推荐他克莫司和西罗莫司联用预防移植排斥反应。但是，如果认为联用是必需的，则需要密切监测他克莫司对患者的疗效损失。总之，有效治疗浓度范围和药品间相互作用数据可对他克莫司的有效浓度和导致严重毒性反应的浓度之间的接近程度进行定量估计。

监测他克莫司的血药浓度，结合其他实验室参数和临床参数，对于评价排斥反应、毒性、剂量调整和依从性而言的患者管理而言至关重要的辅助作用。毒性反应和治疗失败的相对风险与他克莫司的全血谷浓度相关。因此，建议监测他克莫司的全血谷浓度来辅助临床评估其毒性反应和治疗失败。影响监测频率的因素包括但不限于肝或肾功能障碍、增加或停止使用有潜在的相互作用的药品以及移植后的时间。

此外，他克莫司的生物等效性统计学分析（参见表 8.3）的方差分析均方根误差（ANOVA RMSE）表明，他克莫司的个体内差异（WSV）较为适中。

总之，对于他克莫司，剂量不足会造成治疗失败的严重后果，而过量又会导致严重的毒性反应。最低有效药物浓度与导致严重毒性反应的最低药物浓度是相对接近的。他克莫司需要根据全血谷浓度进行治疗药品监测，并具有中等（<30%）的个体内差异（WSV）。因此，他克莫司满足 NTI 药物分类标准，属于 NTI 药物。加拿大卫生部根据以下标准将他克莫司归类为临界剂量药品（加拿大卫生部，2012）：①他克莫司可导致神经毒性和肾毒性，当血药浓度较高时，这种可能性加大；②与其他实验室参数和临床参数一起监测他克莫司血药浓度，被认为对患者的管理是至关重要的辅助；③在肾移植患者中，他克莫司水平与毒性和排斥反应发生率之间显著相关。

欧洲药品管理局将他克莫司归类为 NTI 药物（欧洲药品管理局，2012）：①他克莫司需要个性化的剂量调整来取得疗效最大化和严重的剂量相关的毒性最小化之间的最佳平衡。通常进行血药水平监测来促进剂量调整；②推荐的治疗药品监测方案通常将理想水平设定为接近治疗窗的上限或下限（5 ng/ml 或 20 ng/ml）；③过量和剂量不足的后果（包括与移植排斥相关的发病率/死亡率）是临床关注的重点，对临床结局有显著影响。

8.7 未来展望

生物利用度/生物有效性概念的采纳已使一些优质的仿制药品申报获批。为了加强对 NTI 药物的治疗等效性的保证，FDA 和其他监管机构收窄了其生物等效标准的限度。截至 2013 年 10 月，FDA 已经更新了两种针对药品的生物等效性评价建议，并建议对 NTI 药物，包括华法林钠片和他克莫司胶囊，采用参照药品标度的生物等效性方法（RSABE）。这种生物等效性方法的广泛实施存在一些挑战，因为有些药品是否为 NTI 药品尚未明确。当务之急是要建立一个针对 NTI 药物的识别和归类的系统化流程。临床实践中的剂量调整和治疗监测数据可能对了解药品剂量/浓度和响应之间的关系提供依据。2013 年，FDA 启动了一些用统计学方法分析临床给药数据的研究项目，用来了解药品剂量/浓度-响应关系，帮助 NTI 药物的分类（FDA，2013）。

此外，一些主要监管机构之间对于确定和批准 NTI 药物的标准确实存在差异。仿制药申请人在世界不同地区出售同一 NTI 仿制药时，需要开展不同类型的生物等效性研究。对于制定持久的标准，全球 NTI 药物名录和统一的生物等效性标准至关重要，这将加快 NTI 仿制药的研发和审批流程。

免责声明：本文作者提出的观点不一定代表美国 FDA 的观点。

附录：对窄治疗指数（NTI）药物应用参照药品标度的平均生物等效性方法（RSABE）的统计学分析方法

步骤1 确定 s_{WR}，参照药品的药代动力学参数 AUC 和 C_{max} 的个体内标准方差（SD）的估计值。s_{WR} 的计算如下：

$$s_{WR}^2 = \frac{\sum_{i=1}^{m}\sum_{j=1}^{n_j}(D_{ij}-\overline{D}_i)^2}{2(n-m)}$$

式中：

i 为研究中使用的序贯数 m；[$m=2$ 为完全重复设计：TRTR 和 RTRT]；j 为每个序贯中受试者的数量；$T=$受试药品；$R=$参照药品。$D_{ij}=R_{ij1}-R_{ij2}$（其中1和2表示重复的参照药品治疗）。

$$\overline{D}_i = \frac{\sum_{j=1}^{ni}D_{ij}}{n_i}$$

$n=\sum_{i=1}^{m}n_j$（即研究所使用的受试者总数量，而 n_i 为序贯 i 中的受试者数量）

步骤2 应用参照药品标度的方法决定个体药代动力学参数的生物等效性。确定95%置信区间上限：

$$(\bar{y}_T-\bar{y}_R)^2-\theta s_{WR}^2$$

式中：

- $\bar{y}_T$ 和 $\bar{y}_R$ 分别为生物等效性研究中受试药品和参照药品的药代动力学终点（AUC 和（或）Cmax）的自然对数变换的均值
- $\theta = \left(\frac{\ln(\Delta)}{\sigma_{W0}}\right)^2$（经标度的平均生物等效性限度）
- $\sigma_{W0}=0.10$（规定常数），$\Delta=1.11111$（$=1/0.9$，生物等效性限度上限）

获得置信区间上限的方法是基于 Howe 近似 I，具体说明请参见下述论文：

W. G. Howe (1974), Approximate Confidence Limits on the Mean of X + Y Where X and Y are Two Tabled Independent Random Variables, Journal of the American Statistical Association, 69 (347): 789-794.

步骤 3　应用未标度的平均生物等效性程序来确定个体药代动力学参数的生物等效性。每项研究应通过标度的平均生物等效性限度和未标度的平均生物等效性限度 80.00%～125.00%。

步骤 4　计算受试药品和参照药品的个体内标准方差比率（σ_{WT}/σ_{WR}）的 90% 置信区间。评价 σ_{WT}/σ_{WT} 的 90% 置信区间的上限，以确定 σ_{WT} 和 σ_{WR} 是否可比。建议 σ_{WT}/σ_{WR} 的 90% 等尾置信区间上限的接受标准小于或等于 2.5。

$\dfrac{\sigma_{WT}}{\sigma_{WR}}$ 的 $(1-\alpha)$ 的 100% 置信区间由下式得出：

$$\left(\frac{s_{WT}/s_{WR}}{\sqrt{F_{\alpha/2}(v_1, v_2)}}, \frac{s_{WT}/s_{WR}}{\sqrt{F_{1-\alpha/2}(v_1, v_2)}} \right)$$

式中：
- s_{WT} 是自由度为 v_1 的 σ_{WT} 的估计值
- s_{WR} 是自由度为 v_2 的 σ_{WR} 的估计值
- $F_{\alpha/2}(v_1, v_2)$ 是自由度为 v_1/v_2 的 F-分布到其右边的概率为 $\alpha/2$ 的值
- $F_{1-\alpha/2}(v_1, v_2)$ 是自由度为 v_1/v_2 的 F-分布到其右边的概率为 $1-\alpha/2$ 的值
- 此处 $\alpha=0.1$

> 如果使用 SAS® 进行统计学分析*
> PROC MIXED 应被用于完全重复（四周期、双序贯、重复的、四向交叉）的生物等效性研究
> *如果其他软件可实现同样的目标，不一定需要使用 SAS®

SAS 程序代码示例：四周期、双序贯、重复交叉研究

在一个完全重复的、四向交叉设计的生物等效性研究中，序贯分配如下：

	周期 1	周期 2	周期 3	周期 4
序贯 1	T	R	T	R
序贯 2	R	T	R	T

下述代码是决定参照药品标度的 LAUCT 平均生物等效性的示例。假设已创

建数据集 TEST 和 REF，TEST 包括所有受试药品的观测值，REF 包括所有参照药品的观测值。

包含 TEST 1 观测值的数据集：

```
data test1;
 set test;
 if (seq=1 and per=1) or (seq=2 and per=2);
 lat1t=lauct;
run;
```

包含 TEST 2 观测值的数据集：

```
data test2;
  set test;if (seq=1 and per=3) or (seq=2 and per=4);
  lat2t=lauct;
run;
```

包含 REFERENCE 1 观测值的数据集：

```
data ref1;
  set ref;if (seq=1 and per=2) or (seq=2 and per=1);
  lat1r=lauct;
run;
```

包含 REFERENCE 2 观测值的数据集：

```
data ref2;
  set ref;
  if (seq=1 and per=4) or (seq=2 and per=3);
  lat2r=lauct;
run;
```

序贯 1 和序贯 2 中受试者的数量分别为 n_1 和 n_2。

定义以下数量：

T_{ijk} = 序贯 i 中受试者 j 的第 k 项观测值（$k=1$ 或 2）
R_{ijk} = 序贯 i 中受试者 j 的第 k 项观测值（$k=1$ 或 2）

$$I_{ij} = \frac{T_{ij1}+T_{ij2}}{2} - \frac{R_{ij1}+R_{ij2}}{2}$$

和
$$D_{ij}=R_{ij1}-R_{ij2}$$

I_{ij} 是受试者（序贯 i 中特定受试者 j）的两次受试药品（T）观测值均值与受试者的两次参照药品（R）观测值均值之差，D_{ij} 是受试者的参照药品（R）两次观测值之差。

确定 I_{ij} 和 D_{ij}：

```
data scavbe;
  merge test1 test2 ref1 ref2;
  by seq subj;
  ilat=0.5*(lat1t+lat2t-lat1r-lat2r);
  dlat=lat1r-lat2r;
run;
```

中间分析——ilat：

```
proc mixed data=scavbe;
  class seq;
  model ilat =seq/ddfm=satterth;
  estimate 'average' intercept 1 seq 0.5 0.5/e cl alpha=0.1;
  ods output CovParms=iout1;
  ods output Estimates=iout2;
  ods output NObs=iout3;
  title1 'scaled average BE';
  title2 'intermediate analysis - ilat, mixed';
run;
```

通过 IOUT 2 数据集，计算下列：

IOUT2：

```
pointest=exp(estimate);
x=estimate**2-stderr**2;
boundx=(max((abs(lower)),(abs(upper))))**2;
```

中间分析——dlat：

```
proc mixed data=scavbe;
  class seq;
  model dlat=seq/ddfm=satterth;
  estimate 'average' intercept 1 seq 0.5 0.5/e cl alpha=0.1;
  ods output CovParms=dout1;
  ods output Estimates=dout2;
  ods output NObs=dout3;
  title1 'scaled average BE';
  title2 'intermediate analysis - dlat, mixed';
run;
```

通过 IOUT1 数据集，计算下列：

```
s2wr=estimate/2;
```

通过 DOUT2 数据集，计算下列：

```
dfd=df;
```

通过上述参数，计算终值 95% 置信区间上限：

```
theta=((log(1.11111))/0.1)**2;
y=-theta*s2wr;
boundy=y*dfd/cinv(0.95,dfd);
sWR=sqrt(s2wr);
critbound=(x+y)+sqrt(((boundx-x)**2)+((boundy-y)**2));
```

计算未标度的平均生物等效性限度：
计算未标度的生物等效性 90% 置信区间：

```
PROC MIXED
data=pk;
CLASSES SEQ SUBJ PER TRT;
MODEL LAUCT = SEQ PER TRT/ DDFM=SATTERTH;
RANDOM TRT/TYPE=FA0(2) SUB=SUBJ G;
REPEATED/GRP=TRT SUB=SUBJ;ESTIMATE 'T vs. R' TRT 1 -1/CL ALPHA=0.1;ods output
Estimates=unsc1;
title1 'unscaled BE 90% CI - guidance version';title2 'AUCt';
run;

data unsc1;
  set unsc1;
  unscabe_lower=exp(lower);
  unscabe_upper=exp(upper);
run;
```

（蒋文蕾 校）

参考文献

21CFR320.33.

American Association of Clinical Endocrinologists (AACE), The Endocrine Society (TES), and American Thyroid Association (ATA). Joint position statement on the use and interchangeability of thyroxine products [Online]. https://www.aace.com/files/position-statements/aace-tes-ata-thyroxineproducts.pdf. Accessed

Digoxin [Online]. http://www.clinicalpharmacology-ip.com/Forms/Monograph/monograph.aspx?cpnum=190&sec=monmp. Accessed

Lithium [Online]. http://www.clinicalpharmacology-ip.com/Forms/Monograph/monograph.aspx?cpnum=351&sec=monmp. Accessed

Phenytoin [Online]. http://www.clinicalpharmacology-ip.com/Forms/drugoptions.aspx?cpnum=484&n=Phenytoin. Accessed

Theophylline [Online]. http://www.clinicalpharmacology-ip.com/Forms/Monograph/monograph.aspx?cpnum=599&sec=monmp. Accessed

Therapeutic Drug Levels [Online]. http://www.nlm.nih.gov/medlineplus/ency/article/003430.htm. Accessed

Warfarin [Online]. http://www.clinicalpharmacology-ip.com/Forms/Monograph/monograph.aspx?cpnum=650&sec=moninte. Accessed

Warfarin Sodium [Online]. http://www.thomsonhc.com/micromedex2/librarian/ND_T/evidencexpert/ND_PR/evidencexpert/CS/D343B0/ND_AppProduct/evidencexpert/DUPLICATIONSHIELDSYNC/175679/ND_PG/evidencexpert/ND_B/evidencexpert/ND_P/evidencexpert/PFActionId/evidencexpert.DisplayDrugpointDocument?docId=671285&contentSetId=100&title=Warfarin+Sodium&servicesTitle=Warfarin+Sodium&topicId=administrationMonitoringSection&subtopicId=null. Accessed

Alloway RREA (2003) Report of the American Society of Transplantation conference on immunosuppressive drugs and the use of generic immunosuppressants. Am J Transplant 3:1211–1215

American Medical Association (2007) Generic substitution of narrow therapeutic index drugs. Report 2 of the council on science and public health [Online]. http://www.ama-assn.org/resources/doc/csaph/csaph2a07-fulltext.pdf. Accessed

Ansell J, Hirsh J, Hylek E, Jacobson A, Crowther M, Palareti G (2008) Pharmacology and management of the vitamin K antagonists: American College of Chest Physicians Evidence-Based Clinical Practice Guidelines (8th edition). Chest 133:160S–198S

Benet LZ (2006) Why highly variable drugs are safer? www.fda.gov/ohrms/dockets/ac/06/slides/2006-4241s2_2.ppt. Accessed

Dalere GM, Coleman RW, Lum BL (1999) A graphic nomogram for warfarin dosage adjustment. Pharmacotherapy 19:461–467

Danish Medicines Agency. http://laegemiddelstyrelsen.dk/en/topics/authorisation-and-supervision/licensing-of-medicines/marketing-authorisation/application-for-marketing-authorisation/bioequivalence-and-labelling-of-medicine–bstitution.aspx. Accessed

Davit BM, Conner DP, Fabian-Fritsch B, Haidar SH, Jiang X, Patel DT, Seo PR, Suh K, Thompson CL, Yu LX (2008) Highly variable drugs: observations from bioequivalence data submitted to the FDA for new generic drug applications. AAPS J 10:148–156

Davit BM, Chen ML, Conner DP, Haidar SH, Kim S, Lee CH, Lionberger RA, Makhlouf FT, Nwakama PE, Patel DT, Schuirmann DJ, Yu LX (2012) Implementation of a reference-scaled average bioequivalence approach for highly variable generic drug products by the US Food and Drug Administration. AAPS J 14:915–924

US Food and Drug Administration (2000) Guidance for industry: waiver of in vivo bioavailability and bioequivalence studies for immediate-release solid oral dosage forms based on a biopharmaceutics classification system [Online]. http://www.fda.gov/downloads/Drugs/.../Guidances/ucm070246.pdf. Accessed 16 June 2013

US Food and Drug Administration (2003) Guidance for industry: bioavailability and bioequivalence studies for orally administered drug products—general considerations [Online]. http://www.fda.gov/downloads/Drugs/.../Guidances/ucm070124.pdf. Accessed 16 June 2013

US Food and Drug Administration (2010a) April 13, 2010 Meeting of the Pharmaceutical Science and Clinical Pharmacology Advisory Committee: topic 1, revising the BE approaches for critical dose drugs [Online]. http://www.fda.gov/AdvisoryCommittees/Calendar/ucm203405.htm. Accessed 16 June 2013

US Food and Drug Administration (2010b) US FDA Pharmaceutical Science and Clinical Pharmacology Advisory Committee Meeting, April 13, 2010 [Online]. http://www.fda.gov/AdvisoryCommittees/Calendar/ucm203405.htm. Accessed

US Food and Drug Administration (2011) US FDA Pharmaceutical Science and Clinical Pharmacology Advisory Committee Meeting, July 26, 2011 [Online]. http://www.fda.gov/AdvisoryCommittees/Calendar/ucm261780.htm. Accessed

US Food and Drug Administration (2012) Draft guidance on warfarin sodium [Online]. http://www.fda.gov/downloads/Drugs/GuidanceComplianceRegulatoryInformation/Guidances/UCM201283.pdf. Accessed

US Food and Drug Administration (2013) Collection of dose adjustment and therapeutic monitoring data to aid narrow therapeutic index drug classification (U01) [Online]. http://grants.nih.gov/grants/guide/rfa-files/RFA-FD-13-020.html. Accessed

EMA (2014) Committee for Human Medicinal Products (CHMP) questions & answers: positions on specific questions addressed to the Pharmacokinetics Working Party. EMA/618604/2008 Rev. 9

European Medicines Agency (2010) Guideline on the investigation of bioequivalence [Online]. http://www.ema.europa.eu/docs/en_GB/document_library/Scientific_guideline/2010/01/WC500070039.pdf. Accessed

European Medicines Agency. Clinical efficacy and safety: clinical pharmacology and pharmacokinetics [Online]. http://www.ema.europa.eu/ema/index.jsp?curl=pages/regulation/general/general_content_000370.jsp&mid=WC0b01ac0580032ec5. Accessed

FDA. Warfarin sodium label [Online]. http://www.accessdata.fda.gov/scripts/cder/drugsatfda/index.cfm?fuseaction=Search.Overview&DrugName=WARFARIN%20SODIUM. Accessed

Japan Pharmaceutical and Food Safety Bureau (2012a) Guideline for bioequivalence studies for different strengths of oral solid dosage forms [Online]. http://www.nihs.go.jp/drug/be-guide(e)/strength/GL-E_120229_ganryo.pdf. Accessed

Japan Pharmaceutical and Food Safety Bureau (2012b) Guideline for bioequivalence studies of generic products [Online]. http://www.nihs.go.jp/drug/be-guide(e)/Generic/GL-E_120229_BE.pdf. Accessed

Haidar SH, Davit B, Chen ML, Conner D, Lee L, Li QH, Lionberger R, Makhlouf F, Patel D, Schuirmann DJ, Yu LX (2008) Bioequivalence approaches for highly variable drugs and drug products. Pharm Res 25:237–241

Health Canada (2012) Comparative bioavailability standards: formulations used for systemic effects [Online]. http://www.hc-sc.gc.ca/dhp-mps/alt_formats/pdf/prodpharma/applic-demande/guide-ld/bio/gd_standards_ld_normes-eng.pdf. Accessed

Jiang W, Schiurman D, Makhlouf F, Lionberger R, Zhang X, Patel D, Subramaniam S, Connor D, Davit B, Grosser S, Yu L (2012) Within-subject variability comparison of narrow therapeutic index drug products. In: American association of pharmaceutical scientist, Chicago, IL

Kirking DM, Gaither CA, Ascione FJ, Welage LS (2001) Pharmacists' individual and organizational views on generic medications. J Am Pharm Assoc 41:723–728

Liebmann J, Cook JA, Mitchell JB (1993) Cremophor EL, solvent for paclitaxel, and toxicity. Lancet 342:1428

Liow K, Barkley GL, Pollard JR, Harden CL, Bazil CW (2007) Position statement on the coverage of anticonvulsant drugs for the treatment of epilepsy. Neurology 68:1249–1250

Masuda S, Inui K (2006) An up-date review on individualized dosage adjustment of calcineurin inhibitors in organ transplant patients. Pharmacol Ther 112:184–198

National Association of Boards of Pharmacy (2006) Survey of pharmacy laws. XIX: drug product selection laws http://www.nabp.net/publications/survey-of-pharmacy-law/

Parks MH (2006) Clinical perspectives on levothyroxine sodium products [Online]. http://www.fda.gov/ohrms/dockets/ac/06/slides/2006-4228S1-01-03-Parks%20Clinical.pdf. Accessed

Pope ND (2009) Generic substitution of narrow therapeutic index drugs. US Pharm (Generic Drug Review Suppl) 34:12–19

South Africa Medicines Control Council (2011) Biostudies [Online]. http://www.mccza.com/dynamism/default_dynamic.asp?grpID=30&doc=dynamic_generated_page.asp&categID=177&groupID=30. Accessed

Therapeutic Goods Administration of Australia. http://www.tga.gov.au/pdf/euguide/ewp140198rev1.pdf. Accessed

US Food and Drug Administration. Warfarin sodium label [Online]. http://www.accessdata.fda.gov/drugsatfda_docs/label/2011/009218s107lbl.pdf. Accessed

Van Peer A (2010) Variability and impact on design of bioequivalence studies. Basic Clin Pharmacol Toxicol 106:146–153

Vasquez EM, Min DI (1999) Transplant pharmacists' opinions on generic product selection of critical-dose drugs. Am J Health Syst Pharm 56:615–621

Yu LX (2011) Quality and bioequivalence standards for narrow therapeutic index drugs [Online]. http://www.fda.gov/downloads/Drugs/DevelopmentApprovalProcess/HowDrugsareDevelopedandApproved/ApprovalApplications/AbbreviatedNewDrugApplicationANDAGenerics/UCM292676.pdf. Accessed Dec 2013

第 9 章
药效学终点生物等效性研究

Peng Zou，Lawrence X. Yu

9.1 简介

　　药物代谢动力学（简称药代动力学，PK）被定义为有关药物随时间吸收、分布、代谢和排泄的研究。相比之下，药效学（PD）则指药物在生物体内的作用部位的浓度和药理作用或不良反应间的关系（Macdonald 等，2004）。药效学本质上与药代动力学是联系在一起的。药效学终点被定义为治疗性干预的一个药理效应指标，可定量测量和评价。

　　图 9.1 说明了在体外溶出试验中，药代动力学和药效学测量指标可用于确立口服药品的生物等效性。例如，在生理学相关 pH 范围内所开展的体外溶出试验可用于确立高通透性、高溶解度药物改剂型为速溶药物的生物等效性（FDA，2000）。药代动力学测量指标，例如，血液、尿液、胆汁或组织中的药物和（或）代谢物浓度，可被用于证明两药品的体内吸收程度等同。另外，剂量相关的药理作用的定量药效学测量指标可以用于确立两药品的生物等效性。当上述三种方法均不适用时，可选择临床研究来评价生物等效性。

　　以优先顺序降序排列，美国 FDA 依次建议使用药代动力学、药效学、临床和体外研究来评价创新药品和仿制药品的生物等效性（Chen 等，2001）。进行人体受试者的药代动力学特性比较是应用最为广泛的证明生物等效性的方法。基于药代动力学终点的生物等效性评价是基于一种药品的疗效是有效成分的全身吸收程度或排泄特性的函数这一假设的。然而，基于药代动力学终点的方法并不适用于以下情况：①血浆和（或）尿液中的药物和（或）代谢物浓度太低以至于可以忽略；②药物和（或）代谢物浓度并不能用现有分析方法可靠测量；或③测量的药物浓度并不代表一个具体药品的有效性和安全性的指标。对于这些药品，可采用药效学、临床和（或）体外研究来证明生物等效性。

对于某些药品，临床终点比较研究是现有的唯一可接受的生物等效性评价方法。然而，在临床终点比较研究中，成本高、持续时间长、失败风险和发现制剂间差异的灵敏度低都构成了仿制药品研发的阻碍。相反，药效学终点研究相对容易开展，有相当的可重复性，持续时间更短。药效学研究中人体受试者的药物吸收量有限，只要求相对少的受试者。平均来讲，与临床终点生物等效性研究相比，一个临床药效学终点生物等效性研究能节省 200 万～600 万美元（Lionberger，2008）。因此，当药代动力学或体外研究不适用时，强烈建议在生物等效性研究中使用基于药效学终点的研究。

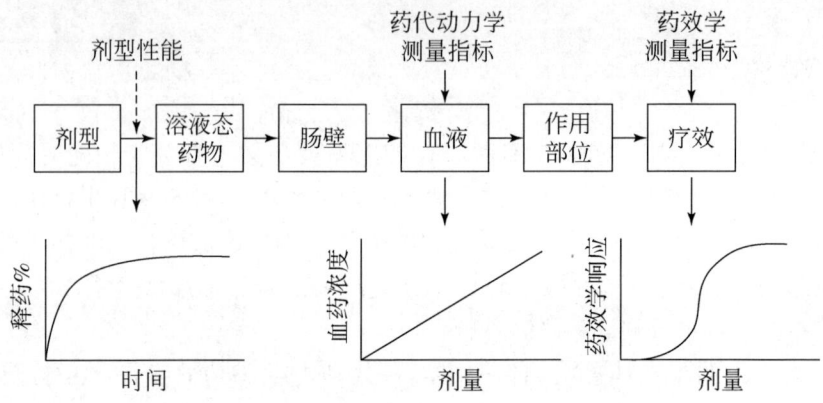

图 9.1 口服药品的典型生物等效性研究方法示意图

9.2 基于药效学终点的生物等效性研究相关的指南

许多国家的监管机构和世界卫生组织（WHO）均公布了生物等效性研究的监管或科学指南。这些指南均建议使用基于药效学终点的研究。表 9.1 总结了建议基于药效学终点的生物等效性研究的指南。同时，美国 FDA 继续发布支持仿制药品申请的特定药品的生物等效性建议（FDA，2010b）。生物等效性建议文件定期更新。截至 2013 年年底，网上共计发布了 1 127 个特定药品的生物等效性文件（http://www.fda.gov/drugs/guidancecomplianceregulatoryinformation/guidances/ucm075207.htm）。

第9章 药效学终点生物等效性研究

表9.1 预基于药效学终点的生物等效性研究相关的指南

指南名称	组织或监管机构	药效学终点生物等效性研究建议	参考文献
WHO药物制剂规格专家委员会	WHO	该指南采用了美国FDA、欧洲药品管理局(ENEA)和其他监管机构的基于药效学终点的生物等效性研究建议	WHO (2006)
简化新药申请中提交的药代动力学终点生物等效性研究	美国FDA	药效学终点生物等效性研究可用于证明生物等效性，但并不建议用于进人体循环的药品以及可使用药代动力学方法确立的药品	FDA (2013a)
局部作用的鼻气雾剂和喷鼻剂的生物利用度和生物等效性研究	美国FDA	建议采用药效学研究结合体内和体外药代动力学研究以确立局部作用的鼻气雾剂和喷鼻剂的混悬剂的生物等效性	FDA (2003a)
外用皮质类固醇：体内生物等效性	美国FDA	建议采用药效学终点研究（即血管收缩生物测定）确立外用皮质类固醇的生物等效性	FDA (1995)
生物利用度和生物等效性研究指南注意事项	EMEA	建议将药效学终点生物等效性研究应用于无全身吸收的局部作用药物	EMEA (2000), FDA (1995)
对口腔吸人性药品(OIP)的临床证明文件的要求的指南，包括对证明成人用哮喘和慢性阻塞性肺部疾病(COPD)和儿童及青少年用治疗哮喘的两种口腔吸人性药品之间治疗等效性的要求	EMEA	在体外研究和药代动力学数据不适用于证明药品生物等效性的情况下，药效学安全性和有效性研究是证明药品的生物等效性的最后一步。建议采用支气管扩张和支气管激发药效学模型证明吸人性短效β_2-肾上腺素受体激动剂(SABA)、长效β_2-肾上腺素受体激动剂(LABA)、抗胆碱能药物和糖皮质激素的生物等效性	EMEA (2009), EMEA (2000)

(续表)

指南名称	组织或监管机构	药效学终点生物等效性研究建议	参考文献
对后续市场准入治疗哮喘的吸入性皮质类固醇药品的安全性和有效性数据的要求	加拿大卫生部	如果药物的血液浓度或血浆浓度过低，以至于不能可靠地分析测量，那么建议采用通过评价下丘脑-垂体-肾上腺皮质轴（HPA）作用的药效学研究来证明吸入性皮质类固醇药品的生物等效性	Health-Canada (2011), EMEA (2009)
有关确立二次服用的短效β_2-受体激动剂定量吸入剂的安全性和有效性或相对含量的指南	加拿大卫生部	建议采用支气管扩张和支气管激发药效学模型证明吸入性短效β_2-受体激动剂的生物等效性	Health-Canada (1999), Health-Canada (2011)
生物利用度和生物等效性研究指南	印度中央药品标准控制组织（CDSCO）	指南列举了应用药效学终点生物等效性研究方法的依据和要求	CDSCO-India (2005), Health-Canada 1999
生物等效性要求指南	沙特阿拉伯食品和药品管理局（Saudi FDA）	指南列举了应用药效学终点生物等效性研究方法的依据和要求	Saudi-FDA (2005), CDSCO-India (2005)

WHO 的指南要求在应用基于药效学终点的方法证明生物等效性时列出下列依据（WHO，2006）：

- 当口服药品是吸收进入体循环并可以用药代动力学方法评价全身吸收量和确立生物等效性时，通常不建议用药效学研究。这是因为药效学测量指标的变异性通常大于药代动力学测量指标的变异性。然而，在药代动力学方法不可行的情况下，可以应用适当的经过验证的药效学终点方法来证明口服药品的生物等效性。
- 如果血浆或尿液中的活性药物成分（API）和（或）代谢物不能应用现有的分析方法进行准确和灵敏的定量，建议采用药效学终点生物等效性研究。
- 如果活性药物成分浓度的测量指标不能用作证明特定药品的有效性和安全性的替代终点，则要求采用药效学终点生物等效性研究方法。
- 药效学终点生物等效性研究方法尤其适用于局部作用药品，例如，人体胃肠道（GI）局部作用药品、皮肤外用药品和口腔吸入性药品。

9.3 对基于药效学终点的生物等效性研究的总体考虑

当以药代动力学为终点测量指标的研究方法和体外研究方法不适用时，监管机构强烈建议应用药效学终点生物等效性研究方法。药效学终点生物等效性研究方法只适用于数量有限的应用一些药品。适用于药效学终点生物等效性研究方法的药品必须符合下述标准（Mastan 等，2011）：

- 在可能的情况下，药品的剂量-响应关系可以得到证明。
- 选定剂量的药效学效应应在量效关系曲线的上升阶段（即低于通常与平台浓度相对应的最大效应。）
- 应选取充分的测量指标来得出适用的药效学响应曲线。
- 在可能的情况下，所有药效学测量方法均应经过专属性、灵敏度、准确度和精确度验证。

当应用药效学终点方法来评价生物等效性时，剂量-响应曲线的陡度（斜率 b）和药效学终点测量指标的变异性对于生物等效性研究的成功是至关重要的。s/b 比率与药效学终点方法对发现两个药品之间的差异的能力呈负相关（Ahrens 等，2001）。s/b 比率越小，药效学终点方法的效能就越高。s/b 比率受一些因素的影响，包括药品本身、剂量选择、药效学终点的选择、疾病严重程度、受试患者挑选标准、研究设计（交叉研究或平行研究）、用药周期以及药效学终点测量指标的精确度和灵敏度（FDA，2009；Ahrens 等，2001）。为提高药效学终点方法的灵敏度并降低药效学终点生物等效性研究方法的失败风险，应在研究设计、研究开展和数据分析中考虑一些因素。

9.3.1　药效学终点的选择

在研究中选择测量的药效学终点十分重要。为了建立一个能够检测药品间制剂间差异的具有充分灵敏度的药效学终点模型，选择的药效学终点应当具有一个陡峭的剂量-响应关系曲线，并且是响应变异性低的可重复性曲线。

一般来讲，选择的药效学终点是与药品有效性和（或）安全性相关的药理效应或疗效，例如，对于抗糖尿病药品，血糖水平可以作为药效学终点。但是，药效学终点可以不同于药品的预期临床效应。这方面的一个例子就是将皮肤褪色作为外用皮质类固醇药物经皮给药途径的药效学终点。随着药物被吸收进入皮肤，皮质类固醇会引起局部血管的收缩效应。尽管皮肤褪色并非这些药品的预期临床效应，但它确实反映出药品在抗炎作用部位的吸收程度。皮肤褪色的定量结果作为药效学终点已成功用于评价皮肤用皮质类固醇受试药品和参照药品的生物等效性（Wiedersberg 等，2008）。

9.3.2　剂量选择

通常建议通过参照药品的预试验来研究剂量-响应关系并确定在关键性生物等效性试验中所使用的剂量和受试者数。在关键性生物等效性试验中，应选择在剂量-响应关系曲线中急剧上升区域所对应的剂量，因为这样设计的药效学终点方法才能灵敏地检测到药品制剂间的差异（欧洲药品管理局，2009）。在研究期间，药品不应产生最大响应，因为最大或接近最大响应通常位于在剂量-响应曲线的饱和区，在此区无法检测出药品的制剂间差异。如果选择了位于量效曲线最高点或最低点的剂量，检测药品制剂间差异的药效学响应的灵敏度将会降低。

9.3.3　研究中的受试者量

研究中受试者的样本量大小的选择必须有充分的统计学效力，这一效力会受剂量-响应曲线的斜率和变异性的影响。合适的药效学终点和研究人群的选择能有效减少样本量。除了预试验以外，应用药效学建模与模拟（M&S）方法也能估计出药效学终点研究所需要的受试者量。

9.3.4 受试者的纳入和排除标准

为降低 s/b 比率，应在药效学研究之前提前筛选受试者以排除无响应者（FDA，1995）。通过对所有响应者进行仔细筛查，能够使服药前和服药后药效学测量指标的变异性最小化（s 小）。同时，能够使响应者的量效曲线预期比无响应者更陡（b 大）。必须在研究方案中列出区别响应和无响应的标准。

必须明确受试者的基线状况，例如，饮食状况、运动状况、吸烟状况、酒精摄入以及其他可能改变药品剂量-响应曲线的习惯（Zhi 等，1995）。当在患者中开展药效学研究时，疾病的多种特征必须考虑在内，例如，疾病严重程度、次要并发症、其他受影响的系统和其他药品的使用。例如，哮喘患者的疾病严重度会显著影响口腔皮质类固醇吸入剂的剂量-响应曲线的陡度（Swainston Harrison 和 Scott，2004）。因此，如果要选择这个药效学终点开展研究，那么研究应在病情稳定、严重程度适当的患者中开展。

9.3.5 研究设计

许多因素能影响剂量-响应分析的统计学效力，例如，安慰剂效应（可用性和应用程度）、治疗时间、给药间隔和研究设计（平行与交叉、双模拟、三模拟等）。理想的药效学研究设计应当是双盲试验，每个患者可能有四个变量：基线、安慰剂、制剂 A 和制剂 B（Zhi 等，1995）。双盲设计能够使药效学终点测量指标的变异性最小化。基线测量和研究设计中的安慰剂的使用能够在基线处减小药效学终点的变异性。此外，调整给药间隔能够将药效学响应移至剂量-响应曲线的线性部分，从而增加药效学响应分析的统计学效力。一个允许每个受试者作为自身对照的交叉研究设计会降低药效学终点基线的变异性，大幅度增加统计学效力（Ahrens 等，2001）。然而，当预期会出现延滞效应时，交叉设计并不适用。表 9.2 总结了研究设计和药物吸收程度-响应分析的总体考虑（FDA，2003b）。

9.3.6 药效学取样时间点

在一些药效学终点研究中，药效学测量指标可不间断地记录。药品的药效学响应强度随时间的变化可以以类似于药代动力学曲线的方式绘出。同样，药效学特性参数可根据效应-时间曲线下面积（area under th effect-time curve，AUEC）、响应峰值（E_{max}）和出现响应峰值的时间（T_{max}）导出。对于这些药效学终点研究，合理设计抽样方案能提升检测药品制剂间差异的药效学试验的效能。例如，阿卡波糖，一种糖苷酶抑制剂，是局部作用于胃肠道的抗糖尿病药物。药效学终点是选择血糖水平来评价阿卡波糖口服片剂的生物等效性。由于在同时服下阿卡波糖和蔗糖后第一个小时内血糖下降幅度最大，因此，要求在给药后第一个小时内密集抽样。

表 9.2 研究设计和吸收程度-响应分析的考虑要点（FDA，2003b）

研究设计	研究设计和吸收程度-响应分析的考虑要点
交叉，固定剂量，剂量响应	● 针对迅速、急性、可逆的响应 ● 提供群体均值和个体吸收程度-响应分析信息 ● 安全性信息被时间效应、耐受性等所遮蔽 ● 有可能发生治疗周期相互作用和延滞效应；受试者退出的情况会难于处理 ● 周期间基线可比性的改变可能会带来问题
平行，固定剂量，剂量响应	● 针对长期、慢性响应，或非迅速可逆的响应 ● 只需提供群体均值，无个体剂量响应 ● 应具备相对大量的受试者（1个剂量/患者） ● 提供良好的安全性信息
调整	● 如果需进行恰当的分析，提供群体均值和个体吸收程度-响应分析信息 ● 混淆了时间和剂量效应，这是安全评价中特有的问题
浓度控制，固定剂量，平行或交叉	● 在研究设计水平上而非在数据分析水平上，直接提供整组的量效曲线（如果是交叉试验，则提供个体量效曲线）并处理药代动力学中的个体间变异性 ● 要求有实时分析手段

9.3.7 药效学终点测量指标和方法验证

药效学响应指标应能定量测量，最好是在双盲条件下，并且最好是使用变异性低的仪器可以记录等。如果不能使用仪器记录测量指标，使用视觉模拟量表法记录也可以接受。如果只有定性测量指标，那么要求进行特殊的统计学分析。

药效学终点生物等效性研究应涵盖充足的时间进程，每个周期的初始基线值应是相当的，并且每个选择的剂量的药效学效应均应对应剂量-响应曲线的上升段（即低于最大效应值）。方法学必须经过精确度、准确度和专属性验证。

9.3.8 数据分析和药效学建模

量效关系的非线性特征应考虑在内，基线校正也应在数据分析中予以考虑。

非线性的剂量-响应关系会增加应用药效学终点方法的生物等效性评价的复杂性。如图9.2a所示，由于大多数药品的剂量-药代动力学关系是线性的，药代动力学测量指标的差异直接反映了递药剂量的差异。相反，由于剂量-药效学关系是非线性的，观察到的药效学响应指标差异或许不能成比例地反映出剂量差异。在受试药品和参照药品的药效学响应差异相同的条件下（药效学响应比例为受试药品/参照药品=90%），受试药品的剂量可以是参照药品剂量的82%（图9.2b）或46%（图9.2c）。因此，与药效学响应相关联的受试药品和参照药品间的剂量差异依赖于剂量在非线性剂量-响应关系曲线上的位置。因此，"药效学响应比例"的生物等效性评价有可能有误导性，因为它不能直接反映两制剂间的相对生物利用度差异。为解决这一问题，引入剂量标度分析将非线性的药效学终点测量指标转化为线性的剂量测量指标。相对于参照药品，受试药品的相对生物利用度"F"可通过剂量标度分析计算。剂量标度分析方法已被推荐应用到口腔吸入性短效β2-受体激动剂的药效学终点研究中（Treffel 和 Gabard, 1993）。建议的针对相对生物利用度（F）的生物等效性可接受范围的90%置信区间（CI）为67%~150%。

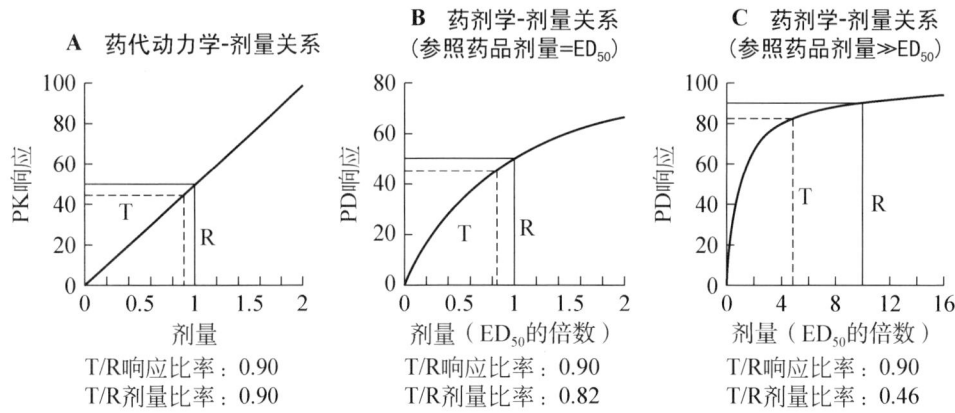

图 9.2 药效学终点研究中的非线性剂量-响应关系。(A) 线性的剂量-药代动力学关系；(B) 参照药品剂量为半数有效量（ED_{50}）时的非线性剂量-药效学响应关系曲线；(C) 参照药品剂量远大于半数有效量时的非线性剂量-药效学响应关系曲线。ED_{50}是能引起50%最大药效响应强度的药量

对于某些特定情况，现有的生物等效性评价的可接受范围可能并不适用，应根据具体情况合理调整。例如，药代动力学/药效学建模分析显示，现有的药代动力学生物等效性的可接受标准（90%置信区间为0.80~1.25）适用于受试药品和参照药品的AUEC的比率，而对于响应峰值（E_{max}）比率则限制十分严格（Navidi 等，2008）。

9.4 对特定药品的药效学终点生物等效性研究的建议

当药代动力学或体外方法不适用时，尽管强烈建议采用药效学终点方法开展药品生物等效性研究，但目前 FDA 认可的药效学终点生物等效性研究仍然十分有限。如表 9.3 所示，FDA 已建议应用药效学终点研究方法来评价 8 种药品的生物等效性。其中，阿卡波糖片剂、镧片剂、奥利司他胶囊是胃肠道局部作用药品。丙酸氟替卡松乳膏为皮肤外用药品。硫酸沙丁胺醇定量气雾剂是口腔吸入性皮质类固醇。丙酸氟替卡松/昔萘酸沙美特罗粉末吸入剂是口腔吸入性皮质类固醇和长效 β_2 受体激动剂（LABA）。依诺肝素钠注射液和达肝素钠注射液是抗凝剂。表 9.4 总结了 FDA 针对单个药品推荐的剂量、研究人群、研究设计和药效学响应测量指标。应该指出的是，对于这些药品，药效学终点研究或许不是评价生物等效性的唯一选择。例如，对于阿卡波糖片剂和碳酸镧片剂，体外研究也是证明生物等效性的一个可选方法。此外，对于硫酸沙丁胺醇吸入剂、依诺肝素胺注射液和达肝素钠注射液这类复杂药品，单独开展药效学终点研究不足以确立生物等效性。应结合体外和（或）体内药代动力学研究来确立生物等效性。

9.4.1 阿卡波糖片剂

阿卡波糖片剂用于治疗 2 型糖尿病。阿卡波糖可抑制肠道 α-葡萄糖苷酶，后者可降低摄入淀粉和双糖类在小肠的消化及其在口腔的吸收，由此可使餐后血糖水平有所降低（Lee 等，2012）。因为阿卡波糖片剂的全身吸收量小到可以忽略不计，不能用药代动力学终点方法评价其生物等效性，而且阿卡波糖片剂的临床疗效与药代动力学特性并不相关。因此，对于阿卡波糖片剂的生物等效性评价，建议将血糖浓度作为健康受试者的药效学终点（FDA，2009）。建议在正式试验前开展预试验来确定关键性生物等效性试验的适用剂量，并确定能够提供足够统计学效力的适用的研究受试者数量。在预试验中，受试者服用 75 g 的激发剂量的蔗糖后，需要服用一系列单剂量的参照阿卡波糖片剂来获得与基线有显著差异的、能产生药效学响应的最低可能剂量，以确保所选剂量落到剂量-响应曲线的急剧上升区域。在预试验和关键性研究中，在服用阿卡波糖片剂前以及服用阿卡波糖片剂和蔗糖 4 h 后均需要采集血样。血糖水平要根据预处理（例如，基线）水平进行调整。生物等效性评价是根据服用阿卡波糖片剂和蔗糖后血糖水平的下降程度与仅服用蔗糖激发后进行比较。生物等效性评价中所使用的参数是血糖浓度下降峰值（C_{max}）和 0~4 h 血糖浓度下降程度与时间曲线下面积（$AUEC_{0~4h}$）。

表9.3 FDA推荐的药效学生物等效性研究

药品	剂型/给药途径	适应证	作用机制	药效学终点	生物等效性可接受标准
阿卡波糖	片剂/口服	2型糖尿病	抑制膜α-淀粉酶和肠道肠α-葡糖苷酶水解酶作用	血糖[a]	受试药品和参照药品的AUEC的比率和C_{max}的比率的90%置信区间落入80%~125%范围内[b]
碳酸镧	咀嚼片/口服	终末期肾疾病	通过形成不溶的磷酸镧络合物来减少磷酸盐的吸收	尿液中磷酸盐排泄改变	受试药品和参照药品对应的尿液中减少的磷酸盐排泄量的比率的90%置信区间落入80%~125%范围内
奥利司他	胶囊/口服	肥胖症	抑制膳食脂肪的吸收	稳定状态下粪便中脂肪含量与每日摄入脂肪含量的比率	剂量标度分析；相对生物利用度(F)的90%置信区间落入80%~125%范围内
丙酸氟替卡松（皮质类固醇）	乳膏/外用	皮质类固醇敏感皮肤疾病	抗炎、止痒、收缩血管特性	皮肤褪色的程度	受试药品和参照药品的AUEC的比率的90%置信区间落入80%~125%范围内
硫酸沙丁胺醇	气雾剂/吸入	支气管痉挛	激活呼吸道平滑肌上的$β_2$-肾上腺素能受体	支气管的激发：PC_{20}或PD_{20}；支气管的扩张：$AUEC_{0~4h}$、$AUEC_{0~6h}$和FEV_1最大值	剂量标度分析；相对生物利用度(F)的90%置信区间落入67%~150%范围内
丙酸氟替卡松/昔萘酸沙美特罗	粉剂/吸入	哮喘和慢性阻塞性肺病	扩张支气管（沙美特罗）和抗炎作用（氟替卡松）	$AUC_{0~12h}$的FEV_1	受试药品和参照药品的$AUC_{0~12h}$的比率和FEV_1的比率的90%置信区间落入80%~125%范围内

（续表）

药品	剂型/给药途径	适应证	作用机制	药效学终点	生物等效性可接受标准
依诺肝素钠	注射剂/皮下注射	深静脉血栓	通过抗凝血酶的作用加强对凝血因子Xa和凝血酶的抑制	血浆中抗Xa因子和抗Ⅱa因子[d]	受试药品和参照药品抗Xa因子的响应峰值（E_{max}）和AUEC的比率和90%置信区间落入80%～125%范围内[d]
达肝素钠	注射剂/皮下注射	深静脉血栓	通过抗凝血酶的作用加强对凝血因子Xa和凝血酶的抑制	血浆中抗Xa因子和抗Ⅱa因子[e]	受试药品和参照药品抗Xa因子的响应峰值（E_{max}）和AUEC的比率和90%置信区间落入80%～125%范围内

注意：

[a] 如果受试药品和参照药品不是Q1/Q2

[c] PC_{20}和PD_{20}分别代表醋甲胆碱激发剂的激发浓度和激发剂量。在使用不同剂量的沙丁胺醇（或安慰剂）吸入剂之后，降低第一秒用力呼气容积（FEV_1）的20%所需的醋甲胆碱激发剂

[d] 药效学研究用于支持受试药品和参照药品的活性成分一致

[e] 要求受试药品和参照药品的抗Ⅱa因子的数据作为受试药品和参照药品的活性成分一致的支持性证据

表 9.4 FDA 推荐的适用于特定药品的药效学研究设计

药品	剂量	受试者选择	研究设计	药效学响应测量指标
阿卡波糖	根据预试验确定	排除肥胖的健康受试者	单剂量，双向交叉，空腹研究；服用药物间的清洗期为 1 周	血样：给药后 4 h 内持续采样，在给药后第一个小时内密集采样
碳酸镧	根据预试验确定	健康受试者	进食研究	尿样
奥利司他	每次 60mg，每日 3 次；或每次 2×60mg，每日 3 次	健康受试者	多剂量，三向交叉，进食研究（限卡路里）；清洗期≥4 d	便样：在稳定状态下至少经过 24 h 后（限卡路里）采样
丙酸氟替卡松	根据预试验确定	健康受试者和敏感受试者	多剂量，40～60 名受试者，双臂各 8 个试验点；受试药品和参照药品互补地分配给两臂	皮肤色度测量指标，测量至少持续 24 h
硫酸沙丁胺醇（支气管激发）	0 mg、0.09 mg 的受试药品和参照药品，0.18 mg 的参照药品	稳定的轻度哮喘患者	单剂量，双盲，双模拟，随机，交叉研究；清洗期≥24 h	测量不同剂量的沙丁胺醇吸入后第一秒用力呼气容积（FEV$_1$）降低 20% 所需的醋甲胆碱的浓度或剂量
硫酸沙丁胺醇（支气管扩张）	0 mg、0.09 mg 的受试药品和参照药品，0.18 mg 的参照药品	中度至重度哮喘患者	单剂量，双盲，双模拟，随机，交叉研究；清洗期≥24 h	测量 AUEC$_{0\sim4\,h}$、AUEC$_{0\sim6\,h}$ 和第一秒用力呼气容积（FEV$_1$）峰值；在剂量后持续 6 h 测量第一秒用力呼气容积（FEV$_1$）
丙酸氟替卡松/昔萘酸沙美特罗	100 µg/50 µg，每日 2 次	患有哮喘的男性或未孕女性	多剂量，随机，平行研究；包含为期 2 周的导入期，随后是 4 周的治疗阶段，服用安慰剂、受试药品或参照药品	测量第一天服药的第一秒用力呼气容积－时间曲线下面积（0～12 h）和持续 4 周用药前最后一天的效应一秒用力呼气容积－时间曲线下面积（FEV$_1$）

注意：FEV$_1$ 表示第一秒用力呼气容积。AUEC$_{0\sim4\,h}$ 和 AUEC$_{0\sim6\,h}$ 分别表示 0～4 h 和 0～6 h 的效应-时间曲线下面积

近期，根据 FDA 推荐的研究设计，在华人健康志愿者中开展了一系列新的生物等效性标准的研究（Zhang 等，2012）。在研究中，根据 FDA 指南，选用血清葡萄糖浓度作为药效学终点。然而，研究发现，相当一部分受试者服用受试药品和参照药品后 0～4 h 的血糖浓度下降程度与时间曲线下面积（$AUEC_{0\sim4h}$）这一参数均出现负值结果（分别为 35% 与 45%）。此外，受试药品和参照药品的 0～4 h 血糖浓度下降程度与时间曲线下面积（$AUEC_{0\sim4h}$）这一参数的变异性很大，导致了非正态分布。

为克服 $AUEC_{0\sim4h}$ 这一指标的局限性，研究者提出了三种新的评价生物等效性的参数：血糖波动（glucose excursion，GE）、GE′（无稳态血糖控制效应的血糖波动）和 fAUC [基于 0～4 h 的药-时下面积（$AUC_{0\sim4h}$）的血清葡萄糖浓度的波动程度]。GE 是根据 4 h 研究期间血清葡萄糖浓度最大值（C_{max}）和最小值（C_{min}）之差计算的：

$$GE = C_{max} - C_{min}$$

GE′ 的计算方法为：

$$GE' = C_{max} - C'_{min}$$

式中，C'_{min} 是时间间隔 0～T_{max} 期间血清葡萄糖浓度的最小值。

fAUC 的计算方法为：

$$fAUC = AUC(C \geqslant C_{ss}) + AUC(C \leqslant C_{ss})$$

式中，C_{ss} 是葡萄糖平台浓度，计算方法为 $C_{ss} = (AUC_{0\sim4h})/4$。

研究者发现，血糖波动（GE）、无稳态血糖控制效应的血糖波动（GE′）和血清葡萄糖浓度的波动程度（fAUC）的变异性要小于 0～4 h AUEC（$AUEC_{0\sim4h}$）的变异性，并总结出将葡萄糖平台浓度与三种新的葡萄糖波动参数（GE、GE′ 和 fAUC）的波动程度之一结合比 0～4 h AUEC（$AUEC_{0\sim4h}$）这一参数更适用于阿卡波糖片剂的生物等效性研究。尽管所提出的新的生物等效性参数显示出一些优点，但还需要更多的临床研究验证新标准。

9.4.2　碳酸镧咀嚼片

碳酸镧咀嚼片可用于降低终末期肾疾病患者的血磷含量。该药被推荐与食物一同服用。碳酸镧是通过在胃肠道形成高度不溶的磷酸络合物来抑制磷酸盐的吸收，最终实现血磷水平的降低（Swainston、Harrison 和 Scott，2004）。碳酸镧和磷酸镧在胃肠道均很难被吸收。碳酸镧的口服生物利用度小于 0.002%，由于全身吸收量小到可以忽略不计,并且其疗效与全身吸收量之间的关联度很低,尿液中排出的磷酸盐的减少可作为药效学终点来评价碳酸镧咀嚼片的生物等效性(FDA,2011c)。

由于终末期肾疾病患者的尿液中排出的磷酸盐的基线变异性相对大,如果这项研究在终末期肾疾病患者中开展,针对两种制剂差异的药效学终点测定可能就不那么灵敏。因此,对于该药效学终点研究,建议招募健康受试者。

9.4.3 奥利司他胶囊

奥利司他是一种肠道脂肪酶抑制剂,可用于治疗肥胖症。奥利司他是通过抑制膳食中脂肪在胃肠道中水解为游离脂肪酸和单酰甘油来降低膳食中脂肪的全身吸收并增加其随粪便的排泄(Drent 和 van der Veen,1993)。由于奥利司他的全身吸收小到可以忽略不计(Zhi 等,1995),以药代动力学终点为测量指标的生物等效性研究并不适用。因此,选择在稳定状态下 24 h 期间粪便中排出的脂肪量与每日摄入的脂肪量的比率作为药效学终点来评价生物等效性(FDA,2010a)。为将粪便中脂肪排泄物(药效学响应基线)的变异性降低到最低,建议在研究中采用一种标准化和控制良好的膳食方案,根据配方表,30%的热量来自脂肪。为使试验中得到的粪便脂肪排泄物达到稳定状态,应在药物治疗前至少 5 d 开始该膳食方案。建议采用多剂量、三向交叉研究,研究包含用于健康受试者的两个剂量的参照药品和至少一个剂量的受试药品。为测量稳定状态下的粪便中的脂肪排泄物,每个治疗周期需要持续至少 9 d。每个治疗周期间应间隔至少 4 d 的清洗期。至少在给药后 24 h 再收集粪便样本。由于奥利司他的剂量和药效学响应是非线性关系,建议应用一种结合了 E_{max} 模型的剂量标度法来计算受试药品的相对生物利用度。为确立生物等效性,相对生物利用度的 90%置信区间必须落入 80%~125%范围内。

9.4.4 丙酸氟替卡松乳膏

丙酸氟替卡松是一种合成皮质类固醇,外用丙酸氟替卡松乳膏可用于缓解皮肤瘙痒和炎症。由于缺乏全身吸收,传统的药代动力学生物等效性研究并不适用于皮肤外用药品。例如,对于外用乳膏和凝胶,尽管药代动力学方法(例如,皮肤剥离、微透析和无创成像或波谱探测)在已经发表的参考文献中显示出了成功的可能(N'Dri-Stempfer 等,2009;Navidi 等,2008),但目前监管机构还没有采用这些方法。对于外用溶液剂,生物等效性可根据受试药品和参照药品的定量和定性相同的制剂组成来确立。因此,对于外用皮质类固醇,建议采用药效学皮肤褪色方法开展生物等效性研究（FDA，1995）。同样，对于大多数其他外用药品，由于监管机构目前尚不接受其他替代方法，建议应用临床终点研究方法来确立生物等效性（Lionberger，2008）。

丙酸氟替卡松乳膏的生物等效性使用皮肤褪色程度作为药效学终点进行评价（FDA，2011b）。在皮肤表面涂抹皮质类固醇会引起皮肤微血管收缩，导致用药部位的皮肤褪色（变白）。皮肤褪色的强度与透过角质层的皮质类固醇药量和临床疗效有关（Wiedersberg 等，2008）。根据 FDA 指南（FDA，1995），皮肤褪色方法可用于所有皮肤外用皮质类固醇药品。通过开展预试验来建立参照药品的给药持续时间-药理学响应关系。将药品以多种不同的给药时间外用于皮肤上，最长达 6 h。在用药周期的最后，使用色度计来记录接下来的 24～28 h 内的皮肤褪色情况。经过基线校正后，分别以色度计记录时间和皮肤褪色数据为横坐标和纵坐标做图，绘出皮肤褪色数据-时间曲线，然后使用梯形法则计算 AUEC。分别以用药持续时间和 AUEC 值为横坐标和纵坐标做图，获得用药持续时间-效应关系曲线。从这些曲线中求出用于关键性生物等效性研究中的 AUEC 最大值（E_{max}）、引起 50% 最大响应强度的给药持续时间（ED_{50}）、最短给药持续时间（D_1）和最长给药持续时间（D_2）。

之后，在关键性生物等效性研究中，使用适用的统计学工具比较受试药品和参照药品的体内响应。为达到生物等效，受试药品和参照药品的 AUEC 的比率的 90% 置信区间应落入 80%～125% 范围内（FDA，1995）。

9.4.5　硫酸沙丁胺醇吸入剂

硫酸沙丁胺醇是 β₂-肾上腺素能受体激动剂。沙丁胺醇能松弛呼吸道平滑肌，因此，可以用于防止所有气管收缩激发原因引起的收缩。由于药代动力学数据和传递至作用靶标部位的药物量之间的相关性有限，所以对于口腔吸入性药品（orally inhaled drug product，OIP），仅凭药代动力学数据不足以确立生物等效性（Adams 等，2010）。此外，采用来自于 γ 闪烁扫描法的肺部沉积数据来证明两种口腔吸入性制剂的生物等效被认为是不可靠的（Daley-Yates 和 Parkins，2011）。目前，FDA 采用"证据加权法"来确定口腔吸入性药品的生物等效性。该方法包括对制剂一致性的定性（Q1）和定量（Q2）评价、器械相似性评价、体外效能等效性评价、由药代动力学或药效学数据所证明的全身吸收程度（安全性）的等效性评价以及由药效学或临床终点数据（疗效）所证明的局部递药等效性评价（Adams 等，2010）。

对于确立硫酸沙丁胺醇定量雾化吸入器的生物等效性，FDA 一直建议使用支气管扩张或支气管激发研究，对于其他口腔吸入的短效β₂-肾上腺素能受体激动剂（SABA），FDA 的建议也是如此（FDA，2013b）。实际应用中可选用任何一种药效学终点研究方法。在支气管扩张研究中，选用肺功能参数第一秒用力呼气容积（FEV_1）作为药效学终点，FEV_1 通过肺活量测定试验来测量。建议采用单剂量、双盲、双模拟、随机交叉研究，研究中受试者的清洗期至少持续 24 h。对受试者的要求是患有中度至重度哮喘的患者（预测的 FEV_1 为 40%～70%）。能够筛查出敏感响应者并估计出受试者数量的预试验，对于支气管扩张研究的成功至关重要。

在支气管激发研究中，使用醋甲胆碱来诱发支气管收缩。支气管收缩是哮喘的特征，可导致 FEV_1 的降低（Creticos 等，2002）。简言之，在试验开始时吸入极少量的醋甲胆碱，之后测量 FEV_1。之后，醋甲胆碱的浓度逐渐升高，直到 FEV_1 下降超过基线值的 20%。能够使 FEV_1 下降 20% 的醋甲胆碱的浓度是估计出来的，为 $PC_{20}FEV_1$，作为支气管激发研究的药效学终点。$PC_{20}EV_1$ 值越低，呼吸道的响应性越高。患有哮喘的受试者的 $PC_{20}FEV_1$ 的基线值比健康受试者的低 10～1 000 倍。因此，建议纳入轻度哮喘患者作为研究的受试者。吸入沙丁胺醇的临床相关剂量会使 $PC_{20}FEV_1$ 增加 10～20 倍。这种敏感的响应与用药剂量有高度关联性，使支气管激发研究能够检测出两种沙丁胺醇定量吸入剂之间的制剂差异（EMEA，2009）。

与支气管激发研究相比，从技术上讲，支气管扩张药的药效学研究更容易开展，但在没有很好地选择受试者的情况下，也更容易失败（Evans 等，2012）。支气管激发研究的设计更为复杂，但由于药效学终点 $PC_{20}FEV_1$ 对于剂量改变十分敏感，支气管激发研究成功的概率更高。由于两种药效学研究均显示出非线性的剂量-响应关系特点，也都应用了剂量标度分析方法，因此，生物等效性的确立是基于"剂量"标度而非"响应"标度。FDA 使用 67.00%～150.00% 的可接受限度来确定生物等效性（FDA，2013b）。醋甲胆碱是目前受到欢迎的支气管激发剂，也是 FDA 推荐使用的。腺苷一磷酸（AMP）、甘露醇或组胺也都有可能用作支气管激发剂。

9.4.6 丙酸氟替卡松/昔萘酸沙美特罗粉末吸入剂

丙酸氟替卡松/昔萘酸沙美特罗粉末吸入剂是含丙酸氟替卡松和昔萘酸沙美特罗的复方制剂，用于治疗哮喘和慢性阻塞性肺病（COPD）。丙酸氟替卡松是一种抗炎皮质类固醇，对于涉及哮喘反应的介质的产生或分泌有抑制作用。沙美特罗是一种选择性的、长效β₂-肾上腺素能受体激动剂，能松弛支气管平滑肌。与沙丁胺醇吸入剂相似，对于丙酸氟替卡松/昔萘酸沙美特罗粉末吸入剂，仅药代动力学数据不足以确立生物等效性。FDA 建议将体外研究、药代动力学研究、药效学终点研究、制剂一致性和器械评价相结合，共同证明丙酸氟替卡松/昔萘酸沙美特罗粉末吸入剂的生物等效性（FDA，2013c）。

FDA 建议采用支气管扩张试验作为丙酸氟替卡松/昔萘酸沙美特罗粉末吸入剂的药效学终点研究。在这种研究中，哮喘患者被随机分配到三个平行试验组中。经过为期 2 周的导入期，三个组分别接受为期 4 周、每日 2 次的安慰剂、受试药品和参照药品治疗。

在为期 4 周的治疗阶段的第一天，分别在用药后 0、0.5、1、2、3、4、6、8、10 和 12 h 记录第一秒用力呼气容积（FEV_1）。计算出 0～12 h 的连续的第一秒用力呼气容积-时间曲线下面积（$AUEC_{0～12h}$），作为一个生物等效性研究终点。此外，在为期 4 周的治疗期的最后一天早上，于服用吸入药品之前测量 FEV_1，作为另一个生物等效性研究终点。这两个终点均应进行基线调整。如果生物等效，那么受试药品和参照药品的 0～12 h 的 AUEC（$AUEC_{0～12h}$）的比率和 FEV_1 的比率的 90% 置信区间应落入 80%～125%。

9.4.7 低分子量肝素注射剂

低分子量肝素（low molecular weight heparin，LMWH）药品，例如，依诺肝素钠注射液和达肝素钠注射液，是数以千计的低聚糖混合物。LMWH 药品是一种抗凝血剂，通过在血凝级联反应中使 Xa 和 IIa 因子失活来产生抗凝血作用。由于 LMWH 注射剂活性成分的复杂性，目前还不可能阐明它们在人体内的剂量与药代动力学关系。由于人体内抗 Xa 和抗 IIa 的活性不同，不同的 LMWH 注射剂具有不同的药效学特性，这是得到确认的。除了其他因素以外，它们的不同的药效学特性可能部分是由于抗 Xa/抗 IIa 比率差异或低聚糖链分子量分布差异所致。因此，人体内抗 Xa 和抗 IIa 活性被选作药效学终点，用于评价两种 LMWH 注射剂的活性成分一致性（FDA，2012）。然而，由于 LMWH 注射剂的临床结果与测量到的体内抗 Xa 和抗 IIa 活性间的关联度很低，因此，药效学终点研究仅能为活性成分一致性和生物等效性提供支持性证据（Lee 等，2013）。FDA 建议开展额外的全面的特性研究来证明依诺肝素钠注射液（FDA，2011a）和达肝素钠注射液（FDA，2012）的生物等效性。

9.5 其他药效学终点生物等效性研究

除了表 9.3 中所列的 FDA 推荐的药效学终点研究方法，人们还研究了一些用于生物等效性研究的药效学终点研究方法，如表 9.5 所列。尽管这些药效学终点研究方法目前尚未被 FDA 所采用，但将来极有希望被采用。

9.5.1 口腔吸入性皮质类固醇

表 9.5 中所列的大多数药效学终点模型是为确立口腔吸入性皮质类固醇（inhaled corticosteroid，ICS）的生物等效性而建立的。确立 ICS 的生物等效性是有难度的，因为 ICS 的剂量-响应关系曲线较为平缓。ICS 的生物等效性研究的难点在于找出能提供足够统计学效力的药效学模型。目前文献中提出的药效学模型包括：呼出气一氧化氮测量、哮喘稳定性模型、测量诱导痰液样本中的嗜酸性粒细胞含量（如加拿大卫生部推荐）以及使用腺苷、醋甲胆碱、甘露醇或过敏原引起的支气管激发。这些药效学模型在 2010 年国际药用气溶胶协会（International Society for Aerosols in Medicine）/国际药用气雾剂监管与科学联合体（International Pharmaceutical Aerosol Consortium on Regulation & Science）（ISAM/IPAC-RS）欧洲研讨会会上引起了广泛讨论（Evans 等，2012）。表 9.6 总结了每个模型的优点和缺点。在这些模型中，呼出气一氧化氮含量模型和哮喘稳定性模型在将来是很有希望的，尽管目前尚未被监管机构所采用（Adams 等，2010；Evans 等，2012）。

表 9.5 之前报道过的用于生物等效性评价的药效学方法

药品	适应证	药效学模型	药效学终点	参考文献
口腔吸入性泼尼松	哮喘	哮喘稳定性模型	最大呼气量	Ahrens 等（2001）
口腔吸入性环索奈德	哮喘	腺苷一磷酸激发模型	腺苷一磷酸 PC_{20}	Taylor 等（1999）
口腔吸入性布地奈德	哮喘	一氧化氮（NO）呼出量模型	呼出的一氧化氮量	Jatakanon 等（1999）
口腔吸入性布地奈德	哮喘	过敏原激发模型	过敏原 PC_{15}	Swystun 等（1998）
口腔吸入性布地奈德	哮喘	痰液中嗜酸性粒细胞含量模型	痰液中的嗜酸性粒细胞的数量	Jatakanon 等（1999）
外用维 A 酸	寻常性痤疮	①红斑模型；②表皮剥落模型；③加重的经皮失水（TEWL）模型	①红斑评分；②皮肤剥落评分；③经皮失水测定	Lehman 和 Franz（2012）
外用布洛芬	抗炎	红斑模型	烟酸甲酯诱导的红斑的减少	Treffel 和 Gabard（1993）
重组红细胞生成素 α 注射剂	贫血	血红蛋白模型	血红蛋白浓度	Lissy 等（2011）

过敏原 PC_{15}：使第一秒用力呼气容积（FEV_1）下降 15% 所需要的过敏原激发浓度
AMP PC_{20}：使第一秒用力呼气容积（FEV_1）下降 20% 所需要的腺苷一磷酸（AMP）激发浓度

表 9.6 建立口腔吸入性皮质类固醇（ICS）的生物等效性评价的药效学模型（Evans 等，2012）

药效学模型	评价
肺功能的改善	● 优点：明显的临床相关性 ● 缺点：治疗臂间产生的延滞效应会妨碍交叉设计
哮喘稳定性模型	● 优点：明显的临床相关性；足够陡峭的量效关系曲线 ● 缺点：技术上较难操作；合适的受试者的筛选失败率大
一氧化氮呼出量模型	● 优点：易于测量 ● 缺点：相较于哮喘稳定性模型或肺功能改善的经典研究，临床相关性没那么明确。存在一些混杂因素，包括吸烟、间发性感染、食物的硝酸盐含量等。为确保充分的量效关系数据，需要仔细选择受试者
腺苷一磷酸、醋甲胆碱或甘露醇激发模型	● 优点：比哮喘稳定性模型更易于操作 ● 缺点：临床相关性不确定。为确保充足的量效关系数据，需要仔细选择受试者
痰液中的嗜酸性粒细胞含量模型	● 优点：比哮喘稳定性模型更易操作 ● 缺点：在一些案例中，临床相关性有问题。存在一些实际的问题，包括一些患病受试者无法产生痰液，并且对于样本需要开展手动处理，这带来了不同临床研究机构之间的研究标准化问题。为确保充足的量效关系数据，需要仔细选择受试者

9.5.2 长效β_2-受体激动剂

支气管扩张和支气管激发模型已被 FDA 接受用于确立口腔吸入性短效β_2-受体激动剂（SABA）的生物等效性，例如，口腔吸入性硫酸沙丁胺醇（表 9.3）。这两种药效学模型在进行试验设计上的少量修改后有可能用于评价长效β_2-受体激动剂（LABA）的生物等效性，例如，对交叉研究中测量时间点和清洗期进行调整（Evans 等，2012）。

9.5.3 皮肤外用药品和其他

目前，皮肤褪色试验是唯一被 FDA 采用的证明皮肤外用药品生物等效性的药效学终点研究方法。然而，这个方法仅适用于外用皮质类固醇类。在近期发表的文章中（Lehman 和 Franz，2012），三种药效学终点研究方法——红斑评分、皮肤剥落（皮肤剥落/脱皮的评分）和加重的经皮失水测定（TEWL）——已成功用于评价外用类视黄醇药品的生物等效性。外用类视黄醇药品的用药效果与以红斑和皮肤剥落为特征的炎症反应表现相关。导致的类视黄醇皮炎取决于药品、浓度和赋形剂情况。因此，可将炎症（红斑/皮肤剥落）迹象测量指标作为潜在的药效学终点以确立外用类视黄醇药品的生物等效性。此外，长期使用类视黄醇药品会改变角质层屏障结构，从而导致经皮失水加重。经皮失水情况的变化是另一个潜在的生物等效性研究药效学终点。方法验证显示，药效学终点研究方法有足够的灵敏度、专属性和可重复性来区分：①商业产品线的维 A 酸乳膏的三种浓度；②商业产品线的维 A 酸凝胶的两种浓度；③含有相同浓度的维 A 酸的不同剂型（凝胶与乳膏）；以及④相同浓度的维 A 酸与阿达帕林。

同样，红斑评分一直被用作药效学终点来证明外用布洛芬药品的生物等效性（Treffel 和 Gabard，1993）。在该研究中，红斑评分是用作反映布洛芬的抗炎活性的药效学终点。研究人员同时比较了使用两种外用 10% 布洛芬药品后，烟酸甲酯试验所诱导的炎症抑制情况。研究人员观察到了表皮药量和相应引起的红斑评分间的相关性（$r=0.9603$，$P<0.001$），结果表明，红斑评分可作为潜在的药效学终点用于评价外用非甾体类抗炎药（NSAID）的生物利用度和生物等效性。

9.5.4 皮肤外用药品和其他

除了局部作用药品，药效学研究也用于评价重组红细胞生成素 α 注射剂的治疗性蛋白质药品的生物等效性（Lissy 等，2011）。欧洲药品管理局要求使用药代动力学和药效学终点研究共同证明重组红细胞生成素 α 注射剂的生物等效性（欧洲药品管理局，2007）。血红蛋白浓度被选择作为药效学终点去评价三种在美国或欧洲上市的重组红细胞生成素 α 注射剂的生物等效性。尽管三种药品的处方不同，但它们的药代动力学和药效学研究一致地证明了它们的生物等效性。

9.6 总结

总的来说，当药代动力学终点研究和体外方法不适用时，药效学终点研究对于确立药品的生物等效性是十分有用的。一个理想的确立生物等效性的药效学终点需要：①灵敏性（量效曲线陡峭）；②可重复性；③基线和药物治疗之后药效学响应的低变异性；以及④在可行的受试者样本量内有充分的统计学功效。除了药效学终点的选择以外，研究设计、预试验和研究人群对于研究的成功都很重要。

目前，监管机构接受的可用于生物等效性评价的药效学模型仍然十分有限，这妨碍了一些仿制药品的研发，例如，口腔吸入性药品和皮肤外用药品。用于生物等效性评价的新的药效学终点研究方法的确认和验证是一个需要制药行业、学术界和监管机构协力解决的一个科学难题。

（邹　鹏 校）

参考文献

Adams WP, Ahrens RC, Chen ML, Christopher D, Chowdhury BA, Conner DP, Dalby R, Fitzgerald K, Hendeles L, Hickey AJ, Hochhaus G, Laube BL, Lucas P, Lee SL, Lyapustina S, Li B, O'Connor D, Parikh N, Parkins DA, Peri P, Pitcairn GR, Riebe M, Roy P, Shah T, Singh GJ, Sharp SS, Suman JD, Weda M, Woodcock J, Yu L (2010) Demonstrating bioequivalence of locally acting orally inhaled drug products (OIPs): workshop summary report. J Aerosol Med Pulm Drug Deliv 23:1–29

Ahrens RC, Teresi ME, Han SH, Donnell D, Vanden Burgt JA, Lux CR (2001) Asthma stability after oral prednisone: a clinical model for comparing inhaled steroid potency. Am J Respir Crit Care Med 164:1138–1145

CDSCO-India (2005) Guidance for bioavailability and bioequivalence studies. http://cdsco.nic.in/html/be%20guidelines%20draft%20ver10%20march%2016,%2005.pdf

Chen ML, Shah V, Patnaik R, Adams W, Hussain A, Conner D, Mehta M, Malinowski H, Lazor J, Huang SM, Hare D, Lesko L, Sporn D, Williams R (2001) Bioavailability and bioequivalence: an FDA regulatory overview. Pharm Res 18:1645–1650

Creticos PS, Adams WP, Petty BG, Lewis LD, Singh GJ, Khattignavong AP, Molzon JA, Martinez MN, Lietman PS, Williams RL (2002) A methacholine challenge dose-response study for development of a pharmacodynamic bioequivalence methodology for albuterol metered- dose inhalers. J Allergy Clin Immunol 110:713–720

Daley-Yates PT, Parkins DA (2011) Establishing bioequivalence for inhaled drugs; weighing the evidence. Expert Opin Drug Deliv 8:1297–1308

Drent ML, Van Der Veen EA (1993) Lipase inhibition: a novel concept in the treatment of obesity. Int J Obes Relat Metab Disord 17:241–244

EMEA (2000) Note for guidance on the investigation of bioavailability and bioequivalence. http://www.ema.europa.eu/docs/en_GB/document_library/Scientific_guideline/2009/09/WC500003519.pdf

EMEA (2007) Scientific discussion. http://www.ema.europa.eu/docs/en_GB/document_library/EPAR_-_Scientific_Discussion/human/000726/WC500028287.pdf

EMEA (2009) Guideline on the requirements for clinical documentation for orally inhaled products (OIP) including the requirements for demonstration of therapeutic equivalence between two inhaled products for use in the treatment of asthma and chronic obstructive pulmonary disease (COPD) in adults and for use in the treatment of asthma in children and adolescents. http://www.ema.europa.eu/docs/en_GB/document_library/Scientific_guideline/2009/09/WC500003504.pdf

Evans C, Cipolla D, Chesworth T, Agurell E, Ahrens R, Conner D, Dissanayake S, Dolovich M, Doub W, Fuglsang A, Garcia Arieta A, Golden M, Hermann R, Hochhaus G, Holmes S, Lafferty P, Lyapustina S, Nair P, O'Connor D, Parkins D, Peterson I, Reisner C, Sandell D, Singh GJ, Weda M, Watson P (2012) Equivalence considerations for orally inhaled products for local action-ISAM/IPAC-RS European Workshop report. J Aerosol Med Pulm Drug Deliv 25:117–139

FDA (1995) Guidance for industry-topical dermatologic corticosteroids: in vivo bioequivalence. http://www.fda.gov/downloads/Drugs/GuidanceComplianceRegulatoryInformation/Guidances/ucm070234.pdf

FDA (2000) Waiver of in vivo bioavailability and bioequivalence studies for immediate-release solid oral dosage forms based on a biopharmaceutics classification system. http://www.fda.gov/downloads/Drugs/.../Guidances/ucm070246.pdf

FDA (2003a) Guidance for industry: bioavailability and bioequivalence studies for nasal aerosols and nasal sprays for local action. http://www.fda.gov/downloads/Drugs/GuidanceComplianceRegulatoryInformation/Guidances/ucm070111.pdf

FDA (2003b) Guidance for industry: exposure-response relationships—study design, data analysis, and regulatory applications. http://www.fda.gov/downloads/Drugs/GuidanceComplianceRegulatoryInformation/Guidances/ucm072109.pdf

FDA (2009) Draft guidance on acarbose. http://www.fda.gov/downloads/Drugs/GuidanceComplianceRegulatoryInformation/Guidances/UCM170242.pdf

FDA (2010a) Draft guidance on orlistat. http://www.fda.gov/downloads/Drugs/GuidanceComplianceRegulatoryInformation/Guidances/UCM201268.pdf

FDA (2010b) Guidance for industry-bioequivalence recommendations for specific products. http://www.fda.gov/downloads/Drugs/GuidanceComplianceRegulatoryInformation/Guidances/UCM072872.pdf

FDA (2011a) Draft guidance on enoxaparin sodium. http://www.fda.gov/downloads/Drugs/GuidanceComplianceRegulatoryInformation/Guidances/UCM277709.pdf

FDA (2011b) Draft guidance on fluticasone propionate. http://www.fda.gov/downloads/Drugs/GuidanceComplianceRegulatoryInformation/Guidances/UCM244386.pdf

FDA (2011c) Draft guidance on lanthanum carbonate. http://www.fda.gov/downloads/Drugs/GuidanceComplianceRegulatoryInformation/Guidances/UCM270541.pdf

FDA (2012) Draft guidance on dalteparin sodium. http://www.fda.gov/downloads/Drugs/GuidanceComplianceRegulatoryInformation/Guidances/UCM319988.pdf

FDA (2013a) Bioequivalence studies with pharmacokinetic endpoints for drugs submitted under an ANDA. http://www.fda.gov/downloads/Drugs/GuidanceComplianceRegulatoryInformation/Guidances/UCM377465.pdf

FDA (2013b) Draft guidance on albuterol sulfate. http://www.fda.gov/downloads/Drugs/GuidanceComplianceRegulatoryInformation/Guidances/UCM346985.pdf

FDA (2013c) Draft guidance on fluticasone propionate; salmeterol xinafoate. http://www.fda.gov/downloads/Drugs/GuidanceComplianceRegulatoryInformation/Guidances/UCM367643.pdf

Health-Canada (1999) Guidance to establish equivalence or relative potency of safety and efficacy of a second entry short-acting beta2-agonist metered dose inhaler. http://www.hc-sc.gc.ca/dhp-mps/alt_formats/hpfb-dgpsa/pdf/prodpharma/mdi_bad-eng.pdf

Health-Canada (2011) Data requirements for safety and effectiveness of subsequent market entry inhaled corticosteroid products for use in the treatment of asthma. http://www.hc-sc.gc.ca/dhp-mps/consultation/drug-medic/draft_inhal_ebauche_corticost-eng.php

Jatakanon A, Kharitonov S, Lim S, Barnes PJ (1999) Effect of differing doses of inhaled budesonide on markers of airway inflammation in patients with mild asthma. Thorax 54:108–114

Lee S, Chung JY, Hong KS, Yang SH, Byun SY, Lim HS, Shin SG, Jang IJ, Yu KS (2012) Pharmacodynamic comparison of two formulations of Acarbose 100-mg tablets. J Clin Pharm Ther 37:553–557

Lee S, Raw A, Yu L, Lionberger R, Ya N, Verthelyi D, Rosenberg A, Kozlowski S, Webber K, Woodcock J (2013) Scientific considerations in the review and approval of generic enoxaparin in the United States. Nat Biotechnol 31:220–226

Lehman PA, Franz TJ (2012) Assessing the bioequivalence of topical retinoid products by pharmacodynamic assay. Skin Pharmacol Physiol 25:269–280

Lionberger RA (2008) FDA critical path initiatives: opportunities for generic drug development. AAPS J 10:103–109

Lissy M, Ode M, Roth K (2011) Comparison of the pharmacokinetic and pharmacodynamic profiles of one US-marketed and two European-marketed epoetin alfas: a randomized prospective study. Drugs R D 11:61–75

MacDonald AJ, Parrott N, Jones H, Lave T (2004) Modelling and simulation of pharmacokinetic and pharmacodynamic systems-approaches in drug discovery. In: Beilstein-Institut Workshop, May 24–28, Bozen

Mastan S, Latha TB, Ajay S (2011) The basic regulatory considerations and prospects for conducting bioavailability/bioequivalence (BA/BE) studies—an overview. Comp Eff Res 1:1–25

N'Dri-Stempfer B, Navidi WC, Guy RH, Bunge AL (2009) Improved bioequivalence assessment of topical dermatological drug products using dermatopharmacokinetics. Pharm Res 26:316–328

Navidi W, Hutchinson A, N'Dri-Stempfer B, Bunge A (2008) Determining bioequivalence of topical dermatological drug products by tape-stripping. J Pharmacokinet Pharmacodyn 35:337–348

Saudi-FDA (2005) Bioequivalence requirements guidelines (draft). http://old.sfda.gov.sa/NR/rdonlyres/6A114B70-4201-46EF-B4C7-127FD66D3314/0/BioequivalenceRequirementGuidelines.pdf

Swainston Harrison T, Scott LJ (2004) Lanthanum carbonate. Drugs 64:985–996; discussion 997–998

Swystun VA, Bhagat R, Kalra S, Jennings B, Cockcroft DW (1998) Comparison of 3 different doses of budesonide and placebo on the early asthmatic response to inhaled allergen. J Allergy Clin Immunol 102:363–367

Taylor DA, Jensen MW, Kanabar V, Engelstatter R, Steinijans VW, Barnes PJ, O'Connor BJ (1999) A dose-dependent effect of the novel inhaled corticosteroid ciclesonide on airway responsiveness to adenosine-5'-monophosphate in asthmatic patients. Am J Respir Crit Care Med 160:237–243

Treffel P, Gabard B (1993) Feasibility of measuring the bioavailability of topical ibuprofen in commercial formulations using drug content in epidermis and a methyl nicotinate skin inflammation assay. Skin Pharmacol 6:268–275

WHO (2006) WHO expert committee on specifications for pharmaceutical preparation. Geneva. http://apps.who.int/prequal/info_general/documents/TRS937/WHO_TRS_937_eng.pdf#page=359

Wiedersberg S, Leopold CS, Guy RH (2008) Bioavailability and bioequivalence of topical glucocorticoids. Eur J Pharm Biopharm 68:453–466

Zhang M, Yang J, Tao L, Li L, Ma P, Fawcett JP (2012) Acarbose bioequivalence: exploration of new pharmacodynamic parameters. AAPS J 14:345–351

Zhi J, Melia AT, Eggers H, Joly R, Patel IH (1995) Review of limited systemic absorption of orlistat, a lipase inhibitor, in healthy human volunteers. J Clin Pharmacol 35:1103–1108

第 10 章
临床终点生物等效性研究

John R. Peters

10.1 简介

定义：临床终点生物等效性研究是在患者人群中用两种含有相同活性成分的药品（化学等效）以相同剂型（药学等效）给药，使活性成分传递至作用部位开展的临床研究。临床疗效是通过使用预定的临床终点以评估选定人群中可比较的临床疗效来评估的。据此分析确定这两种药品临床是否等效，从而推断并得出两种药品是否生物等效的结论。通常这些研究的设计为置盲、随机、平衡、平行研究。这些研究通常包括安慰剂臂，用来确定该研究是否足够灵敏从而可以体现研究所纳入患者人群的临床疗效。

临床终点生物等效性研究是一种试图推断药品生物等效的昂贵的、费时的方法。尽管对志愿者的时间和身体的付出可能给予经济补偿，该研究使大批志愿者暴露于受试药品的不良反应风险之下，缺乏对潜在获益的肯定预期。在证明生物等效性的体内方法中，临床终点生物等效性研究是最不精确、最不具有可重复性的方法。尽管如此，临床医生和公众普遍不了解这一事实，而要求通过临床研究来批准仿制药品（Kesselheim 等，2008 年）。临床终点生物等效性研究往往与随机对照临床研究混淆。临床医生认为，在患者中开展临床研究是证明仿制药和参照的原创药同样安全、有效的唯一途径。不幸的是，对于研究目的是证明两种药品等效并可以相互替代或替换的情况，临床研究并不总是适用。在本章中，我们将努力澄清一些疑团与误解，并尝试分辨出当临床终点生物等效性研究是用于仿制药研究的唯一途径的情况，以及确定临床终点生物等效性研究用于仿制药批准的益处和局限。

21 CFR 第 320 部 B 章节（生物利用度和生物等效性要求）中推荐了五种确定生物等效性的方法。这些方法按照准确度由高到低的顺序排列如下：

- 体内测定生物流体中的活性成分（药代动力学试验）

- 体内药效学响应比较（药效学试验）
- 体内的临床对比（临床终点生物等效性试验）
- 体外比较
- FDA 认为适用的任何其他方式

在上述方法中，除了体外比较方法以外，重要的是要注意，可测量的终点指标受生物系统体质的影响，可靠性和可重复性逐渐降低，变异性逐渐增加。药代动力学试验是测量药品活性成分的吸收速率和程度，而药效学试验是测量该药品成分引起的生物/生理反应。在临床终点生物等效性试验方法中，只用一种临床终点的测量方法来表明受试药品和参照药品的活性成分是否以相同的速率和程度被输送到作用部位。临床终点有时候不是很清楚，对药品又不具专属性，还会受到许多有意和无意偏倚的影响。正如我们将进一步讨论的，临床终点或临床替代终点的选及其测量或量化的方式对等效性的确定都有很大的影响。

体外比较的方法具有可重复地对制剂进行定量和定性比较的优点，可确定理化性质并进行定量比较。这种方法对于比较化学等效的制剂相当灵敏，并且可重复性好。然而，只有在作用机制明确、各种理化性质对活性药物成分（API）在作用部位发挥的治疗效果都很明确时，这种方法才是可靠的。

临床研究也不是一种非常灵敏的生物等效性指标，但在某些情况下，这是在目前可用的方法中的唯一选择。临床研究通常必须用于全身性吸收量很少、无法开展明确的药效学测量以及作用于局部的药品。局部作用被广义地定义为作用于给药部位表面而非被输送至的一些体液中（血液、胆汁、淋巴液）。这些表面可以包括皮肤、眼、鼻、肺、肠、膀胱、直肠和阴道的黏膜表面。药品的适应证和疾病病理生理学引导我们找到已知的或拟采用的局部作用部位。所选择的临床终点或替代终点则为我们提供了临床疗效的测量方法。

重要的是要注意，临床终点生物等效性研究并非治疗的有效性研究。活性药物成分的有效性在用作仿制药品比较对象的原创药品（参照药品）获批时已被证明。临床终点生物等效性研究是一种对受试药品和参照药品的临床（治疗）效果开展的简单的、定量比较研究。两种药品如果在已证明化学和药学等效的基础上有药品治疗效果成功的量化比较，就可以推断两种药品是生物等效的［相同的化学活性成分、相同的药物剂型（片剂、溶液、膏剂、帖剂等）以及相同的临床疗效］。应该明确的是，由于患者和疾病的高变异性，加上很多临床响应和临床评价的主观性，这些研究相对于旨在证明受试药品比安慰剂具有临床优效性，甚至非劣效性的随机对照临床研究更难于设计。尽管如此，在所有用于证明生物等效性的体内方法中，临床生物等效性研究是准确性、重复性和灵敏性最差的研究方法（Rahsid，2012 年；Davit 和 Conner，2010 年）。

第 10 章　临床终点生物等效性研究

对于仿制药品，常见的担心是：在没有针对目标患者人群开展随机临床研究的情况下就予以批准。临床医生和公众相信，临床终点生物等效性研究是建立仿制药品治疗等效的最佳途径。这种担心源于他们对随机对照临床研究原理及其与临床终点生物等效性研究的不同之处的普遍误解。对于生物等效性、治疗等效性和非劣效性这些概念他们也缺乏理解。

在有些情况下，没有其他替代的研究选择，而只能开展临床终点生物等效性研究。当药品以广义上直接局部给药的方式到达外用起效部位时，由于不存在全身性吸收，无法开展药代动力学研究。这种情况包括用于皮肤以及用于黏膜部位的药品，这些黏膜部位包括肠道、口咽部、鼻黏膜、支气管肺黏膜和阴道。这些药品大部分很少或根本没有全身性吸收，因此，评价它们的唯一方法是通过某个已经确定作为理想的临床疗效指示的生物标志物。

在本章中，我们将仔细剖析这些误解，并实际地讨论临床终点生物等效性研究的设计。此外，我们还会阐释生物标志物、临床终点和替代终点，以及它们在证明治疗等效的研究中的可靠性如何。最后，我们将给出一些可以以及不可以用临床终点生物等效性研究来确定治疗等效的一些实例。

10.2　背景

医学试验有着悠久但有些参差不齐的历史，至少可以追溯到新石器时代。但直到 10 世纪 Ibn Sina-Avicenna（980—1037）发表《医学法典》才正式提出了随机化研究的一般方法。他将"从试验中体现医学的权威"的 7 项要求阐述为：

- 确保使用纯净药物
- 仅对一种疾病开展试验
- 使用对照组
- 使用剂量递增
- 要求长期观察
- 要求可重复的结果
- 要求动物试验之后开展人体试验

在随后的几个世纪中，临床科学家们共同努力逐步将这些科学方法完善为基本框架（Gallin，2012 年）。在 18 世纪，Lind 在英国皇家海军 HMS Salisbury 号军舰上进行了第一项现代临床对比研究。在这项研究中，他评价了橙子和柠檬对坏血病的临床疗效。在 20 世纪早期，Fisher 将随机化和统计学分析的概念引入了临床研究（Friedman 等，2010 年）。在 20 世纪，形成了病理生理学、化学、生物化学和伦理学标准的原则，并将其纳入了证明治疗干预措施的安全性和有效性的临床研究计划中。统计学方法得到了发展，从而可以定量评价有益的效果。在给定的统计学条件下，在某种程度上是对风险效益比率进行临床评价。在药品研发的早期历史阶段，大部分研究都是证明，相较于安慰剂，受试药品具有临床显著和有益的效果。也就是说，在置盲、随机、对照的临床研究中，需证明使用特定药物治疗优于没有使用药品治疗的情况。

1910 年，Flexner 报告在美国强力推动了以科学为依据的医疗教育体系的发展，旨在由经过科学训练的专业人员提供高水平的优质医疗服务。医学实践被塑造成一个以科学为基础的专业，充分发挥能够真正挽救生命的药物快速进步的优势（Cook 等，2006 年；Maeshiro 等，2010 年）。令人兴奋的新的治疗药物不断被发现。临床医生和公众为确保提供高质量、有效、安全的药品并科学地证明其有效性不断努力。

与此同时，美国制药业被鼓励且后来被要求随着科学技术的革新应用新的科学方法。随着这些发展，监管科学成长为确保公众以最小的风险获得最大的益处的一种方法。法规不断更新以应对新发现的药品问题。从 1902 年《生物制品控制法案》强制性要求疫苗、抗毒素和血清获得许可开始，法规变化迅速。1906 年《纯净食品、药品和化妆品法案》要求药品标签标注所包含的成分标识。到 1962 年，《Kefauver-Harris 修正案》要求证明安全性和有效性。所有这些法规变化都是对临床医生面对市场上广为人知的用药失败以及对更优质药品的不断增长的需求的回应（http://www.fda.gov/centennial/history/history.html）。这个修正案实施后，已批准的 4 000 种药品都要进行重新评价。这项任务由美国国家科学院按照《药效研究实施方案》（DESI，1968）开展。我们今天所知道的仿制药品的概念是在 20 世纪 70 年代开始发展的。

自 20 世纪初起，制药业在治疗药品的研发中就一直遵循科学方法，杜绝了 18 世纪和 19 世纪常见的"药品宣传巡回展出"、专利药品和药剂师配药培训质量参差不齐的不堪历史（Anderson，2005 年）。制药业大发展的核心是随机对照研究，后者理所当然地成为证明药物有效性的绝对黄金标准。当受试药品在被认为具有潜在治疗作用的病症患者人群中以随机对照、置盲的方式开展试验时，随机对照研究毫无疑问是证明药品有效性和安全性最为科学的方法。这些药品的营销方式稳固建立了需要在患者人群中开展药品临床试验的概念。

20 世纪 70 年代，随着同一治疗类别的药品变得比完全创新的药品更为普遍，生物等效性和治疗等效性的概念开始发展。直到 1977 年，FDA 才有了关于生物等效性的法规。1980 年，美国首次发布了"橙皮书"（正式名称为《通过等效性评价获得批准的药品》），首次列出确定为治疗等效的药品。到 1984 年，

《Hatch-Waxman 法案》（正式名称为《药品价格竞争和专利期补偿法案》）授权 FDA 以简化流程审批仿制药品，由于创新药已做过安全性和有效性试验，在简化流程下，仿制药无需重复开展这些临床试验（Peters，2009 年）。这一发展变化使销售给公众的仿制药品数量出现爆炸式增长，证明药品等效性的新方法也不断发展。这种新方法主要是在学术界、制药科学和监管领域内得以发展。不幸的是，生物等效性这一概念并未渗透到专业人员和公众中，所以人们对此仍然知之甚少，不完全信任。

实际上，生物等效性与创新药品以及仿制药品的发展均密不可分。相同的生物等效性试验方法已用于将创新药品与研究药品和最终上市药品桥接起来，也用于证明不同制造工厂或药品不同批次的等效。正是考虑到这一点，还需要发展精确和可重复的方法，而不仅仅是监管问题。证明生物等效性对新药和仿制药都非常关键。制药业和学术界对此贡献很大，制药业、学术界和监管部门共同努力促成了现行的证明和监测药品质量和与最初获批药品等效的方法。

10.3　临床终点生物等效性研究

生物等效性的概念自 1977 年《生物等效性规定》发布后的 70 年代后期才开始发展。"橙皮书"［正式名为《通过等效性评价获得批准的药品》（Approved Drug Products with Therapeutic Equivalence Evaluations）］从于同年发布，列出了可作为生物等效性研究中参照药品的药品。但随着 1984 年《Hatch-Waxman 法案》获得通过，仿制药品的研发和获得批准才真正得以壮大。该法案提出了现行的仿制药审批流程中的三个基本要素：

1. 仿制药审批必须基于科学考虑并最大限度地减少不必要的重复检验。
2. 所有的仿制药和品牌药品均须符合同样的质量标准。
3. 仿制药品在统计学的某一程度上必须与其品牌药品等效，确保治疗等效的药物品有相同的临床疗效，并且无更大的不良反应[1]。

开展临床终点生物等效性研究是为了满足第三个要素。与随机对照临床研究一样，临床终点生物等效性研究也是以患者人群为研究对象的，这一点与药代动力学生物等效性研究不同，后者通常在健康志愿者中开展。药代动力学试验首选

---

[1] Peters JR, Hixon DR, Conner DP. Generic drugs—safe, effective, and affordable. Dermatol Ther, 2009, 22 (3): 229-240.

健康志愿者是因为：评价时可消除疾病状态的大部分变异性，并可为试验提供更为一致性的（变异性小）人群。另外，在药代动力学研究中，对受试药品和参比药品，常在相同的受试者中测定药代动力学指数，可进一步降低变异性。不幸的是，这对于任何临床终点研究来讲都是奢侈而难以做到的。

临床终点生物等效性研究可以比较拟采用的仿制药品和品牌药品的临床疗效，并将两种药品与安慰剂进行对比。开展临床终点生物等效性研究面临的主要挑战包括：用来纳入最一致的和恰当的患者的诊断准确性，清楚了解药物作用机制以消除可能混淆研究的并发症状和其他联用药品，清楚了解所研究疾病的病理生理学以识别最准确、有效、可量化的临床终点或替代终点及其测量的最佳时机。

除安慰剂对照研究外，在临床终点生物等效研究中，人群样本量通常小于用于确定新药疗效所需的样本量，因为该研究的目的不是确定疗效，而只是比较某种活性成分已知的原创药品与拟采用的同一活性成分的仿制药品的临床效果。如果已证明仿制药品和品牌药品有相同的活性药物成分，而且剂型和给药途径均相同（即药学等效）。下一步是提供生物等效的证据。对此有三种上文提及的体内方法［药代动力学（PK）研究、药效学（PD）研究或临床终点生物等效性（BE）研究］以及一种体外方法。方法选择取决于药品性质、临床适应证以及活性药物成分传递至适用的作用部位的重要特性。在本章范围内，我们将着重讨论局部作用的药品，这些药品没有确定的药效学标志物，但具有可接受的临床终点指标或替代终点指标。

药学等效的药品含有相同的活性成分，有相同的剂型和相同的给药途径，为相同的规格或浓度，并符合相同的药典或其他适用标准（即规格、质量、纯度和鉴别）。如果药学等效，并且我们能够证明生物等效，那么就可以推断两种药品为治疗等效。这是源于生物等效性的法规定义：生物等效性是指将与参照药品相同的药物成分，以相同的速率与程度，将相同数量的药物等效传递至预期的作用部位。然后可以合理地得出结论：当患者在相同的使用条件下，预期服用的生物等效和药学等效的药品能达到与参照药品相同的临床疗效和安全性[1]。

临床终点生物等效性研究并非有效性或安全性研究。它应用的统计学方法与生物等效性研究应用的统计学方法不同，它们的目的也不同。临床终点生物等效性研究比较的只是治疗效果而非有效性。其目的在于证明受试药品和参照药品的

---

[1] Davit BM, Conner DP. The United States of America//Kanfer I, Shargel L, editors. Generic drug product development: international regulatory requirements for bioequivalence. New York: Informa Healthcare, USA, Inc. 2010: 254-81.

治疗效果等同，并表明这两者均优于安慰剂。在药代动力学生物等效性研究中，评估的是两种药品在预计的作用部位的生物利用度，必须证明两种药品具有同样的利用速率与程度。使用最大血药浓度（C_{max}）和药-时曲线下面积（AUC）作为生物利用度速率和程度的替代指标[1]。在这种情况下，证明生物等效性是被用来推断治疗等效性的。临床终点生物等效性研究则相反，是通过证明含有相同化学活性成分的受试药品与参照药品的治疗等效来推断生物等效性的。为了得出这样的结论，需要仔细考虑研究设计、研究对象选择、治疗病症的性质、合并用药和临床情况。此外，临床终点指标或替代终点指标的选择及其测量时机的选择，对于研究结果的灵敏度和准确性非常关键。考虑到患者、疾病状态、生物标志物和治疗过程的不确定性和变异性，这是一个挑战。

临床终点生物等效性研究的独特之处在于它既不是专门设计用来证明有效性的非劣效性的，也不足以证明有效性的非劣效性。它的比较点是：在良好设计的研究中所体现的两种药品的预期的治疗效果。只要伦理上允许，研究需纳入安慰剂臂，目的是为了证明研究的灵敏度足以体现受试药品和参照药品都优于安慰剂。此外，通常建议研究使用参照药品的最低批准规格，以提高研究的灵敏度，以测量受试药品和参照药品的差异。只有在临床使用环境的治疗标准和针对患者的伦理考虑均允许时，以上建议才成立。通过这种方式，我们可以比较已知化学等效的两种活性药物成分的相对效果。

10.3.1 生物标志物、临床终点和替代终点

在过去30年中，药品研发中最关键的环节之一是对生物标志物的研究。生物标志物用于估计药物到达预期靶点的传递过程，以更好地了解和预测疾病的病理生理以及在各种治疗性干预情况下病理生理是如何改变的（Rolan，1997；Berns等，2007）。

生物学标志物（生物标志物）是一种可以客观测量和评估的特性，可作为正常生物学过程、致病过程或治疗性干预的药理学响应的指标（例如，降低高胆固醇血症的总胆固醇）。重要的是在此要指出，生物标志物也是临床医生用来监测对个体开展的治疗干预的效果的一个测量指标。在生物等效性研究中，临床上首选的生物标志物可能不是最科学准确或最可靠的标志物。临床实践中选择某个生物标志物是从其效用和费用来考虑的。这对于监测单个患者是可以的，但在临床生物等效性研究中可能不够灵敏。生物等效性研究中必须使用最为可靠的和可重

---

[1] 同前

复的生物标志物。生物标志物被认为是更为绝对的治疗目标的可预测标志物。例如，降低胆固醇水平被认为是减少心血管事件和死亡的预定指标。对于药品是否真正到达改善疾病的拟作用部位，其真实性和预测性并不确定。

替代终点是旨在代替临床终点的替代指标。FDA将替代终点定义为"……治疗性研究中用来代替临床上有意义的终点治疗指标的实验室测量值或体征，是对患者的感受、功能或存活情况所进行的一个直接测量，并可期望用来预测治疗效果"。选择替代终点要综合应用流行病学、治疗学、病理生理学或其他科学证据，以使其可望能够预测长期临床获益、伤害或缺乏获益或伤害。替代终点可以包括特定的生物标志物，如糖尿病中血糖或糖化血红蛋白（HgBA1C）的降低，但也可以是临床量表，例如，视觉模拟疼痛评分或Beck抑郁量表。在一些情况下，用于诊断或监测患者病程的量表完全不足以比较两种药品的治疗效果。这一点在本章后边给出的利福昔明临床终点生物等效性研究指南变化的例子中是显而易见的。

临床终点是可反映患者的感受的特征或变量（例如，旅行者腹泻患者的腹泻停止），或功能（例如，生活质量测量指标），或患者生存时间（例如，癌症治疗中5年生存率或总生存率）。在某些情况下，研究可选择生物标志物作为临床终点。在这些情况下，所选择的生物标志物经过充分验证容易重复测量并可定量比较不同疗法是绝对至关重要的。总之，在临床终点生物等效性研究评价中，是最终选为临床终点的替代终点决定判断生物等效性的准确性。

在临床终点生物等效性研究的设计以及理解一个研究如何解释中，区分这些定义非常重要。临床医生使用生物标志物来监测治疗对个体患者的影响。这种生物标志物不一定适合定量比较受试药品和参照药品的治疗效果。同样，对新药研究中确定有效性非常重要的替代终点可能不适于定量比较受试药品和参照药品的生物等效性（Temple，1999；Colburn，2000）。De Grutolla等对此所做的讨论如下：

> 作为替代终点在群体水平上评估治疗干预对临床终点效果的生物标志物，需要的条件比能够用于预测个体临床终点的生物标志物需要的条件更多。使用生物标志物作为替代终点评估新疗法的合适程度，取决于与标准疗法相比该生物标志物能可靠预测新疗法临床效果的程度（De Gruttola等，2001）。

这一表述表明了替代终点对可定量性的固有需求。

10.4 临床终点生物等效性研究的意义和局限性

药代动力学（PK）生物等效性研究纳入的是健康志愿者，而药品所针对的是患者。由于对科学方法的误解,执业医师提出了一个问题:什么是仿制药品的"真正"等效性。在他们看来,研究的作用在于表明该药品对患有适应证的患者是有效的。在患有疾病的患者中开展的临床研究被认为是"金标准"。然而,由于可消除疾病状态带来的变异性,在逻辑上,在健康个体中开展这样的研究似乎从科学上更为严谨。这种在健康受试者中开展试验的方式使临床医生产生了困惑。因此,尽管临床终点生物等效性研究的灵敏度和可重复性差,但临床医生仍然喜欢这种方法。但如果使用与监测患者治疗进展的治疗标准不同的替代标志物,即使是临床终点生物等效性研究,也会变得不可信。在这两种情况下,选择的替代标志物[不在患者中试验(药代动力学研究)或不使用熟悉但不太适用的替代终点]是为了提高评价的灵敏度和准确性。不幸的是,临床医生或公众对此并没有直观清晰的认识。

医学文献中有很多关于仿制药品未能去证明等效性的误导性文章。在大多数情况下,这样的报告或研究不能证明原创药在同样的情况下同样也不会失败。患者和疾病均是动态的和高变异的。一些临床或替代终点需要相当多的研究者做出判断,对此研究者间有时也难以取得一致。没有一种疗法对每一个用药者或疾病的每一个阶段都是100%有效的。此外,根据治疗的具体病症,安慰剂或反安慰剂效应可以非常显著,从而带来治疗响应率和不良事件严重程度的额外混淆。

临床终点不一定是用药的最终临床效果,这增加了不做科研的临床医生的困惑。生物标志物定义工作组提出了一个概念模型——清楚地说明了生物标志物与临床终点的关系(Frank 和 Hargreaves,2003)。使用他们的建议并考虑研究的最终目标,图10.1显示了用于评价治疗干预中生物标志物和替代终点的关系的临床终点生物等效性研究的概念模型。

在临床终点生物等效性研究中,所选生物标志物与被批准参照的药品的临床效果必须有稳固密切的联系。选作预期临床效果替代临床终点的生物标志物必须是可量化的。最后,对于生物标志物在研究过程中什么时候能够最为灵敏地预测最终临床效果必须有清晰的了解。在恰当的患者群体中,在恰当的时间,对适用的生物标志物进行测量是运用临床疗效推断生物等效性的唯一方法(Ilyin 等,2004)[1]。

10.4.1 从生物等效性的角度讨论临床终点生物等效性研究

临床终点生物等效性研究的所有注意事项详见ICH E6指南《药品临床试验

---

[1] Temple R. Are surrogate markers adequate to assess cardiovascular disease drugs. JAMA,1999,282:790-795.

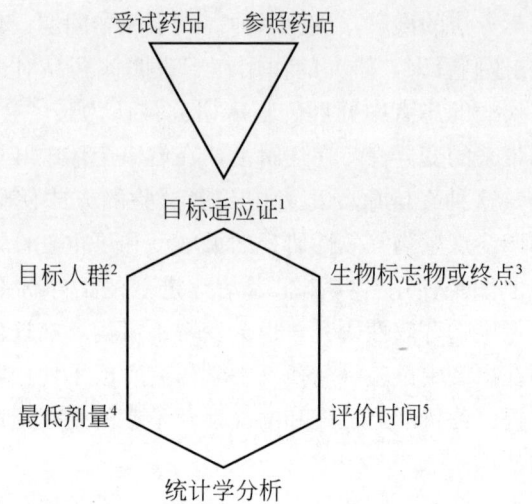

[1] 从参照药品标签中选出的适应证
[2] 选择是出于安全性的原因和减小变异性的目的
[3] 生物标志物或终点指标的选择是基于监测治疗效果的认下的方法学以及患者间和患者内的变异性的可重复性的评价
[4] 基于研究灵敏度最大化的、能够可靠地达到期望效果的最低剂量
[5] 基于所选生物标志物可以被准确重复测量的最早时间点

图 10.1 评价治疗干预中生物标志物和替代终点的关系的临床终点生物等效性研究的概念模型

管理规范：统一指南》（ICH E6，1996）。与其他采用人类受试者的研究一样，临床终点生物等效性研究必须符合伦理要求，遵循严格的科学原则，文件记录完整、透明，有重点、有明确定义的研究目标，统计学上可支持。研究设计必须同时考虑疾病的病理生理学和治疗的药理学特性。由于疾病和临床终点的高度可变性，设计这样的研究非常具有挑战性。研究时间长并可能需要纳入数百名患者，会使开展这些研究相当昂贵。受试者之间和研究者之间的变异性，甚至可以影响对最为明确的临床终点的评价。对于某些药品，例如，治疗痤疮的药品，可能需要有多个终点，这进一步增加了分析的复杂性和研究费用。其他治疗效果弱的药品可能需要大量研究来检测和量化每个研究臂的极小效果。

虽然可以回顾使新药获批的关键性研究，但所使用的终点现在可能已经过时或不可量化。诊断方法也可能已经改变，导致研究的纳入或排除标准发生变化。更新的疗法可能也已经改变了目标适应证的发病率和现患率，使患者的纳入成为问题。药品获批之后发表的安全性和有效性研究可能也会出现一些针对特定人群的风险/效益比已发生转移的显著问题，这也使患者的纳入工作更加复杂。因此，有关临床终点生物等效性研究的设计的决定并不是能够轻易做出的，并且这种决定肯定会造成一定的压力。

最后的一个关键因素是药品配方的可比性。仿制药品的药品配方不一定与参照药品的完全等同。所有药品均包含一些"非活性"成分（辅料），如防腐剂、黏合剂或活性药物成分的载体。与原创药品相比，仿制药品的这些成分的配方往往不同。读者可在"获批药品的非活性成分列表"中查询获批药品的非活性成分及其最高浓度（http://www.accessdata.fda.gov/scripts/cder/iig/index.cfm）。仿制药品配方中的非活性成分通常与之前获批的给药途径相同的药品相同，并至少与最大日吸收量相同的药品相同。然而，还必须有足够的证据证明使用不同的辅料不会改变原创药品的安全性和有效性（联邦法规汇编）。不幸的是，"获批药品的非活性成分列表"中所列的可接受量并未涉及作为辅料推荐剂量依据的药品的适应证。应该认识到，对于某适应证或某类患者，可接受的安全水平不应被认为对所有适应证或所有患者都是安全的。在做出含有不同辅料的药品替代参照药品是安全的判断之前，必须考虑临床用药环境。对于仿制药品，我们评价其安全性和风险时，必须同时考虑目标人群和参照药品的风险情况。

一些应该纳入该研究计划的考虑包括：

1. 对研究疾病的病理生理学了解多少？

    (a) 是否已有提出的疾病机制？
    (b) 诊断标准是什么？
    (c) 该疾病是否有不同分期？
    (d) 不同分期是否有推荐的疗法？
    (e) 是否有已知的治疗响应指标？
    (f) 是否有已知的治疗过程中不良事件风险增加的指标？
    (g) 临床医生在诊所如何监测疾病进展？
        - 是否有经过验证的疾病的评分方法？
        - 是否有容易测量的替代标志物？
        - 该标志物是否足以量化比较？
    (h) 如果研究无法纳入安慰剂臂，有关安慰剂响应或疾病自愈的背景率我们了解什么？
    (i) 现行的疾病治疗标准是什么？你的研究是否能够提供临床伦理所要求的可接受的医疗服务？

2. 关于研究药品，我们了解什么？

    (a) 是否了解其作用部位？
    (b) 是否了解其作用机制或是否有已提出的作用机制？

        (c) 是否有多个作用部位和多种作用机制？
        (d) 活性成分是母药还是其代产物或两者兼而有之？
        (e) 是否有对安全特性极为重要的特定代谢产物？
        (f) 对于局部作用药品，是否有必要证明药品局部刺激或致敏作用的可比性？
        (g) 对于透皮贴剂，是否使用覆盖物？是否需要皮肤黏附研究？

3. 关于你提出的药品处方，已经知道了什么？
        (a) 你是否正在计划研发一个在定性与定量上均与参照药品相同的药品？
        (b) 是否有对配方很重要的理化性质（例如，粒径、粒径分布、熔点、黏度）？
        (c) 关于药品配方可能影响药品到达作用部位（例如，用于局部作用的胃肠道药品所需的 pH）或在作用部位的分布（例如，眼科用药品或局部作用的喷鼻剂的理化性质），是否有其他考虑？
        (d) 关于药品配方可能影响药品的安全性（如不同的辅料或新型辅料），是否有的其他方面的考虑？
        (e) 在预期使用该药品的临床环境中，对所有辅料的毒性有何了解？
                由于《非活性成分数据库》所列的不同辅料的可接受量并未考虑这点，考虑上述因素非常关键。然而，患者人群和疾病病理生理均会显著影响一些辅料的安全水平。

4. 关于拟采用的临床终点已经了解什么？
        (a) 拟采用的终点对于治疗疾病所关注的所有药品是否都有效？
        (b) 无论作用机制如何，拟采用的终点对治疗同样病症的全部药品是否都有效？
        (c) 拟采用的终点对于一个慢性疾病的无症状阶段是否同样有效，尤其是对于有复发和缓解阶段的疾病？
        (d) 如果作为金标准的临床评价不能量化，拟采用的另一个终点是否至少与符合临床规范的标准一样好？
        (e) 选择终点或患者纳入标准是否有基因组学方面的考虑？

5. 对于有多种适应证的药品，哪种适应证对区别受试药品和参照药品的潜在疗效最为敏感？
        (a) 是否有能够更准确诊断的适应证？
        (b) 是否有阶段定义明确、改善或治愈特点清晰的适应证？
        (c) 对其中一种适应证的治疗效果是否有更明显的标志物？
        (d) 改善或治愈某一适应证是否有特定的或经过验证的评分系统？

第 10 章 临床终点生物等效性研究

这些概念在实际应用中可能会更容易理解。首先，我们将描述一项临床终点生物等效性研究，这项研究是比较受试药品和参照药品的最明显的局部应用，这种药品是一种治疗皮肤真菌感染的局部外用软膏。最后，我们讨论一下药品生物等效性研究指南的发展变化，重点是临床终点设计的局限性。

10.5 临床终点生物等效性研究案例

10.5.1 环吡酮软膏（http://www.accessdata.fda.gov/Scripts/cder/DrugsatFDA/index.cfm）

环吡酮软膏是一种羟基吡啶抗真菌剂，常用于治疗下述皮肤真菌感染：由红色毛癣菌（*Trichophyton rubrum*）、须发癣菌（*Trichophyton mentagrophytes*）、絮状表皮癣菌（*Epidermophyton floccosum*）和犬小孢子菌（*Microsporum canis*）引起的足癣（运动员足）、股癣（股部表皮癣菌病）和体癣；由白色念珠菌（*Candida albicans*）引起的念珠菌感染（念珠菌病）；由糠秕马拉色菌（*Malassezia furfur*）引起的花斑癣（花斑糠疹）。1982 年，环吡酮软膏原创药通过 NDA 018748 获批上市，商品名为 Loprox® 软膏。根据橙皮书（《获得批准药品的等效性评价》），该局部外用软膏目前有三种被批准的仿制药品。这三种药品的药物治疗等效性代码（TE Code）均为"AB"。"A"表示它们是治疗等效药品，"B"表示实际的或潜在的生物等效性问题已经通过充分的体内和（或）体外生物等效性的支持证据得以解决。

方法：这是一项局部应用环吡酮软膏治疗足癣的多中心研究。治疗意愿（intent-to-treat，ITT）分析共纳入 462 例患者。患者以 2∶2∶1 的比例被随机分为三组接受三种治疗方式中的一种治疗（环吡酮软膏、Loprox® 软膏或受试药品的安慰剂载体）。患者局部外用涂抹薄薄一层在研药品，每日 2 次，持续 28 d。患者在第 15 天（随访 2）、第 29 天（随访 3）和第 43 天（随访 4）回诊所接受临床评价。每次随访时检查足部体征和症状，由研究者和患者根据 5 分制量表进行分级，评价以下病变的特点：

皮肤分级量表		
研究者评价	患者评价	量表
红斑	瘙痒	0＝无
脱皮（脱屑）	灼痛	1＝轻微
开裂		2＝中等
大疱		3＝中度严重
		4＝严重或广泛

FDA发布过针对该药品的指南草案，详细讨论了其方案设计（指南文件和环吡酮软膏，2010）。这项研究的方法与指南草案一致。

患者选择：除了要求用显微镜检查氢氧化钾处理过的皮肤碎屑显示存在真菌菌丝即结果呈阳性外，还要求患者有明确的趾间足癣的临床和真菌学诊断、症状和体征，量表得分至少为2分。三个治疗组的严重程度平均总得分都需约为7分。在入组时做真菌培养，如果第3次随访（29 d）时真菌培养呈阴性，则该患者将从研究中排除，并从分析中排除。

这些特定的说明强调了确保诊断尽可能准确的重要性。将明确符合所有诊断标准的患者纳入比较评价疗效的研究对于研究的准确性至关重要。幸运的是，在该案例中，研究病症的发病率并不显著，因此，伦理上允许研究设立安慰剂臂。受试药品和参照药品均需证明优于安慰剂，这样可以确保研究有足够的灵敏度来检测差异。

临床终点：该研究设有三个临床终点。疗效变量包括治疗治愈率、真菌学治愈率和临床治愈率。临床治愈定义为临床总得分（体征和症状严重程度得分之和）小于等于2分，并且在第3次随访时，上述六个临床指标的得分均不超过1分。真菌学治愈定义为假菌丝氢氧化钾湿涂片呈阴性，并且第3次随访时治疗后的真菌培养呈阴性。最终采用的临床终点综合了上述三个终点，第6周治疗治愈定义为临床治愈和真菌学治愈。

这个例子很好地诠释了一个客观研究终点——真菌学治愈可以和另一个主观研究终点——体征和症状——得分结合，成为一个可以反映治疗效果的具有可重复性、可比较的和可定量的研究终点。

真菌学：在所有的随访中，研究者通过获得患者的目标检测部位（研究初始时感染最严重的部位）的擦拭物，用显微镜检查氢氧化钾处理过的皮肤碎屑，鉴别是否含有特征性的真菌菌丝。如果受试者的基线氢氧化钾溶液菌丝检测呈阳性，则可将其纳入研究。此外，还要将其同一擦拭物材料接种在培养皿中并送到真菌实验室鉴别分类。为了将受试者纳入下一步疗效分析，其基线培养检测需要皮肤真菌（红色毛癣菌、须癣毛癣菌、絮状表皮癣菌或其他致病性皮肤癣菌）呈阳性。基线培养检测没有皮肤真菌生长的患者，在第29天时要中断研究并从分析中排除。即便是在伤口完全愈合的情况下，研究开始后的每一次基线后随访都会采集受试者的皮肤擦拭物进行氢氧化钾检测和培养检测。

安全变量：安全变量包括不良事件。

虽然这些研究的设计并不旨在鉴别各种安全风险，但如果有安全性方面的问题，这些研究也有可能可以评估受试药品和参照药品之间的安全性方面的所有主要差异。这种评价有可能会让研究者重新考虑配方差异、研究方法或是者选择方面存在的不足。

统计学评估：发起方确定三个患者群体：

- 治疗意愿（ITT）组：至少接受一个剂量的在研药品。
- 调整后的治疗意愿（modified ITT，MITT）组：符合纳入/排除标准，包括基线时皮肤真菌检测符合标准，并至少有一个基线后的疗效评估。
- 符合方案（per-protocol，PP）组：在无任何违反方案的情况下完成整个研究，并有第3次和第4次随访疗效变量数据（即氢氧化钾配液、真菌培养和研究者对治疗临床响应的临床效果评估）。

发起方已确定 ITT 人群实际上为调整后的 ITT（MITT）人群。由于在这种情况下使用 MITT 人群是可以接受的，因此，名称上的细小差异将不会影响分析结果。受试药品和参照药品都必须显示优于空白对照组。当这点确保以后，我们转而选择用 PP 人群来评价其等效性。按照这种方法，我们首先建立研究灵敏度，然后采用根据方案接受治疗的患者对照组。对于评估疗效，ITT 人群更为敏感，而 PP 人群对于简单比较受试药品和参照药品的治疗效果是更符合逻辑的选择。

10.5.1.1 结果

10.5.1.1.1 真菌学

多数患者的基线真菌培养结果为红色毛癣菌阳性（84%）。其他皮肤真菌分别为须癣毛癣菌（11.5%）和絮状表皮癣菌（4.5%）。根据发起方的分析，在各治疗组中，患者的基线红色毛癣菌培养阳性所占百分比相当（$P=0.62$）。

10.5.1.1.2 临床结果

治疗治愈＝临床治愈（体征和症状严重程度得分之和等于或小于2分，并且上述六个临床指标得分都不能超过1分），第3次随访时真菌学治愈（氢氧化钾配液检测和培养结果均为阴性）。符合方案集分析如下表所示：

符合方案集结果	仿制药品	对照药品	均差（90%置信区间）	置信区间是否在20%之内？
治疗治愈	50%	46%	+4%（−5.4, 14.1）	是
临床治愈	64%	63%	+1%（−8.7, 10.2）	是
真菌学治愈	78%	73%	+5%（−2.1, 15.1）	是

10.5.1.1.3 安全性结果

安全性结果			
	仿制药品	对照药品	安慰剂对照
所有不良事件	11.1 %	10.9 %	14.7 %
可能存在研药品有关的不良事件	5.4 %	6.6 %	4.9 %

笔者总结

该仿制药品与参照药品（Loprox®）生物等效。该研究中，仿制药品和参照药品均优于安慰剂，证实该研究对于鉴别两者间差异充分灵敏。

10.5.2 利福昔明指南草案的演变

理解重要的临床和科学考虑的最好方式也许就是回顾临床终点研究设计是如何做出的实例。以下就是必须纳入临床终点生物等效性研究中的这类考虑的一个很好的例子。利福昔明是胃肠局部作用的抗生素，全身吸收极其有限。它有两个截然不同的适应证：一种是简单的情况，即在很短的疗程内达到预期的临床效果；另一种是面对复杂的情况来观察临床效果，需要仔细选取治疗对象并长期监测以观察临床效果。纵观该药指南草案的演变过程，其病理生理学、药物特性和潜在的临床终点的全面评估对于设计临床终点生物等效性研究都是必不可少的，即能够合理地从观察到的治疗对比效果中推断出生物等效性。

10.5.2.1 这个药品为什么需要开展临床终点生物等效性研究？

利福昔明是一种非氨基糖苷类抗生素，是胃肠道吸收差的利福霉素的半合成衍生物。它在胃肠道局部起作用，几乎不溶于水。目前该药有两种已获批的适应证：治疗旅行者腹泻和降低肝性脑病的复发风险。其原创药品（RLD）在市面上以 200 mg 和 550 mg 两种规格的片剂销售。由于参照药品的临床研究未能证明病原体清除与上述两种获批适应证的临床响应存在相关性，体外病原体清除检测不能作为建立受试药品和参照药品生物等效性的关联参数。此外，由于该药缺乏显著的全身吸收，全身吸收并非该药的主要作用模式，即使是用于肝性脑病的剂量（高剂量），可以测得的血药浓度也不高。

Su 等发现，利福昔明口服制剂很少量会被吸收到血液，利福昔明在健康志

第10章 临床终点生物等效性研究

愿者的胃肠道几乎不吸收。

……给4名年龄为30~41岁的健康男性单剂量口服利福昔明（400 mg）后，测定其服药168 h后血浆和尿液样品中用放射性元素标记的利福昔明（^{14}C-利福昔明），并通过经过验证的液相色谱/串联质谱测定来研究其药代动力学。结果显示，患者的血液中未检测到放射性元素，在大多数血浆样品中也检测不到利福昔明的浓度（Su等，2006）。

类似于其他利福霉素类药物，利福昔明可与细菌DNA依赖性RNA聚合酶的β亚基结合，从而抑制RNA合成中链的形成。利福昔明的其他作用包括引起细菌致病性的改变以及细菌附着和组织毒性的改变（Adachi和DuPont，2006）。

然而，必须注意，药品说明书中有清楚表述："……在清除可能的病原微生物方面，该药的作用不同于传统的抗菌药物。"与安慰剂相比，在对病原体的微生物活性方面，利福昔明并没有显示出优势。因此，在用于该适应证的仿制药品的获批中，有必要开展临床终点生物等效性研究，并且在该研究的评价中，微生物学指标所发挥的作用有限。

对于肝性脑病，利福昔明的作用机制被认为是通过脱氨基细菌抑制尿素代谢从而降低氨和其他毒素。类似于用于该病症的其他广谱抗生素（例如，新霉素、万古霉素），利福昔明抑制尿素脱氨细菌的分裂从而降低氨和其他化合物被认为是肝性脑病发病的重要起因。

然而，Adachi和DuPont提到："……利福昔明对正常胃肠菌群影响不大。在3个周期的每日服用1 800 mg、持续10 d的疗法后，在接下来的25 d内不使用任何药物，胃肠菌落〔肠球菌属、埃希氏大肠杆菌（*Escherichia coli*）、乳酸杆菌属、双歧杆菌属、拟杆菌属和产气荚膜梭菌（*Clostridium perfringens*）〕在开始时有下降，但1个月后趋于正常……"我们研究组还发现，在治疗3~14 d后，利福昔明对大肠埃希氏杆菌和肠球菌属菌群的影响很小[1]。

因此，利福昔明的作用机制尚不明确，并且也不能确定其作用部位。该药的血药浓度和局部胃肠道浓度可能是肝性脑病适应证的关键所在。因此，对于这两个适应证（旅行者腹泻和肝性脑病），最初批准利福昔明是基于临床疗效指标，而不是微生物学的有效性。此外，在使用200 mg剂量治疗旅行者腹泻的研究中，药代动力学测量结果等于或低于最低检测水平。在针对肝性脑病的200 mg片剂和更高的550 mg剂量的多剂量研究中，能够达到最低可测量的血药浓度，尤其是在进食研究中（详见下文）。摄入高脂膳食后，药物的吸收量可增加2倍之多。

---

[1] 同前

这表明，对于用于治疗肝性脑病的较高剂量，可能可以设计生物等效性药代动力学研究。然而，针对该适应证的疗效是否是由于利福昔明的全身吸收所引起的，还尚不清楚。对治疗肝性脑病的作用机制和作用部位的不确定性，使药代动力学研究并不那么切实可行。因此，用于该适应证的仿制药品的获批需要开展临床终点生物等效性研究。

10.5.2.2 适应证♯1：旅行者腹泻

该适应证的初步诊断和监测该病的发生发展过程的方法相对明确。可合理地建立一个可重复的和可定量的临床疗效指标，并用于临床终点生物等效性研究的设计中。

对于旅行者腹泻，预期的临床效果是腹泻停止。病程短暂，治愈预期（临床终点）可以很快通过监测患者从起病到最后一次大便不成形的时间（a time to last unformed stool，TLUS）来鉴别。我们知道，TLUS 这个临床终点会从未治疗患者组的大约 65 h 下降到利福昔明治疗患者组的约 32 h。利福昔明治疗组和安慰剂治疗组之间病原生物微生物学清除情况没有很大的差异。在患者筛选时（第 0 天）和研究结束时（第 5 天），应分别对患者的大便进行病原微生物培养，但所获得的微生物学信息只能用来支持判断受试患者是否具有相似性的旅行者腹泻并筛选出其他严重的病理原因所导致的腹泻。参照药品研发过程中的测定指标显示，临床疗效指标可以在第 3 天测定，以鉴别出可能的治愈情况。这也和所推荐的利福昔明的疗程一致。一些患者在用药 3 d 完成时复发，但其实在多过 2 d 这是可以鉴别出来的。因此，TLUS 的研究可能需要持续 5 d 来监测患者。这种疾病并不致命，也没有很严重的致死率，因此，研究中纳入安慰剂臂在伦理上是可以接受的。现在我们可以进一步探讨支持上述表述的证据。

在美国，每年有 2 亿～3.75 亿例急性腹泻病例。这显然为选择合适的研究人群提供了足够大的样本库。其中多数病例是轻微的，但每年仍有超过 90 万住院病例和约 6 000 人死亡（Cottreau 等，2010）。旅行者腹泻的定义是：旅途期间 24 h 内连续出现 3 次稀便，并伴有以下至少一种胃肠道症状：

- 腹痛
- 痉挛
- 恶心
- 呕吐
- 发热
- 里急后重

第 10 章 临床终点生物等效性研究

这种腹泻在旅途中和回来后长达 10 d 以内都可能随时发生，但在抵达发展中国家的第 3 天发生尤为普遍。该病有自限性，尽管也有极少数致命的情况。患者很少需要住院（1%）或卧床（20%），约有 40% 的患者需要改变其旅程。

引起这种临床综合征的主要原因是摄入了粪便污染的食物或水。病原体进入体内后，在不损害肠黏膜的情况下，由于体液分泌物和电解质进入胃肠道，引起水样腹泻（Robins 和 Wellington，2005）。最常见的病原体是非侵入性的细菌性病原体，占所有病例的 80%。其余的是由寄生虫和病毒引起的。在所有引起旅行者腹泻的细菌性病原体中，最常见的病原体包括产肠毒性埃希氏大肠杆菌（enterotoxigenic *Escherichia coli*，ETEC）、肠聚集性埃希氏大肠杆菌（enteroaggregative *E. coli*，EAEC）、志贺菌属（*Shigella spp.*）、沙门菌属（*Salmonella spp.*）、空肠弯曲杆菌（*Campylobacter jejuni*）、产气单胞菌属（*Aeromonas spp.*）、邻单胞菌属（*Plesiomonas spp.*）和非霍乱弧菌（*non-cholerae Vibrio*）。然而，并非所有的旅行者腹泻都源于细菌（Boggess，2007）。下表总结了旅行者腹泻的常见病因（Palmgren 等，1997；Theilman 和 Guerrant，1998）。

旅行者腹泻		
致病菌	寄生虫	肠道病毒
大肠埃希氏杆菌（产肠毒素和肠聚集性）	贾第鞭毛虫（*Giardia lamblia*）	轮状病毒
空肠弯曲杆菌	溶组织内阿米巴（*Entamoeba histolytica*）	诺罗病毒
沙门菌属	隐孢子虫（*Cryptosporidium parvum*）	肠道腺病毒
志贺菌属	环孢子虫（*Cyclospora cayetanensis*）	星状病毒
弧菌（*Vibrio* species）	脆弱双核阿米巴（*Dientamoeba fragilis*）	
耶尔森菌（*Yersinia enterocolitica*）	贝氏等孢子球虫（*Isospora belli*）	
艰难梭状芽胞杆菌（*Clostridium difficile*）	微孢子虫（*Microsporidia*）	
	类圆线虫属（*Strongyloides*）	
	血吸虫属（*Schistosoma*）	
	鞭虫属（*Trichuris*）	

旅行者腹泻通常为自限性疾病，但其中至少 2% 的病例发生持久性腹泻，4%～10% 的病例发生感染后腹泻的肠易激综合征，还可能发生其他慢性并发

症，例如，沙门菌属、志贺菌属、弯曲杆菌感染的反应性关节炎，以及弯曲杆菌感染所致的 Guillain-Barré 综合征（Koo 等，2009）。抗菌治疗被认为是旅行者腹泻的主要治疗选择之一。在去高风险的热带和亚热带地区旅行的人群中，细菌性肠道病原体引起的腹泻占所有腹泻病例的比例可高达 85%（DuPont 和 Ericsson，1993）。

实证证据表明，抗生素治疗可减少 1~2d 的腹泻持续时间。

全球范围内与无血性"水样腹泻综合征"相关的疗法都是可以使用利福昔明进行治疗的旅行者腹泻综合征。由于具有安全谱广和明显的局部作用机制，利福昔明通常用作旅行者腹泻全身作用的抗生素治疗的首选。由于利福昔明的疗程极短，几乎没有出现过抗生素耐药性。

10.5.2.2.1 案例小结

从这个简短概述中可以清楚地了解旅行者腹泻十分常见，容易诊断，因此，招募适合的患者人群开展平行对照试验研究相当容易实现。这种疾病容易从更为严重的腹泻症状中分辨出来，因此，纳入安慰剂对照组也是可接受的。临床疗效指标恰好和预期的终点一样：腹泻停止，定义为没有未成形的大便。因此，按计划监测 TLUS 就能采集到受试药品、参照药品和安慰剂间对比所需要的所有信息。该病具有自限性，持续时间和用药时间相对短，限于 3d 之内。因此，5d 的研究时间足以鉴别真性治愈和部分治愈（复发一般在第 3~5 天）。这些数据是可定量的，因此，该试验可以证明受试药品和参照药品均优于安慰剂，并且受试药品和参照药品的治愈率相当。因此，临床终点生物等效性研究是可行的。

10.5.2.3 适应证 #2：肝性脑病

这是一种很难进行鉴别和研究的疾病。正如本概述将提到的，基于目前已知的有关该病的病理生理学知识，目前对如何监测、分级或量化变异性高的复发和缓解的多种体征和症状指标尚未达成共识。甚至诊断也处于争议与变异中。

10.5.2.3.1 肝性脑病的概述

在美国，慢性肝病和肝硬化病例大约有 550 万，其中 30%~50% 估计有明显的肝性脑病。这对于我们的研究似乎能够提供充足的患者来源。但如果我们不能做出精确的诊断，这将毫无意义。该病的具体起因和发病机制尚不清楚。轻微型肝性脑病的定义为：在精神状态表面正常的情况下，心理测试或神经生理测试上出现障碍（Bajaj 等，2010）。其特点是隐约难辨的运动和认知神经障碍，在临床上很难鉴别出来。20%～60%的肝病患者受到轻微型肝性脑病的困扰。这并不是一个可定义的诊断，而更像是一个连续型变量，不可预知地上下波动。它是肝硬化患者神经认知障碍谱的一部分，如下表所述：

肝性脑病的病程

患者状态	诊断明确性	认知状态
正常	分级诊断不一致、多变；具有任意性	认知功能正常
轻微型脑病		认知功能在正常到轻度认知障碍到轻度功能障碍之间变化
脑病明显阶段		从正常到轻度功能障碍到恢复正常的迁移活动几乎难以察觉
Ⅰ		
Ⅱ	分级诊断相对清晰、一致	明确的认知功能障碍
Ⅲ		
Ⅳ		

1998 年，在维也纳举行的世界胃肠病大会建议对肝性脑病给予标准定义和命名。肝性脑病被定义为："……在排除其他已知的脑部疾病后，鉴于患者的一系列神经精神异常并伴有肝功能障碍。肝性脑病的多维度定义要求从两个方面定义肝异常类型和慢性肝病持续时间/神经病学表现特征。"诊断基于对神经精神病学的仔细评估做出的（Ferenci 等，2002）。

总体上，肝性脑病被认为是一种代谢-神经生理学紊乱，与肝实质功能损害和出现门体静脉分流导致源于含氮化合物肠代谢和神经递质改变的循环毒素有关（Festi 等，1993）。不幸的是，用于肝性脑病分级的临床评分量表，例如，West Haven（Conn）评分量表，并没有考虑慢性肝病损伤所特有的持续性。同样，短时间内症状的可变性不易测量。此外，更详细的心理测评尽管具有高灵敏度，但缺乏特异性，且非常复杂又耗费时间。0 级（次正常或轻度肝性脑病）和 1 级之间的划分存在争议，而 1 级和 2 级之间的转换并不明确（Bajaj 等，2009a）。

心理测评较为复杂，并且难以对接受测评的患者进行量化。下表列出了一些尝试用于鉴别认知功能障碍的测评（Kiernan 等，1987；Kircheis 等，2002；Bajaj 等，2009b）：

心理测评			
抽样测试	认知域测试	测试的复杂性	可鉴别的认知功能障碍程度
抑制控制测试	大脑执行功能[a]	复杂，费时，需要训练有素的测试人员并提供足够的设备	认知或功能的轻度改变
画钟测试		相对客观	
Sternberg 测试			
有意识的操作测试	有意识的警觉性和注意力		
选择反应次数			
霍普金斯词汇学习测试			中度认知障碍
数字符号测试	精神运动响应和反应次数		
临界闪光融合测试			
临床测试评分量表	一般警觉性，方向感和运动功能	简单，测试者解读时需要做出大量判断	总体认知功能障碍
扑翼样震颤评分量表			
Epworth 睡眠评分量表（ESS）			

[a] 大脑执行功能一般包括短期记忆，判断，反应抑制，以及计划和解决问题的能力

显然，肝性脑病的分类方法是不可靠的，"……因为：①在疾病早期和中期阶段进行的临床评价存在着固有的主观性；②对多种多样的认知功能障碍诊断工具并未达成共识；③美国应用的大多数诊断工具缺乏群体正常值，导致数据解读无效；④基于测试表现预测的重要的临床和社会心理结果并不完美。"（Poordad, 2007）

在肝性脑病，利福昔明治疗旨在改善患者的精神状况和神经认知功能波动，患者的疾病并没有被治愈，而只是使他们表现出的认知和运动功能障碍的程度受到控制。如上图所示，Conn 评分量表中肝性脑病 1 级和 2 级之间的区别在于上 1/2 区域，包括执行功能（判断力、响应抑制、解决问题的能力）以及警惕性和注意力。

在利福昔明被批准用于该适应证时，Conn 评分量表中，功能从 0 级转变到 1 级或 2 级以上被认为是显著性肝性脑病复发的指征。这种区分显得有点粗糙，但至少在临床判断范围内是合理的。它并不是定量的，然而却受到临床观测者偏倚的影响，在临床终点生物等效性研究中，很难量化。这可以从 West Haven

第 10 章　临床终点生物等效性研究

(Conn) 评分标准具体阐述中看出：

Conn 评分

等级	特点
1	极轻度的意识缺乏
	注意力持续时间短
	焦虑或欣快状态
2	精神萎靡或嗜睡
	轻度迷失方向、时间和（或）方位
	轻度性格变化
	行为反应不当
3	重度嗜睡或半木僵
	亢奋和有言语刺激反应
4	昏迷，对言语或伤害性刺激没有反应

在研究中纳入安慰剂组可能有帮助，但对于如何比较两个积极治疗组仍然有难度，并且在有临床治疗标准且有支持性疗法规定的情况下不给予治疗是不符合临床伦理的。因此，在肝性脑病研究中设置安慰剂组是不可接受的。

因此，用于诊断和监测肝性脑病的测试方法本身显然是定性评估。就其本质而言，用它们进行定量、对比研究是不可能的。这从下列用于评估利福昔明治疗该适应证疗效的临床评价类型的总结中可清楚地看到：

- Conn 评分量表
- 扑翼样震颤评分量表
- 临界闪光频率评分量表
- Epworth 睡眠评分量表
- SF-36 量表（SF-36 健康调查简表）（SF-36）
- 根据数数和排列字母表评估精神控制
- 视觉评估（在离受试者 12 英寸处放置一张十字形物图片）
- 霍普金斯词汇学习测试（延迟回忆和识别组件）
- 简单和复杂计算
- 抑郁症分级
- 焦虑和紧张程度分级
- 数字记忆广度

● 图画临摹

正如 Bajaj 等所述，"由于目前系统的任意截断，目前对这种神经认知损害的连续性还不清楚，目前的系统通常是以高于对照的 2 个标准差截断的。在肝性脑病的治疗研究中，判断肝性脑病是逆转还是持续通常通过数秒钟或个别测试原始评分的有限改变，这可能会导致对患者分类的重大改变"[1]。

肝性脑病的诊断和分期仍有难度，且可以显著影响患者的功能、社交和工作活动（Poordad，2007）。显然，在肝性脑病的 1 级和 2 级分级之间，就患者的心理社会功能而言存在着分割点。

作为肝病严重程度的指标，终末期肝病模型（the Model for End Stage Liver Disease，MELD）评分量表对于肝病的严重程度评分更具客观性，并且是完全基于实验室数据基础之上的，包括血清肌酐、总胆红素和国际标准化比率（INR）。这一评分量表是为评估患者是否是合适的肝移植人选而制定的，而不是作为监测肝性脑病的严重性而制定的。MELD 评分量表也可用作预测终末期肝病患者存活率的一个指标。根据药品标签说明，目前参照药品的临床研究中还没有 MELD 评分>25 的患者，只有 8.6% 的入选患者的 MELD 评分得分超过 19。另一个肝损伤量表，Child-Turcotte-Pugh（CTP）评分量表，是基于总胆红素、白蛋白、凝血酶原时间和腹水而制定的。CTP 评分量表未在药品标签说明中提及，但这两个评分在某种程度上可以一起用于对肝性脑病患者进行分级。

理论上，Conn 评分量表的 0~1 分和 MELD 评分量表的 25 分表示患者正处于肝性脑病的缓解期。这可以在设计已批准的利福昔明和仿制药品的比较研究中作为一个起点。然而，从上述总结可知，0 级和 1 级的中位 MELD 评分基本上是无法区分的，2 级、3 级和 4 级也一样。因此，度量肝病的更为客观的 MELD 评分量表与肝性脑病的主要测评方法 Conn 评分量表之间的关联并不好。

肝性脑病是肝衰竭导致的一个严重后果，与脑水肿、颅内高压和神经死亡有关。尽管如此，肝性脑病这一术语在临床上还没有明确的定义。肝性脑病既难以治疗，也难以进行相关的研究。诊断肝性脑病的临床工具通常较为主观，而心理测评工具还未获得广泛的认可。因此，相比于旅行者腹泻，用于比较治疗该病的受试药品和参照药品的研究更为复杂。

---

[1] Jasmohan SB, James BW, Arun JS. Spectrum of neurocognitive impairment in cirrhosis: Implications for the assessment of hepatic encephalopathy. Hepatology, 2009, 50 (6): 2014-2021.

10.5.2.3.2 作用机制的简要探讨

肝性脑病也被称为门脉体循环性脑病（portal systemic encephalopathy，PSE）。可以有多种诱因，最终导致肝功能严重损伤。我们可能会考虑进一步研究该病的这一方面，以探讨可能存在的更可以量化的生物标志物，从而能对临床终点生物等效性研究有所帮助。Greenberger 提出了以下诱因（Greenberger，2009）：

- 膳食蛋白质、手术、麻醉或消化道出血引起的低灌注和 N2 负荷
- 败血症导致的蛋白质分解代谢产生的细胞因子
- 氮质血症、粪便细菌、脱水、利尿剂或低钾血症引起的氨和脲酶合成
- 药物（麻醉剂、苯二氮䓬）引起的抑制性神经递质的激活
- 肝损伤、其他药物、急性肝炎

幸运的是，在上述很多情况下，纠正诱因通常会使脑病缓解而无永久性神经后遗症。然而，对于患有慢性肝病的患者，特别是门腔静脉分流或肝内门腔静脉分流（intrahepatic portacaval shunts，TIPS）的患者，需要持续治疗，且纠正潜在问题的唯一途径可能只有肝移植。慢性肝病病程中发生的肝性脑病可以有许多不同，是由上述因素触发的，主要与氨生成或一些其他毒素（例如，γ-氨基丁酸、色氨酸，或由氨基酸代谢紊乱）所引发的其他假性神经递质有关（Fischer 和 Baldessarini，1971）。肝性脑病的发病机制有很多假说，包括（Vaquero 等，2003）：

- 直接氨神经毒性
- 协同神经毒素
- 血浆氨基酸失衡
- γ-氨基丁酸（GABA）/苯二氮䓬
- 大脑水肿/星形细胞肿胀
- 色氨酸及其代谢产物
- 组胺
- 阿片类药物
- 脑水肿

在这里，全面讨论肝性脑病的发病机制假说并不必要。很显然，有多个因素既可以独立导致肝性脑病，又可以与动脉血氨水平相互作用触发肝性脑病（Vaquero 等，2003）。不了解明确的发病机制意味着从目前所了解的该病情况无法找到明确的和经过验证的生物标志物。治疗药物的具体作用部位也无法明确。肝性脑病的复杂性使其不能简化到用一个简单的假设，如单独用肠道内的抗菌作

用来解释利福昔明的预防慢性肝衰竭患者的肝性脑病复发。利福昔明在治疗肝性脑病中的正面效果也许不仅仅是因为在肠道内的抗菌作用（局部作用）。在不同的采用利福昔明治疗肝性脑病的治疗方案中，更高剂量的治疗以及总体肠道菌群改变的有限性表明其有重要的全身作用的可能。在对这种疾病的合适剂量下会出现全身性吸收。

肝性脑病的诊断和对患者的监测是通过对患者进行仔细的和重复的神经精神病学检测。显然，对心理状况和神经变化的评估通常是不定量的。心理测评是必需的，但用于该目的的最适用方法目前还没有明确确定或经过认证。正如 Bajaj 等所阐述的，肝性脑病的分类方法是不可靠的，"……因为：①在疾病早期和中期阶段进行的临床评价存在着固有的主观性；②对多种多样的认知功能障碍诊断工具并未达成共识；③美国应用的大多数诊断工具缺乏群体正常值，使得数据解读无效；④基于测试表现预测的重要的临床和社会心理结果并不完美"[1]。

评分并不准确，并受到临床医生的观察偏倚和评估者之间变异性的影响。这就为临床终点生物等效性研究中定量比较拟采用的仿制药品和参照药品带来了一个难以逾越的难题。

此外，由于利福昔明在治疗肝性脑病的最短的 2 个月治疗时间内疗效并不明显，肝性脑病的临床终点研究需要在 3~6 个月之间。因此，与旅行者腹泻案例不同——TLUS 是一种容易鉴别、合理的和可量化的利福昔明治疗效果的替代指标，对于肝性脑病，还没有发现有一个这样的可量化的生物标志物。由于用于诊断和监测肝性脑病的生物标志物的主观性和不可量化性，以及体征和症状表现、严重程度和表现的高度可变性，尚未设计出肝性脑病的研究。

10.5.2.3.3　案例小结

肝性脑病是一种非常复杂的疾病，在考虑肝性脑病的临床终点生物等效性试验中，与旅行者腹泻相比，需要考虑更多的影响因素。肝性脑病不仅有多个很难分期的阶段，还可能存在一个症状前阶段，即有一些神经系统软体征但内又显著的肝性脑病。仅此一点就使平行对照研究入选患者极具挑战。肝性脑病的发病机制尚未确定，极有可能是多因素的。这意味着任何治疗药物的作用点如果并非不可能确定，也会很难确定。肝性脑病的固有显著发病率使得在临床研究中设置安慰剂组不符合临床伦理。目前对肝性脑病的治疗性干预的总体影响本身并不清楚，因此，在缺乏安慰剂对照的情况下，将出现两种药物的效果没有出现差异可能仅仅是由于两种药物都没有效果这样的事实，而不是因为药品具有生物等效性

---

[1] 同前

或非劣效性。

替代标志物或临床终点模糊，不容易量化。最后，由于在2~3个月之前不能看到可观察的临床效果，以及考虑到复发和缓解的可变因素，该研究需要延长到至少6个月。临床终点生物等效性研究并不适用于该适应证。

10.5.2.3.4 笔者总结

基于这些考虑，已制定了两个利福昔明指南草案。在第一个草案中，详细的临床终点研究是针对旅行者腹泻这个适应证的，指定剂量为200 mg。第二个草案提出了一个最佳折衷方案，针对希望开发出550 mg规格的仿制药品的发起方。建议使用550 mg规格的药品开展药代动力学生物等效性研究以建立全身等效性，而200 mg规格的药品还要开展临床终点生物等效性研究。该草案还指出，550 mg剂量规格应与200 mg剂量规格成比例。通过这种方式，相信能够证明局部和全身等效性的相关证据。

10.6 总结和结论

不幸的是，临床终点生物等效性研究经常被医生和公众与严格合规、随机、双盲对照临床研究相混淆。他们根深蒂固地认为，证明等效性的唯一方法就是在拟使用药品的目标人群中开展临床试验。糟糕的是，事实上，在三种确定体内生物等效性的方法中，这种研究是准确性、专属性和可重复最差的一种。只有对于局部作用以及没有全身吸收或全身吸收很少的药品，这种评价生物等效性研究方法才是可以采纳的。其可接受性是基于之前已证明该药物化学和药学等效。因此，治疗效果等效性的证明可以推断该药品是生物等效的。

不同于用于证明药品对临床适应证具有疗效的定性研究，临床终点生物等效性研究试图量化从研究中获得的治疗效果指标，以证明在生物体系变异相关的可接受范围内，受试药品和参照药品可以产生相同的治疗效果。这一范围在很久之前就已经确定了，但一直存在争议。由于需要广泛的统计学讨论和数据支持，我们没有讨论这方面的临床终点生物等效性研究。本章的目的旨在说明，临床终点研究数据分析的目的，与药物动力学生物等效性研究的分析的目的是完全一致的，是为了确保研究人群所认可的变化范围与相同情况下参照药品以自身为标准开展检测时所预期的变化范围并无差异。

（范　英校）

参考文献

Adachi JA, DuPont HL (2006) Rifaximin: a novel nonabsorbed rifamycin for gastrointestinal disorders. Clin Infect Dis 42:541–547

Anderson A (2005) Snake oil, hustlers and hambones: the American medicine show. McFarland & Company, Inc., Jefferson, NC

Approved Drug Products with Therapeutic Equivalence Evaluations (Orange Book), on line edition. http://www.accessdata.fda.gov/scripts/cder/ob/default.cfm

Bajaj JS, Wade JB, Sanyal AJ (2009a) Spectrum of neurocognitive impairment in cirrhosis: implications for the assessment of hepatic encephalopathy. Hepatology 50(6):2014–2021

Bajaj JS, Wade JB, Sanyal AJ (2009b) Spectrum of neurocognitive impairment in cirrhosis: implications for the assessment of hepatic encephalopathy. Hepatology 50(6):2014–2021

Bajaj JS, Schubert CM, Heuman DM, Wade JB et al (2010) Persistence of cognitive impairment after resolution of overt hepatic encephalopathy. Gastroenterology 138:2332–2340

Berns B, De'molis P, Scheulen ME (2007) How can biomarkers become surrogate endpoints. EJC Suppl 5(9):37–40

Boggess BR (2007) Gastrointestinal infections in the traveling athlete. Curr Sports Med Rep 6:125–129

Code of Federal Regulations, 21, food and drugs, part 314.94(a)(9)(ii), content and format of an abbreviated application, inactive ingredients, p 128

Colburn WA (2000) Optimizing the use of biomarkers, surrogate endpoints, and clinical endpoints for more efficient drug development. J Clin Pharmacol 40:1419–1427

Cook M, Irby DM, Sullivan W, Ludmerer KM (2006) American medical education 100 years after the flexner report. N Engl J Med 355:1339–1344

Cottreau J, Baker SF, DuPont HL, Garey KW (2010) Rifaximin: a nonsystemic rifamycin antibiotic for gastrointestinal infections. Expert Rev Anti Infect Ther 8(7):747–760

Davit BM, Conner DP (2010) United States of America (Chapter 12). In: Kanfer I, Shargel L (eds) Generic drug product development: international regulatory requirements for bioequivalence. Informa Healthcare USA, Inc., New York, NY

De Gruttola VG, Clax P, DeMets DL, Downing GJ et al (2001) Considerations in the evaluation of surrogate endpoints in clinical trials: summary of a National Institutes of Health Workshop. Control Clin Trials 22:485–502

Drugs @ FDA searchable database. http://www.accessdata.fda.gov/Scripts/cder/DrugsatFDA/index.cfm

DuPont H, Ericsson C (1993) Prevention and treatment of travelers' diarrhea. N Engl J Med 328:1821–1827

FDA, CDER, Inactive ingredient search for approved drug products. http://www.accessdata.fda.gov/scripts/cder/iig/index.cfm

FDA A history of the FDA and drug regulation in the United States. http://www.fda.gov/centennial/history/history.html

Ferenci P, Lockwood A, Mullen K, Tarter R et al (2002) Hepatic encephalopathy—definition, nomenclature, diagnosis, and quantification: final report of the working party at the 11th World Congresses of Gastroenterology, Vienna, 1998. Hepatology 35:716–721

Festi D, Mazzella G, Orsini M, Sottili S et al (1993) Rifaximin in the treatment of chronic hepatic encephalopathy; results of a multicenter study of efficacy and safety. Curr Ther Res 54(5):598–609

Fischer JE, Baldessarini RJ (1971) False neurotransmitters and hepatic failure. Lancet 298(7715):75–79

Frank R, Hargreaves R (2003) Clinical biomarkers in drug discovery and development. Nat Rev Drug Discov 2:566–580

Friedman LM, Furberg CD, DeMets DL (2010) Introduction to clinical trials (Chapter 1). In: Fundamentals of clinical trials, 4th edn. Springer, New York, NY

Gallin JI (2012) A historical perspective on clinical research (Chapter 1). In: Gallin JI, Ognibene FP (eds) Principles and practice of clinical research, 3rd edn. Elsevier, Academic, Waltham, MA

Greenberger NJ (2009) Portal systemic encephalopathy & hepatic encephalopathy (Chapter 44). In: Current diagnosis & treatment gastroenterology, hepatoloty, & endoscopy, 3rd edn. McGraw Hill Medical, New York

FDA Guidance Documents, Ciclopirox, Cream/Topical, 2010. http://www.fda.gov/downloads/Drugs/GuidanceComplianceRegulatoryInformation/Guidances/UCM199627.pdf

ICH E6 (1996) Guidance for industry, good clinical practice: consolidated guidance. www.fda.gov/downloads/Drugs/GuidanceComplianceRegulatoryInformation/Guidances/ucm073122.pdf

Ilyin SE, Belkowski SM, Plata-Salaman CR (2004) Biomarker discovery and validation: technologies and integrative approaches. Trends Biotechnol 22(8):411–416

Kesselheim AS, Misono AS, Lee JL, Stedman MR et al (2008) Clinical equivalence of generic and brand-name drugs used in cardiovascular disease. JAMA 300(21):2514–2526

Kiernan RJ, Mueller J, Llangston JW, Van Dyke C (1987) The neurobehavioral cognitive status examination: a brief but differentiated approach to cognitive assessment. Ann Intern Med 107:481–485

Kircheis G, Wettstein M, Timmermann L, Schnitzler A, Haussingern D (2002) Critical flicker frequency for quantification of low-grade hepatic encephalopathy. Hepatology 35:357–366

Koo HL, DuPont HL, Huang DB (2009) The role of rifaximin in the treatment and chemoprophylaxis of travelers' diarrhea. Ther Clin Risk Manag 5:841–848

Maeshiro R, Johnson I, Koo D, Parboosingh J et al (2010) Reflections on the flexner report from a public health perspective. Acad Med 85(2):211–219

Mullens KD (2003) Pathogenesis of hepatic encephalopathy (Chapter 20). In: Jones EA, Meijer AJ, Chamuleau RAFM (eds) Encephalopathy and nitrogen metabolism in liver failure. Kluwer Academic, Norwell, MA, pp 177–183

Palmgren H, Sellin M, Olsen B (1997) Enteropathogenic bacteria in migrating birds arriving in Sweden. Scand J Infect Dis 29:565–568

Peters JR, Hixon D, Davit BM, Conner D, Catterson D, Parise C (2009) Generic drugs—safe, effective, and affordable. Dermatol Ther 22(3):229–240

Poordad FF (2007) Review article: the burden of hepatic encephalopathy. Alim Pharmacol Ther 25 (Suppl 1):3–9

Rahsid A (2012) Handbook of clinical endpoint bioequivalence studies. Harris Grier, Appian International Research, Inc., Charlotte, NC

Robins GW, Wellington K (2005) Rifaximin: a review of its use in the management of traveller's diarrhoea. Drugs 65(12):1697–1713

Rolan P (1997) The contribution of clinical pharmacology surrogates and models to drug development—a critical appraisal. Br J Clin Pharmacol 44:219–225

Su CG, Aberra F, Lichtenstein GR (2006) Utility of the nonabsorbed (<0.4%) antibiotic rifaximin in gastroenterology and hepatology. Gastroenterol Hepatol 2(3):186–197

Temple R (1999) Are surrogate markers adequate to assess cardiovascular disease drugs. JAMA 282:790–795

Theilman NM, Guerrant RL (1998) Persistent diarrhea in the returned traveler. Infect Dis Clin North Am 12(2):489–501

Vaquero JV, Chung C, Cahill ME, Blei AT (2003) Pathogenesis of hepatic encephalopathy in acute liver failure. Semin Liver Dis 23(3):259–269

第 11 章
脂质体药品的生物等效性

Nan Zheng,Wenlei Jiang,Robert Lionberger,Lawrence X. Yu

11.1 简介

　　脂质体药品的定义为含有脂质体包封原料药的药品(FDA,2002)。脂质体是由诸如磷脂等两性分子分散于水环境中形成的(FDA,2002)。结构上,脂质体由中间包裹水相内核的双层膜,或是被水相分隔的多个双层膜所组成。随着新型脂质表征和改性技术的进步,现已研制出多种脂质体作为药物传递系统,用以改善特定治疗药物的药代动力学(PK)、生物分布、安全性和有效性特征。目前在美国和欧洲市场上有 9 个原创性人用脂质体药品(表 11.1)。这 9 个药品均为注射剂。

　　与用于相同适应证的传统注射剂相比,脂质体药品更加成功。例如,盐酸多柔比星脂质体注射剂(Doxil)可通过有效保护活性药物成分免受系统清除,延长了盐酸多柔比星的循环,同时,通过将药物聚集在肿瘤靶点周围,减轻了不良反应。2011年,多柔比星盐酸脂质体注射剂全球销售额达到 4 亿美元,其中在美国的销售额为 1.4 亿美元;相比之下,小分子量的相应药品多柔比星盐酸注射剂在美国的销售额预期仅为 1 400 万美元(EvaluatePharma,2013)。随着早期脂质体药品专利和独家经营权到期,多家制药公司都开始努力推出这类药品的仿制药品。因此,监管机构制定用于脂质体药品的科学有效的生物等效性(BE)标准越来越紧迫。

　　证明仿制脂质体药品和参照药品(reference listed drug,RLD)之间的生物等效性试验面临两方面的挑战。(Zhang 等,2013)。首先,在给药后,原料药通常以多种形式存在于体循环中和靶点部位,因此,识别与治疗最相关的存在形式是确立生物等效性的关键。例如,在静脉注射盐酸多柔比星脂质体后,包埋的多柔比星和游离的多柔比星均可在体循环中检测出来。其次,体循环中的药物浓度水平不一定总能反映出靶点位置的药物浓度;因此,在大多数情况下,基于药代动力学终点的体内生物等效性研究本身可能不足以确保同等的安全性和有效性，必须进行诸如理化检测（包括体外释药研究）等额外检测来确立生物等效性的替代物与其在作用部位可用性之间的相关性。这些理化性质通常收录在生物等效性指南中，作为生物等效性要求的必要的组成部分。在这些总体原则基础上，应当根据药物的作用机制、与治疗相关的药物的生物分布以及具体药物的代谢与清除，来制定针对各个脂质体药品的生物等效性建议。

表 11.1 美国和欧洲市场上的人用原创性脂质体药品

新药申请/MAN	商品名	通用名	用药途径	批准日期	专利截止日期
50718	盐酸多柔比星脂质体（Doxil）	盐酸多柔比星	静脉注射	1995-11-17	已过期
704	枸橼酸柔红霉素脂质体（DaunoXome）	枸橼酸柔红霉素	静脉注射	1996-4-8	已过期
050740	两性霉素 B 脂质体（AmBisome）	两性霉素 B	静脉注射	1997-8-11	2016-10-12
021041	阿糖胞苷脂质体（DepoCyt）	阿糖胞苷	鞘内注射	1999-4-1	2015-3-3
021119	维速达尔脂质体（Visudyne）	维替泊芬	静脉注射	2000-4-12	2016-3-11
EU/1/00/141/001-002	多柔比星脂质体（Myocet）	盐酸多柔比星	静脉注射	2000-7-13	无
EU/1/08/502/001	米法莫肽脂质体（Mepact）	米法莫肽（Mifamurtide）	静脉注射	2009-6-3	无
022496	布比卡因脂质体（Exparel）	布比卡因（Bupivacaine）	软组织浸润	2011-10-28	2018-9-18
202497	硫酸长春新碱脂质体（Marqibo）	硫酸长春新碱	静脉注射	2012-8-9	2020-9-25

药品专属的生物等效性建议请参见 FDA 网站盐酸多柔比星脂质体注射剂网页[1]

本章将总结脂质体技术在药品研发中的应用，回顾现有的脂质体药品的理化性质和生物学特性，并讨论在制定脂质体药品的生物等效性建议方面存在的挑

---

[1] 2014 年 4 月，FDA 公布了两性霉素 B 脂质体/皮下注射剂指南草案。详见 http://www.fda.gov/downloads/Drugs/GuidanceComplianceRegulatoryInformation/Guidances/UCM384094.pdf

战、路径和机遇。具体而言，我们以聚乙二醇化脂质体多柔比星注射剂为例来说明，在为每一种脂质体药品制定药品专属的生物等效性指南时，FDA通常考虑的要素。

11.2 脂质体在药品研发中的应用

20世纪60年代，应用电子显微镜观察用表面活性剂负染的磷脂时发现了脂质体（Bangham和Horne，1964）。脂质体最初是被用作生物膜模型（Sessa和Weissman G，1968），现在脂质体已经应用于多种目的的药品研发。现在，脂质体有多种类型，有不同的大小、形状和功能。根据其内部结构，脂质体可分为单层、多层或多囊脂质体（图11.1）。单层脂质体由一层脂质双分子层组成。单层脂质体的直径从25~400 nm不等（Hofheinz等，2005）。多层脂质体由多层同心脂质双层膜构成，直径在100 nm到数微米之间（Hofheinz等，2005）。近年来，药物研发过程引入了DepoFoam（储库泡沫）多囊脂质体（MVL）微粒平台技术（Kim和Sankaram，2000；Sankaram和Kim，1996）。DepoFoam是一种多囊脂质体的水性悬液，通过复乳法，可将MVL形成水包油包水乳化液，大小从1~100 μm不等。

脂质体载体通常用于在机体内稳定包封药物，以避免系统快速清除（例如，肝、肾清除）。例如，脂质体多柔比星制剂Doxil和Myocet就是通过药物的稳定包封，保护多柔比星不被肝清除。

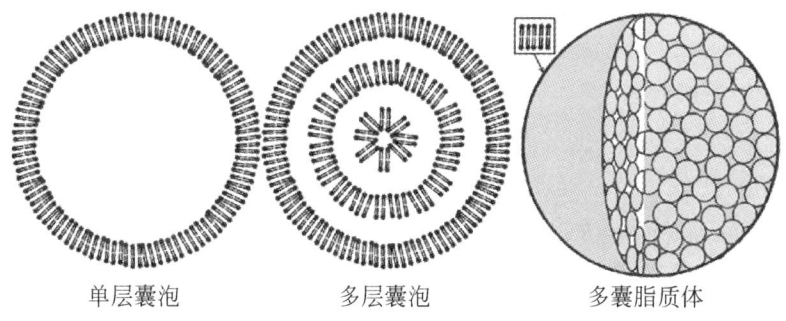

图11.1 单层脂质体、多层脂质体和DepoFoam微粒（多囊脂质体的一种）的内部结构示意图

静脉给药后，单层脂质体囊泡和多层脂质体囊泡的主要清除路径都是网状内皮系统（the reticuloendothelial system，RES）摄取。脂质体与血浆蛋白结合

后，RES通过调理作用介导摄取脂质体（Yan等，2005）。脂质体也可以经由脂交换与血浆蛋白相互作用，从而破坏脂质体膜的完整性，导致药物释放。脂质体的表面修饰，特别是聚乙二醇化（PEGylation），已显示可有效阻止脂质体调理作用。脂质体的设计应当根据药品的拟定用途进行调整。如果希望延长药物的全身吸收时间，那么在设计脂质体时采聚乙二醇化修饰可能是一个有利的选择。然而，对于聚乙二醇化化脂质体，制剂科学家们还需仔细评价其血液清除加速现象，即重复给药后失去长时间在血液循环中的特点（Ishida 和 Kiwada，2008）。Ishida 及其同事的研究显示，使用聚乙二醇化的脂质体会导致抗聚乙二醇免疫球蛋白 M（IgM）的形成，导致意外的免疫反应和后续剂量的加速清除。加速血液清除现象可以由所注射脂质体的理化性质（例如，粒径、表面修饰）和脂质体药品的给药方案控制（Ishida 和 Kiwada，2008；Koide 等，2008）。

特定大小的脂质体会通过增强通透性和驻留效应优先蓄积在肿瘤组织中。造成这种现象的原因是：循环脂质体粒径大，无法穿透正常的血管，但可以在不连续的毛细血管区域渗出，而肿瘤组织中的毛细血管通常不连续（Maeda，2001）。此外，肿瘤组织通常缺乏有效的淋巴引流，因此，脂质体在外渗进入肿瘤组织后会在其中蓄积较长时间。通过提高通透性，增加驻留时间，脂质体能够减少药物在非靶向位点的吸收量，从而提高药物在靶向部位的疗效。

除了改善药代动力学和生物分布特性之外，脂质体还可以应用于避免多药耐药现象（Ma 和 Mumper，2013）。通过优化脂质体组成并精细调控其理化性质，合理设计的脂质体制剂可以通过与外排转运蛋白相互作用，或通过调控与多药耐药相关的基因表达来逆转多药耐药现象（Krishna 和 Mayer，1997；Pakunlu 等，2006；Chen 等，2010）。

11.3 脂质体药品特性

获批的脂质体药品的理化和生物学特性在很大程度上取决于药物与脂质体特性。根据载药机制，目前市售的 9 个脂质体药品分为三类：弱碱性药物主动载药，如 Doxil；亲脂性药物被动载药，如 AmBisome；使用用于亲水或弱碱性药物的 DepoFoam 技术的产品，如 DepoCyt（表 11.2）。本综述是基于载药机制的不同类型脂质体药品的特性。

表 11.2 基于药物特性的获批脂质体药品分类

性质		亲脂分子	弱碱性两亲分子	亲水分子
形态学	单层囊泡	AmBisome, Visudyne	Doxil, Myocet, DaunoXome, Marqibo	—
	多层囊泡	Mepact	—	—
	多囊脂质体	—	Exparel	DepoCyt
载药机制	被动载药	主动载药或 DepoFoam 技术	DepoFoam 技术	
药物位置		脂质双层	水相内部	水相内部
体内释药		快到中速	中速到慢	慢

11.3.1 主动载药机制的脂质体药品

弱碱性两亲药物（多柔比星、柔红霉素和长春新碱）可通过跨膜 pH 梯度或离子梯度主动载入脂质体内相，从而获得令人满意的药代动力学和释药动力学特征。主动载药脂质体药品的通用制造工艺流程已得到广泛研究（Lasic 等，1992；Haran 等，1993；Barenholz，2001）（图 11.2）。第一步，在存在载药缓冲液（例如，制备盐酸多柔比星脂质体所使用的硫酸铵溶液）的条件下制备脂质体，通过挤出法控制脂质体粒径。然后，用含原料药的另一种缓冲液置换脂质体外的缓冲液。脂质体内相包封的阳离子可形成跨膜 pH 梯度。pH 梯度驱动去质子化药物扩散进入脂质体内相，或很快形成稳定的络合物，或与出现在脂质体内相的反相离子反应形成沉淀。这将进一步促进更多的去质子化药物扩散进入脂质体内部，直到几乎所有药物都被转运到脂质体。稳定的络合物或沉淀物的产生可使药品制剂稳定化并实现持续的药物释放。但是，主动载药的方法仅限于弱碱性或弱酸性的两亲药物。高亲脂性分子会被包封在脂质双分子层中，而高亲水性分子则难以扩散透膜。受控的粒径、延长的脂质体循环时间以及包封药物的缓释可使药物蓄积在肿瘤中并减轻全身毒性。

在已获批的用主动载药方法制备的脂质体药品中，多柔比星制剂 Doxil 在市场上最为成功。其原料药多柔比星（doxorubicin）是蒽环族化合物的一员，蒽环族化合物是有效的抗癌药物（表 11.3）。根据已提出的机制，多柔比星可通过插入 DNA 扰乱 DNA 的修复，并可通过产生自由基破坏细胞膜，发挥药理作用

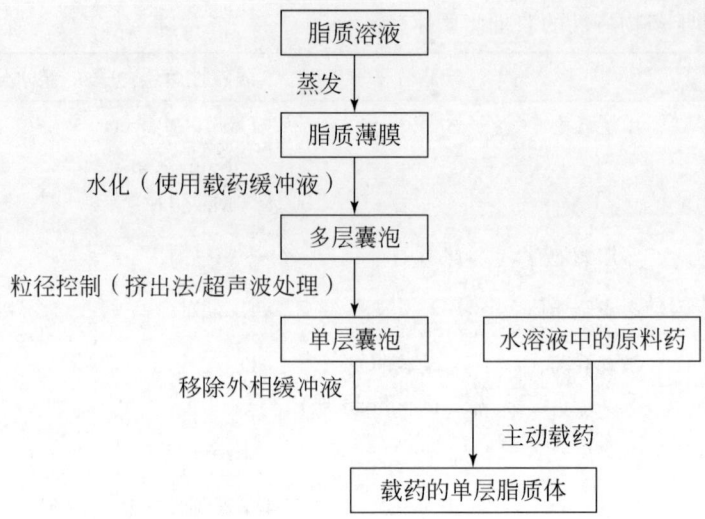

图 11.2 主动载药脂质体药品的典型制造工艺流程图

(Drummond 等，1999；Barenholz，2001)。运用传统盐酸多柔比星制剂治疗时，观察到的最常见的和最为严重的不良作用为心脏毒性。多柔比星的稳定包封以及 Doxil 的靶向作用通过减少正常组织中多柔比星的吸收提高了该药品的安全特性。

表 11.3 已获批的主动载药脂质体药品

药品	原料药	适应证	粒径（nm）
盐酸多柔比星脂质体（Doxil）	盐酸多柔比星	卵巢癌和 Kaposi 肉瘤	～100
多柔比星脂质体（Myocet）	盐酸多柔比星	乳腺癌	～180
枸橼酸柔红霉素脂质体（DaunoXome）	柔红霉素	HIV 相关 Kaposi 肉瘤	35～65
硫酸长春新碱脂质体（Marqibo）	硫酸长春新碱	白血病	100

公众可获得 Doxil 的化学组成及其理化检测方法。Doxil 的脂质双分子层是由胆固醇（3.19 mg/ml）、完全氢化大豆磷脂酰胆碱（HSPC，9.58 mg/ml）、N-(羰基-甲氧基聚乙二醇 2000)-1,2-二硬脂酰-sn-丙三醇-3-磷脂酰乙醇胺（MPEG-DSPE，3.19 mg/ml）构成的（Janssen Products，2012）。载药缓冲液含 250 mmol 硫酸铵，以建立 pH 梯度（Martin，2010a）（图 11.3）。成品中含有浓度为 2 mg/ml 的盐酸多柔比星（包封浓度高于 90%），大约 2 mg/ml 磷酸铵，并用组氨酸作为缓冲液，用盐酸和（或）氢氧化钠调节 pH，用蔗糖维持等渗性（Janssen Products，2012）。

许多报告都描述过 Doxil 的血浆药代动力学及其与处方变异的关系（Gabizon 等，1994；Janssen Products，2012）。大多数参与循环的盐酸多柔比星以包封药物形式

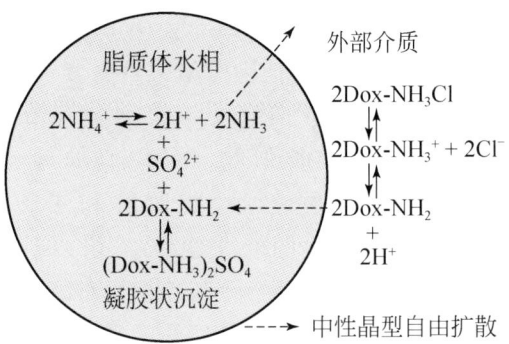

图 11.3 Doxil 制造中的主动载药机制 [Adapted from Bioanalysis (2011) 3 (3), 333-344 with permission of Future Medicine Ltd; Jiang et al. In vitro and in vivo characterizations of PEGylated liposomal doxorubicin (Jiang et al. 2011)]

存在。与传统盐酸多柔比星制剂相比,在注射 Doxil 后,表示多柔比星全身吸收的药-时曲线下面积(AUC)增加了 2~3 个数量级。注射 Doxil 后,多柔比星的血浆清除率放慢,注射剂量为 20 mg/m² 时,平均清除率为 0.041 L/(h·m²)。剂量为 20 mg/m² 时,多柔比星的分布容积小,仅为 2.7 L/m²。而对比之下,传统方法给药的多柔比星的血浆清除率为 24~35 L/(h·m²) 不等,其分布容积为 700~1 100 L/m² 不等。Doxil 的稳态分布容积很小,证明 Doxil 没有广泛的组织分布或蛋白结合,基本分布在血管中。与传统的多柔比星制剂相比,Doxil 也显示出了特殊的药代动力学行为,包括在临床前模型中血液清除率加快(Lavermen 等,2001),以及药物通过增强通透性和驻留效应优先蓄积在肿瘤组织中。

多柔比星脂质体(Myocet)是一种非聚乙二醇化脂质体多柔比星注射剂,已在欧洲和加拿大获批,与环磷酰胺联合应用治疗转移性乳腺癌。Myocet 还未获得 FDA 批准,不能在美国市场销售。Myocet 的脂质体为大的单层囊泡,由卵磷脂和胆固醇以 55∶45 摩尔比组成(Swenson 等,2001)。多柔比星通过由枸橼酸载药缓冲液形成的 pH 梯度主动载入水相内核。在脂质体内部,多柔比星形成有组织的纤维束。总体上,药物与脂质的比率为 0.27(w/w),且超过 95% 的原料药被包封(Batist 等,2002)。由于 Doxil 和 Myocet 在脂质构成、表面特性、粒径以及脂质体内环境方面存在差异,两者的药代动力学、组织分布和体内释药也不同。对犬单次缓慢推注 1.5 mg/kg 的 Myocet 或传统的多柔比星制剂,在注射 Myocet 后,多柔比星的 AUC 约为注射传统的多柔比星制剂的 100 倍(Kanter 等,1993,1994)。与 Doxil 相比,Myocet 的清除率快得多,半衰期更短(在小型啮齿类试验动物中半衰期不到 0.2 h)(Martin,2001a;Swenson 等,2001)。Myocet 给药后,85%~93% 的循环多柔比星仍处于包封状态。由于其脂质体循环时间较短,Myocet 不大可能有效渗入皮肤组织(Alberts 和 Garcia,1997)。因此,与使用 Doxil 相比,使用

Myocet 出现肢端红肿（palmar-plantar enrythrodysaesthesia）的可能性更低。

柔红霉素脂质体（DaunoXome）是枸橼酸柔红霉素的脂质体制剂，也是适用于治疗晚期 HIV 相关的 Koposi 肉瘤的一线细胞毒治疗药物（DailyMed，2013）。柔红霉素是多柔比星的类似物，有相似的理化性质（图 11.4）。DaunoXome 的脂质体为单层脂质体，由胆固醇和二硬脂酰卵磷脂（distearoylphosphatidylcholine）以 1∶2 的摩尔比组成（Forssen，1997）。与 Myocet 类似，将柔红霉素通过脂质体内相对低 pH 和外相相对高的 pH 所形成的 pH 梯度，载入 DaunoXome 的脂质体中。与传统的非脂质体柔红霉素制剂相比，DaunoXome 的清除率较慢（17.3 ml/min 对 236 ml/min），分布容积较小（6.4 L 对 1 006 L），在人体内的分布半衰期更长（4.41 h 对 0.77 h）。与传统的制剂相比，DaunoXome 的毒性较小，抗肿瘤疗效相当。

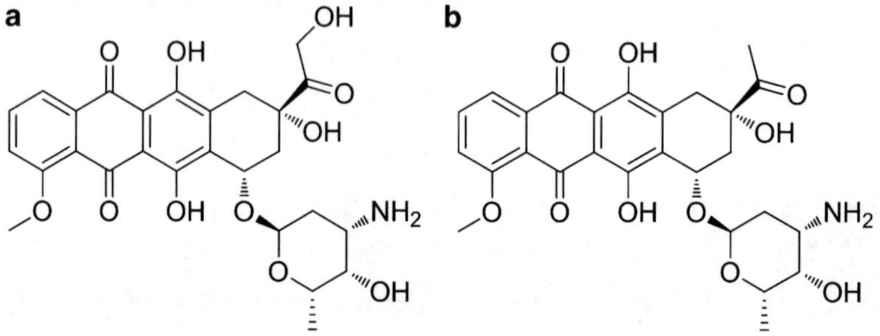

图 11.4 （a）多柔比星和（b）柔红霉素的结构

Marqibo 是一种硫酸长春新碱脂质体注射剂，用于治疗成年患者费城染色体阴性急性淋巴细胞性白血病。与多柔比星类似，传统的长春新碱制剂最终会呈扩散性分布，会与组织广泛结合，因此，不能实现最佳的药物吸收和肿瘤靶向目标（Silverman 和 Deitcher，2013）。Marqibo 的和设计旨在增加循环时间并使优先药物输送到肿瘤组织中去。这种脂质体是单层的，其直径为 90～140 nm 不等。Marqibo 的脂质双分子层是由鞘磷脂和胆固醇以 58∶42 的摩尔比构成（FDA，2012）。与其他此类脂质体药品不同，最终用户拿到的 Marquibo 是一套三瓶组合装（Talon Therapeutics，2012）：一瓶装有硫酸长春新碱注射剂，5 mg/5 ml；一瓶装有鞘磷脂/胆固醇脂质体注射剂，103 mg/ml；还有一瓶装有磷酸钠注射剂，355 mg/25 ml。药品包封是按照生产商提供的说明在医疗机构进行的。

11.3.2 被动载药的脂质体药品

目前，市场上有三种含有难溶于水的活性成分的人用静脉注射给药脂质体药品（表 11.4），包括 AmBisome（两性霉素 B）、Mepact（米法莫肽）和 Visudyne（维替泊芬）。在被动载药的过程中，活性物质与脂质一起分散，并在脂质体形成时包封在脂质双分子层中（Cullis 等，1988；Akbarzadeh 等，2013）。被动载药过程通常使用三种方法：机械分散法（例如，超声波法，膜挤出法）、溶剂分散法（例如，乙醇注入法、溶剂蒸发法）和去污剂消除法（例如，透析，凝胶渗透）。被动载药工艺的设计应基于活性成分的特性，例如，亲油性，和活性成分-油脂的相互作用。

表 11.4 被动载药脂质体药品的特性

药品	原料药	适应证	粒径
两性霉素 B 脂质体注射剂（AmBisome）	两性霉素 B	真菌感染	45～80 nm
米法莫肽脂质体注射剂（Mepact）	米法莫肽	成骨肉瘤	1～5 μm
维速达尔脂质体注射剂（Visudyne）	维替泊芬	眼部血管疾病	18～104 nm

被动载药的原料药的体内释药速率通常比在内水相主动载药的原料药更快。难溶于水的化合物的体内释药速率取决于其与脂质双分子层的结合力。一些亲脂性药物不能与脂质体成分密切结合，但由于疏水作用，这些药物可包封于脂质双分子层中（Fahr 等，2005；Shabbits 等，2002）。在静脉注射后，这些亲脂性药物会迅速释药并与血脂蛋白、血细胞膜和内皮细胞膜结合。对于这些亲脂性药物，脂质体发挥了助溶剂的作用。

相比之下，在包封在静脉注射的脂质体中的情况下，高亲脂性的化合物和类脂结构更有可能出现体内缓释。这些类脂结构的化合物与脂质体膜紧密结合，成为脂质双分子层的一部分（Awiszus 和 Stark，1988）。与脂质体膜紧密结合取决于包封原料药的脂质的兼容性和亲脂性。例如，静脉给药后，带有六碳侧链的短链神经酰胺可以从脂质体中快速体内释放，而带有 16 碳侧链的长链神经酰胺能与脂质体膜更紧密结合（Shabbits 等，2002；Zolnik 等，2008）。类脂分子的释药速率还取决于脂质双分子层的物理状态。例如，在 37℃温度下，两性霉素 B 在 5 min 内完全从由二肉豆蔻酰磷脂酰胆碱（DMPC）和二肉豆蔻酰磷脂酰甘油酯（DMPG）组成的脂质体中转移至血脂蛋白中（Wasan 等，1993）。相变温度（T_m）为 23℃，DMPC/DMPG 双分子层在 37℃时为透明液体，这可以解释在血清中两性霉素 B 的迅速释药。

两性霉素 B 和 DMPG 也可以一起转移到血脂蛋白。相比之下，AmBisome 的脂质体是由氢化大豆磷脂酰胆碱、二硬脂酰磷脂酰甘油、胆固醇和 α-生育酚组成的,其相变温度(T_m)大约为55℃(Iman等,2011)。当AmBisome在37℃下在50%的人体血浆中温育72 h时,只有5%的两性霉素B释放出来(Adler-Moore和Proffitt,1993),显示两性霉素B从凝胶态的脂质双分子层中的释药速率慢。

AmBisome的脂质体是载有两性霉素B的单层脂质体,是以静脉注射的方式治疗真菌感染。正如药品标签说明中所描述的那样(Gilead Sciences,2012),AmBisome的成功与两性霉素B是膜结合药物这一性质密不可分的,这是由于其显而易见的类脂多烯结构。两性霉素B是嵌合在脂质双分子层中,两性霉素B的分子亲脂性部分成为脂质体双层膜的不可分割的一部分。与脂质体磷脂相比,两性霉素B与真菌麦角固醇之间的相互作用更为强烈。AmBisome与真菌细胞膜的相互作用可以促进脂质体释药。对于AmBisome,脂质体囊泡不仅是药物助溶剂,也是靶向递药载体。AmBisome的人体药代动力学研究表明,两性霉素B的中央房室容积为50 ml/kg,与人体血浆的容积相似。这一研究结果表明两性霉素B的起始突释是有限的(Bekersky等,2002)。然而,值得一提的是,在静脉注射^{14}C-胆固醇标记的AmBisome之后,两性霉素B和脂质体^{14}C-胆固醇的血药浓度在第一个36 h内迅速降低10倍(Bekersky等,2001),提示两性霉素B的清除率比脂质体的清除率更快,并提示两性霉素B可在36 h内完全释药。

米法莫肽脂质体注射剂(Mepact)是一种多层脂质体制剂,其活性物质米法莫肽包封在脂质双分子层中(Meyers,2009)。Mepact于2009年获得欧洲药品管理局(EMA)批准用于成骨肉瘤的治疗。米法莫肽[胞壁酰三肽磷脂酰乙醇胺(muramyl tripeptide phosphatidyl ethanolamine,MTP-PE)]是一个胞壁酰二肽(muramyl dipeptide,MDP)的合成衍生物,MDP是细菌细胞壁中最小的天然免疫刺激成分(Meyers,2009)。MTP-PE有着与天然MDP类似的免疫刺激效果。MTP-PE是单核白细胞和巨噬细胞的强效活化剂。用MTP-PE激活人体巨噬细胞会介导细胞因子生成,细胞因子能够选择性杀死肿瘤细胞(EMA,2009)。由于能被网状内皮系统(RES)快速摄取,大的多层脂质体(1~5 μm)会被用作将MTP-PE输送至单核白细胞和巨噬细胞的载体。MTP-PE通过吸水性MDP和亲脂性二棕榈酰基磷脂酰乙醇胺的偶联反应合成。由于具有高亲脂性和脂质兼容性,MTP-PE的棕榈酰链能够使MTP-PE锚定在脂质双分子层上。因此,临床前和临床药代动力学研究表明,在静脉给药之后,脂质体和MTP-PE都会快速地从血循环中清除并分布于肝、脾、鼻咽、甲状腺和肺部(依靠RES摄取),表明在体内大部分MTP-PE都与脂质体有关。然而,在血浆样本中检测出游离的MTP-PE表明,即便MTP-PE在血循环驻留时间短暂,也会从脂质体中泄漏出来。

第 11 章 脂质体药品的生物等效性

与类脂质的两性霉素 B 和米法莫肽不同,维替泊芬不会与脂质双分子层紧密结合。体外释药研究显示,维替泊芬会立即从 Visudyne 的脂质体完全转移到血清蛋白质中(Chowdhary 等,2003)。此外,人体药代动力学研究显示,维替泊芬的分布中有相当大的一部分都含有脂质体制剂(0.6 L/kg),说明维替泊芬在释放后广泛分布在血管外(Novartis,2012)。此外,生物分布研究还显示,与经过二甲基亚砜(DMSO)溶解的维替泊芬相比,维替泊芬脂质体制剂并没有导致维替泊芬在小鼠的肝、肺和脾中蓄积(FDA,1999)。所有结果都显示,静脉给药后,没有维替泊芬驻留在脂质体中。脂质体仅作为一种维替泊芬溶解剂,Visudyne 可以被视作一种注射液。

11.3.3 采用 DepoFoam(储库泡沫)技术的脂质体药品

为了实现药品延长释放,可将亲水性原料药被动载入脂质体内水相。脂质体通常在干燥脂质膜的水合作用时形成,将溶解于水合介质中的亲水性原料药载入脂质体内相。然而,载药效率通常很低,并且主要取决于脂质浓度和脂质体粒径大小(Xu 等,2012)。增加脂质体粒径可以提高载药效率,但也有可能导致脂质体不稳定。DepoFoam(储库泡沫)是一种用于制备多囊脂质体(multivesicular liposome,MVL)的技术(Mantripragada,2002)(图 11.5)。可将原料药溶解于酸性水溶液中制备载有亲水性药物的MVL。同时,在氯仿中制备含有胆固醇、中性甘油三酸酯以及脂质的脂质溶液。通过高速混合这两种溶液可以获得一种油包水乳化液。接着,将油包水(w/o)乳化液同另一种水相混合以形成一种水包油包水(w/o/w)的复乳。用氮气气流吹除氯仿,导致最先形成的(含药)水滴

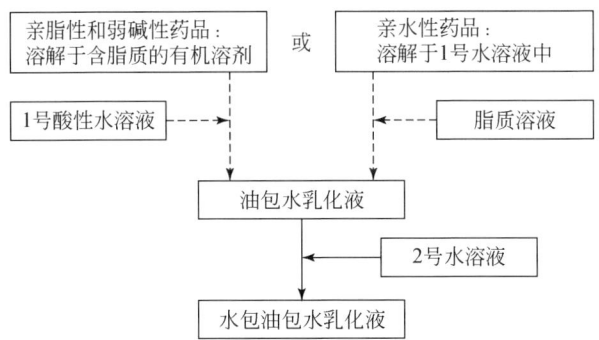

图 11.5 利用 DepoFoam 技术制造脂质体药品的典型制造工艺示意图。虚线表示该工艺可根据原料药特性(例如,亲脂性或亲水性)选择

周围的脂质层折叠,形成 MVL。MVL 包含多个填充有药液的非同心室。MVL 的大粒径（10～30 μm）以及非片层状的蜂巢结构可以提高载药率和增强脂质体的稳定性。同时,MVL 的大粒径也使其被排除在静脉注射给药途径之外。MVL 的最可行的给药途径包括鞘内注射、硬膜外注射、皮下注射、肌内注射、关节腔内注射以及眼球内注射（Mantripragada,2002）。三种获批的由 DepoForm 技术制备的 MVL 药品是 DepoCyt（阿糖胞苷）、DepoDur（硫酸吗啡）和 Exparel（布比卡因）。DepoDur 在美国市场上已经停产（表 11.5）。

表 11.5 DepoFoam 技术生产的脂质体药品的药品特性

药品	原料药	适应证	粒径（μm）
DepoCyt	阿糖胞苷	淋巴瘤脑膜炎	17～23
Exparel	布比卡因	手术后镇痛	24～31

决定形成 MVL 而非其他脂质体的关键成分是在处方中包括中性甘油三酸酯,后者能通过减少细胞内膜表面张力促进囊泡之间转角的形成（Mantripragada,2002）。这可增加 MVL 蜂巢结构的稳定性。此外,甘油三酸酯能影响水相组分的容积和包封率。甘油三酸酯的脂肪酸链长度能影响脂质膜的侵蚀和（或）重组,进而能决定释药速率。试验显示,与短链甘油三酸酯相比,长链中性甘油三酸酯能降低释药速率（Willis,1999）。通过使用长链甘油三酸酯和短链甘油三酸酯混合物可量身定制 MVL 的释药曲线。除了甘油三酸酯以外,脂质体内水相摩尔渗透压浓度也能影响药物释放。提高第一水相中的摩尔渗透压浓度能够降低 MVL 的释药速率（Sankaram 和 Kim,1996）。同样重要的是,在 MVL 制造中,第一水相中酸（反离子）的选择及其浓度也能影响药物包封效率和释药速率（Mantripragada,2002）。

DepoCyt 是一种活性成分为阿糖胞苷的缓释 MVL 制剂,适用于淋巴瘤脑膜炎的鞘内注射治疗（Sigma-Tau Pharmaceutical,2011）。阿糖胞苷是一种细胞周期分期特异的抗肿瘤药,只在细胞分裂 S 期影响细胞。DepoCytMVL 的组成成分有:1,2-二油酰磷脂酰胆碱（DOPC,5.7 mg/ml）、二棕榈酰磷脂酰甘油（DPPG,1.0 mg/ml）、胆固醇（4.4 mg/ml）和三油酰甘油酯（1.2 mg/ml）（Sigma-Tau Pharmaceutical,2011）。阿糖胞苷易溶解于水溶液中,可以以 10 mg/ml 的浓度被动包封在 MVL 的非同心室里。以鞘内注射方式注入人脑脊髓液（CSF）中的传统阿糖胞苷注射剂的半衰期为 3.4 h。在三油酸酯——一种三油酸甘油酯的辅助下,DepoCyt 能够将人脑脊髓液中的阿糖胞苷的终末半衰期延长至 5.9～82.4 h（Sigma-TauPharmaceutical,2011）。具有细胞毒性的脑脊髓液浓度能够维持更长时间，并因此可抑制淋巴瘤细胞的增殖。鞘内注射 50 mg 的 DpoCyt 后阿糖胞苷的全身吸收可忽略。由于淋巴瘤脑膜炎患者体内的脑脊髓液流动异以及患者的体位不同，鞘内注射 DepoCyt 后患者与患者之间以及患者自身脑脊髓液中的阿糖胞苷吸收量都会有大的变异（Phuphanich 等，2007）。患者变异对证明两种阿糖胞苷脂质体制剂的体内生物等效性会形成挑战。

Exparel 是一种布比卡因 MVL 注射剂，一种酰胺类局部麻醉药，适用于单剂量浸润到手术部位，可产生术后镇痛效果（Pacira 制药，2011）。Exparel 的成分及其标示浓度分别为：布比卡因（13.3 mg/ml）、胆固醇（4.7 mg/ml）、二棕榈酰磷脂酰甘油（DPPG）（0.9 mg/ml）、三辛酸甘油酯（2.0 mg/ml）和 1,2-二芥酸酯磷脂酰胆碱（DEPC，8.2 mg/ml）（Pacira Pharmaceuticals，2011）。DEPC 用于替代 DepoCyt 制剂中的 1,2-二油酰磷脂酰胆碱（DOPC），以促进 MVL 的形成并提高其结构的稳定性。为提高包封效率，布比卡因的载药方法有所改进（FDA，2011）。游离碱形式的亲脂性布比卡因溶解于含有脂质的二氯甲烷溶液而非水溶液中（图 11.5）。在脂质溶剂中加入了一种磷酸水溶液以获取油包水（w/o）乳化液。磷酸可使布比卡因质子化，帮助它解离到水相中。随后又增加了另一个水相（含有葡萄糖和赖氨酸，pH 9.8）以形成水包油包水（w/o/w）乳化液。第一个水溶液中的磷酸被中和。除去有机溶剂后，就可获得载有布比卡因的 MVL。Exparel 的局部浸润会导致显著的布比卡因全身血药浓度且可持续 96 h。

11.4 盐酸多柔比星脂质体注射剂的生物等效性建议

如上文所述，现有的脂质体药品涵盖了多种多样的原料药、理化性质和体内/体外释药行为。应根据每一种药品的独有特性给出具体的生物等效性建议。本节旨在以聚乙二醇化盐酸多柔比星脂质体注射剂为例，回顾美国制定脂质体药品生物等效性指南过程中的关键考虑因素。

11.4.1 理化特征

与对传统的注射药品的生物等效性的要求类似，仿制药聚乙二醇化（PEGylation）盐酸多柔比星脂质体注射剂的定性（Q1）和定量（Q2）必须与橙皮书收录的参照药品的定性（Q1）和定量（Q2）一致；如果仿制药品的缓冲液、防腐剂和抗氧化剂与参照药品存在不同之处，则在申请人可以证明这些差异不会影响受试药品的安全性或有效性的情况下，可以允许这些差异存在。脂质辅料在脂质体制剂中的作用非常关键。FDA 建议仿制药申请人使用来自同一类合成路径的脂质（天然或合成），并应与橙皮书收录的参照药品使用的脂质有相似的规格（FDA，2010）。

除了 Q1/Q2 要求之外，FDA 还建议药品申请人证明仿制药品具备了等同的关键脂质体性质，例如，表面修饰、表面电荷、脂质含量、脂质双分子层相变特征、粒径分布、片层数量等。研究表明，脂质体性质的改变可通过影响脂质双分子层的稳定性、体内释药位置和包封药物的释药速率深刻地改变多柔比星-脂质体复合物的体内表现。FDA 在聚乙二醇化盐酸多柔比星脂质体注射剂的生物等效性指南草案中明确阐明了下列脂质体特征（FDA，2010）：

- 脂质体构成，包括脂质含量、游离和包封药物、内部的和总的硫和铵浓度、组氨酸浓度以及蔗糖浓度。
- 包封药物状态。脂质体内部形成稳定的沉淀对于实现稳定的药品配方和药品缓释至关重要。
- 内部环境，包括体积、pH、硫酸盐和铵离子浓度。内部环境可维持包封药物状态。
- 脂质体形态和片层数。应确定脂质体形态和片层数，因为脂质体形态和片层数可能影响载药量、药品驻留以及脂质体和网状内皮系统（RES）细胞的相互作用。
- 脂质双分子层相变。相同的脂质双分子层相变性质有助于实现双分子层流动性和均匀性等效、包封稳定性等效以及脂质体释药速率等效。例如，不同脂质成分组成的包封多柔比星的脂质体的膜流动性不同，并且体外释药速率也不同（Charrois 和 Allen，2004）。体内研究表明，这些脂质体以不同速率被清除出人体。
- 脂质体粒径分布。脂质体粒径分布是一个可预测体内生物分布模式的至关重要的性质。与游离态多柔比星相比，Doxil 可以优先分布到靶点，从而可减轻全身毒性（Gabizon，2001；Judson 等，2001；O'Brien 等，2004）。肿瘤靶向蓄积的机制是：肿瘤部位渗漏的微脉管和受损的淋巴可使一定粒径范围（～100 nm）的长循环脂质体外渗进入肿瘤组织并在其内蓄积（Martin，2001b；Reynolds 等，2012）。由于组织分布与粒径有关，应始终要求同等的平均粒径和粒径分布，这样血浆药代动力学才能反映靶点组织的疗效/毒性。Cui 及其同事使用小鼠试验证明，粒径和内部硫酸铵浓度不同的脂质体其血药浓度相似但组织分布和临床效果不同（Cui 等，2007）。Charrois 和 Allen 研究了荷瘤大鼠内不同粒径脂质体的组织分布。他们观察到，与较小的脂质体

（直径 82 nm、101 nm、154 nm）相比，较大的脂质体（直径 241 nm）在肿瘤内的蓄积明显偏低。为了证明粒径分布等同，仿制药申请人在开展体外生物等效性研究时，应使用正确的分析方法评估至少三个批次的受试药品和参照药品。生物等效性的评价使用群体生物等效性标准，是否等效则由 D_{50} 和 SPAN $(D_{90}\sim D_{10})/D_{50}$ 或多分散指数的 95% 置信区间上限确定。

- 脂质体表面嫁接的聚乙二醇（PEG）。聚乙二醇化、包被等表面修饰有可能显著改变包封药物的血浆清除率。如前所述，多柔比星的血浆清除率因制剂不同而变化，变化顺序如下：Doxil（聚乙二醇化脂质体）＜Myocet（非聚乙二醇化脂质体）＜游离给药盐酸多柔比星。Doxil 的血浆清除率慢部分是由于表面聚合物包被的保护作用所致。N-（羰基-甲氧基聚乙二醇 2000）-1，2-二硬脂酰-sn-丙三醇-3-磷脂酰乙醇胺（MPEG-DSPE）提供了多柔比星脂质体注射剂的空间位阻稳定机制。甲氧基聚乙二醇（MPEG）聚合物包被还可以保护脂质体不被网状内皮系统（RES）清除，减少脂质体与细胞和血管壁的粘连，从而增加在血液中循环的时间（Senior 等，1991；Ishida 等，2002）。

- 表面电势或电荷。通常认为表面电荷可介导 RES 摄取、肿瘤靶向以及细胞摄取脂质体及其包封药物。包封药物到达靶向组织后，需要被肿瘤细胞摄取才能发挥作用。尽管对释药的准确机制尚未完全明了，与脂质体释药相关的三个机制已获得广泛认可（Drummond 等，1999；EMA，2005；Minko 等，2006）：①由于药物泄露速度很慢，脂质体可以在细胞周围缓慢地供给药物；②脂质体膜与细胞膜融合；以及③肿瘤细胞通过自身或通过肿瘤巨噬细胞摄取完整脂质体。不论是哪种机制，表面电荷修饰可能影响脂质体的稳定性以及脂质体和细胞间的相互作用，从而改变细胞对包封药物的摄取。例如，研究表明，中性的聚乙二醇化脂质体比带负电荷的脂质体能更有效地被增殖肿瘤细胞内化（Miller 等，1998）。Krasnici 等发现，阳离子脂质体更适用于将药品送入血管生成肿瘤血管，而阴离子脂质体和中性脂质体可能更适用于肿瘤血管外区室靶向（Krasnici 等，2003）。

为了实现上述的全面等效性检验，FDA 希望仿制药申请人使用同样的硫酸铵浓度梯度主动载药工艺。生物等效性指南草案中提及了四个主要步骤：①形成含有硫酸铵的脂质体；②缩小脂质体粒径；③形成硫酸铵梯度；以及④主动载药。主动载药工艺是利用脂质体内相和外部环境之间的硫酸铵浓度梯度驱动多柔比星扩散进入脂质体内。

11.4.2 体内药代动力学研究

尽管理论上来说，理化性质相同能够保证药品一致性，但对大多数脂质体药品，FDA 依然建议开展体内生物等效性研究以确保一致性。测量的分析物和生物体液的正确采样应在个案基础上根据原料药属性、作用机制和不同药品的独特的药代动力学行为来决定。

静脉注射 Doxil 后，包封的多柔比星的药代动力学曲线是显示全身清除和向靶向组织传递的包封药物的可用性的指标。游离多柔比星的浓度可显示其体内稳定性和非靶点部位毒性物质的数量。由于游离态和包封的多柔比星都具有生理学意义，FDA 的有关聚乙二醇化脂质体盐酸多柔比星注射剂的生物等效性指南草案要求采用双向交叉研究方法，检测游离态或包封的多柔比星。生物等效性应当在两种形态的最大血药浓度（C_{max}）和药-时曲线下面积（AUC）的 90% 置信区间基础上确立。由于多柔比星是一种细胞毒性化合物，在开展体内药代动力学研究之前需要进行生物制品新药临床研究申请。在确定体内药代动力学研究所需的研究人群时应特别谨慎。

11.4.3 体外释药研究

对于建立血浆药代动力学与聚乙二醇化脂质体盐酸多柔比星注射剂的治疗效果之间的相关性，体循环中或药物作用部位的体内释药动力学至关重要。因此，建议将生物相关条件下的体外释药研究作为生物等效性指南的不可或缺的组成部分。

在设计药品的体外释药检测时，理想状况是所采用的条件和方法能够分辨出制剂的差异，具有稳健性，并具有好的体内可预测性。常规的体外释药方法依靠生理体温下脂质体制剂对大量缓冲液、血清蛋白质溶液或血清的透析。尽管透析法具备某些优点并能提供重要的信息，但这种方法往往不能很好地预测体内释药（Shabbits 等，2002）。目前的透析法的体内预测性差，可能是由于它不能模拟下列体内条件所致：①存在于血细胞和内皮细胞中的大的生物膜库；②RES 摄取药物后在巨噬细胞中释药；③通过肝代谢和尿排泄清除释放的药物。

为了克服这些困难，人们提出了一些改进的体外释药检测方法。其中一个方法是在过量的多室（Shabbits 等，2002）或单室受体囊泡（Fahr 等，2005；Hefesha 等，2011）存在的条件下开展体外释药研究。温育后，供体和受体脂质体通过离心法或离子交换柱分离。药物从供体到受体脂质体的传输速率取决于温育温度、供体和受体脂质体之比以及脂质体的性质（Hefesha 等，2011）。体外释药动力学可以通过改变供体和受体脂质体之比优化。采用改进的方法观察到，脂质体包封的多柔比星、维拉帕米、环孢霉素和紫杉醇的体外和体内释药动力学相关性得到改善（Shabbits 等，2002；Fahr 等，2005；Hefesha 等，2011）。另外，研究发现，血清蛋白质（例如，白蛋白）可以促进药物从脂质体中释放（Makriyannis 等，2005）。因此，在受体脂质体和血清蛋白质同时存在时，体外释药或许能够模拟体内条件。

为了主动载药至内水相，两亲药物必须在水相和膜双分子层之间具有高的分配系数。这样它们可以很容易地穿过脂质体膜和细胞膜（Drummond 等，1999）。此外，两亲药物的释药速率对脂质体双分子层内外的 pH 梯度非常敏感。因此，建议仿制药申请人在 pH 6.5（模拟实体肿瘤环境的 pH）和 pH 5.5（模拟癌症细胞溶酶体的 pH）条件下研究多柔比星的释药。

根据体内释药机制和物理化学性质，FDA 在聚乙二醇化脂质体盐酸多柔比星注射剂的生物等效性指南草案中提供了一些体外泄露条件示例（表 11.6）。

表 11.6 用于比较聚乙二醇化脂质体多柔比星注射剂仿制药与橙皮书收录的参照药品的体外泄漏条件示例

体外药物泄露条件	目的	原理
使用 50% 人血浆在 37 ℃下温育 24 h	评价血液循环中脂质体的稳定性	血浆主要模拟血液环境
使用 pH 为 5.5、6.5 和 7.5 的缓冲液在 37℃下温育 24 h	模拟正常组织中、癌症细胞周围和癌症细胞内的药物释放	正常组织：pH 7.3；癌症组织：pH 6.6；癌症细胞内（内涵体和溶酶体）：pH 5~6
使用 pH 为 6.5 的缓冲液在一系列温度（43℃、47℃、52℃、57℃）下温育 12 h 或直到药物完全释放	评价脂质双分子层完整性	脂质的相变温度（T_m）由脂质双分子层性质如刚度、刚性和化学组成决定。药物释放是温度的函数，其差异（T_m 以下或以上）能反映脂质性质的细微差异
低频（20 kHz）超声条件下在 37℃温育 2 h 或直至药物完全释放	评价包封在脂质体中的药物状态	低频超声（20 kHz）可以通过瞬时引起孔状破损破坏脂质双分子层，可使多柔比星通过脂质体中的凝胶的溶解控制释药

11.5　小结

2010 年 2 月，FDA 发布了一个关于仿制盐酸多柔比星脂质体注射剂的生物等效性指南草案（FDA，2010）。这是首个关于仿制脂质体药品的生物等效性指南。2013年2月4日，根据与Doxil的药学等效性和生物等效性研究，FDA批准了Sun Pharma公司的Lipodox，作为Doxil的首个仿制药品。

鉴于脂质体药品的多样性和复杂性，我们认识到监管机构在制定针对这类药品的生物等效性法规方面大有可为。市场上相当一部分药品仍然缺乏药品专属的生物等效性指南。药品专属的生物等效性指南之所以重要，是因为同一类药品可能存在细微的特性差异，需要进行不同的体内生物等效性研究设计、体外释药/溶出度试验和（或）物理与化学表征方法。例如，对于制备的载药机制不同于Doxil的脂质体药品，体外检测条件应根据包封药物的亲脂性及其作用部位而有所变化。

（郑　楠 校）

参考文献

Adler-Moore JP, Proffitt RT (1993) Development, characterization, efficacy and mode of action of Ambisome, a unilamellar liposomal formulation of amphotericin B. J Liposome Res 3:429–450

Akbarzadeh A, Rezaei-Sadabady R, Davaran S, Joo SW, Zarghami N, Hanifehpour Y, Samiei M, Kouhi M, Nejati-Koshki K (2013) Liposome: classification, preparation, and applications. Nanoscale Res Lett 8:102

Alberts DS, Garcia DJ (1997) Safety aspects of pegylated liposomal doxorubicin in patients with cancer. Drugs 54(suppl 4):30–35

Awiszus R, Stark G (1988) A laser-T-jump study of the adsorption of dipolar molecules to planar lipid membranes. II. Phloretin and phloretin analogues. Eur Biophys J 15:321–328

Bangham AD, Horne RW (1964) Negative staining of phospholipids and their structural modification by surface-active agents as observed in electron microscope. J Mol Biol 8:660–668

Barenholz Y (2001) Liposome application: problems and prospects. Curr Opin Colloid Interface Sci 6:66–77

Batist G, Barton J, Chaikin P, Swenson C, Welles L (2002) Myocet (liposome-encapsulated doxorubicin citrate): a new approach in breast cancer therapy. Expert Opin Pharmacother 3:1739–1751

Bekersky I, Fielding RM, Dressler DE, Kline S, Buell DN, Walsh TJ (2001) Pharmacokinetics, excretion, and mass balance of 14C after administration of 14C-cholesterol-labeled Am Bisome to healthy volunteers. J Clin Pharmacol 41:963–971

Bekersky I, Fielding RM, Dressler DE, Lee JW, Buell DN, Walsh TJ (2002) Pharmacokinetics, excretion, and mass balance of liposomal amphotericin B (AmBisome) and amphotericin B deoxycholate in humans. Antimicrob Agents Chemother 46:828–833

Charrois GJ, Allen TM (2003) Rate of biodistribution of STEALTH liposomes to tumor and skin: influence of liposome diameter and implications for toxicity and therapeutic activity. Biochim Biophys Acta 1609:102–108

Charrois GJ, Allen TM (2004) Drug release rate influences the pharmacokinetics, biodistribution, therapeutic activity, and toxicity of pegylated liposomal doxorubicin formulations in murine breast cancer. Biochim Biophys Acta 1663:167–177

Chen Y, Bathula SR, Li J, Huang L (2010) Multifunctional nanoparticles delivering small interfering RNA and doxorubicin overcome drug resistance in cancer. J Biol Chem 285:22639–22650

Chowdhary RK, Shariff I, Dolphin D (2003) Drug release characteristics of lipid based benzoporphyrin derivative. J Pharm Pharm Sci 6:13–19

Cui J, Li C, Guo W, Li Y, Wang C, Zhang L, Hao Y, Wang Y (2007) Direct comparison of two pegylated liposomal doxorubicin formulations: is AUC predictive for toxicity and efficacy? J Control Release 118:204–215

Cullis PR, Mayer LD, Bally MB, Madden TD, Hope MJ (1988) Generating and loading of liposomal systems for drug-delivery applications. Adv Drug Deliv Rev 3:267–282

Dailymed (2013) http://dailymed.nlm.nih.gov/dailymed/lookup.cfm?setid=bf2b4eaf-5227-42d9-af78-88d921e565f6 [Online]. Accessed 2013

Drummond DC, Meyer O, Hong K, Kirpotin DB, Papahadjopoulos D (1999) Optimizing liposomes for delivery of chemotherapeutic agents to solid tumors. Pharmacol Rev 51:691–743

EMA (2005) Review of Caelyx. http://www.ema.europa.eu/docs/en_GB/document_library/EPAR_-_Scientific_Discussion/human/000089/WC500020175.pdf [Online]. Accessed Aug 2013

EMA (2009) Assessment report for Mepact. http://www.ema.europa.eu/docs/en_GB/document_library/EPAR_-_Public_assessment_report/human/000802/WC500026564.pdf [Online]. Accessed 2013

Evaluatepharma (2013) http://www.evaluategroup.com/Public/EvaluatePharma-Overview.aspx [Online]. Accessed 2013

Fahr A, van Hoogevest P, May S, Bergstrand N, S Leigh ML (2005) Transfer of lipophilic drugs between liposomal membranes and biological interfaces: consequences for drug delivery. Eur J Pharm Sci 26:251–265

FDA (1999) Nonclinical pharmacology and toxicology review for verteporfin for injection. [Online]. Accessed 2013

FDA (2002) Guidance for industry: liposome drug products (Draft). http://www.fda.gov/downloads/Drugs/GuidanceComplianceRegulatoryInformation/Guidances/ucm070570.pdf [Online]. Accessed 2013

FDA (2010) Bioequivalence recommendation for doxorubicin hydrochloride (Draft). http://www.fda.gov/downloads/Drugs/GuidanceComplianceRegulatoryInformation/Guidances/UCM199635.pdf [Online]. Accessed 2013

FDA (2011) Exparel (bupivacaine liposomal injection) chemistry review #1. http://www.accessdata.fda.gov/drugsatfda_docs/nda/2011/022496Orig1s000ChemR.pdf [Online]. Accessed 2013

FDA (2012) Marqibo® (vincristine sulfate liposomes injection) for the treatment of advanced relapsed and/or refractory Philadelphia chromosome negative (PH-) adult acute lymphoblastics leukemia: sponsor briefing documents. http://www.fda.gov/downloads/AdvisoryCommittees/CommitteesMeetingMaterials/Drugs/OncologicDrugsAdvisoryCommittee/UCM296424.pdf [Online]. Accessed 2013

Forssen EA (1997) The design and development of DaunoXome(R) for solid tumor targeting in vivo. Adv Drug Deliv Rev 24:133–150

Gabizon AA (2001) Pegylated liposomal doxorubicin: metamorphosis of an old drug into a new form of chemotherapy. Cancer Invest 19:424–436

Gabizon A, Catane R, Uziely B, Kaufman B, Safra T, Cohen R, Martin F, Huang A, Barenholz Y (1994) Prolonged circulation time and enhanced accumulation in malignant exudates of doxorubicin encapsulated in polyethylene-glycol coated liposomes. Cancer Res 54:987–992

Gilead Sciences, Inc. (2012) AmBisome label. http://www.accessdata.fda.gov/drugsatfda_docs/label/2012/050740s021lbl.pdf [Online]. Accessed 2013

Haran G, Cohen R, Bar LK, Barenholz Y (1993) Transmembrane ammonium sulfate gradients in liposomes produce efficient and stable entrapment of amphipathic weak bases. Biochim Biophys Acta 1151:201–215

Hefesha H, Loew S, Liu X, May S, Fahr A (2011) Transfer mechanism of temoporfin between liposomal membranes. J Control Release 150:279–286

Hofheinz RD, Gnad-Vogt SU, Beyer U, Hochhaus A (2005) Liposomal encapsulated anti-cancer drugs. Anticancer Drugs 16:691–707

Iman M, Huang Z, Szoka FC Jr, Jaafari MR (2011) Characterization of the colloidal properties, in vitro antifungal activity, antileishmanial activity and toxicity in mice of a di-stigma-steryl-hemi-succinoyl-glycero-phosphocholine liposome-intercalated amphotericin B. Int J Pharm 408:163–172

Ishida T, Kiwada H (2008) Accelerated blood clearance (ABC) phenomenon upon repeated injection of PEGylated liposomes. Int J Pharm 354:56–62

Ishida T, Harashima H, Kiwada H (2002) Liposome clearance. Biosci Rep 22:197–224

Janssen Products, Ltd. (2012) Doxil label. http://www.accessdata.fda.gov/drugsatfda_docs/label/2012/050718s043lbl.pdf [Online]. Accessed 2013

Jiang W, Lionberger R, Yu LX (2011) In vitro and in vivo characterizations of PEGylated liposomal doxorubicin. Bioanalysis 3:333–344

Judson I, Radford JA, Harris M, Blay JY, van Hoesel Q, le Cesne A, van Oosterom AT, Clemons MJ, Kamby C, Hermans C, Whittaker J, Donato di Paola E, Verweij J, Nielsen S (2001) Randomised phase II trial of pegylated liposomal doxorubicin (DOXIL/CAELYX) versus doxorubicin in the treatment of advanced or metastatic soft tissue sarcoma: a study by the EORTC Soft Tissue and Bone Sarcoma Group. Eur J Cancer 37:870–877

Kanter PM, Bullard GA, Pilkiewicz FG, Mayer LD, Cullis PR, Pavelic ZP (1993) Preclinical toxicology study of liposome encapsulated doxorubicin (TLC D-99): comparison with doxorubicin and empty liposomes in mice and dogs. In Vivo 7:85–95

Kanter PM, Klaich G, Bullard GA, King JM, Pavelic ZP (1994) Preclinical toxicology study of liposome encapsulated doxorubicin (TLC D-99) given intraperitoneally to dogs. In Vivo 8:975–982

Kim S, Sankaram MB (2000) Multivesicular liposomes with controlled release of encapsulated biologically active substances. http://www.google.co.in/patents/US6132766 [Online]. Accessed 2013

Koide H, Asai T, Hatanaka K, Urakami T, Ishii T, Kenjo E, Nishihara M, Yokoyama M, Ishida T, Kiwada H, Oku N (2008) Particle size-dependent triggering of accelerated blood clearance phenomenon. Int J Pharm 362:197–200

Krasnici S, Werner A, Eichhorn ME, Schmitt-Sody M, Pahernik SA, Sauer B, Schulze B, Teifel M, Michaelis U, Naujoks K, Dellian M (2003) Effect of the surface charge of liposomes on their uptake by angiogenic tumor vessels. Int J Cancer 105:561–567

Krishna R, Mayer LD (1997) Liposomal doxorubicin circumvents PSC 833-free drug interactions, resulting in effective therapy of multidrug-resistant solid tumors. Cancer Res 57:5246–5253

Lasic DD, Frederik PM, Stuart MC, Barenholz Y, Mcintosh TJ (1992) Gelation of liposome interior. A novel method for drug encapsulation. FEBS Lett 312:255–258

Laverman P, Carstens MG, Boerman OC, Dams ETM, Oyen WJG, van Rooijen N, Corstens FHM, Storm G (2001) Factors affecting the accelerated blood clearance of polyethylene glycol-liposomes upon repeated injection. J Pharmacol Exp Ther 298:607–612

Ma P, Mumper RJ (2013) Anthracycline nano-delivery systems to overcome multiple drug resistance: a comprehensive review. Nano Today 8:313–331

Maeda H (2001) The enhanced permeability and retention (EPR) effect in tumor vasculature: the key role of tumor-selective macromolecular drug targeting. Adv Enzyme Regul 41:189–207

Makriyannis A, Guo J, Tian X (2005) Albumin enhances the diffusion of lipophilic drugs into the membrane bilayer. Life Sci 77:1605–1611

Mantripragada S (2002) A lipid based depot (DepoFoam technology) for sustained release drug delivery. Prog Lipid Res 41:392–406

Martin F (2001a) Liposome drug products. http://www.fda.gov/ohrms/dockets/ac/01/slides/3763s2_08_martin.ppt [Online]. Accessed 2013

Martin F (2001b) Product evolution and influence of formulation on pharmaceutical properties and pharmacology. http://www.fda.gov/ohrms/dockets/AC/01/slides/3763s2_08_martin.ppt [Online]. Accessed 2013

Meyers PA (2009) Muramyl tripeptide (mifamurtide) for the treatment of osteosarcoma. Expert Rev Anticancer Ther 9:1035–1049

Miller CR, Bondurant B, Mclean SD, Mcgovern KA, O'Brien DF (1998) Liposome-cell interactions in vitro: effect of liposome surface charge on the binding and endocytosis of conventional and sterically stabilized liposomes. Biochemistry 37:12875–12883

Minko T, Pakunlu RI, Wang Y, Khandare JJ, Saad M (2006) New generation of liposomal drugs for cancer. Anticancer Agents Med Chem 6:537–552

Novartis (2012) Visudyne label. http://dailymed.nlm.nih.gov/dailymed/lookup.cfm?setid=31512723-9ff0-4e18-aa3a-55ab833038c6 [Online]. Accessed 2 June 2013

O'Brien ME, Wigler N, Inbar M, Rosso R, Grischke E, Santoro A, Catane R, Kieback DG, Tomczak P, Ackland SP, Orlandi F, Mellars L, Alland L, Tendler C (2004) Reduced cardiotoxicity and comparable efficacy in a phase III trial of pegylated liposomal doxorubicin HCl (CAELYX/Doxil) versus conventional doxorubicin for first-line treatment of metastatic breast cancer. Ann Oncol 15:440–449

Pacira Pharmaceuticals, Inc. (2011) Exparel label. http://www.accessdata.fda.gov/drugsatfda_docs/label/2011/022496s000lbl.pdf [Online]. Accessed 2013

Pakunlu RI, Wang Y, Saad M, Khandare JJ, Starovoytov V, Minko T (2006) In vitro and in vivo intracellular liposomal delivery of antisense oligonucleotides and anticancer drug. J Control Release 114:153–162

Phuphanich S, Maria B, Braeckman R, Chamberlain M (2007) A pharmacokinetic study of intra-CSF administered encapsulated cytarabine (DepoCyt) for the treatment of neoplastic meningitis in patients with leukemia, lymphoma, or solid tumors as part of a phase III study. J Neurooncol 81:201–208

Reynolds JG, Geretti E, Hendriks BS, Lee H, Leonard SC, Klinz SG, Noble CO, Lucker PB, Zandstra PW, Drummond DC, Olivier KJ, Nielsen UB, Niyikiza C, Agresta SV, Wickham TJ (2012) HER2-targeted liposomal doxorubicin displays enhanced anti-tumorigenic effects without associated cardiotoxicity. Toxicol Appl Pharmacol 262:1–10

Sankaram MB, Kim S (1996) Preparation of multivesicular liposomes for controlled release of active agents. http://www.google.com/patents/CA2199004A1 [Online]. Accessed 2013

Senior J, Delgado C, Fisher D, Tilcock C, Gregoriadis G (1991) Influence of surface hydrophilicity of liposomes on their interaction with plasma protein and clearance from the circulation: studies with poly(ethylene glycol)-coated vesicles. Biochim Biophys Acta 1062:77–82

Sessa G, Weissman G (1968) Phospholipid spherules (liposomes) as a model for biological membranes. J Lipid Res 9:310–318

Shabbits JA, Chiu GN, Mayer LD (2002) Development of an in vitro drug release assay that accurately predicts in vivo drug retention for liposome-based delivery systems. J Control Release 84:161–170

Sigma-Tau Pharmaceutical, Inc. (2011) DepoCyt label. http://www.accessdata.fda.gov/drugsatfda_docs/label/2011/021041s023lbl.pdf [Online]. Accessed 2013

Silverman JA, Deitcher SR (2013) Marqibo(R) (vincristine sulfate liposome injection) improves the pharmacokinetics and pharmacodynamics of vincristine. Cancer Chemother Pharmacol 71:555–564

Swenson CE, Perkins WR, Roberts P, Janoff AS (2001) Liposome technology and the development of Myocet (TM) (liposomal doxorubicin citrate). Breast 10:1–7

Talon Therapeutics, Inc. (2012) Marqibo label. http://www.accessdata.fda.gov/drugsatfda_docs/label/2012/202497s000lbl.pdf [Online]. Accessed 2013

Wasan KM, Brazeau GA, Keyhani A, Hayman AC, Lopez-Berestein G (1993) Roles of liposome composition and temperature in distribution of amphotericin B in serum lipoproteins. Antimicrob Agents Chemother 37:246–250

Willis RC (1999) Method for utilizing neutral lipids to modify in vivo release from multivesicular liposomes. US patent US_5891467_A. Available at: http://www.lens.org/images/patent/US/5891467/A/US_5891467_A.pdf

Xu X, Khan MA, Burgess DJ (2012) Predicting hydrophilic drug encapsulation inside unilamellar liposomes. Int J Pharm 423:410–418

Yan X, Scherphof GL, Kamps JA (2005) Liposome opsonization. J Liposome Res 15:109–139

Zhang X, Zheng N, Lionberger RA, Yu LX (2013) Innovative approaches for demonstration of bioequivalence: the US FDA perspective. Ther Deliv 4:725–740

Zolnik BS, Stern ST, Kaiser JM, Heakal Y, Clogston JD, Kester M, Mcneil SE (2008) Rapid distribution of liposomal short-chain ceramide in vitro and in vivo. Drug Metab Dispos 36:1709–1715

第 12 章
胃肠道局部作用药品的生物等效性

Xiaojian Jiang, Yongsheng Yang, Ethan Stier

12.1 背景

在向 FDA 提交简化新药申请（ANDA）时，提出的仿制药必须与相应的参照药品药学等效和生物等效（BE），以确定两种药品治疗等效（TE）。被认为药学等效的两种药品必须含有相同量的原料药，且剂型、适应证和用法都必须相同。《美国联邦法规汇编》第 21 编第 320 部（21 CFR. 320.1）规定，生物等效性定义为："在类似和适当设计的研究中，当以相同的摩尔剂量给药时，在药物作用部位出现的活性成分或以药学等效物或药物替代物形式出现的活性部分，在药物作用部位的吸收速率与程度没有显著差异。"

治疗等效的药品被认为具有相同的安全性和有效性特征，可以相互替代。保证治疗等效最有效的方法是：保证两种药学等效的药品以一种等同的方式发挥效用。药品处方性能定义为：药品释药并在作用部位有效利用并最终发挥其药理作用。如果两种药品的处方性能等效，那么其安全性和临床作用也可能等效（Conner 和 Davit，2008）。

FDA 法规的第 320.24（b）节阐述了优先选用的全身吸收药品的生物等效性研究方法，以降序排列分别为精确度、灵敏度和可重复性。这些方法包括：①药代动力学研究；②体内药效学研究；③临床终点研究；④体外研究。另外，与《联邦食品、药品和化妆品法案》第 505（j）（8）（C）节一致，第 320.24（b）节规定，FDA 有权应用"任何其他 FDA 认为充分的方法确立生物等效性"。选用何种方法以满足体内或体外测试要求取决于研究的目的、可用的分析方法和药品的性质［21 CFR 320.24（a）］。申请人应当应用最精确、最灵敏和最具可重复性的方法开展生物等效性试验。

本章所述仅代表作者本人观点，并不代表 FDA 的官方政策。本文无意或不应从本文推断 FDA 的官方支持和认可

对于全身吸收并运送到作用部位的药物，一般通过测量可获得的生物体液来评价其生物等效性，通常为血浆中的药物浓度。然而，对于不在血液吸收而以胃肠道为作用部位的药物，生物等效性的评价更为复杂。因为全身吸收量与药物在胃肠道中的局部浓度可能没有直接关联（FDA，2008a，b）。

过去，FDA建议使用临床终点研究来证明很多局部作用胃肠道药品的生物等效性（例如，口服美沙拉嗪缓释或延迟释放药品、万古霉素胶囊和奥利司他胶囊）。然而，法规21 CFR 320.24（b）（4）规定，临床终点试验是"用于证明生物等效性的一般方法中精确度、灵敏度和可重复性最差的方法。"而对比性临床试验的费用高昂，耗时，通常会限制仿制药品的研发（Lionberger，2008）。《FDA通用生物利用度/生物等效性指南》进一步指出，在其他体内药代动力学研究、体内药效学研究或体外研究可行的情况下，一般不选择对比性临床试验（FDA，2003）。

FDA一直在积极研究其他可选的生物等效性评价方法，包括体外研究、体内药代动力学研究、体内药效学研究和其他在检测药品差异方面可能更为有效、更为灵敏的方法（Zhang等，2013）。因此，FDA制定了专门针对万古霉素胶囊、奥利司他胶囊和美沙拉嗪的缓控释药品和直肠给药药品的生物等效性研究建议。FDA在个案基础上，根据实际情况开展研究，制定了专门针对这些药品的生物等效性研究建议。最为适用的生物等效性评价方法建议取决于该方法在比较两种药品在特定作用部位的递药能力、灵敏度和可重复性，要考虑药物作用部位和作用机制、药物全身吸收、药物特定的理化性质、药品设计、安全性和有效性特征（Davit，2013）。

12.2　胃肠道局部作用药品的生物等效性评价方法选择的总体考虑

12.2.1　药代动力学研究的作用

对于全身作用药品，最为灵敏的评价两种药品配方生物等效性的方法是测量生物体液中的药物浓度。口服药品后，药品释放活性成分，在胃肠道溶出，透过肠壁被吸收，然后进入全身循环系统。由于相比较的两种药品含有相同的活性成分，因此，药物全身吸收的差异来源于影响吸收过程早期所发生的药品配方性能差异。通过比较两种药物的药代动力学曲线，我们可以得出两者是否在药品配方性能上存在显著差异（FDA，2004）。

对于局部作用胃肠道药品，药品所释放的活性成分在胃肠道溶出，出现在胃肠道，发挥治疗作用。局部溶解的药物也有可能是全身吸收的。尽管血药浓度可能与治疗效果无关,但药代动力学试验仍然可能比较仿制药品和参照药品的相对性能(FDA,2004)。比较其药代动力学特性能够区分两种在胃肠道不同部位释放的药物。

一些局部作用胃肠道药品在可获得的生物体液中所产生的药物或代谢物浓度可能是不可测量的。对于这些药品,如果适用,FDA 可审评其药效学试验数据以评价生物等效性。对于其他难以测量药效学终点的药品,如果情况允许,FDA 可依赖设计合理的对比性临床试验[21 CFR 320.24(b)(4)],或在适用情况下选择体外研究评价其生物等效性(FDA,2010a)。

需要注意的是,如果局部作用胃肠道药品存在涉及全身吸收的安全问题,除了开展所有要求证明局部递药等效的试验之外,FDA 将建议开展旨在证明其全身吸收量等效或全身吸收量较少的药代动力学试验。

12.2.2 体外溶出试验的作用

《联邦法规汇编》21 CFR 320.24(b)(5)规定,在某些情况下,可使用 FDA 接受的体外试验(通常是溶出试验)来评价药品的生物利用度和生物等效性,以确保其在人体的体内生物等效性。

局部作用胃肠道药品在体内的转运和溶出决定药物在作用部位的表现(Amidon,2004)。总体上,对于局部作用胃肠道药品,体内溶出试验与活性成分在作用部位有效利用的速率和程度有关,能够检测出仿制药品和参照药品最为显著的药品配方差异(FDA,2009b)。与此相反,全身作用药品递药至作用部位的速率和程度与体内溶出和个体生理过程差异均有关,例如,吸收、代谢、分布和排泄,而这些个体生理过程可能与药品性能无关(Polli,2008)。

对于含有高溶解度原料药并在配方上与参照药品定性(Q1)和定量(Q2)上相同的局部作用速释型(IR)口服药品,体外溶出试验就足以评价生物等效性。药物在覆盖胃肠道的 pH 范围内具有高溶解度,可以确保药物进入下胃肠道作用部位时大部分处于溶解状态;因此,体外溶出试验能够高度预测药品的体内溶出过程。如果仿制药品的配方和参照药品的配方的定性和定量等同,那么两种药品中非活性成分对药物通过胃肠道的转运作用是等效的。如果仿制药品有与参照药品不同的配方,则可能需要开展额外的研究证明仿制药品与参照药品在配方上的所有差异将不会影响药品的安全性和有效性(FDA,2008a)。图 12.1 总结了选择用于评价局部作用速释型仿制药品的生物等效性所采用的体外溶出试验的决策树(Davit,2010)。对于低溶解度胃肠道药品,传统的溶出介质可能无法预测其体内性能,因此,一直没有推荐用溶出试验评价生物等效性。对于低水溶性局部作用胃肠道药品,除了体内药代动力学研究外,FDA 通常还推荐临床终点研究来证明其生物等效性。

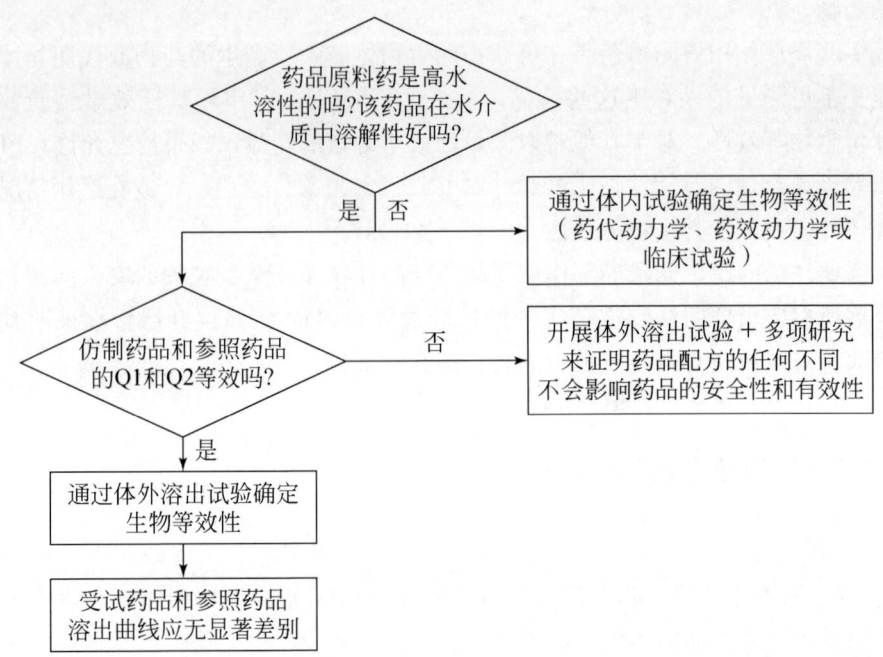

图 12.1 适用于局部作用速释型口服仿制药品的生物等效性评价方法选择

作为针对仿制药品的监管科学计划之一,FDA 正在研发适用的针对低溶解度的速释和缓控释药品的体外溶出试验,并评价生物相关溶出介质及其在预测体内溶出中的应用。未来可能会有一个更为详尽的可用于证明低水溶性局部作用胃肠道药品的生物等效性的溶出试验或生物相关介质。

一些局部作用缓控释口服药品的配方可能以胃肠道的不同区域为靶向,通常通过包衣使其依赖 pH 溶出。在不同的 pH 下对比仿制药品和参照药品的溶出试验能证明它们在胃肠道中的每个区域的释药都相当(FDA,2004)。因此,选择代表作为靶向的胃肠道条件的溶出试验条件应成为体外溶出方法研发的重点(Yang 等,2013a,b)。然而,鉴于体内胃肠道的转运和环境的复杂性,体外溶出试验条件模拟体内溶出的准确性存在局限性,尤其是对于复杂剂型,例如,控释药品。FDA 不建议仅使用体外溶出试验来确定缓控释口服药品的生物等效性。为确定生物等效性,除溶出试验外,还必须开展体内药代动力学试验或药效学试验。

如果局部作用缓控释口服药品可溶于水介质,体外溶出试验可以预测其在体内的表现,全身吸收量可测量,那么体外溶出试验和体内药代动力学试验就可用于确定其生物等效性。图 12.2 总结了选择体外溶出试验作为局部作用缓控释仿制药品的生物等效性评价方法的决策树（Davit，2010）。

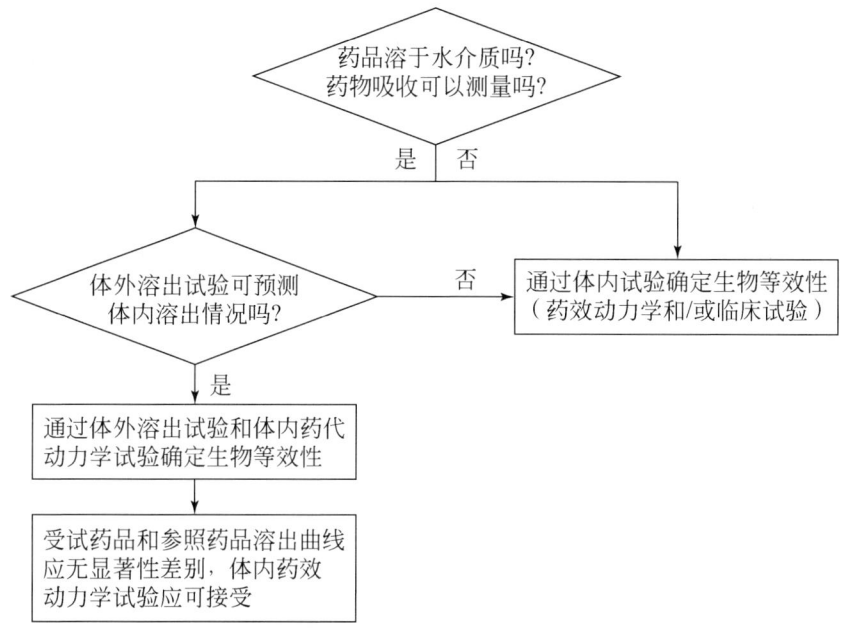

图 12.2 如何选择适当方法判定局部作用缓控释口服仿制药品的生物等效性

12.2.3 体外试验的作用

对于一些局部作用胃肠道药品［例如，乙酸钙、司维拉姆和消胆胺（FDA，2011e，g，e）］，FDA建议在有适用依据的情况下，可通过反映药物作用机制的体外生物等效性研究来评价其生物等效性，因为体外试验变异性低、易于控制，更易于发现药品之间的差异。然而，应明确体外试验的临床相关性和灵敏性（Chow 和 Liu，2009）。

结合剂，包括诸如消胆胺和降胆宁不溶性树脂，以及诸如钙、司维拉姆和镧等磷酸盐结合剂，通过结合上胃肠道的胆汁酸或磷酸盐形成不溶性络合物病通过粪便排出体内发挥治疗作用。体外结合测定试验被认为直接关系到药品的药理作用，并可确保仿制药品和参照药品在作用部位的药品利用度等效。因此，FDA建议通过体外平衡和动力学结合试验来证明局部作用结合剂的生物等效性（FDA，2008a）。结合动力学研究评价结合速率和达到结合平衡的时间，结合平衡研究确定结合亲和力和结合能力（Zhang 等，2013）。体外结合测定与崩解/溶出试验一起可证明磷酸盐结合剂的生物等效性。

12.2.4 药效学研究的作用

在药代动力学研究或体外研究均无法确定生物等效性的情况下，药效学或药理学研究可以有效发挥作用。药效学的定义为：药物在作用部位的浓度与治疗效果之间的关系。正如图12.1和12.2所示，药物或活性代谢物传递到作用部位时，能够激发药效学反应。一般而言，药效学终点测量与药代动力学和体外研究相比变异性更高（Conner和Davit，2008）。因此，一般认为在确定仿制药品和参照药品的性能差异时，药效学或临床方法的准确度、灵敏度和可重复性不如药代动力学试验或体外检测。

通常，对剂量对数做图的药效学响应曲线为S型。关键是选择量效曲线上线性部分对应的剂量，以使药效学响应对剂量的微小变化敏感。对于药效学终点生物等效性研究，FDA建议除了关键性研究之外，应开展预试验以确定合适的剂量，使药效学响应落在药效学量效曲线上的线性部分，并确定试验对象的数目以提供足够的统计学功效。已推荐应用该方法评价药品配方与参照药品Q1和Q2不同的阿卡波糖片剂的生物等效性（FDA，2009c）。

12.2.5 临床终点研究的作用

尽管临床终点研究在灵敏度方面存在局限性，但有些情况下当没有其他可行的方法时，FDA会建议开展该研究（Lionberger，2008）。

临床终点生物等效性研究通常采用随机、置盲、平衡和平行设计。临床终点研究比较仿制药品、参照药品和安慰剂的疗效，确定含有相同有效成分的两种药品是否生物等效。根据参照药品标签说明的给药剂量，临床研究在患者群中运用特别针对药品的临床适应证。仿制药品和参照药品在统计学上必需优于安慰剂（$P<0.05$），以确保该试验能够足够灵敏地证明药品之间的差异。如果参照药品标签说明有多种适应证，则通常首选对配方差异最为敏感的适应证（Lionberger，2008）。

临床终点研究采用的剂量通常位于量效曲线的平台期。如图12.5所示，剂量（$D2$）发生很大变化时，其产生的响应（$R2$）变化很小。因此，在发现仿制药品和参照药品的性能差异方面，临床终点研究的灵敏度最低，因此，是最后的选择。临床终点研究通常需要大数目的试验对象，所以患者招募可能成为问题。

12.2.6 多种生物等效性评价方法总结

对于局部作用胃肠道药品，例如，美沙拉嗪控释药品有可测量的全身吸收量，体内药代动力学研究和体外溶出研究是证明其生物等效性的适用方法。而对于高溶解性、全身吸收量小或检测不到的速释型口服药,例如,万古霉素胶囊,对于与参照药品配方 Q1 和 Q2 相同的仿制药品,对比溶出曲线的多介质体外溶出试验就能充分证明其生物等效性。在检测不到药物的全身吸收量以及体外溶出试验不能预测体内溶出的情况下(例如,奥利司他胶囊),可采用药效学终点或临床终点研究。对于低水溶性的局部作用胃肠道药品(例如,利福昔明和鲁比前列酮),FDA 建议同时开展临床终点体内生物等效性研究和药代动力学终点体内生物等效性研究。

对于局部作用缓控释口服药品,FDA 通常建议通过"证据加权"方法,或结合不同方法克服单个终点的局限性,并提供充分的等效性保证。表 12.1 显示了药品、生物等效性方法和选择这些方法的考虑因素的实例。

表 12.1 多种生物等效性方法和需要考虑的因素总结

生物等效性方法	药物/药品实例	特点	药品类别
体外崩解和结合测定	考来烯胺、考来替泊、碳酸镧、醋酸钙和司维拉姆	全身吸收较少或没有,结合可定量测量,不良反应限于局部	结合剂
体外溶出	盐酸万古霉素胶囊,阿卡波糖片剂(仿制药品配方 Q1 和 Q2 相同)	高溶解性,全身吸收少或没有;体外溶出可高度预测体内释药过程	高溶解度速释剂型
体内药代动力学研究和体外溶出	美沙拉嗪缓释和延迟释放药品(pAUC);美沙拉嗪前体药品;美沙拉嗪灌肠剂	血药浓度可测;药物溶解于水介质,溶出试验可预测体内释药过程	缓控释剂型和速释剂型
体内药代动力学试验和体外理化性质表征	美沙拉嗪栓剂	血药浓度可测;溶出试验不可预测体内释药过程	直肠给药
体内药效学研究	阿卡波糖片剂(Q1 和 Q2 不相同);奥利司他胶囊	药效学终点易测量、敏感;全身性吸收很少或没有;无全身安全性问题	高溶解度和低溶解度的速释药品
临床终点研究和(或)药代动力学研究	利福昔明胶囊,鲁比前列酮胶囊	低溶解度药物;溶出试验无法预测体内过程;全身吸收可测;临床试验可行	低溶解度速释剂型

12.3 生物等效性建议：案例研究

12.3.1 美沙拉嗪

溃疡性结肠炎（ulcerative colitis，UC）是一种以结肠黏膜炎症为特点的黏膜慢性炎症性疾病。其临床病程涉及活动性疾病反复发作，间隔缓解期，并伴有血性腹泻、直肠紧迫感和腹痛症状（Kornbluth 和 Sachar，2010）。UC 最常影响青少年和年轻成年人，但也可发生于任何年龄组人群。在美国，UC 的现患率为 238 人/10 万成年人，在北美，UC 的发病率为（2.2～14.3）例/10 万人-年（Loftus，2004）。

柳氮磺胺吡啶（SSZ）是最早用于治疗 UC 的药物，并成功治疗治疗达 40 年，但在不到 20 年前，大家认识到，柳氮磺胺吡啶的活性成分是 5-氨基水杨酸。柳氮磺胺吡啶中的 5-氨基水杨酸通过偶氮键连接于磺胺吡啶。偶氮磺胺吡啶是该药的非活性部分，保护药物不被吸收，直到到达含有丰富细菌的结肠时，高浓度的偶氮还原酶可将 5-氨基水杨酸释出（Lichtenstein 和 Kamm，2008）。

美沙拉嗪为 5-氨基水杨酸（5-ASA）化合物（图 12.3），是缓解和持续治疗轻度至中度 UC 的一线治疗药物。美沙拉嗪的作用机制尚不完全清楚，但在结肠上皮细胞似乎有局部抗炎作用。在慢性炎症性肠病患者，通过环氧合酶和脂氧合酶途径，黏膜生成的花生四烯酸代谢物增多，而美沙拉嗪可能是通过阻断环氧合酶途径和抑制结肠前列腺素生成而消除炎症（FDA，2011A）。

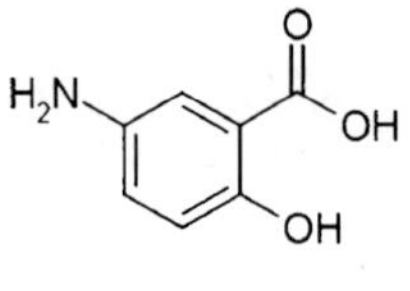

图 12.3 美沙拉嗪的化学结构

美沙拉嗪口服后在上胃肠道吸收迅速且完全，但在结肠吸收差（Schroder 和 Campbell，1972）。为了防止美沙拉嗪被近端小肠吸收并使其到达发炎的小肠和（或）结肠处，已研发了各种美沙拉嗪传递系统（Qureshi 和 Cohen，2005），包括（表 12.2）：

- 口服前体药品：通过偶氮键使美沙拉嗪与一个载体或另一个 5-氨基水杨酸（5-ASA）结合，随后在结肠中通过细菌偶氮还原反应裂解，释放出等摩尔量的活性美沙拉嗪部分。这类药品包括柳氮磺胺吡啶（Azulfidine®，Azulfidine EN-tabs®）、奥沙拉嗪钠（Dipentum®）和巴柳氮二钠（Colazal®和 Giazo®）。
- 口服延迟释放药品：外层包裹对 pH 敏感的肠溶包衣，后者是在远端回肠和结肠的碱性环境中溶解。这类药品包括 Asacol®、Asacol® HD、Liada®（美沙拉嗪延迟释放片）和 Delzicol®（美沙拉嗪延迟释放胶囊）。
- 口服缓释药品：使用控释辅料配方制成，使美沙拉嗪在胃肠道中以延迟方式释放。这类药品包括 Pentasa® 和 Apriso®（美沙拉嗪缓释胶囊）。
- 局部用药药品：使用美沙拉嗪灌肠剂［Rowasa®（美沙拉嗪）直肠灌肠剂或 Canasa™（美沙拉嗪）直肠栓剂］，使美沙拉嗪直接在直肠和远端结肠部位进入体内，从而有效地避开小肠吸收。

尽管所有这些药品将相同的活性部分（美沙拉嗪）递药至肠部发炎部位，但药品剂型差异、结肠情况和转运时间的不同导致药物的释放曲线、药代动力学曲线、安全性特征和在结肠黏膜上的吸收水平有所不同（Qureshi 和 Cohen，2005）。

表 12.2 列出了这些美沙拉嗪药品的血药浓度，它们可以可靠地测得，但变异性高。因为美沙拉嗪的半衰期短（静脉给药 500 mg 后约 42 min）（Myers 等，1987），所以可以假定其全身吸收量为从某个剂型中释放到靶点部位的吸收量。这些药品的药代动力学曲线各不相同，其延迟时间（T_{lag}）和达峰时间（T_{max}）不同，但其药-时曲线下面积（AUC）和最大血药浓度（C_{max}）有重叠。例如，Colazal®（巴柳氮二钠胶囊，在结肠释放美沙拉嗪）的美沙拉嗪药代动力学曲线就不同于 Asacol®、Pentasa®、Lialda® 和 Apriso®（美沙拉嗪缓控释药品）的药代动力学曲线（FDA，2010A）。如上所述，预期在靶点部位的全身吸收量与局部浓度成比例。因此，通过药代动力学曲线可以检测药品配方差异，并提供有关美沙拉嗪局部利用度的信息。

由于在药品配方设计上的不同，口服美沙拉嗪药品在多种 pH 的介质中表现出不同的溶出曲线。例如，在酸性阶段（0.1 N 盐酸）和随后的碱性阶段（pH 6.0~7.5）两阶段的溶出试验中，Asacol®、Asacol® HD 和 Lialda®（美沙拉嗪延迟释放片）的溶出曲线显示，美沙拉嗪在 pH 为 6.8~7.0 时开始释放。然而，pH 大于 7 时，Asacol® 和 Asacol® HD（美沙拉嗪延迟释放片）的溶出曲线与速释剂型的曲线类似，而 Lialda®（美沙拉嗪延迟释放片）出现缓释溶出曲线。也有文献报道，在 pH 为 6.8、7.2 和 7.8 的人工胃液和磷酸盐缓冲液中，不同的美沙拉嗪药品的溶出曲线不同（Rudolph 等，2001）。因此，体外溶出试验是一种检测药品配方差异的灵敏方法。所以，在代表胃肠道预期情况的多介质中比较溶出曲线可评估 pH 和转运时间对药物释放的影响，并证明释药机制不同的药品的生物等效性。当两种药品的体外药物释放（不同 pH 条件下）和药代动力学曲线等效时，FDA 可以认为两种药品在作用部位利用度相同的结论（FDA，2010a）。

一般认为临床终点研究不能灵敏地区分不同药品的释放模式。据报道，即使药品的药代动力学曲线和体外释药曲线不同，临床研究也无法显示表 12.1 所列的现有的美沙拉嗪的不同药品配方间的差异，也不能显示相同剂型的剂量差异（Sandborn，2002）。

2005 年，FDA 建议通过体内药代动力学试验和体外溶出试验来确立美沙拉嗪前体药品［巴柳氮二钠、奥沙拉嗪和柳氮磺胺吡啶（SSZ）］的生物等效性。自 2005 年以来，FDA 一直在实施针对高变异药物的参照药品标度的生物等效性方法，发起方可运用参照药品的变异性设定仿制药品和参照药品差异的适用限度。其结果是这种参照药品标度的生物等效性方法使美沙拉嗪的药代动力学研究可以实行。此外，已认识到如果总吸收量相似，那么比较 AUC 和 C_{max} 可能无法区分两种美沙拉嗪药品。因此，建议采用部分药-时曲线下面积（pAUC）来评价药代动力学曲线的相似性，以确保治疗等效性。此外，pAUC 可区分"专门"在结肠内释药与在结肠外部分释药的美沙拉嗪。对于口服缓控释美沙拉嗪药品，FDA 目前的立场是：证明生物等效性的最好方法是在空腹和进食条件下采用 pAUC 来评价药代动力学曲线等效性，并在多介质中采用 f_2 相似性比较评价溶出曲线的等效性。

12.3.1.1 前体药品

几十年来，柳氮磺胺吡啶（SSZ）一直是治疗炎性肠病的一线治疗药物。这种药物含有通过偶氮键结合于磺胺吡啶（SP）的 5-氨基水杨酸（5-ASA）。当偶氮键被结肠内细菌偶氮还原酶裂解后，5-氨基水杨酸（5-ASA）游离出来，而磺胺吡啶成为载体分子。目前市场上有三种柳氮磺胺吡啶参照药品［Azulfidine®（柳氮磺胺吡啶片剂和混悬液）以及 Azulfidine ZH-tabs®（柳氮磺胺吡啶延迟释放片）］。Azulfidine ZH-tabs®（SSZ）延迟释放片剂带有邻苯二甲酸乙酸纤维素薄膜包衣，能阻止其在胃中的崩解并减少对胃黏膜的刺激（FDA，2013a）。柳氮磺胺吡啶吸收不良，只有不到 15% 的被吸收剂量为母体药物。磺胺吡啶在结肠内吸收很好，估计生物利用度为 60%；而 5-氨基水杨酸在胃肠道内的吸收要少得多。磺胺吡啶和 5-氨基水杨酸在给药约 10 h 后到达峰值血药浓度，表示转运至细菌介导的代谢反应发生的小肠的胃肠道转运时间约为 10 h（FDA，2013a）。

奥沙拉嗪由两个 5-氨基水杨酸自由基分子通过偶氮键连接组成，偶氮键在结肠中被细菌偶氮还原酶裂解，释放出两个 5-氨基水杨酸分子。奥沙拉嗪钠胶囊（Dipentum®）口服给药后，全身生物利用度低。根据口服和静脉给药研究可知，1.0 g 口服单剂量中吸收量约为 2.4%（FDA，2006）。其余部分被输送到结肠，结肠细菌将每个分子迅速转变为两个 5-氨基水杨酸（5-ASA）分子。释放的 5-氨基水杨酸吸收缓慢，导致结肠的局部浓度极高。

表 12.2 目前在美国上市的美沙拉嗪药品配方

商品名	通用名	规格	给药方案	5-氨基水杨酸释药部位	药品配方
口服前体药品					
Azulfidine	柳氮磺胺吡啶(SSZ)片剂和混悬液	500 mg	初始治疗,每日3~4 g,剂量平均分配;维持治疗,每日2 g	结肠	磺胺部分连接于5-氨基水杨酸;偶氮键被结肠细菌裂解。延迟释放片可延缓片剂在胃内崩解,减少潜在刺激
Azulfidine EN-tabs	柳氮磺胺吡啶(SSZ)延迟释放片剂	500 mg			
Dipentum	奥沙拉秦钠胶囊	250 mg	维持缓解期,每日2次,2×0.25 g(每日1 g)	结肠	两个5-氨基水杨酸分子结合;偶氮键被结肠细菌裂解
Colazal	巴柳氮二钠胶囊	750 mg	治疗轻度至中度活动性UC,每日3次,3×0.75 g(每日6.75 g)	结肠	5-氨基水杨酸连接于惰性载体;偶氮键在结肠裂解
Giazo	巴柳氮二钠片剂	1.1 g	治疗轻度至中度活动性UC,每日2次,3×1.1 g(每日6.6 g)	结肠	
口服美沙拉嗪控释药品					
Asacol	美沙拉嗪延迟释放片剂	400 mg	治疗轻度至中度活动性UC,每日2次,3×400 mg(每日2.4 g)。治疗缓解期UC,每日1.6 g,剂量平均分配	回肠末端和结肠	片剂使用尤特奇S包衣,在pH=7时释放5-氨基水杨酸

(续表)

商品名	通用名	规格	给药方案	5-氨基水杨酸释药部位	药品配方
Asacol HD	美沙拉嗪延迟释放片	800 mg	治疗中度活动性 UC，每日 3 次，2×800 mg（每日 4.8 g）	回肠末端和结肠	与 Asacol 包衣相同，但含有一层尤特奇 L 包衣
Lialda	美沙拉嗪延迟释放片	1.2 g	缓解期初治疗，每日 1 次，2.4 或 4.8 g；缓解期维持治疗，每日 1 次，2.4 g	回肠末端和结肠	片剂有尤特奇 S 包衣，在 pH6.8 时释放 5-氨基水杨酸；片芯含有亲水和亲脂辅料以提供缓释
Delzicol	美沙拉嗪延迟释放胶囊	400 mg	治疗轻度至中度活动性 UC，每日 3 次，2×400 mg（每日 2.4 g）。UC 缓解期维持治疗，每日 1.6 g，剂量平均分配	回肠末端和结肠	尤特奇 S 包衣，在 pH=7 时释放 5-氨基水杨酸
Pentasa	美沙拉嗪缓释放胶囊	250 mg 和 500 mg	缓解期初治疗，每日 4 次，4×250 mg 或 2×500 mg，每日总剂量为 4 g	十二指肠、空肠、回肠、结肠	颗粒由乙基纤维素包衣提供缓释
Apriso	美沙拉嗪延迟缓释放胶囊	375 mg	缓解期维持治疗，每日 1 次，4×0.375 g（1.5 g）	空肠、回肠、结肠	颗粒由 5-氨基水杨酸和高聚物骨架和尤特奇 L 包衣组成，在 pH=6 时溶解
美沙拉嗪直肠用药品					
Canasa	美沙拉嗪直肠栓剂	1 g	治疗溃疡性直肠炎，每日 1 次，1 g	直肠和末端结肠	5-氨基水杨酸栓剂
Rowasa	美沙拉嗪灌肠剂	4 g/60 ml	治疗远端 UC 和直肠炎，每日 1 次，4 g	直肠和末端结肠	5-氨基水杨酸混悬液

巴柳氮是 5-氨基水杨酸（5-ASA）的前体药品，通过一个重氮键结合于惰性载体 4-氨基苯甲酰基-β-丙氨酸（4-ABA）上。巴柳氮胶囊（Colazal®）和片剂（Glazo®）含有巴柳氮二钠粉末，不溶于酸，并被设计为以完整的前体药品形式递药到结肠。动物和人体药代动力学研究已证实，巴柳氮分子适于作为结肠内腔 5-氨基水杨酸的高效前体药物源，其母体化合物与代谢物的全身性吸收量最少（Qureshi 和 Cohen，2005）。

针对这三种药品，FDA 建议仿制药品申请人通过体内药代动力学研究和体外溶出试验比较仿制药品和参照药品，且在溶出试验中要采用多种溶出介质，覆盖药品在胃肠道中遇到的 pH 范围，以证明其生物等效性。体内药代动力学试验应采用健康受试者，因为健康受试者变异性低，在检测药学等效药品的生物利用度差异时的检测灵敏度更高（FDA，2007）。应该使用相似因子（f_2）比较仿制药品与参照药品在多种介质中的溶出曲线。

如表 12.3 所总结，药代动力学研究应依据《FDA 通用生物利用度/生物等效性指南》来检测血浆母体药物（柳氮磺胺吡啶、奥沙拉嗪和巴柳氮）浓度（FDA，2003）；在检测药品配方性能变化时，母体药物血药浓度是最敏感的指标。由于结肠吸收的美沙拉嗪与作用部位活性成分的利用度有关，也应测定美沙拉嗪的浓度。随着科学技术的进步，目前可采用精确且可重复的方法测得母体药物和 5-氨基水杨酸的血药浓度。

由于前体药品只在作用部位或靠近作用部位被细菌转化为美沙拉嗪，并随后主要在作用部位被吸收，药-时曲线下面积（AUC）和最大血药浓度（C_{max}）是表示在结肠部位可有效利用的美沙拉嗪的良好指标（FDA，2010a）。对于前体药品和美沙拉嗪的 AUC 和 C_{max}，仿制药品/参照药品的几何均数比率（GMR）的 90% 置信区间应落在 0.8～1.25 范围内。FDA 一般要求血浆代谢物数据仅作为支持性信息，但 FDA 的生物等效性指南有一个例外，那就是要求首过形成的活性代谢产物（即美沙拉嗪）符合生物等效范围（FDA，2003）。FDA 认为利用置信区间的方法来评价美沙拉嗪数据非常重要，因为它能确保前体药品到达结肠并被转化为活性部分——5-氨基水杨酸（5-ASA）（FDA，2007）。没有必要测定 N-Ac-5-ASA 的血药浓度，因为它在药理学上无活性且与安全问题的关系可能不大。对于柳氮磺胺吡啶药品，由于其载体成分磺胺吡啶与大量不良反应有关，要求测定磺胺吡啶。

虽然每一个溶出试验和药代动力学研究都只是部分反映药物在局部作用部位的表现，但这些参数和在一起就能够充分保证药品配方性能，支持确定其生物等效性。

表 12.3 对前体药品的生物等效性评价建议（列出的一些指南可能已经过期，需要修订）

商品名/通用名	采用健康受试者开展体内药代动力学研究	需要检测的分析物	根据AUC和C_{max}的90%置信区间确定生物等效性	体外溶出（生物等效性）	指南公布日期（FDA, 2008d, e, 2010c, d, 2013b）
Azulfidine（柳氮磺胺吡啶片剂和胶囊）	空腹和进食	柳氮磺胺吡啶，磺胺吡啶和美沙拉嗪	柳氮磺胺吡啶，磺胺吡啶和美沙拉嗪	0.1N盐酸；pH 4.5缓冲液；pH 6.8缓冲液；pH 7.4	2/2010
Azulfidine EN-tabs（柳氮磺胺吡啶延迟释放片剂）	空腹和进食				2/2020
Dipentum（奥沙拉嗪钠胶囊）	空腹和进食	奥沙拉嗪和美沙拉嗪	奥沙拉嗪和美沙拉嗪	0.1N盐酸；pH 4.5缓冲液；pH 6.8缓冲液	5/2008
Colazal（巴柳氮钠胶囊）	空腹和进食	巴柳氮和美沙拉嗪	巴柳氮和美沙拉嗪	0.1N盐酸；pH 4.5缓冲液；pH 6.8缓冲液；pH 7.4	1/2008
Glazo（巴柳氮钠片剂）	空腹和进食	巴柳氮和美沙拉嗪	巴柳氮和美沙拉嗪	0.1N盐酸；pH 4.5缓冲液；pH 6.8缓冲液；pH 7.4	6/2013

12.3.1.2 美沙拉嗪延迟释放药品

口服美沙拉嗪延迟释放药品时使用pH敏感的肠溶包衣方法将美沙拉嗪药物靶向传递至下胃肠道。市场上现有的口服美沙拉嗪延迟释放片剂包括Asacol®（400 mg）、Asacol® HD（800 mg）和Lialda®（1.2 g）。

Asacol®（美沙拉嗪）延迟释放片剂由尤特奇S（甲基丙烯酸共聚物B型，NF）包衣，在pH≥7时溶解，在回肠末端和之外释放美沙拉嗪，在结肠发挥局部抗炎作用（FDA, 2011a）。口服后，Asacol®（美沙拉嗪）延迟释放片剂中约28%的美沙拉嗪被吸收，剩余部分用于局部作用并从粪便中排出。在空腹和进食后的受试者中，美沙拉嗪的吸收相似。美沙拉嗪的T_{max}为4～12 h，说明是延迟释放。

Asacol® HD（美沙拉嗪）延迟释放片剂有外保护层，包括尤特奇S（甲基丙烯酸共聚物B型，NF）和尤特奇L（甲基丙烯酸共聚物A型，NF）。尤特奇S在pH≥7时溶解，在回肠末端和之外释放美沙拉嗪，在结肠发挥局部抗炎作用

(FDA，2010e)。Asacol® HD（美沙拉嗪）延迟释放片剂和 Asacol® HD（美沙拉嗪延迟释放片剂）在相同剂量下不具有生物等效性。与 Asacol®（美沙拉嗪延迟释放片剂）相比，Asacol® HD（美沙拉嗪延迟释放片剂）的 T_{max} 为 10～16 h，也出现延迟。在健康志愿者中开展的单剂量试验中，根据累积回收尿中的美沙拉嗪和 N-乙酰基-5-氨基水杨酸，可以看出，Asacol® HD（美沙拉嗪）口服片剂 20% 被全身吸收。高脂膳食不影响 AUC，但在进食条件下美沙拉嗪的 C_{max} 下降 47%，T_{max} 延迟了 14 h。

Liada®（美沙拉嗪）延迟释放片剂有 pH 依赖的聚合物薄膜包衣，在 pH≥6.8 时降解，通常在回肠末端开始从片芯释放美沙拉嗪。片芯含有美沙拉嗪以及亲水和亲脂辅料，能使美沙拉嗪在回肠和直肠中延迟释放（FDA，2011b）。研究发现，Liada®（美沙拉嗪）延迟释放片剂中美沙拉嗪的总吸收量占给药剂量的 21%～22%。T_{max} 在 9～12 h 范围内。与空腹状态的结果（标称）相比，高脂膳食会增加美沙拉嗪的全身吸收量（C_{max} 升高 91%；AUC 升高 16%）。

2010 年 8 月，FDA 决定，美沙拉嗪缓控释仿制药品申请人必须进行药代动力学研究并与涵盖胃肠道预期 pH 的体外溶出试验相结合来证明生物等效性。根据 2012 年 9 月发表的针对美沙拉嗪延迟释放药品的生物等效性指南（表 12.4），FDA 推荐，采用健康受试者进行空腹和进食研究以及体外溶出研究，来证明生物等效性。根据对缓释剂型的 FDA 的通行政策，FDA 要求开展进食研究（FDA，2002）。另外，食物似乎会影响这三种药品的药-时曲线下面积（AUC_t）、最大血药浓度（C_{max}）和达峰时间（T_{max}），因此，进食后生物等效性试验对于证明美沙拉嗪仿制药品以类似于参照药品的方式与食物相互作用非常重要。对于与这些药品相关的美沙拉嗪的血药浓度的高变异性，仿制药品申请人可以考虑使用参照药品标度的平均生物等效性方法加以解决（Haidar 等，2008）。FDA 不要求测量 N-乙酰基-5-氨基水杨酸的血药浓度，因为这种代谢物对安全性和有效性没有显著影响。

由于美沙拉嗪延迟释放药品在小肠和大肠（结肠）释放美沙拉嗪，因此，血药浓度反映的是美沙拉嗪的总吸收量，而不仅仅是作用部位的吸收量。FDA 建议，除了使用 AUC_t 和 C_{max} 外，应采用反映结肠药物吸收量的部分药-时曲线下面积（$pAUC_{8\sim48}$）来评价药代动力学曲线的相似性（FDA，2013c）。

对于美沙拉嗪延迟释放药品，多阶段溶出试验可反映胃肠道各部分的 pH。选择的 pH 包括：胃（0.1 N 盐酸）、上胃肠道（5～7.0）和下胃肠道（6～8），而美沙拉嗪是在下胃肠道开始释放，如表 12.5 所示。应该使用相似因子 f_2 来比较多种介质下仿制药品和参照药品的溶出曲线。体外溶出试验采用一定范围的 pH 作为药物在体内胃肠道释放环境的等效替代，同时也作为确定药代动力学终点体内生物等效性研究。

表 12.4 对美沙拉嗪延迟释放药品的生物等效性评价建议

原创药品	体内空腹/进食药代动力学研究,生物等效性指标	体外溶出代表		指南发布日期 (FDA 2012a, b, c)
Asacol® (美沙拉嗪延迟释放片剂)	$AUC_{8\sim48}$, $AUC_{0\sim t}$ 和 C_{max}	II (桨法) 预治疗阶段在 0.1 N HCl (500 ml) 中 2 h 100 rpm, 评价阶段 50 rpm	分别为: (1) pH 4.5 醋酸盐缓冲液 (2) pH 6.0 磷酸盐缓冲液 (3) pH 6.5 磷酸盐缓冲液 (4) pH 6.8 磷酸盐缓冲液 (5) pH 7.2 磷酸盐缓冲液 (6) pH 7.8 磷酸盐缓冲液	900 0, 10, 20, 30, 45, 60, 75, 90, 120 和 150 min 或根据曲线对比的需要选取时间点 9/2012
Asacol® HD				
Lialda® (美沙拉嗪延迟释放片剂)		II (桨法) 预治疗阶段在 0.1 N HCl (500 ml) 中 2 h 和缓冲液阶段 100 rpm	缓冲液阶段 1: (950 ml) pH 6.4 磷酸盐缓冲液 1 h 缓冲液阶段 2: (960 ml) 分别为: (1) pH 6.5 磷酸盐缓冲液 (2) pH 6.8 磷酸盐缓冲液 (3) pH 7.2 磷酸盐缓冲液 (4) pH 7.8 磷酸盐缓冲液	1, 2, 4, 6 和 8 h 或根据曲线对比的需要选取时间点 9/2012

因为胃肠道环境复杂,仅开展药代动力学研究或仅开展溶出试验可能都无法看出仿制药品和参照药品之间的差异。比较药代动力学曲线的相似性和体外生物等效性溶出的相似性,可以确保美沙拉嗪局部递药的相似性。

表 12.5 胃肠道不同部位的比较(Chuong 等,2008;Wilson,2010;Gao 等,2010)

胃肠道区间	pH	空腹状态下转运时间(h)
胃	1~2	1~5
十二指肠	5~6.5	>5 min
空肠	6.0~7.0	1~2
回肠	6.6~7.5	2~3
升结肠	5~8	3~5
横结肠	6~8	0.2~4
降结肠	6~8	5~72
乙状结肠/直肠		

12.3.1.3 美沙拉嗪直肠给药药品

市场上现有两种美沙拉嗪直肠给药药品,可以有效用于溃疡性直肠炎和左半结肠炎的局部治疗。Rowasa®(美沙拉嗪)直肠灌肠剂混悬液 60 ml 瓶中含有 4 g 美沙拉嗪,并在顶部配有敷药器。美沙拉嗪灌肠剂在结肠的吸收量甚少,占给药剂量的 10%~30%。吸收程度则取决于药物在体内的驻留时间,在个体之间有差异(FDA,2008f)。Canasa®(美沙拉嗪)直肠栓剂在硬化脂底部含有 1 g 美沙拉嗪。美沙拉嗪直肠栓剂的全身吸收量低(约为 12%),但仍是可测量的(Aumais 等,2003)。

对于美沙拉嗪灌肠药,如果仿制药品和原创药品(RLD)在定性(Q1)和定量(Q2)上相同,FDA 建议开展临床终点空腹生物等效性研究,同时在 0.1 N HCl,pH 为 4.5、6.8 和 7.2 的缓冲液中进行比较溶出试验,使用《美国药典》仪器Ⅱ法(桨法),转速为 25 rpm 和 50 rpm(FDA,2008g)。对于美沙拉嗪栓剂,FDA 之前建议开展临床终点体内生物等效性研究以及空腹条件下药代动力学终点体内生物等效性研究。基于最近口服美沙拉嗪生物等效性评价的进展,FDA 在 2013 年 3 月修改了对其生物等效性评价建议,如果仿制药品和原创药品(RLD)在定性(Q1)和定量(Q2)上相同,那么必须开展空腹状态下的体内药代动力学研究和体外理化性质检测,以证明其生物等效性(FDA,2013d)。表 12.6 总结了对直肠混悬液和栓剂的生物等效性评价建议。与口服美沙拉嗪药类似,由于临床终点生物等效性研究不能灵敏地检测出药品配方的差异,已不再要求开展该研究。然而，与口服美沙拉嗪片剂不同，由于美沙拉嗪灌肠剂和栓剂在给药后主要在作用部位吸收，因此，不再需要 pAUC 这一指标（Brown 等，1997）。由于灌肠剂和栓剂的作用仅限于直肠和回肠远端，药物与食物不太可能相互作用。因此，也不要求开展空腹试验。

采用体外理化性质检测来证明栓剂的生物等效性而非采用灌肠混悬液的溶出试验的原因是：①从栓剂释药是个复杂的过程，对其释药机制的了解不如混悬液清楚；②考虑到直肠内体液量很少，对于栓剂，溶出试验和药物释放没有关联；③药物剂型的理化性质显著影响栓剂在体内释药的过程而非体外溶出。

12.3.2 奥利司他胶囊

奥利司他是一种化学合成的脂抑素氢化衍生物，是胃和胰的脂肪酶的可逆的和选择性抑制剂，如图 12.4 所示。它与低热量饮食一起用于肥胖管理。奥利司他通过与胃和胰的脂肪酶的活性丝氨酸残基位点形成一个共价键，在胃和小肠腔内发挥治疗作用（FDA，2012d）。因此，以甘油三酸酯形式存在的膳食脂肪不能被脂肪酶水解成可吸收的游离脂肪酸和单酸甘油酯，结果导致在粪便中脂肪的排泄量增加。在市场上以 Xenical® 商品名出售的奥利司他胶囊是一种处方（Rx）药，规格为 120 mg。60 mg 规格的奥利司他胶囊在市场上以 Alli® 商品名出售，是一种非处方药（OTC）。Alli®（奥利司他）胶囊是目前唯一获得 FDA 批准的非处方减肥药。

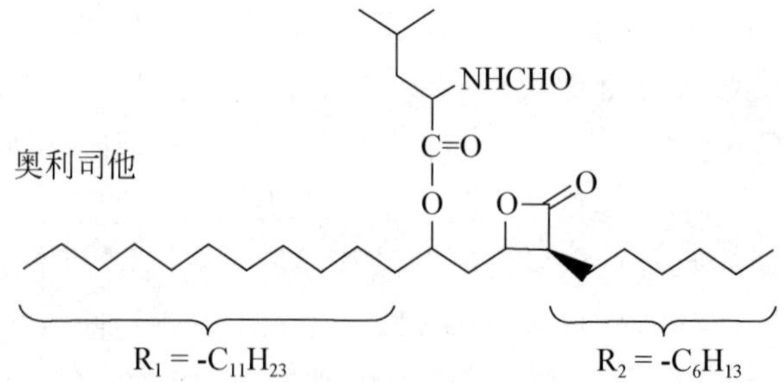

图 12.4 奥利司他的化学结构

根据 Xenical®（奥利司他）胶囊的标签说明，奥利司他的全身性吸收极低（<剂量的 2%）；剂量的大约 97% 以粪便形式排泄。奥利司他的血药浓度低（低于 10 ng/ml），不定时出现，不足以开展药代动力学分析（Zhi 等，1995）。奥利司他的剂量为 120 mg、每日给药 3 次时全身吸收量较低，预期不会产生显著的全身性脂肪酶抑制；因此，不大可能发生全身性不良反应。

表 12.6 对直肠混悬液和栓剂的生物等效性评价建议

商品名/通用名	采用健康受试者开展体内药代动力学研究	检测的分析物	生物等效性建议		体外理化性质	指南发布日期
			根据 AUC 和 C_{max} 90%置信区间确定生物等效性	体外溶出试验（生物等效性）		
Rowasa（美沙拉嗪直肠灌肠剂）	空腹	美沙拉嗪	美沙拉嗪	0.1 N HCl; pH 4.5 的缓冲液, pH 6.8 的缓冲液; pH 7.2, 桨法转速为 25 rpm 和 50 rpm	不需要	1/2008
Canasa（美沙拉嗪直肠栓剂）	空腹	美沙拉嗪	美沙拉嗪	不需要	差异扫描量热法：黏度、熔点和密度	3/2013

一些公开发表的文献表明，奥利司他的日剂量同粪便脂肪排泄与每日脂肪摄入量的百分数之间存在剂量-响应关系。因此，采用一个简单的最大效果（E_{max}）模型来定义 Xenical®（奥利司他）胶囊日剂量与粪便脂肪排泄量的剂量-反应曲线来表示胃肠脂肪酶的抑制程度：

$$E = E_0 + E_{max} \cdot D/(ED_{50} + D)$$

式中，E 是使用奥利司他治疗所产生的效果强度，以摄入脂肪排泄百分比表示，E_0 为基底效应（不给药）的强度，E_{max} 是奥利司他单独作用可达到的最大强度，D 是奥利司他日剂量（mg/d），分为 3 次给药，而 ED_{50} 是产生 50% 的最大效果时奥利司他的日剂量。剂量-响应曲线在日剂量达到约为 400 mg 时呈线性关系，剂量-响应曲线在剂量继续增高后呈平台状。计算得出的 ED_{50} 为 98.1 mg/d。当剂量大于 120 mg，每日服药 3 次时，效果增加的百分比甚微。

奥利司他的水溶性低；因此，体外溶出试验不大可能预测药物在体内胃肠道的释放过程。给药后粪便中脂肪排泄（%FFE）的药效学终点是测量奥利司他在局部作用部位生物利用度的定量药效学标志物。FDA 目前建议仿制药品申请人开展药效学终点体内生物等效性研究，以评价奥利司他胶囊的生物等效性（FDA，2010b）。

药效学响应一般表现为非线性行为，仅在 EC_{50} 附近呈线性关系（O'Connor 等，2011）。如果要采用药效学反应评价生物等效性，检测仿制药品和参照药品之间不同的递药剂量只能利用剂量-响应曲线的线性部分。因此，除了关键研究外还必须开展预研究，以确定位于药效学剂量-响应曲线线性部分的适用剂量。该方法一直被用于证明外用皮质类固醇药品的生物等效性。

对于奥利司他胶囊，60 mg 剂量、每日给药 3 次（高于 ED_{50}）显然已经处于曲线的非线性范围。在此剂量范围内，两种药品的响应之间的一定差异可能表明两者在作用部位递药之间存在相当大的差异。由于标签说明的给药方案位于非线性部分，因此，响应规模评价不能准确反映仿制药品和参照药品在剂量范围内的相对生物利用度差异。因此，FDA 建议通过剂量标度方法确立仿制奥利司他和参照药品的生物等效性。如图 12.5 所示，这种方法是基于参照药品在不同剂量下的响应数据来评估剂量-响应关系（假定为 E_{max} 模型）中的各个参数，然后利用这个拟合剂量-响应曲线判断参考药品在何剂量下能够产生与仿制药品研究中所观察到的一样的平均响应（Gillespie 等，1997）。生物等效性评价根据相对生物利用度 F 做出，即假定剂量与仿制药品给药剂量之比。以这种方式映射出"响应范围"内所见的平均响应，我们可以倒推出"剂量标度"。

根据 FDA 对奥利司他胶囊的生物等效性评价建议（FDA，2012f），应开展随机三向试验，其中包括参照药品的两个剂量（60 mg 和 2×60 mg）和仿制药

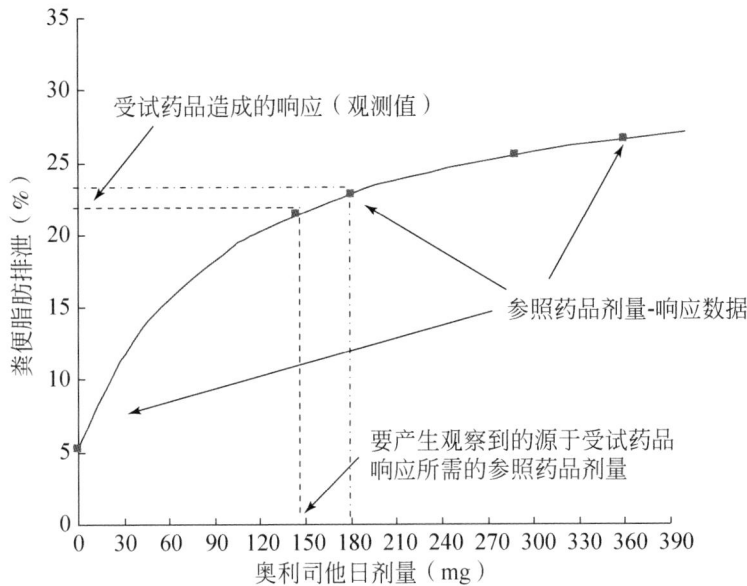

图 12.5 奥利司他的药效学响应和递药剂量的差异比较。药效学响应比率：受试药品/参照药品=21.41/22.83=0.94。递药比率：受试药品/参照药品=144 mg/180 mg=0.8

品的一个剂量（60 mg）。在研究开始时纳入的导入期确定基线响应。利用参照药品的剂量-响应平均或合并数据（基线为 60 mg 剂量和 120 mg 剂量）来估算模型的参数，即 E_{max} 模型的 E_{0R}、E_{maxR} 和 ED_{50R}：

$$E_R = \varphi_R(D_R) = E_{0R} + \frac{E_{maxR} \times D_R}{ED_{50R} \times D_R}$$

E_{0R}＝基线响应
E_{maxR}＝拟合的药品最大药效
ED_{50R}＝产生 50% 拟合最大药效所需剂量

可通过将 φ_R 的倒数用于受试药品响应数据的平均值，计算剂量为 60 mg 的仿制药品相对于参照药品的相对生物利用度 F，E_{Test}：$F = \varphi_R - 1(E_{Test})/60$ mg。通过自助法（bootstrap procedure）估计受试药品的"F"的 90% 置信区间。每一个自助估计均包括通过将上述模型拟合至通过重复替代抽样生成的"试样剂量-响应数据集"计算的"F"。FDA 建议，要确立生物等效性，相对生物利用度 F 的 90% 置信区间必须落在 80%～125% 范围内。使用受试药品单剂量的剂量标度的方法是可以接受的。然而，大家公认，受试药品和参照药品都使用多种剂量可以丰富试验数据，提高估计值的准确度。

12.3.3 万古霉素胶囊

万古霉素是从东方拟无枝酸菌 [*Amycolatopasis orientalis*，之前称为 *Nocardia orientalis*（东方诺卡菌）] 衍生的一种三环糖肽类抗生素。口服万古霉素胶囊可用于局部治疗金黄色葡萄球菌（包括耐甲氧西林菌株）引起的小肠结肠炎和艰难梭菌（*Clostridium difficile*）（药品标签说明）引起的抗生素相关的假膜性结肠炎。具体地讲，万古霉素是通过抑制金黄色葡萄球菌细胞壁的生物合成和艰难梭菌的营养细胞发挥作用。另外，万古霉素还可改变细菌细胞膜通透性和 RNA 的合成。上市的万古霉素胶囊的标签规格有 125 mg 和 250 mg。通常成人日剂量为 500 mg 到 2 g，分 3~4 次口服给药，连续给药 7~10 d（FDA，2011c）。

万古霉素胶囊口服给药后吸收很少。按照标签，每次剂量为 250 mg，连续 7 次每隔 8 h 给药后，在健康志愿者中无法检测到血药浓度，尿回收不超过 0.76%。然而，在大多数样本的粪便中万古霉素的浓度超过了 100 μg/g，这比最高的最低抑菌浓度（MIC）（为 1~8 μg/ml）高 10~100 倍（Bartlett，2008）。因此，口服给药后，血浆和尿液的万古霉素浓度通常检测不到（FDA，2008c）。

基于可用的 FDA 公布的溶解度研究，根据生物药剂学分类系统（BCS）指南，万古霉素被认为是一种在 pH 在 1~7.5 范围内高度溶解的药物。FDA 的实验室也开展了研究以确定参照药品——Vancocin®（盐酸万古霉素）胶囊的溶出特性。溶出数据显示：根据 FDA 的定义，Vancocin®（盐酸万古霉素）胶囊在 pH 为 1.2 时可快速溶出，30 min 内溶出超过 85%（FDA，2008i）；在 pH 为 4.5 时，在 45 min 内溶出通常超过 85%；在 pH 为 6.8 时，超过 85% 的溶出则需要 60 min（FDA，2009a，b）。

根据 2008 年 12 月发布的对盐酸万古霉素胶囊的指南，FDA 提出了两种选择：体外生物等效性研究或临床终点体内生物等效性试验。为了使体外生物等效性试验方法是可接受的，在非活性成分方面受试药品和参照药品的 Q1 和 Q2 应等同。受试药品和参照药品必须含有相等量的活性药物成分（API）。体外生物等效性试验包含三种介质中的溶出试验，这三种介质分别代表胃肠道不同部位的 pH：0.1 N HCl（或 0.1 N HCl 加 NaCl，pH 为 1.2），pH 为 4.5 的醋酸盐缓冲液，以及 pH 为 6.8 的磷酸盐缓冲液。使用溶出曲线相似因子 f_2 比较各种介质中的受试药品（T）和参照药品（R）时，f_2 应满足 FDA 制定的相关标准。如果在非活性成分方面，受试药品和参照药品的 Q1 和 Q2 并不相同，那么在患有艰难梭菌相关的腹泻患者中需要开展临床终点体内试验。

FDA 认为，对于两种 Q1 和 Q2 相同的药品配方，仅开展体外不同介质（pH

第 12 章　胃肠道局部作用药品的生物等效性

为 1.2、4.5 和 6.8) 的溶出试验就适用于证明万古霉素释放的等效性,原因如下:

- 体外溶出是发现制造工艺差异的最为灵敏的方法,也是检测万古霉素在局部作用部位有效可用的速率与程度相关差异的最为灵敏的方法(Davit,2009)。
- 万古霉素在 pH 1~7.5 时溶解度高,在胃和上胃肠道溶出速率相对快,可以确保万古霉素在进入下胃肠道作用部位时(3~4 h 转运时间)已大量溶解(使浓度远远超过靶点器官的最低抑菌浓度)(FDA,2008c)。鉴于这一事实,体外溶出可以高度预测万古霉素胶囊的体内溶出。
- 通过相似因子(f_2)比较 pH 范围内溶出曲线等效,可以确保仿制药品和参照药品在溶出特性方面无显著差异,即与参照药品相比,仿制盐酸万古霉素胶囊的溶出速度既不快也不慢(FDA,2009b)。由此也可以将确保体液量、转运时间和 pH 不同的患者的局部利用度等效。
- Q1 和 Q1 相同,确保了仿制药品和参照药品的非活性成分对全身吸收、胃肠转运和作用部位药物-辅料相互作用的影响等效(FDA,2008c)。
- 最低全身吸收量表明无全身安全问题。此外,必须通过溶出试验和使用相同的非活性成分确保可能影响全身吸收的药品配方因素是等效的(Davit,2009)。

由于《美国药典》(USP) 专论中所列的微生物检测方法的灵敏度和特异性似乎比高效液相色谱法(HPLC)都低,可重复性也差,FDA 要求申请人应用经过验证的高效液相色谱法在三种溶出介质中(pH 为 1.2、4.5 和 6.8) 测定万古霉素 (FDA,2012f)。在万古霉素体内生物等效性研究中,FDA 使用 f_2 指标来比较仿制药品和参照药品的溶出特性。FDA 广泛应用 f_2 指标来比较溶出特性。f_2 根据以下算法计算(FDA,1995):

$$f_2 = 50\log\left\{\left[1+\left(\frac{1}{n}\right)\sum_{t=1}^{n}(R_t-T_t)^2\right]^{-0.5}\times 100\right\}$$

式中,f_2 是相似因子,n 是采样时间点数量,R_t 是参照药品在采样点 t 时的溶出值,T_t 是受试药品在采样点 t 时的溶出值。当 f_2 的值不低于 50 时,表明两者溶出特性等效。

溶出指南阐述了使用 f_2 检测的几个前提条件:①计算 f_2 时应包括 3 个或 4 个或更多采样时间点,但只有一个采样时间点的药品释药应该超过 85%;②两种相比较的药品的溶出量测量应在相同的条件下,并应使用相同的抽样间隔;③如果在 f_2 检测中使用溶出数据的平均百分比,需保证早期采样点的数据波动百分数不超过 20%,且其他采样点不应超过 10%。向 FDA 提交的万古霉素溶出数据审评显示，万古霉素溶出数据变异性很高。这种高变异性排除了使用平均数计算 f_2 的可能性。在这种情况下，FDA 建议申请人通过统计学方法［自助法（bootstrapping method）］来评价 f_2 的置信区间（Shah 等，1998）。FDA 还建议申请人开展至少 24 个胶囊的溶出试验，以更好地估算平均值差异。

如果万古霉素胶囊仿制药品和参照药品的 Q1 和 Q2 不同，那么辅料种类不同或同一种辅料用量不同就有可能影响到药物对细菌合成细胞壁的抑制作用、改变药物在胃肠道的转运时间以及万古霉素的全身吸收量。在这种情况下，FDA 建议在艰难梭菌（C. difficile）相关的腹泻患者中开展临床终点体内生物等效性研究以证明生物等效性（FDA，2009b）。

12.3.4 对碳酸镧咀嚼片的生物等效性评价建议

碳酸镧于 2004 年 12 月 26 日获得 FDA 批准用于治疗终末期肾病（end-stage renal disease，ESRD）患者的高磷酸盐血症。市售碳酸镧为咀嚼片口服制剂，有三种规格：500、750 和 1 000 mg。每片所含水合碳酸镧相当于 500、750 或 1 000 mg 元素镧，并有下列非活性成分：葡聚糖（水合物）、胶态二氧化硅、硬脂酸镁和滑石粉。目前市场上尚无碳酸镧片剂的仿制药品。

高磷酸盐血症是一种电介质紊乱，其症状是血清磷酸盐水平异常升高，可发生于大多数 ESRD 患者中，并伴有继发性甲状旁腺功能亢进、代谢性骨病、软组织钙化，有可能造成可导致高患病率和高死亡率的心血管钙化（Berner 和 Shike，1988；Block 等，1998，2004；Goodman 等，2000）。适当控制血清磷酸量一直是 ESRD 患者临床管理的一个重要基础。控制措施包括限制膳食磷、血液透析和口服磷酸盐结合剂（Coladonato，2005）。仅限制膳食磷和血液透析还不足以将血清磷控制在 3.5～5.5 mg/dl——这是美国国家肾基金会肾疾病预后质量倡议（KDOQI）建议的水平（Kidney Disease：Improving Global Outcomes KDIGO CKD-MBD Work Group，2009）。因此，使用磷酸盐结合剂是维持磷酸平衡、预防高磷酸盐血症的一个主要考虑的治疗方法（Loghman-Adham，1999；McIntyre，2007）。鉴于含铝磷酸盐结合剂的毒性，含铝磷酸盐结合剂已不再使用（Alfrey 等，1976；Bellasi 等，2006）。而钙基磷酸盐结合剂，例如，碳酸钙和乙酸钙，通常需要大剂量给药；因此，高磷酸盐血症是一种潜在的并发症，可能与骨生成不良和心血管钙化有关（Slatopolsky 等，1986；Braun 等，2004）。近年来，无铝和无钙的磷酸盐结合剂，包括盐酸司维拉姆和碳酸镧，已获批用于预防和治疗 ESRD 患者的高磷酸盐血症（Albaaj 和 Hutchison，2005；Pai 等，2009；Wrong 和 Harland，2007；Tonelli 等，2007；Sprague，2007；Martin

等，2011）。

碳酸镧局部作用于胃肠道。口服给药时，碳酸镧在上胃肠道的酸性环境中解离，释放出镧离子，镧离子是一种三价阳离子，对氧供体原子有强亲和力，尤其是磷酸盐。这些阳离子与摄入的磷酸盐结合，形成不溶、不能被吸收的镧-磷酸盐络合物，并从粪便中排出（Behets 等，2004）。碳酸镧的口服吸收率非常低，生物利用度低于 0.002%（Damment 和 Pennick 2008；Pennick 等，2006）。因此，传统的药代动力学终点体内生物等效性研究并不可行。有多种方法可以用于比较和预测各种磷酸盐结合剂的结合效率，包括理论计算、体外结合试验和体内研究。根据已公开发表的数据，可以通过理论和体外方法预测磷酸盐结合剂的体内性能（Sheikh 等，1989）。FDA 针对碳酸镧的指南建议仿制药品申请人可开展：①体外溶出试验和磷酸盐结合研究，采用不同的 pH 代表预期通过胃肠道的环境，比较仿制药品和参照药品；或②在健康受试者中采用药效学终点证明生物等效性（FDA，2011d）。

FDA 认为体外溶出试验和磷酸盐结合研究适用于证明生物等效性，原因如下：①体外溶出试验是检测制造工艺差异的最为灵敏的方法，也是检测碳酸镧在局部作用部位有效可用的速率与程度相关差异的最为灵敏的方法。使用相似因子（f_2）比较 pH 范围内溶出特性的等效性，可以确保仿制药品和参照药品在溶出特性方面无显著差异；②体外结合试验用于比较仿制药品和参照药品结合磷酸的速率和程度。通过仿制药品和参考药品 k_1 的比率和 k_2 的 90% 置信区间比较结合程度的等效性，可以确保两种药品的非活性成分在结合磷酸盐程度上发挥的作用等效。仿制药品和参考药品的 k_2 的 90% 置信区间应落于 80%~120% 之间。通过相似因子（f_2）比较 pH 范围内动力学结合特性的等效性，可以确保碳酸镧仿制药品和参照药品在结合速率和特性方面无显著差异。因此，不需要 Q1 和 Q2 相同。

12.3.4.1 溶出试验

碳酸镧几乎不溶于水。其在碱性 pH 条件下水溶性低，而在酸性环境中溶解度升高（Product Monograph，2010）。碳酸镧咀嚼片不含任何崩解剂。患者的咀嚼过程可帮助药物释放，而后在作用部位有效利用。有时，一些患者可能不会按要求咀嚼，直接将碳酸镧咀嚼片吞服。因此，有必要检测整片药剂和碾碎药片的释药过程。为了模拟咀嚼条件，试验中用研钵和研杵将片剂碾压成非常小而均匀的碎片而不是磨成碎末。确定模拟胃肠道环境不同 pH 条件下的溶出特性非常重要。选用 pH 为 1.2、3.0、4.5 和 6.8 的溶出介质，开展碳酸镧咀嚼片药物释放研究。溶出仪器和测试环境的选择对于测定咀嚼片的溶出过程尤为重要。对于碳酸镧这种在水中溶解度极低的药物应考虑保持漏槽条件不变。我们的目的是进行比较参照药品和仿制药品的溶出试验。试验选用《美国药典》（USP）仪器 II 法（桨法），溶出介质体积为 900 ml（0.1 N HCl，pH 为 3.0、4.5 和 6.8 的缓冲液）。由于该药会与磷酸盐结合形成不溶性络合物，从而阻碍溶出过程，不使用含有磷酸盐的溶出介质，而选用醋酸盐和硼酸盐缓冲液。桨速为 50 rpm，溶出介质温度保持在 37℃。应用经过验证的方法分析所有标准品和样本。进行受试药品（T）和参照药品（R）在 pH 条件范围内药物释放比较时，应使用平均曲线进行 f_2 检验。

12.3.4.2　磷酸盐结合研究（Yang 等，2013a，b）

根据指南文件要求，FDA 建议开展两种体外结合研究：①动力学结合试验；②平衡结合试验（FDA，2011d）。

12.3.4.2.1　磷酸盐动力学结合试验

动力学结合试验的主要目是评价结合速率和磷酸盐结合溶液的浓度固定时达到平衡的时间。对于规格最高的 1 000 mg 片剂，应开展动力学结合试验和平衡结合研究。由于碳酸镧剂型为片剂，吞服前需要咀嚼，应检测碾碎的药品。正常人在低热量无刺激性餐饮条件下，平均胃排空时间（内容物的 80%）约为 30 min，而在高脂肪流质餐饮条件下，胃排空时间为 3.5 h（Houghton 等，1990）。受很多因素的影响，正常人小肠驻留时间为 20～30 h（Read 等，1980）。为模拟生理相关环境，至少要在 24 h 内的 8 个时间点开展动力学结合研究。

碳酸镧在一种给定介质中的溶解速率主要由溶解性、pH、碳酸镧量、搅拌速度和温度决定。介质的 pH 会影响磷酸盐结合剂的溶解度。例如，碳酸镧在低 pH 下更易溶解（Product Monograph，2010）。因此，在 0.1 N 盐酸中，碳酸镧咀嚼片可以释放更多的镧，而在 pH 较高（pH 为 6.8）时释放的镧很少。为了起效，碳酸镧必须解离出镧离子，然后镧离子随后与磷酸盐结合形成高度不溶的镧-磷酸盐络合物。解离过程取决于 pH，在酸性环境中比在碱性环境中更易解离（Behets 等，2004；Damment 和 Pennick，2008）。因此，可以推断，pH 对碳酸镧与磷酸盐的结合应有显著影响。

为了减少膳食磷酸盐吸收，在磷酸盐被小肠吸收前，磷酸盐结合剂必须与食物和沉淀物混合或吸收膳食中的磷酸盐。因此，为了确保磷酸盐结合剂与膳食中的磷酸盐充分接触，其需与食物一起服用或在进食后立即服用。食物中的磷酸盐和结合剂的混合可发生在胃和小肠上部，这时食物中的磷酸盐已经在胃肠道上部很快溶解。由于大多数磷酸盐被小肠吸收（Davis 等，1983），并且由于大多数摄入的食物在 4～6 h 后通过胃和小肠（Read 等，1980），要想阻止磷酸盐吸收，必须在这个时间段内发生结合反应。

考虑到上述因素，为模拟口服后碳酸镧通过胃肠道的生理相关的 pH 条件，应在 pH 介于 1.2～5.0 之间并在 24 h 温育时间内开展碳酸镧结合磷酸盐研究。对参照药品和受试药品的整片和碾碎片均应进行检测。

一般情况下，每日正常饮食后，可摄入 1 000～1 200 mg 的磷酸盐（Hruska 等，2008）。假定该磷酸盐混合物的存在形式为：PO_4^{3-}（摩尔质量=95g/mol）、HPO_4^{2-}（摩尔质量=96g/mol）、$H_2PO_4^-$（摩尔质量=97g/mol）或 H_3PO_4（摩尔质量=98 g/mol），那么 250 ml 中 345～1 000 mg 的磷酸盐就等于 14～41 mmol。所以，动力学结合研究中磷酸盐的浓度应在 14～41 mmol 之间。

12.3.4.2.2 平衡结合研究

平衡研究用于确定结合亲和力常数和容量结合常数。试验条件应保持时间恒定，而磷酸盐浓度不断变化。恒定时间表示达到结合平衡的时间，由动力学结合研究确定。为准确测量 k_1 和 k_2，必须选取足够数量的不同浓度的磷酸盐。因此，从线性结合区域开始沿浓度谱取间隔，直到明确达到最大结合量为止。通常至少要选取随浓度线性变化的两个浓度，并选择两个导致最大结合量的浓度。另外，应包括落在曲线凸起部分 k_d 以下的两个浓度和 k_d 以上的两个浓度。

在恒定温度下，溶液中的磷酸盐分子与药物的结合可以用下述的 Langmuir 型方程描述（Gessner 和 Hasan，1987）。

$$\frac{x}{m} = \frac{k_1 k_2 C_{eq}}{1 + k_1 C_{eq}} \tag{12.1}$$

重排后，得到式 12.2：

$$\frac{C_{eq}}{x/m} = \frac{1}{k_1 k_2} + \frac{1}{k_2} C_{eq} \tag{12.2}$$

式中：

C_{eq}＝达到平衡时溶液中剩余的磷酸盐的浓度。

x＝达到平衡时药品结合的磷酸盐量。

m＝所用的药品量。

k_1＝为结合亲和力常数，与结合过程中亲和力的量级有关。

k_2＝为 Langmuir-容量常数，表示每单位质量药品可结合的磷酸盐的最大表观量。

平衡结合试验中，可测得以微摩尔为单位的 C_{eq}；以克为单位的 m 是已知因子；而所加磷酸盐总量减去 C_{eq} 即可得到 x。

在直角坐标中以 $C_{eq}/(x/m)$ 对 C_{eq} 做图可得到一条直线。应用回归分析可得到该直线的斜率（a）和截距（b）。通过以上方式，由斜率和截距计算得出亲和力常数 k_1 和容量常数 k_2：$k_1=a/b$；$k_2=1/a$；$k_2=b/a$。

12.3.5 盐酸考来维纶

盐酸考来维纶是一种非吸收性降脂药，获批单独或与羟甲基戊二酰辅酶 A（HMGCoA）还原酶抑制剂联用，用于降低原发性高胆固醇血症患者的低密度脂蛋白（LDL）胆固醇量（Steinmetz，2002）。市售的盐酸考来维纶为薄膜包衣固体片剂，规格为 625 mg。临床疗效研究显示，考来维纶与现有的二甲双胍、磺酰脲和胰岛素佐治 2 型糖尿病时，能够显著降低脂质和葡萄糖水平（Bays，2011；Bays 等，2008；Fonseca 等，2008；Goldberg 等，2008）。考来维纶在美国已获批上市，成为 2 型糖尿病患者饮食治疗和运动之外的辅助降糖治疗方法（Younk 和 Davis，2012；Aggarwal 等，2012）。盐酸考来维纶口服给药后，其全身吸收量非常有限，且组织浓度极低或呈微量（Heller 等，2002）。这种局部作用的高分子凝胶含有阳离子和疏水位点，这使其易于与肠道内的带阴离子的疏水胆汁酸结合，比传统的胆汁酸螯合剂的亲和力更强。对于这种局部作用药物，传统的药代动力学终点体内生物等效性研究采用诸如最大血药浓度（C_{max}）和药-时曲线下面积（AUC）既不适用，也不可行。因此，FDA 对盐酸考来维纶的指南草案建议使用体外胆汁酸盐结合研究来证明盐酸考来维纶的生物等效性（FDA，2011f），因为体外结合研究变异较小，更易于控制，且如果药品之间确实存在差异更可能检测出来（Chow 等，2003）。

使用仿制药品和参照药品的 k_1 比率和 k_2 的 90% 置信区间检测结合程度的等效性，可以确保两种药品的非活性成分对磷酸盐结合程度的影响不显著。在整个 pH 范围内使用相似因子（f_2）比较来评价动力学结合特性等效性，可以确保仿制药品和参照药品之间在结合速率和特性方面没有显著性差异。因此，不要求它们 Q1 和 Q2 相同。

体外胆酸盐结合研究是基于盐酸考来维纶的生理学功能开展的（Steinmetz，2002）。考来维纶在胃肠道内与胆汁酸结合，形成非吸收性络合物，然后被清除。胆汁酸回流受阻会导致肝中胆汁酸合成上调，而胆汁酸是经过胆固醇降解合成的，因此，胆汁酸回流受阻会导致更多的低密度脂蛋白胆固醇（LDL-C）被清除。因此，考来维纶的临床疗效取决于其与胃肠道内胆汁酸结合的能力。体外评价盐酸考来维纶与胆汁酸钠盐的结合力——包括与甘氨胆酸（GC）、甘氨鹅脱氧胆酸（GCDA）和牛黄脱氧胆酸（TDCA）钠盐的结合力——是评价局部作用的考来维仑药品疗效的一个可选方法。体外平衡结合研究被认为是评价盐酸考来维仑片剂的关键性生物等效性研究。而动力学结合研究可用于支持关键的平衡结合研究。动力学结合研究是在初始胆汁盐浓度维持恒定的条件下开展的，是一个时间函数。而体外平衡结合研究是在温育时间恒定的条件下开展的，初始胆汁酸钠盐的浓度为变量。在这些研究中都要测定研究样本中未结合的胆汁盐浓度。采用 Langmuir 公式被用来计算结合常数 k_1 和 k_2。

最近发表的数据（Krishnaiah 等，2013）显示，与盐酸考来维仑受试药品片剂和参照药品片剂结合的胆汁盐在约 3 h 后达到平衡（Krishnaiah 等，2013）。作为时间的函数，根据受试药品和参照药品与总胆汁盐的结合曲线，可得出相似因子（f_2）为 99.5。这表明受试药品和参照药品在体外与胆汁酸结合的特性相似，表明两者在结合速率上没有差异。平衡结合研究是在人工肠液（SIF）中在时间恒定、初始胆汁酸钠盐浓度为变量条件下开展的。受试药品片剂和参照药品片剂与甘氨胆酸（GC）、甘氨鹅脱氧胆酸（GCDA）和牛黄脱氧胆酸（TDCA）结合的容量常数（k_2）的平均值显示，它们与甘氨胆酸（GC）的结合能力弱，而与甘氨鹅脱氧胆酸（GCDA）和牛黄脱氧胆酸（TDCA）的结合能力强。受试药品与参照药品的 k_2 比率的 90% 置信区间为 96.06～112.07，符合证明生物等效的 80%～120% 的标准。

12.4 结论

如上所述，局部作用药物的生物等效性评价方法的选择取决于药品专属的因素和对药物作用机制的科学理解（Lionberger，2008）。尽管药代动力学研究并非药理学作用的理想替代，但却可以灵敏地发现药品配方差异，并反映局部作用药物有效可用的程度。近年来，作为一种曲线比较工具，部分药-时曲线下面积（pAUC）的运用开发取得了一些进展，进一步增强了药代动力学曲线在比较药品配方差异方面的作用。在测定局部作用胃肠道药品的局部药物利用率方面，溶出一直被认为是最为灵敏和最为直接的方法。由于美沙拉嗪可经过胃肠道快速吸收，因此，推荐其药代动力学研究结合不同介质中的溶出研究作为证明这种药品的生物等效性的方法。而对于万古霉素胶囊这种高溶解性、低吸收的药物，由于仿制药品和参照药品配方的 Q1 和 Q2 相同，因此，只需比较它们在不同介质下溶出试验的特性就足以证明它们生物等效。对于奥利司他胶囊，由于全身吸收量不可测量，溶出试验也无法预测其体内溶出过程，因此，可采用药效学终点研究或临床终点研究。

随着最新的科学进展和提供的新数据，FDA 制定了体内或体外替代方法代替临床终点研究，以确立局部作用胃肠道药品的生物等效性。经过改进的生物等效性方法已大大减少了不必要的人体试验，减轻了仿制药品的注册申请负担，并加快了药品研发和审批过程。最近批准的仿制药品万古霉素胶囊和发布的美沙拉嗪药物指南标志着在该领域取得的成功。对于这些局部作用胃肠道药品，现行的生物等效性评价建议仍依赖于临床终点研究（例如，低溶解性药物），FDA 正在积极努力地确定替代方法。

（姜晓建 校）

参考文献

Aggarwal S, Loomba RS, Arora RR (2012) Efficacy of colesevelam on lowering glycemia and lipids. J Cardiovasc Pharmacol 59:198–205

Albaaj F, Hutchison AJ (2005) Lanthanum carbonate for the treatment of hyperphosphataemia in renal failure and dialysis patients. Expert Opin Pharmacother 6(2):319–328

Alfrey AC, LeGendre GR, Kaehny WD (1976) The dialysis encephalopathy syndrome. Possible aluminum intoxication. N Engl J Med 294(4):184–188

Amidon GL (2004) Bioequivalence testing for locally acting gastrointestinal drugs: scientific principles. Presented at FDA meeting of the Advisory Committee for Pharmaceutical Science and Clinical Pharmacology, Oct 20. Available from http://www.fda.gov/ohrms/dockets/ac/04/slides/2004-4078S2_10_Amidon_files/frame.htm. Accessed Oct 2013

Aumais G, Lefebvre M, Tremblay C, Bitton A, Martin F, Giard A, Madi M, Spénard J (2003) Rectal tissue, plasma and urine concentrations of mesalamine after single and multiple administrations of 500 mg suppositories to healthy volunteers and ulcertive proctitis patients. Aliment Pharmacol Ther 17(1):93–97

Bartlett JG (2008) Historical perspectives on studies of Clostridium difficile and C. difficile infection. Clin Infect Dis 46(suppl 1):S4–S11

Bays HE (2011) Colesevelam hydrochloride added to background metformin therapy in patients with type 2 diabetes mellitus: a pooled analysis from 3 clinical studies. Endocr Pract 17:933–938

Bays HE, Goldberg RB, Truitt KE, Jones MR (2008) Colesevelam hydrochloride therapy in patients with type 2 diabetes mellitus treated with metformin—glucose and lipid effects. Arch Intern Med 168:1975–1983

Behets GJ, Verberckmoes SC, Haese PC, De Broe ME (2004) Lanthanum carbonate: a new phosphate binder. Curr Opin Nephrol Hypertens 13(4):403–409

Bellasi A, Kooienga L, Block GA (2006) Phosphate binders: new products and challenges. Hemodial Int 10(3):225–234

Berner YN, Shike M (1988) Consequences of phosphate imbalance. Annu Rev Nutr 8(1):121–148

Block GA, Hulbert-Shearon TE, Levin NW, Port FK (1998) Association of serum phosphorus and calcium x phosphate product with mortality risk in chronic hemodialysis patients: a national study. Am J Kidney Dis 31(4):607–617

Block GA, Klassen PS, Lazarus JM, Ofsthun N, Lowrie EG, Chertow GM (2004) Mineral metabolism, mortality, and morbidity in maintenance hemodialysis. J Am Soc Nephrol 15(8):2208–2218

Braun J, Asmus HG, Holzer H, Brunkhorst R, Krause R, Schulz W, Neumayer HH, Raggi P, Bommer J (2004) Long-term comparison of a calcium-free phosphate binder and calcium carbonate–phosphorus metabolism and cardiovascular calcification. Clin Nephrol 62(2):104–115

Braunlin WH, Holmes-Farley SR, Smisek D, Guo A, Appruzese W, Xu QW, Hook P, Zhorov E, Mandeville H (2000) In vitro comparison of bile acid-binding to colesevelam hydrochloride and other bile acid sequestrants. Abstr Pap Am Chem Soc 219:U409–U410

Brown J, Haines S, Wilding IR (1997) Colonic spread of three rectally administered mesalazine (Pentasa) dosage forms in healthy volunteers as assessed by gamma scintigraphy. Aliment Pharmacol Ther 11(4):685–691

Chow SC, Liu JP (2009) In vitro bioequivalence testing. In: Design and analysis of bioavailability and bioequivalence studies, 3rd edn. Taylor & Francis Group, Boca Raton, FL, pp 451–452

Chow SC, Shao J, Wang HS (2003) In vitro bioequivalence testing. Stat Med 22:55–68

Chuong MC, Christensen JM, Ayres JW (2008) New dissolution method for mesalamine tablets and capsules. Dissolution Technol 15:7–14

Coladonato JA (2005) Control of Hypophosphatemia among Patients with ESRD. J Am Soc Nephrol 16(suppl 2):107–114

Conner DP, Davit BM (2008) Bioequivalence and drug product assessment, in vivo. In: Shargel L, Kanfer I (eds) Generic drug development: solid oral dosage forms. Marcel Dekker, New York, pp 275–277

Damment SJ, Pennick M (2008) Clinical pharmacokinetics of the phosphate binder lanthanum carbonate. J Clin Pharmacokinet 47(9):553–563

Davis GR, Zerwekh JE, Parker TF, Krejs GJ, Pak CTC, Fordtran JS (1983) Absorption of phosphate in the jejunum of patients with chronic renal failure before and after correction of Vitamin D deficiency. Gastroenterology 85(4):908–916

Davit BM (2009) FDA recommendation for vancomycin HCl Capsule BE studies. Presented at FDA Meeting of the Advisory Committee for Pharmaceutical Science and Clinical Pharmacology, 4 Aug 2009. Available from http://www.fda.gov/downloads/AdvisoryCommittees/CommitteesMeetingMaterials/Drugs/AdvisoryCommitteeforPharmaceuticalScienceandClinicalPharmacology/UCM179419.pdf. Accessed Oct 2013

Davit BM (2010) Regulatory perspective on developing dissolution method and specifications for generic drug products in the US. Presented at Informa Life Sciences second annual dissolution conference, Barcelona, Spain, Oct 2010

Davit BM (2013) Regulatory approaches for generic drugs: BE of topical drug product. Presented at PQRI workshop, evaluation of new and generic topical drug product, Bethesda, MD, 11–13 March 2013

FDA (1995) Guidance for industry: immediate release solid oral dosage forms: scale-up and post-approval changes. Available from http://www.fda.gov/downloads/Drugs/Guidances/UCM070636.pdf. Accessed Oct 2013

FDA (2000) Guidance for industry: Waiver of in vivo bioavailability and bioequivalence studies for immediate release solid oral dosage forms based on a biopharmaceutics classification system. Available from http://www.fda.gov/downloads/Drugs/GuidanceComplianceRegulatoryInformation/Guidances/ucm070246.pdf. Accessed Oct 2013

FDA (2002) Guidance for industry: food-effect bioavailability and fed bioequivalence studies. Available from http://www.fda.gov/downloads/Drugs/GuidanceComplianceRegulatoryInformation/Guidances/UCM070241.pdf. Accessed Dec 2013

FDA (2003) Guidance for industry: bioavailability and bioequivalence studies for orally administered drug products—general considerations. Available from http://www.fda.gov/downloads/Drugs/GuidanceComplianceRegulatoryInformation/Guidances/UCM070124.pdf. Accessed Oct 2013

FDA (2004) FDA meeting of the Advisory Committee for Pharmaceutical Science and Clinical Pharmacology, Oct 2004 briefing information. Available from http://www.fda.gov/ohrms/dockets/ac/04/briefing/2004-4078B1_07_Bioequivalence-Testing.pdf. Accessed Oct 2013

FDA (2006) FDA approved label: Dipentum® (Olsalazine sodium) capsule. UCB, Inc., Smyrna, GA

FDA (2007) FDA response to Citizen's Petition for Colazal®, Doc#FDA-2005P-0314, Dec. Available from http://www.regulations.gov/#!documentDetail;D=FDA-2005-P-0314-0004. Accessed Oct 2013

FDA (2008a) FDA meeting of the Advisory Committee for Pharmaceutical Science and Clinical Pharmacology, July 2008 briefing information. http://www.fda.gov/ohrms/dockets/ac/08/briefing/2008-4370b1-01-FDA.pdf. Accessed Oct 2013

FDA (2008b) FDA meeting of the Advisory Committee for Pharmaceutical Science and Clinical Pharmacology, July 2008 summary minutes. http://www.fda.gov/ohrms/dockets/ac/08/minutes/2008-4370m2-Final%20Minutes.pdf. Accessed Oct 2013

FDA (2008c) Draft guidance on vancomycin capsules. Available from http://www.fda.gov/downloads/Drugs/GuidanceComplianceRegulatoryInformation/Guidances/UCM082278.pdf. Accessed Oct 2013

FDA (2008d) Draft guidance on balsalazide disodium capsule. Available from http://www.fda.gov/downloads/Drugs/GuidanceComplianceRegulatoryInformation/Guidances/ucm082854.pdf. Accessed Oct 2013

FDA (2008e) Draft guidance on olsalazine sodium capsule. Available from http://www.fda.gov/downloads/Drugs/GuidanceComplianceRegulatoryInformation/Guidances/ucm089229.pdf. Accessed Oct 2013

FDA (2008f) FDA approved label: Rowasa® (mesalamine) enema. Alaven Pharmaceutical LLC, Marietta, GA

FDA (2008g) Draft guidance on Rowasa. Available from http://www.fda.gov/downloads/Drugs/GuidanceComplianceRegulatoryInformation/Guidances/UCM088662.pdf. Accessed Oct 2013

FDA (2008h) Vancomycin solubility study report. Available from http://www.fda.gov/downloads/Drugs/GuidanceComplianceRegulatoryInformation/Guidances/ucm082291.pdf. Accessed Oct 2013

FDA (2008i) Vancomycin dissolution study report. Available from http://www.fda.gov/downloads/Drugs/GuidanceComplianceRegulatoryInformation/Guidances/ucm082295.pdf. Accessed Oct 2013

FDA (2009a) FDA meeting of the Advisory Committee for Pharmaceutical Science and Clinical Pharmacology, Aug 2009 summary minutes. Available from http://www.fda.gov/downloads/AdvisoryCommittees/CommitteesMeetingMaterials/Drugs/AdvisoryCommitteeforPharmaceuticalScienceandClinicalPharmacology/UCM237493.pdf. Accessed Oct 2013

FDA (2009b) FDA meeting of the Advisory Committee for Pharmaceutical Science and Clinical Pharmacology, Aug, 2009 Briefing information. Available from http://www.fda.gov/downloads/AdvisoryCommittees/CommitteesMeetingMaterials/Drugs/AdvisoryCommitteeforPharmaceuticalScienceandClinicalPharmacology/UCM173220.pdf. Accessed Oct 2013

FDA (2009c) Draft guidance on Acarbose tablets. Available from http://www.fda.gov/downloads/Drugs/GuidanceComplianceRegulatoryInformation/Guidances/UCM170242.pdf. Accessed Oct 2013

FDA (2010a) FDA response to Citizen's Petition for Asacol® and Pentasa®, Doc#FDA-2010-P-0111 and FDA-2008-P-0507, Aug 2010. Available from http://www.regulations.gov/#!documentDetail;D=FDA-2010-P-0111-0011. Accessed Oct 2013

FDA (2010b) Draft guidance on Orlistat capsules. Available from http://www.fda.gov/downloads/Drugs/GuidanceComplianceRegulatoryInformation/Guidances/UCM082278.pdf. Accessed Oct 2013

FDA (2010c) Draft guidance on Sulfasalazine DR tablets. Available from http://www.fda.gov/downloads/Drugs/GuidanceComplianceRegulatoryInformation/Guidances/UCM199673.pdf. Accessed Oct 2013

FDA (2010d) Draft guidance on Sulfasalazine tablets. Available from http://www.fda.gov/downloads/Drugs/GuidanceComplianceRegulatoryInformation/Guidances/UCM199674.pdf. Accessed Oct 2013

第 12 章　胃肠道局部作用药品的生物等效性

FDA (2010e) FDA approved label: Asacol® HD (mesalamine) DR tablets. Warner Chilcott (US) LLC, New Jersey

FDA (2011a) FDA approved label: Asacol® (mesalamine) DR tablet. Warner Chilcott (US) LLC, Rockaway, NJ

FDA (2011b) FDA approved label: Liada® (mesalamine) DR tablet. Shire US manufacturing Inc., Owings Mills, MD

FDA (2011c) FDA approved label: Vancocin® (vancomycin) capsule. ViroPharma Inc, Exton, PA

FDA (2011d) Draft guidance on lanthanum carbonate. Available from http://www.fda.gov/downloads/Drugs/GuidanceComplianceRegulatoryInformation/Guidances/UCM270541.pdf. Accessed Oct 2013

FDA (2011e) Draft guidance on calcium acetate capsules. Available from http://www.fda.gov/downloads/Drugs/GuidanceComplianceRegulatoryInformation/Guidances/UCM179176.pdf. Accessed Oct 2013

FDA (2011f) Draft guidance on colesevelam hydrochloride. Available at http://www.fda.gov/downloads/Drugs/GuidanceComplianceRegulatoryInformation/Guidances/ucm083337.pdf. Accessed Oct 2013

FDA (2011g) Draft guidance on Sevelamer carbonate tablets. Available from http://www.fda.gov/downloads/Drugs/GuidanceComplianceRegulatoryInformation/Guidances/UCM089620.pdf. Accessed Oct 2013

FDA (2012a) Draft guidance on Asacol. Available from http://www.fda.gov/downloads/Drugs/GuidanceComplianceRegulatoryInformation/Guidances/UCM320002.pdf. Accessed Oct 2013

FDA (2012b) Draft guidance on Asacol HD. Available from http://www.fda.gov/downloads/Drugs/GuidanceComplianceRegulatoryInformation/Guidances/UCM320003.pdf. Accessed Oct 2013

FDA (2012c) Draft guidance on Liada. Available from http://www.fda.gov/downloads/Drugs/GuidanceComplianceRegulatoryInformation/Guidances/UCM320004.pdf. Accessed Oct 2013

FDA (2012d) FDA approved label: Xenical® (orlistat) capsule. Roche Laboratories Inc., Basel

FDA (2012e) Draft guidance on Cholestyramine powder. Available from http://www.fda.gov/downloads/Drugs/GuidanceComplianceRegulatoryInformation/Guidances/UCM273910.pdf. Accessed Oct 2013

FDA (2012f) FDA response to Citizen's Petition for Vancocin®, Doc#FDA-2006P-0007, Dec. Available from http://www.regulations.gov/#!documentDetail;D=FDA-2006-P-0007-0051. Accessed Oct 2013

FDA (2013a) FDA approved label: Azufidine EN-Tabs® (mesalamine) DR tablet. Pharmacia and Upjohn Company, Peapack, NJ

FDA (2013b) Draft guidance on Balsalazide Disodium tablets. Available from http://www.fda.gov/downloads/Drugs/GuidanceComplianceRegulatoryInformation/Guidances/ucm082854.pdf. Accessed Oct 2013

FDA (2013c) FDA response to Citizen's Petition for Asacol® and Pentasa®, Doc#FDA-2012-P-1087, March 2013. Available from http://www.regulations.gov/#!documentDetail;D=FDA-2012-P-1087-0005. Accessed Oct 2013

FDA (2013d) Draft guidance on Canasa. Available from http://www.fda.gov/downloads/Drugs/GuidanceComplianceRegulatoryInformation/Guidances/UCM088666.pdf. Accessed Oct 2013

Fonseca VA, Rosenstock J, Wang AC, Truitt KE, Jones MR (2008) Colesevelam HCl improves glycemic control and reduces LDL cholesterol in patients with inadequately controlled type 2 diabetes on sulfonylurea-based therapy. Diabetes Care 31:1479–1484

Gao W, Chan J, Farokhzad OC (2010) pH-responsive nanoparticles for drug delivery. Mol Pharm 7(6):1913–1920

Gessner PK, Hasan MM (1987) Freundlich and Langmuir isotherms as models for the adsorption of toxicants on activated charcoal. J Pharm Sci 76(4):319–327

Gillespie WR et al (1997) Bioequivalence assessment based on pharmacodynamics response: application to albuterol metered dose inhalers. Pharm Res 14(11):S139–S140

Goldberg RB, Fonseca VA, Truitt KE, Jones MR (2008) Efficacy and safety of colesevelam in patients with type 2 diabetes mellitus and inadequate glycemic control receiving insulin-based therapy. Arch Intern Med 168:1531–1540

Goodman WG, Goldin J, Kuizon BD, Yoon C, Gales B, Sider D, Wang Y, Chung J, Emerick A, Greaser L, Elashoff RM, Salusky IB (2000) Coronary-artery calcification in young adults with end-stage renal disease who are undergoing dialysis. N Engl J Med 342(20):1478–1483

Haidar SH, Davit B, Chen ML, Conner D, Lee L, Li QH, Lionberger R, Makhlouf F, Patel D, Schuirmann DJ, Yu LX (2008) Bioequivalence approaches for highly variable drugs and drug products. Pharm Res 25(1):237–241

Heller DP, Burke SK, Davidson DM, Donovan JM (2002) Absorption of colesevelam hydrochloride in healthy volunteers. Ann Pharmacother 36:398–403

Houghton LA, Mangnall YF, Read NW (1990) Effect of incorporating fat into a liquid test meal on the relation between intragastric distribution and gastric emptying in human volunteers. Gut 31(11):1226–1229

Hruska KA, Mathew S, Lund R, Qiu P, Pratt P (2008) Hyperphosphatemia of chronic kidney disease. Kidney Int 74(2):148–157

Kidney Disease: Improving Global Outcomes (KDIGO) CKD-MBD Work Group (2009) KDIGO clinical practice guideline for the diagnosis, evaluation, prevention, and treatment of chronic kidney disease-mineral and bone disorder (CKD-MBD). Kidney Int 76(suppl 113):1–130

Kornbluth A, Sachar DB (2010) Ulcerative colitis practice guidelines in adults: American College of gastroenterology, Practice Parameters Committee. Am J Gastroenterol 105(3):501–523

Krishnaiah YS, Yang Y, Bykadi S, Sayeed VA, Khan MA (2013) Comparative evaluation of in vitro efficacy of colesevelam hydrochloride tablets. Drug Dev Ind Pharm. Early Online: 1–7

Lichtenstein GR, Kamm MA (2008) Review article: 5-aminosalicylate formulations for the treatment of ulcerative colitis-methods of comparing release rates and delivery of 5-aminosalicylate to the colonic mucosa. Aliment Pharmacol Ther 28(6):663–673

Lionberger RA (2008) FDA critical path initiatives: opportunities for generic drug development. AAPS J 10(1):103–109

Loftus EV Jr (2004) Clinical epidemiology of inflammatory bowel disease: incidence, prevalence and environmental influences. Gastroenterology 126(6):1504–1517

Loghman-Adham M (1999) Phosphate binders for control of phosphate retention in chronic renal failure. Pediatr Nephrol 13(8):701–708

Martin P, Wang P, Robinson A, Poole L, Dragone J, Smyth M, Pratt R (2011) Comparison of dietary phosphate absorption after single doses of lanthanum carbonate and sevelamer carbonate in healthy volunteers: a balance study. Am J Kidney Dis 57(5):700–706

McIntyre CW (2007) New developments in the management of hyperphosphatemia in chronic kidney disease. Semin Dial 20(4):337–341

Myers B, Evans DN, Rhodes J, Evans BK, Hughes BR, Lee MG, Richens A, Richards D (1987) Metabolism and urinary excretion of 5-amino salicylic acid in healthy volunteers when given intravenously or released for absorption at different sites in the gastrointestinal tract. Gut 28:196–200

O'Connor D, Adams WP, Chen ML, Daley-Yates P, Davis J, Derendorf H, Ducharme MP, Fuglsang A, Herrle M, Hochhaus G, Holmes SM, Lee SL, Li BV, Lyapustina S, Newman S, Oliver M, Patterson B, Peart J, Poochikian G, Roy P, Shah T, Singh GJ, Sharp SS (2011) Role of pharmacokinetics in establishing bioequivalence for orally inhaled drug products: workshop summary report. J Aerosol Med Pulm Drug Deliv 24(3):119–135

Pai AB, Conner TA, McQuade CR (2009) Therapeutic use of the phosphate binder lanthanum carbonate. Expert Opin Drug Metab 5(1):71–81

Pennick M, Dennis K, Damment SJ (2006) Absolute bioavailability and disposition of lanthanum in healthy human subjects administered lanthanum carbonate. J Clin Pharmacokinet 46(7):738–746

Polli JE (2008) In vitro studies are sometimes better than conventional human pharmacokinetic in vivo studies in assessing bioequivalence of immediate-release solid oral dosage forms. AAPS J 10(2):289–299

Product Monograph (2010) Fosrenol (Lanthanum carbonate hydrate). Available from http://www.shirecanada.com/en/shire-canada/Fosrenol_M_100203_En.pdf. Accessed Oct 2013

Qureshi AI, Cohen RD (2005) Mesalamine delivery system: do they really make much difference? Adv Drug Deliv Rev 57(2):281–302

Read NW, Miles CA, Fischer D, Halgate AM, Konie ND, Mitchell MA, Reeve AM, Roche TB, Walker M (1980) Transit of a meal through the stomach, small intestine and colon in normal subjects and its role in the pathogenesis of diarrhea. Gastroenterology 79(6):1276–1282

Rudolph MW, Klein S, Beckert TE, Petereit H, Dressman JB (2001) A new 5-aminosalicylic acid multi-unit dosage form for the therapy of ulcerative colitis. Eur J Pharm Biopharm 51(3):183–190

Sandborn WJ (2002) Rational selection of oral 5-aminosalicylate formulations and prodrugs for the treatment of ulcerative colitis. Am J Gastroenterol 97(12):2939–2941

Schroder H, Campbell DE (1972) Absorption, metabolism and excretion of salicylazosulfapyridine in man. Clin Pharmacol Ther 13(4):539–551

Shah VP et al (1998) In vitro dissolution profile comparison-statistics and analysis of the similarity factor, f2. Pharm Res 15(6):1998

Sheikh MS, Maguire JA, Emmett M, Santa Ana CA, Nicar MJ, Schiller LR, Fordtran JS (1989) Reduction of dietary phosphorus absorption by phosphorus binders. A theoretical, in vitro, and in vivo study. J Clin Invest 83(1):66–73

Slatopolsky E, Weerts C, Lopez-Hiker S, Norwood K, Zink M, Windus D, Delmez J (1986) Calcium carbonate as a phosphate binder in patients with chronic renal failure undergoing dialysis. N Engl J Med 315(3):157–161

Sprague SM (2007) A comparative review of the efficacy and safety of established phosphate binders: calcium, sevelamer, and lanthanum carbonate. Curr Med Res Opin 23(12):3167–3175

Steinmetz KL (2002) Colesevelam hydrochloride. Am J Health Syst Pharm 59:932–939

Tonelli M, Wiebe N, Culleton B, Lee H, Klarenbach S, Shrive F, Manns B (2007) Systematic review of the clinical efficacy and safety of sevelamer in dialysis patients. Nephrol Dial Transplant 22(10):2856–2866

Wilson CG (2010) The transit of dosage forms through the colon. Int J Pharm 395(1–2):17–25

Wrong O, Harland C (2007) Sevelamer and other anion-exchange resins in the prevention and treatment of hyperphosphataemia in chronic renal failure. Nephron Physiol 107(1):17–33

Yang Y, Shah RB, Yu LX, Khan MA (2013a) In vitro bioequivalence approach for a locally acting gastrointestinal drug: lanthanum carbonate. Mol Pharm 10(2):544–550

Yang Y, Bykadi S, Carlin AS, Shah RB, Yu LX, Khan MA (2013b) Comparative evaluation of the in vitro efficacy of lanthanum carbonate chewable tablets. J Pharm Sci 102(4):1370–1381

Younk LM, Davis SN (2012) Evaluation of colesevelam hydrochloride for the treatment of type 2 diabetes. Expert Opin Drug Met 8:515–525

Zhang X, Zheng N, Lionberger RA, Yu LX (2013) Innovative approaches for demonstration of bioequivalence: the US FDA perspective. Ther Deliv 4(6):725–740

Zhi J, Melia AT, Guerciolini R, Chung J, Kinberg J, Hauptman JB, Patel IH (1994) Retrospective population-based analysis of the dose–response (Fecal fat excretion) relationship of orlistat in Normal and obese volunteers. Clin Pharmacol Ther 56(1):82–85

Zhi J, Melia AT, Eggers H, Joly R, Patel IH (1995) Review of limited systemic absorption of orlistat, a lipase inhibitor, in healthy human volunteers. J Clin Pharmacol 35(11):1103–1108

第 13 章
局部用药品的生物等效性

April C. Braddy,Dale P. Conner

13.1 背景

  局部用药品旨在将药物通过皮肤或黏膜层传递到作用部位,用于缓解、治疗、预防或治愈某些疾病和(或)病症。作为表皮系统最大的器官,皮肤覆盖了整个身体表面,并与消化系统、排泄系统、神经系统、生殖系统和呼吸系统的黏膜内层相结合(Buxton,2006)。因此,局部用药品包括皮肤用药品、眼科用药品或耳部用药品。另外,局部用药品也可以直肠或阴道给药(Electronic Orange Book,2013)。在大多数情况下,局部用药品在局部发挥作用。然而,也有一些情况,例如,胃肠道药物,并非局部给药,但与局部用药品一样,它们在作用部位的药物浓度难以直接测定。如图13.1所示,尽管局部用药品能用于身体多个

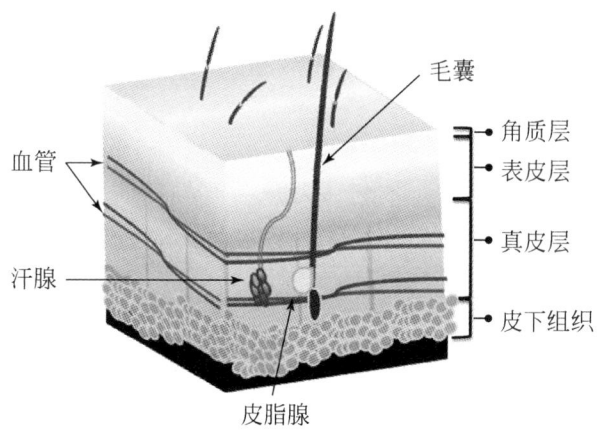

图 13.1 人体皮肤示意图。人体皮肤主要有三层:角质层、表皮层和真皮层。角质层是表皮的最外层。表皮层是由一系列细胞组成的,是人体的主要屏障。真皮层位于表皮层和皮下组织之间。真皮层包含血管、汗腺(产生汗液)、皮脂腺(产生油性/蜡状皮脂,用于润滑皮肤和防水)以及毛囊

部位，也可以在局部、区域吸收，或在某些情况下全身性吸收，但最常见的局部用药品是用于皮肤局部，是在皮肤表面或在皮下组织内起到直接治疗作用。这种类型的药品被认为是皮肤局部用药品，用于治疗皮肤疾病和（或）病症。

13.1.1　最常见的局部用药品类型：皮肤用药

皮肤局部用药品的类别广泛，药品配方多样，有简单的，也有复杂的。主要类别包括镇痛药、麻醉剂、抗细菌药、抗真菌药、抗炎药（非甾体类）、抗有丝分裂药、抗病毒药、糖皮质激素（类固醇）、肿瘤药和类视黄醇。剂型包括溶液到半固体多种剂型，诸如霜剂、泡沫剂、凝胶剂、洗剂、乳膏剂、贴剂、溶液剂（水性或油性）和喷雾剂。剂型的基质不同会影响药物的吸收，进而影响药效。通常，这些药物所引起的治疗响应是基于一个连续的过程的（Shah，2001），如图13.2所示，该过程始于药物从基质中释放，终于预期的治疗响应激活。

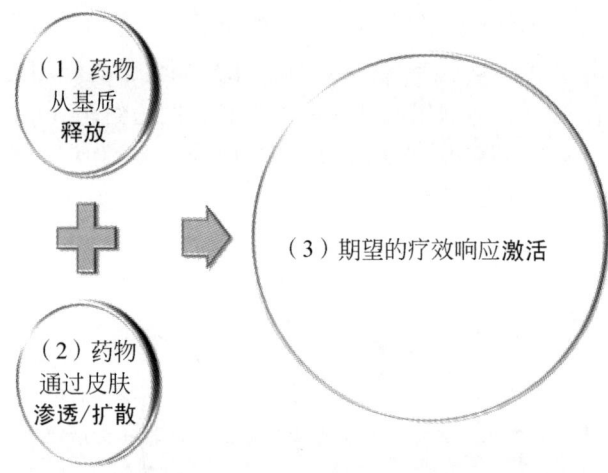

图 13.2　应用皮肤局部用药品之后，引起治疗响应过程的示意图

大多数皮肤局部用药品一般没有全身性吸收。因而，已确立的用于评价口服固体剂型药品生物等效性的体内药代动力学研究方法并不适用于局部用药品。通常情况下，即使皮肤局部用药品是全身性吸收的，药物在体循环中的浓度和治疗效果之间的关联也还没有确定。通常唯一能够确定的关联是：全身性吸收可能会引起非预期的治疗效果。因此，皮肤局部用药品仿制药品的批准需要使用其他生物等效性评价方法。在少数情况下，如果皮肤疾病严重、顽固，局部用药品治疗无效，则可能需要全身性治疗（Long，2007）。需要说明的是，一些局部用药品的全身性吸收与其临床安全性和（或）药效相关；例如，局部麻醉药，如利多卡

因（乳膏和贴剂），以及一些消炎药或镇痛药，如双氯芬酸凝胶（Diclofenac Gel）。应当指出，尽管有些透皮药品的药物传递系统是用于皮肤局部，但这些药品并不被归类为皮肤局部用药品。

13.1.2 指导原则、政策和法规要求

美国 FDA 对局部用药品的仿制药品审批法规是部分基于参照药品的审批通道和审批日期的。1984 年，由于《药品价格竞争和专利期补偿法案》（又称为《Hatch-Waxman 法案》）获得通过，《1938 年联邦食品、药品和化妆品法案》（FFD&C 法案）进行了修订。《Hatch-Waxman 法案》允许引用已获批原创药品的安全性和有效性提交简化新药申请（ANDA）。一般情况下，为使 ANDN 获批，必须证明仿制药品与参照药品生物等效。同时，仿制药品与参照药品还必须含有相同的活性成分、使用条件、给药途径、剂型、规格和标签（也可以有一些例外）。总体而言，仿制药品与参照药品应是药学等效、生物等效的并因此是治疗等效的。在大多数情况下，对于所有申请局部用药品的简化新药申请，如果其参照药品是 1962 年以后被批准的，则需要进行某种形式的生物等效性评价。这是由于《Kefauver-Harris 修正案》（也称为《药效修正案》）通过后，要求所有药品证明对其标签适应证是安全和有效的（FDA，2012 年）。

1966 年，在美国 FDA 的指示下，美国国家科学院/国家研究委员会评价了 1938 年到 1962 年之间获批的所有药品的有效性。根据这个范围广泛的项目的研究结果，许多药品被认为是有效的，并被归类为药品疗效研究实施方案（drug efficacy study implementation，DESI）药品（联邦公告，2012；美国国家科学院，1974）。目前美国 FDA 有一个这类药品的名录。名录中的大部分局部用药品被认为是 DESI 药品，在 FDA 的药品名录数据库（电子版橙皮书，2013）中拥有治疗等效编码"AT"。局部用药品拥有"AT"治疗等级的评定标准如下：

> 皮肤、眼、耳、直肠和阴道给药的局部用药品有多种剂型，包括乳膏、凝胶剂、洗剂、油剂、乳膏剂、贴剂、溶液剂、喷雾剂和栓剂。尽管不同的局部外用剂型可以含有相同的活性成分且含量相同，但这些剂型并不被认为是药学等效的；因此，也不认为它们治疗等效。对于含有相同的活性成分的相同局部外用剂型的所有溶液和 DESI 药品，已给予体内生物等效性研究豁免，并且如果其化学和制造过程都足以证明生物等效性，则认为其治疗等效，可编码为 AT。局部用药品，包括所有 1962 年以后的非溶剂型局部用药品，药学等效并不意味着生物等效性，只有在有足够的生物等效性数据支持的情况下，才被编码为 AB，否则编码为 BT。

因此，根据现行的《美国联邦法规汇编》21 CFR 第 1 章 320.22 的规定，对于那些不含有影响药物吸收的非活性成分的、也没有做出可能影响药物吸收药品配方变更的药品，可给予体内生物利用度和生物等效性豁免。《美国联邦法规汇编》21 CFR 320.22（c）中规定的 DESI 药品的详细豁免标准如下所述：

如果某种药品就其药物疗效研究实施方案中的适应证至少有一项是有效的，或与本章 310.6 中这种药品相同、相关或相似，则 FDA 应豁免此药品固体制剂（除延迟释放或缓释剂外）的体内生物利用度和体内生物等效性的研究，除非 FDA 依据 320.33 规定的标准已对药品进行过评估——已包括在《进行过等效性评价的药品名录》中并已将其列为存在已知的或潜在的生物等效问题的药品。FDA 对该类药品要求开展体内生物等效性研究。

同时，依据《美国联邦法规汇编》21 CFR 320.22（b）（3）规定，外用溶液剂也可以获得体内生物利用度或生物等效性研究豁免。《美国联邦法规汇编》21 CFR 320.22（b）（3）规定的溶液剂豁免标准如下所述：

（3）药品：（i）是用于皮肤的溶液剂，口服溶液，酏剂，糖浆或酊剂，用于雾化或喷雾法的溶液，喷鼻溶液，或其他类似的可溶性剂型；（ii）与完全作为新药申请或简化新药申请获批的药品具有相同浓度的活性药物成分和相同剂型；（iii）与完全作为新药申请或简化新药申请获批的药品相比，药品配方中没有可能会显著药品活性药物成分吸收或药品活性部分全身性吸收或拟用作局部作用药品的全身性或局部生物利用度的非活性成分或其他变更。

一般而言，对于所有局部用药品，拟定的仿制药品和参照药品无论是活性药物成分（API）还是辅料在定性（Q1）和定量（Q2）上均应相似。尤其是对于外用溶液剂，辅料的浓度差异不应超过±5％。外用溶液剂仿制药品和参照药品的总体药品配方定性（Q1）/定量（Q2）上应相同。任何影响外用溶液剂穿透性的药品配方变更，例如，多添加渗透促进剂，在大多数情况下，药品申请都要提交临床终点研究结果（FDA，2009）。

此外，为了进一步阐述拟非吸收入血液的药品的生物利用度评价的局限，2003 年的《联邦食品、药品和化妆品法案》（FFD&C 法案）在 505（j）（8）（A）（ii）一节做了如下补充：

对于拟非吸收进入血液的药品，可以通过科学有效的测量方法评估其生物利用度，以反映活性药物成分或治疗性成分在药物作用部位的有效利用速率和程度。

第 13 章 局部用药品的生物等效性

图 13.3 所示为伴随着局部用药品审批里程碑、指南和政策的出台，仿制药品和参照药品审批的历史性事件时间表。

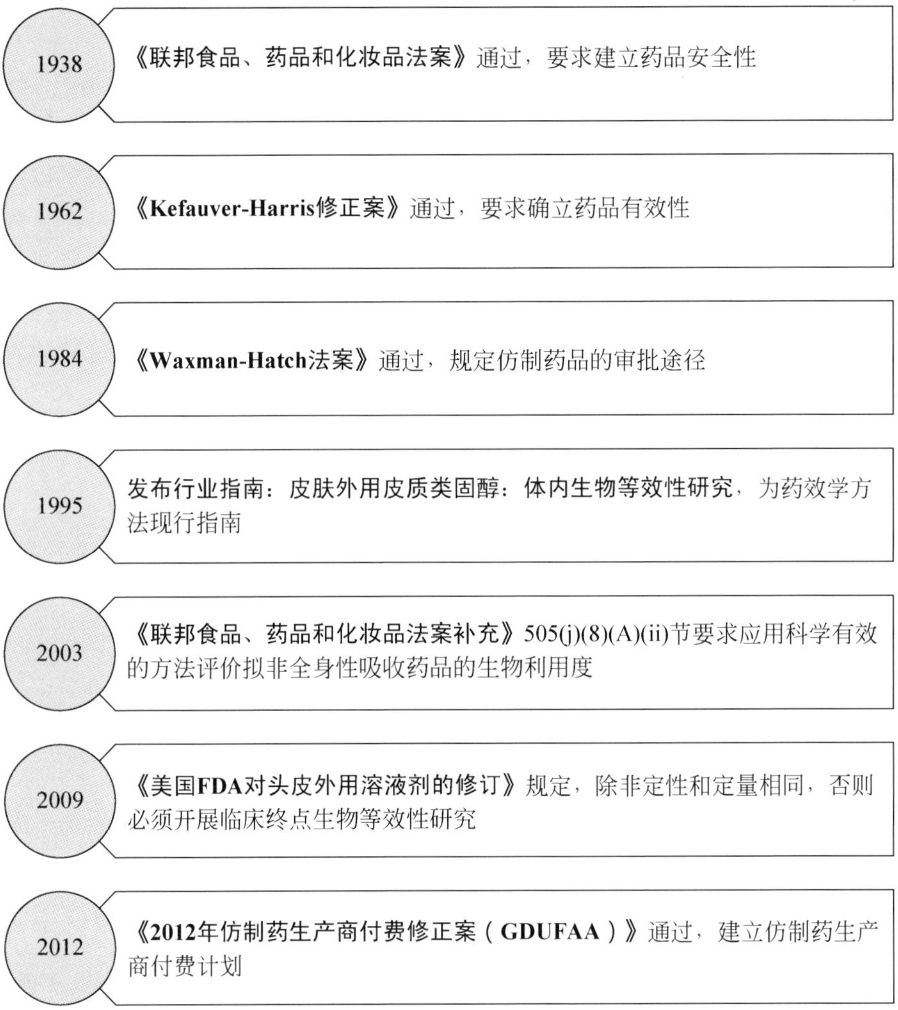

- **1938**：《联邦食品、药品和化妆品法案》通过，要求建立药品安全性
- **1962**：《Kefauver-Harris 修正案》通过，要求确立药品有效性
- **1984**：《Waxman-Hatch 法案》通过，规定仿制药品的审批途径
- **1995**：发布行业指南：皮肤外用皮质类固醇：体内生物等效性研究，为药效学方法现行指南
- **2003**：《联邦食品、药品和化妆品法案补充》505(j)(8)(A)(ii)节要求应用科学有效的方法评价拟非全身性吸收药品的生物利用度
- **2009**：《美国 FDA 对头皮外用溶液剂的修订》规定，除非定性和定量相同，否则必须开展临床终点生物等效性研究
- **2012**：《2012 年仿制药生产商付费修正案（GDUFAA）》通过，建立仿制药生产商付费计划

图 13.3 美国 FDA 对仿制药品和参照药品监管的历史性事件时间表，特别强调了影响局部用药品审批的里程碑、指南和政策

13.2 局部用药品的特性

对于局部用药品，尤其是局部作用的皮肤用药品，要临床有效，必须有有效

的药物传递系统将药物递送至皮肤作用部位。这在很大程度上取决于剂型的功能，也就是能将活性药物成分递送至皮肤表面的基质（vehicle）。如图 13.2 所示，这种药品的主要目的是将药物从基质（vehicle）中释放出来，到达靶点作用部位并产生预期的治疗响应。所选择的局部用药品的基质（vehicle）应具有如下具体的重要总体特性：①局部用药品的基质能使药物均匀分散在皮肤上；②药物能从基质中释放出来，进入皮肤，扩散到作用部位；③将药物递送至靶点作用部位；④在足够长的一段时间内，维持靶点部位药物的治疗水平以产生预期的治疗作用（Shah，2001，Kircik 等，2010；Weiss，2011）。药物吸收的程度取决于药物、基质和皮肤间的相互作用。这种相互作用决定药物通过角质层即皮肤外屏障层分散进入作用部位以及疾病状态。本节将讨论局部用药品的这些重要特性，以及疾病状态/病症和药物通过皮肤吸收达到临床效果的有关递药过程：

- 皮肤疾病状态/病症（仅在临床终点生物等效性研究的情况下考虑）
- 局部用药品通过皮肤的吸收途径
- 药品活性药物成分（API）的药物专属特性
- 不同的基质
- 辅料
- 药品配方的总体特性

13.2.1　皮肤疾病/病症

13.2.2　疾病/病症类型

疾病状态/病症的类型和部位对于选择适用于局部递药用的基质非常重要。表 13.1 列出了多种皮肤疾病/病症以及皮肤表面或皮肤内的常见作用部位。最常见的皮肤疾病包括痤疮（患病率超过人口的 80%）、皮炎、湿疹和银屑病。痤疮的发生通常是由于毛囊堵塞所致。基因、激素、心理、感染甚至饮食都可能引起痤疮。皮炎、湿疹和银屑病等其他的皮肤疾病则可能是由于环境、遗传或体内变化导致皮肤角质层功能障碍所致。皮肤最重要的功能之一是作为水分的屏障，起到维持水分的作用。通常，在特定的条件下，由于皮肤过度失水，皮肤和（或）头皮变得干燥、瘙痒甚至可能发炎（Harding，2004）。因此，用于治疗这些皮肤疾病的局部用药品也可常用于增加皮肤的水分。由于疾病/病症有不同的表现形式，了解皮肤疾病/病症对于适当缓解病情至关重要。

13.2.3 作用部位

药物作用部位也非常关键。前面讨论过,足底、面部或头皮的皮肤的药物渗透速率可能不同(Stoughton,1989)。头皮等毛发覆盖区域更适合于使用溶液剂,而手掌和足底由于皮层厚,用乳膏剂等半固体剂型更为有效(Weiss,2011)。

此外,用于头皮的局部用药品涉及的皮肤和附属表面积更大,通常每平方厘米皮肤需要涂抹更多的药品。此外,头皮覆盖着一薄层皮脂(来自于皮脂腺的油质、蜡质分泌物),将药品涂抹于头皮后,分泌物有时可以掺入药品中,并可能改变胞内转运的动力学。因此,有效的局部用药品必须考虑到活性药物成分(API)在皮肤内递送至作用部位的体内环境(Kircik 等,2010)。

表 13.1 常见的皮肤疾病/病症和局部药物治疗

疾病/病症状态	临床特征	常发生的身体部位	局部皮肤治疗用药举例
痤疮(普通痤疮)	(皮脂腺)皮脂分泌增加;粉刺(毛发毛囊堵塞);丘疹(直径≤0.5 cm 的小凸起病灶);脓疱(小的脓液体聚集) *常见于青少年	面部、胸部和上背部	抗细菌类:红霉素、克林霉素和四环素 类视黄醇类:阿达帕林、维 A 酸和异维 A 酸 抗细菌和抗恶性细胞增生类:壬二酸
皮炎(特应性湿疹) 接触性皮炎	皮肤发炎,伴发痒疹过敏:与过敏原接触所致 刺激性:与洗涤剂直接接触所致	面部、手腕以及肘部和膝盖的弯曲部 通常在接触部位,但可能会蔓延	皮质类固醇:例如,戊酸倍他米松、丙酸氯倍他索、地塞米松、肤轻松丙酮化合物、(醋酸)氢化可的松,未完全列出
脂溢性湿疹	头皮上附着的油腻附着垢(乳痂)	头皮、眉毛、眼睑、鼻唇沟、下巴	抗真菌类:咪康唑、克霉唑或酮康唑(与低效类固醇类联用);硫化硒
银屑病	过度活跃的免疫系统导致皮肤剥落、发炎和皮肤增厚的白色、银白色或红色斑块	肘部、膝盖、头皮和下背部	抗银屑病类:蒽林、卡泊三烯、维生素 D 类似物或皮质类固醇

(续表)

疾病/病症状态	临床特征	常发生的身体部位	局部皮肤治疗用药举例
红斑痤疮	发红和丘疹	面部、鼻子、面颊、下巴和前额	类视黄醇类:异维A酸
日光性角化症	曝光部位皮肤形成硬皮状或鳞片状肿块 有时可发展成癌症 *常见于老年人	皮肤	抗有丝分裂药物:氟尿嘧啶和咪喹莫特 非甾体抗炎药:双氯芬酸凝胶
酵母菌感染花斑癣	(儿童)有棕色鳞状区域	躯干,有时在四肢	硫化硒
皮肤真菌感染(金钱癣)	红色鳞状皮肤环	皮肤(角质层)、指(趾)甲和头发	抗真菌类:克霉唑、益康唑或咪唑
细菌感染	各种细菌可引起皮肤的不同感染		抗菌类和杀菌类
病毒感染 单纯疱疹病毒Ⅰ型、Ⅱ型;带状疱疹 病毒疣和传染性软疣(痘病毒)	周期性的水泡或皮疹(似水痘带状疱疹类,见于年长者);造成皮肤过度生长而形成疣。皮肤丘疹(儿童)	皮肤:口唇(Ⅰ型)或外生殖器(Ⅱ型);没有特定区域;躯干或四肢	抗病毒药:阿昔洛韦、水杨酸、乳酸(用于治疗疣) 传染性软疣:通常不经治疗自行消退
疥疮	钻入皮肤的微小螨虫。瘙痒	手指、手腕、肘部、臀部	苯甲酸苄酯、扑灭司林、林丹或马拉硫磷
脱发	脱发	头皮	米诺地尔、环孢素

13.2.4 局部作用药品在皮肤的吸收途径

如前所述,皮肤由多层组织构成,参见图 13.1。经皮吸收是指局部涂抹药品后经由皮肤吸收药物的过程。这是一种被动过程,药物可以透过人体皮肤进入体内。这意味着药物能够跨膜转运而无需能量供给。经皮吸收药物的主要障碍为角质层。特别是，由于角质层富含脂质，含水量低，使亲水性或带电分子的转运特别困难。角质层由约40%的脂质、40%的蛋白质以及仅仅20%的水分组成。经皮吸收的三条主要途径是：经表皮吸收，经毛囊吸收，以及细胞间吸收，参见图13.4（Hueber等，1994；Topical Drug Delivery Systems，PharmaInfo Net，2008）。

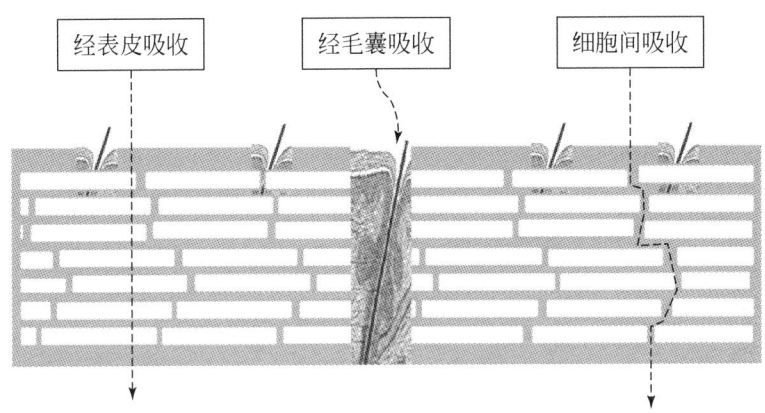

图13.4 穿过角质层吸收局部用药品的三条途径。经表皮吸收途径是通过角质层被动扩散。经毛囊吸收途径是通过皮肤中的毛干，运输至不同的皮肤层。细胞间吸收途径是通过角质层和皮肤其他层细胞间隙

经表皮吸收：药品通过这条途径渗透涉及分散进入角质层。如果全身性吸收是通过这条途径，当角质层存在渗入药物时，由于表皮层没有直接的血液供应，则药物进入表皮的湿细胞团并被迫穿过表皮扩散，到达位于表皮下边的血管系统。

在扩散模型中，有活力的表皮被认为是一个独特领域。表皮细胞膜紧密接合，几乎没有细胞间隙能被离子和极性非电解质分子以扩散方式挤过去。对于进入全身性循环而言，穿过真皮的通道意味着最后一道障碍。真皮的渗透是通过皮肤基质的相互连锁的通道。由于胶原纤维之间的间距足够大，通过真皮扩散很容易实现，没有分子选择性，也不会将大分子过滤掉。由于有活力的表皮和真皮没有可测的理化区别，同时表皮具有极性选择，除了涉及极端极性的渗透剂的情况之外，活性表皮和真皮通常被认为是同一个扩散系。这是基于表皮提供的可测量的抗性的事实。对于直接作用于角质层的局部药物，这是优先选择的给药途径。

经毛囊吸收：这是通过"第二途径"的皮肤附属物的渗透。真皮中的汗腺可被视为绕过角质层的分流旁路。这样的旁路遍及全身各处。虽然腺体很多，但开

口很小。另外，药物也可能会经过皮肤的毛囊孔，进一步扩散进入表皮。该区域是相对大的，并且皮脂有助于扩散及其后进入真皮而全身性吸收。然而，这些开口仅为体表面积的1%。因此，这些可供选择的通道的很小的表面积可能会限制药物通过这些通道的吸收量。尽管如此，经毛囊吸收仍然是亲水性药物分子最有利的途径。由于毛囊也可充当贮库，经毛囊吸收是拟用于头皮、痤疮或毛囊炎局部用药品的首选递药途径（Wosicka 和 Cal，2010）。

细胞间吸收：药品通过该途径渗透涉及在皮肤细胞之间转运药物。目前认为，大多数药物通过这条途径穿过角质层扩散。这是对亲脂性药物分子最为有利的途径。

13.2.5 药物特性

选择基质时应考虑药物自身的特性。活性药物成分的稳定性及其生物利用度是主要考虑因素。应根据药物的理化性质制定策略。主要考虑因素包括：药物在不同辅料中的可溶性或不溶性，与可能选用的辅料的相容性或不相容性，以及导致降解和不稳定性的药物分子的敏感性。对于局部外用皮质类固醇类药物，由于效价强度变化较大，根据疾病严重程度选择基质也非常重要。

13.2.6 不同基质

美国FDA目前认可了多种局部用剂型。已获认可的剂型与现行的《美国药典》一致（美国药典，2013年）。表13.2列出了目前局部用药品剂型的名称/定义。

13.2.7 辅料

辅料几乎用于所有药品，对药品性能至关重要。因此，成功可靠地设计和制造稳健可靠的药品，需要使用有明确规定的辅料，才能生产出一致和有效的药品（Chang等2013a，2013b）。所有辅料应符合药典标准（美国药典，2013年）。对于局部用药品，根据功能将其辅料分为不同类别。辅料的选择对活性药物成分的理化性质、活性药物成分从基质中释药、整体稳定性和药品配方特性均有影响。表13.3列出了用于特定药物配方中的具有不同功能的辅料类别。

一般而言，为了使仿制药品与参照药品生物等效，不应对药品配方做出重大改变，尤其是对会影响总体制剂性能的变更。

表 13.2 《美国药典》对局部用药品剂型的定义

名称/剂型	术语定义
局部使用	以在身体表面用药为特征的给药方式
皮肤外用	外用给药方式，目的是使药物到达或用于真皮
液体剂型[a,b]	指由液态的纯化合物组成的剂型
气雾剂	由压力包装的液体或固体制剂组成的剂型，用于以细雾[c]方式给药。气雾剂含有治疗成分和抛射剂，在适用的阀门系统致动时释放
乳剂[d]	由至少两种不混溶的液体所组成的两相系统，其中一种液体（内相或分散相）在另一种液体［外相（分散介质）或连续相］中分散为液滴，通常使用一种或多种乳化剂稳定
乳膏剂[e]	乳膏剂是乳剂中的一种，常含有超过 20% 的水和挥发性物质，和（或）50% 以下的烃类、蜡类或多元醇作为活性药物成分基质。乳膏剂通常外用于皮肤或黏膜
软膏剂	软膏剂为半固体剂型，一般含有 20% 以下的水和挥发性物质，50% 以上的烃类、蜡类或多元醇作为基质。软膏剂通常外用于皮肤或黏膜
润肤剂[a]	属于乳膏剂或软膏剂，用于涂抹无刺激性、脂质或油质物质后改善皮肤水分含量
半固体剂[a]	是一种在室温下流动性降低或与其容器紧密接合的物质。半固体剂在低剪切应力下不流动，而通常表现为塑性流动行为
泡沫剂	乳剂的一种，在含有活性药物成分的液体分散介质（连续相）中含有气泡分散相。泡沫剂包装于加压容器或专用的配药装置中，用于皮肤或黏膜。在使用时会形成泡沫。表面活性剂用于确保气体和两相物质的分散。泡沫剂分散时呈蓬松、半固体稠度。泡沫剂经配制可快速分解为液体，或保持泡沫状态，以确保长时间接触
凝胶剂[f,g]	含有小的无机微粒的半固体分散剂，或含有提供刚度的胶凝剂的大的有机分子溶液。凝胶剂可能含有悬浮颗粒
洗剂[h]	涂抹于身体外表面的一种乳液剂。历史上，该术语也用于混悬剂和溶液剂
糊剂	含有高百分含量（例如，20%～50%）的精细分散的有稠硬固体的半固体剂型。该剂型用于皮肤、口腔或黏膜

名称/剂型	术语定义
贴剂（透皮系统）	旨在经过皮肤将活性药物成分递送到体循环的剂型。透皮系统主要有外层（屏障）、贮库（可能包括速率控制膜）、固定透皮系统与给药部位的接触式胶黏剂、一个在使用经皮系统前移除的保护层组成
粉剂[i]	由粉碎为极细的分散状态的固体或固体混合物组成，可内服或外用的剂型
洗发剂	用于清洗头发和头皮的溶液剂或混悬剂。可能含有外用于头皮的活性药物成分
皂剂	用于清洁皮肤脂肪酸或脂肪酸混合物的碱式盐。用作剂型的皂类可能含有外用于皮肤的活性药物成分。皂剂也一直被用作搽剂和灌肠剂
喷雾剂	具有产生液滴或溶液、有助于将药物应用于指定区域的剂型 根据定义，并根据《美国药典》药物专论，喷雾剂通过递药系统（即装置）精确定量给药。喷雾剂是含有以溶液或混悬液形式存在的活性药物成分的制剂
混悬剂	由分散于液相中的固体微粒组成的液体剂型
溶液剂	含有溶于溶剂或相互混溶的溶剂混合物中的一种或多种化学物质的、澄明、均质的液体剂型
药用胶带	由置有原料药的织物或合成材料构成的剂型或器械，通常在一面或双面涂有黏着剂以方便局部外用

[a] 该术语应在文章名称中使用（药品的正式用语）
[b] 该剂型不应应用于溶液剂。在其被用作描述性术语时，是指室温下可倾倒和与容器紧贴的物质
[c] 此描述性术语气雾剂也指由药品喷射的小液滴或固体微粒细雾
[d] 当有更为具体的术语（例如，乳膏、洗剂或软膏）适用于描述剂型时，不使用乳剂这一提法
[e] 乳膏剂的质地相对柔和、易涂布，可配制成油包水型乳剂（例如，欧洲药典中的冷霜或脂性霜）或水包油乳剂（例如，戊酸倍他米松霜）
[f] 凝胶剂可分类为单相或两相系统。在由均匀分布于液体中的有机大分子组成的单相系统中，分散的大分子与液体之间不存在明显界限。两相系统是由分散的微粒网络组成的
[g] 胶冻剂是凝胶中的一种，通常将具有较高的水含量
[h] 洗剂与乳膏剂有很多共同特点，最为显著的是，比半固体更具流动性，从而可倾倒
[i] 粉剂往往作为局部使用的扑粉

第 13 章 局部用药品的生物等效性

表 13.3 根据功能分类的辅料

功能（试剂）	描述	实例（未完全列出）
抗氧化剂	用于抑制其他分子的氧化	叔丁基羟基苯甲醚，二叔丁基对甲酚，单硬脂酸甘油酯，生育酚（α 或 dl）
螯合剂/络合剂	用于与某些金属离子形成可溶性络合物分子，基本上从溶液中移除离子，以最大程度减少或消除与其他元素和（或）沉淀物发生反应的能力	乙酸钙，柠檬酸，依地酸二钠，磷酸钠（磷酸二氢钠，磷酸三钠）
润肤剂	用作润滑剂，改善延展性、肌理，软化皮肤。润肤剂也可用于对抗引起表面活性剂可能引起的皮肤干燥/刺激	硬脂酸丁酯，乙二醇二硬脂酸酯，十四酸异丙酯，矿物油和羊毛脂醇（十二烯醇）
乳化剂	乳化剂用于作为保护性屏障，并可通过降低系统界面张力稳定乳液	十六十八醇混合物，单硬脂酸甘油酯，羟丙基甲基纤维素，卵磷脂
湿润剂	湿润剂用于增加活性药物成分的溶解度，增加皮肤的渗透，并增加其活性时间。也可用于改善皮肤水分	丙二醇，乳酸钠，亚油酸，甘油
矫味剂	用于增强香味	—
软膏基质	用作软膏剂的主要成分，控制其物理属性	白凡士林，羊毛脂，聚乙二醇，矿物油［中链甘油三酯（脂肪酸）］
渗透增强剂	用于促进药物吸收	十六酸异丙酯——丙二醇，乙醇，油酸，十四酸异丙酯
pH 调节剂（酸化/碱化/缓冲剂）	用于调节 pH	顺丁烯二酸，乳酸，十一碳烯酸，二异丙醇胺，乙酸钠或胺类
防腐剂	用来防止微生物生长	对羟基苯甲酸甲酯，对羟基苯甲酸丙酯，硼酸，乳酸钠
溶剂	用于溶解另一种物质	异丙醇，丙酮，水，羟乙基/羟甲基纤维素

(续表)

功能（试剂）	描述	实例（未完全列出）
硬化剂	单独使用或以混合物的形式使用，以增加制剂的黏度或硬度，特别是软膏剂和乳膏剂	硬脂醇，十八十六醇，石蜡，白蜡或黄蜡
表面活性剂	用于降低两种液体之间或液体和固体之间的表面张力	十四烷醇，十二烷基硫酸钠，山梨醇酯，生育酚（α）
基质	用于传递药品的活性药物成分	十四酸异丙酯，花生油，矿物油，十六酸异丙酯
黏性增强剂	用于稳定分散系，以减少溶质或微粒状物质的转运速率或降低液体制剂的流动性	卡波姆，甲基纤维素，乙基纤维素，十六酸十六酯

注：该表中的信息主要编自《药用辅料手册》（Rowe 等，2012 年，2013 更新）[其他有用的来源是 FDA 的 2013 年审批的药品的非活性成分研究，以及 Chang 等的研究（Chang 等，2013a，2013B）和《美国药典-辅料性能》（2013 版）]

13.2.8　制剂总体特性

正如在本节中所列，一些因素可影响局部用药品的最终药品配方的总体特性。即便仿制的和参照的局部用药品的药品配方并不完全相同，至少也要相似。总体药品配方对局部用药品的临床疗效有显著影响，其中有几个关键因素可影响药物经皮肤的吸收。此外，为了便于更好地理解局部用药品仿制药品的研发过程，美国 FDA 最近已经始讨论质量源于设计（QbD）应用于局部用半固体药品的研发和制造（Chang 等，013a，2013b）。

13.3　生物等效性研究方法

在所有的情况下，为了使生物等效性研究可接受，仿制药品与参照药品在作用部位有效可用的速率与程度应无显著差异。依据现行美国 FDA 法规，《美国联邦法规汇编》21 CFR 320.24（美国联邦法规汇编，2013 年），如图 13.5 所示，有几种可以接受的用于证明生物利用度和（或）生物等效性的方法。在某些情况下，如上文 13.1.2 所述，当生物等效性不证自明、不需要开展体内研究时，可适用于生物等效性研究豁免。本节将讨论所有列出的方法及其应用于局部用药品的可行性。

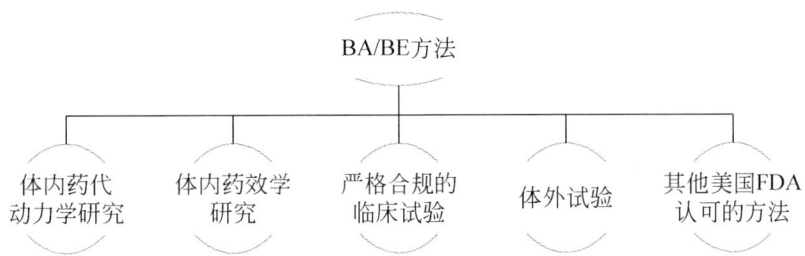

图 13.5 列举了当前为美国 FDA 所接受的生物利用度（BA）/生物等效性（BE）的研究方法。列举的方法从左到右是按精确度、灵敏度和可重复性依次排序的。目前推荐用于局部用药品的最常见的方法是严格合规的临床试验

13.3.1 体内药代动力学研究

如本章前文所述，大多数局部用药品，尤其是皮肤局部用药品，通常不用于全身吸收。如果药物发生全身性吸收，则全身浓度与临床疗效之间应没有明显的相关性。此外，生物体液中的药物浓度并不一定代表作用部位的药物浓度，它仅代表药物透过靶位后的浓度。另外，血药浓度可能也不能准确一致地测量出来。因此，对于这类药品而言，测定体液内药物浓度随时间变化的函数通常是不可行或不适用的。然而，如前所述，对于一些局部用药品，尤其是用于局部而有一些全身性吸收的药物，这一类型的研究可能是可行的。应当注意的是，目前这一方法仅限于极少数局部用药品。

13.3.2 体内药效学研究

体内的药效学研究方法是基于对药品作为时间函数的药理作用的测量。目前，McKenzie-Stoughton 血管收缩测定法（VCA）是美国 FDA 认可的唯一的药效学方法。然而，该方法只限用于皮肤外用皮质类固醇类药品。这是基于随着时间的推移，皮肤微血管收缩后，皮质类固醇药品会产生可见的苍白反应的前提（McKenzie 和 Stoughton，1962；Stoughton，1987，1992）。1995 年，美国 FDA 发布了《行业指南：皮肤外用皮质类固醇：体内生物等效性》（1995 年 6 月 2 日发布）。推荐开展预试验和关键性生物等效性研究，数据分析是基于 E_{max} 模型——群体模型（Guidances，1995；Singh 等，1999）。

E_{max} 模型：

$$E = E_0 + \frac{E_{max} \times D}{D + ED_{50}}$$

用于皮肤用药品数据的 E_{max} 模型：

$$AUEC = \frac{AUEC_{max} \times 剂量持续时间}{剂量持续时间 + ED_{50}}$$

式中，AUEC＝药效指标；$AUEC_{max}$＝AUEC 最大拟合值；D＝剂量；E＝药效作用；E_0＝基线效应；E_{max}＝最大拟合"E"值；ED_{50}＝达到 $50\% E_{max}$ 值所需的剂量持续时间。

这项研究是采用健康志愿者开展的。剂量控制是通过控制皮肤暴露于药品的持续时间来实现。建议先开展剂量持续时间-响应的预试验，以确定后续的关键性生物等效性试验所采用的适用剂量持续时间。在预研究中，根据参照药品初步估算 E_{max} 值。根据预研究的结果选择适用的剂量持续时间（ED_{50}，达到最大响应一半时所用的剂量持续时间，D_1-$ED_{50}/2$-较短的剂量持续时间和 D_2-较长的剂量持续时间，$ED_{50} \times 2$）。这些剂量持续时间用于开展关键性生物等效性研究。剂量选择对区分表面上看上去是生物等效但可能存在显著差异的两个药品非常关键。图 13.6 是药效学/临床响应和剂量之间的关系示意图。对于生物等效性评价，关键性生物等效性研究通过重复设计以及文件记录可接受个体剂量时间反应来比较仿制药品和参照药品。根据这一模型，仿制药品和参照药品必须符合可接受的生物等效性标准：所观察到的血管收缩反应的 90％置信区间（CI）应介于 80.00％～125.00％之间。近 20 年来，这种药效学方法已被证明是局部生物等效性的直接和有效的指标。相比在患者中开展的临床终点试验生物等效性研究，此方法相对便宜，获得足够高的灵敏度水平所需要的受试者人数显著较少。

13.3.3 临床终点生物等效性研究

临床终点生物等效性研究可以根据在患者中证明安全性和有效性等效，确定两种药品生物等效。目前，这是评价局部用药品的生物等效性的最为常用的方法。临床终点生物等效性研究使用美国 FDA 推荐的药品专属性指标。如果参照药品标签上有多种适应证，那么通常将对药物局部递药最为敏感的适应证作为首选。这样做的原因是基于某些情况下所选择的临床终点可能对药品配方差异并不敏感的事实。因此，临床终点的选择至关重要，因为多种药品间的药品配方性能差异的检测取决于特定药物和指标的量-效关系。

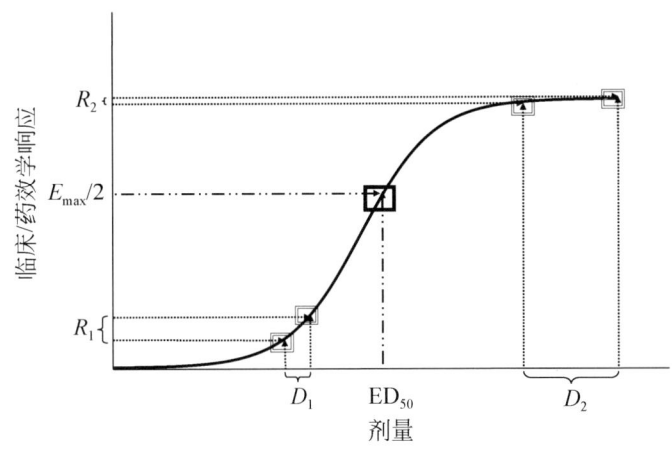

图 13.6 药效学响应和剂量之间的关系示意图。依据给定的剂量，可能也可能不能检测到标志着比较药品之间生物利用度差异的药理学响应。低剂量与弱响应相关联，分别标为 D_1 和 R_1。这种弱反应往往不能足够敏感地检测出两种药品的差异。然而，高剂量与过饱和响应相关，反应饱和时便进入平台期，此时即便继续加大剂量，也不会引起任何更强的响应，标为 D_2 和 R_2。在这两个区域，可能无法区分两种药品，因为药效学响应对两种药品均不敏感。然而，当给予可引起最大响应一半的剂量，ED_{50}，并与达到最大效果的 E_{max} 的 50% 相关，就能够根据药效学响应最为敏感的范围区分两种药品

临床终点生物等效性研究通常采用随机、置盲、使用安慰剂的平行设计。使用安慰剂臂可以以确保研究在足够敏感的剂量下开展，以保证达到一定效果（换言之，两种治疗均有效），并且可以检测到两种治疗间的差异。这些研究通常进行数周，是根据评分量表、成功（完全消退）或失败（未消退）量表判定二分终点，通过肉眼观察对大多临床终点进行评估。另外，对于某些局部用药品，是基于连续变量，根据自基线处的平均变化进行统计学分析来确定生物等效性。

在这些条件下，要证明仿制药品与参照药品生物等效，则仿制药品与参照药物平均比率的 90% 置信区间必须在 [0.80, 1.25] 内，参见表 13.4。对于二分类型的临床终点，通过对数据进行统计学分析以确定生物等效性，药品差异的 90% 置信区间必须在 [−0.20, +0.20] 内。虽然临床终点生物等效性研究是目前用于所有局部用药品的"金标准"，但这些研究仍然非常昂贵、费时、费工、缺乏灵敏性，并且需要大量的研究人群（平均需要 200~300 名患者，往往需要更多患者）。

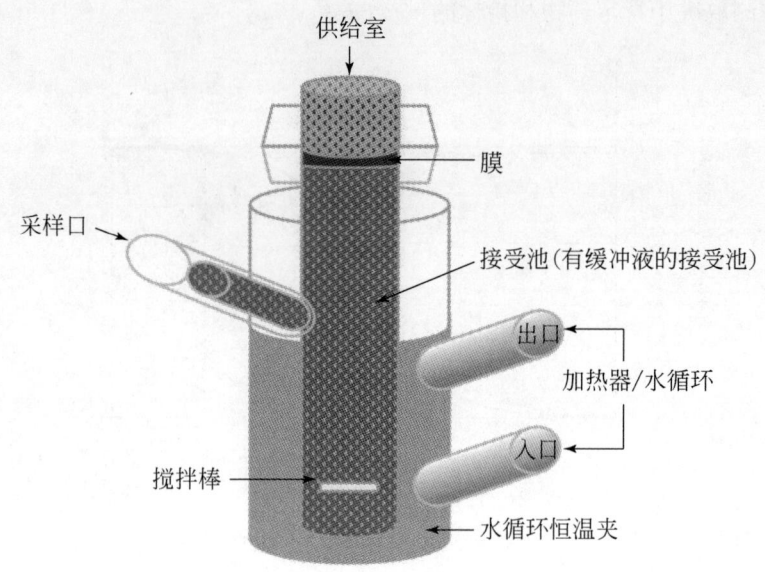

图 13.7 Franz 扩散池系统的示意图。对局部用药品进行体外释药试验的开放式扩散池。将试验药品（仿制药品/受试药品/参照药品）置于扩散池的供体室，采样液置于膜一侧的接受池。由连续采集的接受池液体样本来测定局部用药品的跨膜扩散过程

13.3.4 体外终点生物等效性研究

13.3.4.1 审批依据

体外终点生物等效性研究取决于配方简单的局部用药品的体外特性（FDA 专家咨询委员会，2004 年）。近来，美国 FDA 已经开始认可对简单的外用药品配方（非溶液剂）开展体外研究。开展的试验包括体外流变试验（测试制剂的理化性质）和体外释药试验（in vitro drug release testing，IVRT），通常使用扩散池，例如，带合成膜的 Franz 扩散池系统，如图 13.7 所示。IVRT 方法用于估算药物从制剂释放的速率。释药差异应该反映药品配方特征或药物热力学性质的变化。总体而言，要考虑应用这种方法的最低要求是：仿制药品的药品配方必须定性（Q1）和定量（Q2）方面均相同。此外，仿制药品和参照药物不应在理化性质（Q3）方面出现显著差异，其中包括体外试验（Guidances，2012）。

13.3.4.2 批准后变更

美国 FDA《行业指南：非无菌半固体剂型，放大和批准后变更：化学、制造和控制（CMC）；体外释药试验与体内生物等效性证明》（1997 年 5 月发布）对非无菌外用药品做了说明，例如，霜剂、凝胶剂、洗剂和膏剂（1997 年 5 月发布）。该行业指南对支持变更的 IVRT 方法和（或）体内生物等效性试验提出一些建议，所涉变更包括：①药物组分或组成；②制造（工艺与设备）；③生产按比例放大/缩小；和（或）④获批后半固体制剂的制造地点。在药品审批申请中，目前美国 FDA 并不要求提交 IVRT 以证明药物研发或方法有效性［新药申请（NDA）或简化新药申请（ANDA）］。FDA 也不要求在常规批间质量控制检验中开展 IVRT。13.4.2 将更为详细地讨论体外释药试验（IVRT）。

13.3.5 美国 FDA 认可的任何其他方法

目前，美国 FDA 不接受评价局部用药品的生物等效性的其他方法。13.4 将讨论已经评估过的和（或）目前美国 FDA 正在考虑的之前和正在制定的方法。

13.4 案例研究

美国 FDA 一直在鼓励和关注用于局部用仿制药品的生物等效评价的新的体内和（或）体外方法的科学研究，并对诸如体内药代动力学研究和临床终点生物等效性研究等以往和现行方法进行改进。2004 年，美国 FDA 出台了《关键途径计划》，通过不同的政府机构、制药行业和学术界间的协作方案，确定和解决了一些新药与仿制药品研发中的关键科学挑战。

随后在 2007 年，美国 FDA 发布了文件，确定了仿制药品研发中的一些具体挑战，尤其是皮肤局部用药品的生物等效性评价（Critical Path Opportunities，2007；Lionberger，2008）；列出了多种可能的生物等效性研究方法：药代动力学研究，新的临床终点生物等效性研究设计，体外特性研究，诸如流变学检验方法和扩散池等；以及皮肤药代动力学研究［dermatopharmacokinetics（DPK）或"皮肤剥离"］、皮肤微透析（DMD）和近红外（near infrared，NIR）光谱。

表 13.4 对一些局部用药品的药物专属性生物等效性评价的重要建议

药名, 规格	剂型	原创药物[a]	药物类别	生物等效性评价	建议草案发布日期
阿昔洛韦, 5%	软膏剂	Zovirax® 获批日期: 1982 年 3 月 29 日 [Valeant Bermuda (百 慕大威灵)]	抗病毒药	两个选项: (1) 体外研究 [Q1 (定性)、Q2 (定量) 和 Q3 (理化性质) 均相同]; 或 (2) 临床终点生物等效性研究 生物等效性标准: 仿制药品与参照药品的平均比率的 90% 置信区间在 [0.80, 1.25] 内	2012 年 3 月
利多卡因, 5%	贴剂	Lidoderm® 获批日期: 1999 年 3 月 19 日 [Teikoku Pharm, USA (帝国制药, 美国)]	麻醉药	两项研究: (均推荐) (1) 药代动力学研究: 血浆中利多卡因生物等效性标准——90% 置信区间——受试药品药-时曲线下面积 (AUC_t)、参照药品药-时曲线下面积 (AUC_i)、最大浓度 (C_{max}) —— 90% 置信区间介于 80.00%～125.00% (2) 皮肤刺激/致敏研究的生物等效性标准——评分表	2007 年 5 月
盐酸布替萘芬, 1%	乳剂	Mentax® 和 Mentax-TC® 获批日期: 分别为 1996 年 10 月 18 日和 2002 年 10 月 17 日 [Mylan (迈兰)]	抗真菌药	临床终点生物等效性研究 生物等效性标准: 二分变量——成功或失败 [−0.20, +0.20]	2012 年 3 月

(待续)

第13章 局部用药品的生物等效性

（续表）

药名,规格	剂型	原创药物[a]	药物类别	生物等效性评价	建议草案发布日期
萘替芬,1%	乳剂	Naftin® 获批日期:1988年2月29日（Merz）	抗真菌药	临床终点生物等效性研究 生物等效性标准:二分变量——成功或失败 [-0.20, +0.20]	2012年3月
	凝胶剂	萘替芬霜® (Naftin®) 获批日期:1990年6月18日			2012年3月
他克莫司,0.03%和0.1%	软膏剂	Protopic® 获批日期:2000年12月8日[安斯泰来(Astellas)]	皮肤科用药	临床终点生物等效性研究 生物等效性标准:二分变量——成功或失败 [-0.20, +0.20]	2012年3月
双氯酚酸钠,1%		Voltaren® 获批日期:2007年10月17日[诺华(Novartis)]	非甾体类抗炎药	两项研究:（均推荐） (1) 药代动力学研究:血浆中双氯芬酸生物等效性标准——受试药品药-时曲线下面积(AUC_t)、参照药品药-时曲线下面积(AUC_t)、最大浓度(C_{max})——90%置信区间介于80.00%~125.00% (2) 临床终点生物等效性标准:受试药品/参照药品的平均比率的90%置信区间在[0.80, 1.25]内	2011年2月
	凝胶剂	Solaraze® 获批日期:2000年10月16日（Fougera）			2011年1月

[a] 截止到2013年8月，这些原创药品均被指定为参照药品（橙皮书电子版，2013）

13.4.1　2007 年之前

13.4.1.1　皮肤药代动力学研究（DPK）方法——皮肤剥离

20 世纪 90 年代，美国 FDA 强力推荐 DPK 方法作为评价局部用药品的生物等效性的方法（Braddy 和 Conner，2011）。这种方法是在局部用药后的特定时间内，采用胶带剥离角质层的连续层的方法。事实上，1992 年 7 月，美国 FDA 发布了临时指南《外用皮质固醇类药品：体内生物等效性和体外释放方法》，包括皮肤剥离技术，以及药代动力学和体外释药试验。然而，稍后得出结论认为，没有足够的数据支持推荐这种方法。因此，FDA 将其从 1995 年发布的现行外用皮质类固醇指南中删除。

三年后的 1998 年，美国 FDA 发布了指南草案《皮肤局部用药品新药申请和仿制药品申请的体内生物利用度、生物等效性、体外释放和相关研究》。在这个指南中，皮肤药代动力学（DPK）方法再次被推荐用于评价皮肤局部用药品的生物等效性。该方法能够确定作为时间函数的药物浓度变化，因此，与全身性吸收药物的药代动力学方法相当（Shah 等，1998）。该指南草案还讨论了角质层和毛囊渗透。该指南草案建议开展预研究和关键性生物等效性试验，还包括对 DPK 技术性能和验证的建议。关键性生物等效性研究的量度指标包括达峰时间（T_{max}）、最大血药浓度（C_{max}）和药-时曲线下面积（AUC）。AUC 的生物等效标准为 80.00%～125.00%，而 C_{max} 的生物等效性标准为 70.00%～143.00 %。然而，经过多年的科学研究，根据公众的意见和 1998 年、2000 年和 2001 年的专家咨询委员会建议，这个指南于 2002 年撤销（联邦公告，2002 年）。主要的科学顾虑是：该方法用于皮肤局部用药品的生物等效性评价是否恰当，因为它们可用来治疗不同皮肤部位的多种疾病，而不仅仅是角质层。另一个顾虑是：不同实验室的方法的可重复性。该指南草案发布之前和发布期间开展了一些协作研究。

其中一项研究是为了证实在判定 0.025 %维 A 酸凝胶的生物等效中，其临床安全性/有效性与 DPK 方法之间可能存在相关性（Pershing，2003）。该药品是一种类视黄醇药物，用于治疗痤疮。研究中，49 名患者使用三种获批的 0.25%维 A 酸凝胶药品：Retin-A® （维 A 酸）凝胶（原创药品和参照药品，Ortho Pharmaceutical，美国）、Avita® （维 A 酸）凝胶（Mylan Bertex，美国）和维 A 酸（Tretinoin）凝胶（Spear Pharmaceuticals，美国）。根据这些研究可以确定，含有相似成分和治疗等效的药品（美国 FDA 电子版橙皮书中的 AB 类）符合美国 FDA 设定的证实生物等效性的 90% 的标准：80.00%～125.00%；而 Avita® 和 Retin-A® 不符合生物等效性标准，Avita® 治疗等效性分级为 BT，因此，不能指定其用于证明与其他药学等效药品生物等效。这项研究的结果进一步证实了美国 FDA 对这一特定药品的评级。

另一项研究是用体外释药试验（IVRT）、皮肤药代动力学研究（DPK）和血管收缩法（vasoconstrictor assay，VCA）评价醋酸曲安奈德乳膏的生物等效性（Pershing 等，2002）。曲安奈德是一种合成皮质类固醇，用于治疗皮炎、银屑病和湿疹等多种皮肤疾病/病症。这项研究在健康志愿者中开展（每项体内研究受试者不超过 10 名），使用两种药品：0.025％、0.1％ 和 0.5％ 的 Kenalog®（醋酸曲安奈德）乳膏（百时美-施贵宝公司，美国）和《美国药典》0.1％ 和 0.5％ 的醋酸曲安奈德乳膏（Fougera，美国）。这些研究的数据表明，随着浓度的增加，药物摄取和皮肤苍白的速率和程度也增加。研究者申明，在应用 DPK 和 VCA 方法时未发现 0.1％ 和 0.5％ 乳膏剂存在统计学显著性差异（$P<0.05$％）。基于研究的总体结果，研究者得出结论，DPK 可用于局部皮肤用药品的生物利用度/生物等效性评价。

尽管目前美国 FDA 并不认可将 DPK 方法用于局部用药品的生物等效性评价，但仍在评估其将来被接受的可能性。因此，最近提出要对局部用药品的生物等效性评价方法加以细化（N'Dri-Stempfer et al. 2008），并开展进一步的方法学评估（Boix-Montanes，2011）。

13.4.1.2 药学等效

2004 年，美国 FDA 制药科学咨询委员会更新了局部用药品的生物等效性（Lionberger，2004）。在会上讨论要点之一是：药学等效药品与通过使用流变学试验和扩散池法（例如，Franz 扩散池）的体外表征。如 13.3.4 所述，这涉及仿制药品和参照药物的 Q1（定性）、Q2（定量）和 Q3（理化性质）都相同。此外，正如先前在 2012 年所阐述的，美国 FDA 首次发布指南，建议阿昔洛韦软膏（抗病毒药）采用该方法。因此，很明显，在认定评估局部用药品的生物等效性的替代方法方面，美国 FDA 正在不断进步。

13.4.2 2007 年之后

13.4.2.1 评价生物等效性的新方法以及对现行方法的改进

2007 年，美国 FDA 开始公示特定药品的生物等效性推荐方法行业指南（联邦公告，2008 年）。目前在已发表的 1 100 多个针对具体药品的指南中，大约 10％ 是针对局部用药品的建议，特别是针对临床终点生物等效研究和（或）药代动力学研究的建议（Guidances，2013）。表 13.4 列出了过去几年中针对局部用药品的一些重要指南。应当注意的是，该表并未完整包括这段时期发布的所有指南。对生物等效性研究临床终点的指南包括：研究设计的详细提纲、临床终点、用于证明生物等效的统计学方法和生物等效标准。而对包括药代动力学研究的指南则包括：研究设计提纲、需要测量的分析物、生物等效的统计学标准以及开展可接受的生物等效性研究的其他相关信息。

随着监管和科学方面的不断取得进步，美国 FDA 正在继续制定针对局部用药品的生物等效性评价的其他指南，同时也在尽可能地修订一些现行建议。

此外，作为这些计划的跟进，美国 FDA 一直重申，作为仿制药品生产商付费法案实施的一部分，将这些举措整合到 2013 年达成共识的监管动议，对解决这些科学挑战的重要性（仿制药品生产商付费法案计划绩效目标与规程，2012 年）。此外，最近的一次美国 FDA 举行的公开听证会讨论了当前解决这些难题所获得的成功、正在实施和新的计划（监管科学计划第 15 部分，公开会议，2013 年）。表 13.4 列举了获得的一些成功，例如，利多卡因和阿昔洛韦指南。同时，正在开展的新项目涉及皮肤微透析（DMD）和体外释药试验（IVRT）方法。这些研究项目分别与学术界和美国国立卫生研究院协作。

13.4.2.2 皮肤微透析（DMD）方法

体内皮肤微透析（dermal microdialysis，DMD）方法目前正处于研究中，有望代替临床终点生物等效性研究用于局部用药品的生物利用度/生物等效性研究（Chaurasia 等，2007；Holmgaard 等，2010）。该方法用于胞外组织或器官中的游离药物浓度采样。这种方法包括将超薄半渗透中空纤维结构探针置入真皮中，并通过微渗析泵（一种非常精确的注射泵）以非常低的速率向探针中灌注组织相容无菌缓冲液。探针犹如真皮的"人造血管"，起到组织液与透析液中的可扩散小分子相互交换的作用，如图 13.8 所示。这种交换是由浓度梯度驱动的。随着分子扩散通过膜，定时采集等分试样（透析液），之后对其进行分析以确定药物浓度。这种方法适合药代动力学研究。DMD 允许在同一个健康志愿者身上多个点采样。

1991 年，首次报道了对经皮吸收溶剂的人体研究，用微透析法测定了乙醇进入真皮的量（Anderson 等，1991）。近 20 年来，美国国内和国外有多份报道 DMD 的文献（Groth 等，2006；Holmgaard 等，2010）。然而，由于回收率低，该方法受到特别是亲脂性或与蛋白质高度结合的限制。此外，该方法的进一步发展和验证也限制了其可接受性。

最近开展的一项研究用 DMD 方法评价了局部用药品——酮洛芬凝胶的生物利用率或生物等效性（Tettey-Amlalo 等，2009）。该药品是一种非甾体类抗炎

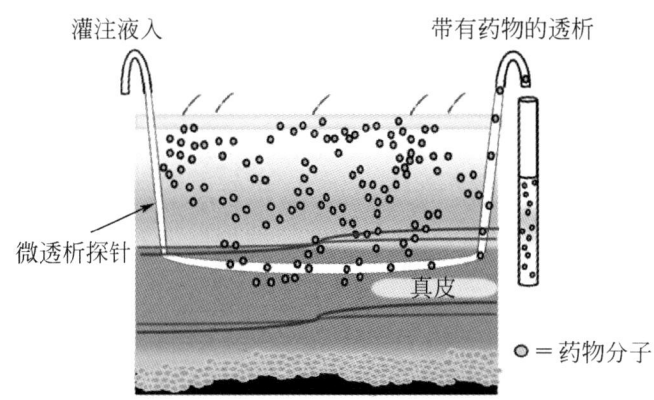

图 13.8 将微透析探针插入到真皮层的示意图。可将微透析探针插入到皮肤中的特定区域。探针是由半透膜组成的,部分覆以不渗透的涂层。当药物开始渗透和(或)扩散穿过皮肤后将横穿微透析探针的半透膜,在透析液内收集,随后对其进行分析以测定药物浓度。某些药物将与蛋白质结合。微透析探针最常插入到前臂掌侧

药,用于缓解急性肌肉-骨骼损伤引起的局部疼痛和炎症。研究在 18 名健康志愿者中开展,使用 Fastum® (酮洛芬) 凝胶 (Adcock Ingram, Bryanston, 南非)。用药部位的划定是基于三个不同的序贯: A (TTRR/RRTT)、B (TRTR/RTRT) 和 C (TRRT/RTTR)。研究者报道,在所有三个序贯中,$AUC_{0\sim5\,h}$ 均满足 80.00%~125.00% 的 90% 置信区间。然而,研究中受试者之间变异性达 68%。基于该研究结果研究者得出结论认为,通过进一步优化研究设计,并在已经适当确定的皮肤部位使用局部用药品,DMD 方法可作为一种进行比较生物利用度/生物等效性研究的工具。最近的另一项研究应用了 DMD 和 DPK 方法评价市场上三种甲硝唑乳膏的生物等效性 (Ortiz 等,2011)。甲硝唑霜的适应证为红斑痤疮。这项研究在 14 名健康志愿者中开展,使用 Metronidazol® (甲硝唑) 乳膏,1% (Alpharma ApS 公司,丹麦); Flagyl® (甲硝唑) 乳膏,1% (安万特制药公司,丹麦); 以及 Rozex® (甲硝唑) 乳膏,0.75% (Galderma Nordic AB,瑞典)。研究者报告,基于 DMD 方法,这些局部用药品的渗透性差异无统计学意义。然而,对于所有药品,由于受试者个体间变异性大于 >100%,而个体内变异性 (WSV)>30%,因而不能确定生物等效性。根据研究结果,研究者仍然得出结论认为,DMD 方法比 DPK 方法能提供更多的药物生物利用度的相关信息。

此外,最近开展的另一项研究涉及应用 DMD 方法检测丙酸氯倍他索的生物利用度 (Au 等,2012)。这项研究还调查了改变灌注液对研究的影响。之所以提议做出改变是由于这样的事实:许多局部用药品是亲脂性的 (例如,丙酸氯倍他

索），它们的水溶性差，再加上这些药物结合/黏附于膜或微透析系统的其他成分，这在过去已经影响了这种方法的可行性。为了努力克服其中的某些局限性，研究调查了一种替代灌注液——Intralipid®，与常用的水性等渗盐水和缓冲的电解质溶液比较。丙酸氯倍他索为皮质类固醇，用于治疗各种皮肤病，包括皮炎、湿疹和银屑病。该项研究在 10 名健康志愿者中开展。据研究者报告，与盐水灌注液相比，使用 Intralipid® 脂肪乳作为灌注液可以极大地提高药物的回收率，可开展药物回收和生物等效性评价。

13.4.2.3 体外释药试验（IVRT）

如 13.3.4 所讨论的，美国 FDA 目前正在接受某些形式的 IVRT，用于仿制药品审批以及仿制药品和参照药品批准后变更。IVRT 可反映一些物理和化学参数的总效应，包括溶解度、活性药物成分的溶解性和粒径，以及剂型的流变性能等。IVRT 通常指 Franz 扩散池系统，这一系统在制药公司的局部用药品的研发和筛选中已应用多年。对于 IVRT，美国 FDA 目前认可使用合成膜。近年来，可能已经考虑使用通过外科手术获得的人体皮肤或切除的（尸体）人体皮肤替代合成膜。根据在过去几年中引用的研究，使用人体皮肤作为膜的研究结果有限，数据变异性很大（Russell 和 Guy，2009）。尽管存在这些问题，已经有一些文献结果可以支持使用人尸体皮肤。

最近的一项生物等效性评价研究采用了人尸体皮肤（Franz 等，2009），对下述参照药品的仿制药品开展了研究：维 A 酸，0.01% 和 0.25% [Retin-A®（维 A 酸）凝胶，Valent Intl，美国]；二丙酸阿氯米松，0.05% [Aclovate®（阿氯米松倍氯米松）乳膏和软膏，Fourgera，美国]；丙酸卤倍他索，0.05% [Ultravate®（丙酸卤倍他索），乳膏和软膏，兰伯西，美国]，以及糠酸莫米松，0.1% [Elocon®（莫米松）乳膏，默沙东，美国]。所有这些药品都是皮质类固醇类药物，用于治疗各种皮肤疾病/病症。美国批准这些药品的仿制药品均基于血管收缩法（VCA）。研究者报告，对于除了糠酸莫米松乳膏之外的所有皮质类固醇，受试药品与参照药品的体外试验比率均在 0.8～1.25 之内。此外，有证据显示，用人体皮肤可发现不同基质间有差异。根据这些结果，作者得出结论认为，体外皮肤模型研究可能可以用于替代体内生物等效性研究。

此外，2011 年发表的一篇文章研究了使用切除人体皮肤模型与在体皮肤模型之间的相关性文献（Lehman，2011）。从 30 项发表的研究中共收集了 92 个数据组。对于一致化之后的数据组（2 项研究中收集的 11 组），平均的体外体内（IVIC）相关度为 0.96。任何一种化合物的体外和体内结果的差异均小于 2 倍。排除某些数据的主要因素是使用了来自于不同的解剖部位和不同组合的基质。通过对比所有数据组，所有数值的体外和体内平均相关性比为1.6，但单个数据组在体外和体内的差异有可能将近20倍。然而，在85%的案例中，差异小于3倍。从此次收集的数据可以确定，切除的人体皮肤可能可以用于测定经皮吸收。

已提出的另一种方法是使用培养细胞系。尽管已证明这种方法在皮肤刺激性评估方面具有价值，但对于经皮吸收的定量预测仍处用于研发阶段（Netzlaff等，2007；Russell和Guy，2009）。

13.4.2.4 其他替代方法

近红外光谱。近红外光谱在皮肤药物浓度定量研究中是相对较新的无创伤性研究方法（Narkar，2010；Lademann等，2012）。此光谱（成像）方法可用于测定药物和化学品进入人体皮肤的扩散。2006年开展的一项研究使用这种光谱法定量检测了人体皮肤和豚鼠试验动物皮肤吸收硝酸益康唑和雌二醇（Medendorp等，2007）。硝酸益康唑是一种抗真菌剂，用于治疗由易感皮肤癣菌和念珠菌引起的感染。而雌二醇通常用于绝经后女性的激素替代疗法。研究的药物在制备的溶液中饱和，硝酸益康唑的溶剂为丙二醇和1%硝酸益康唑霜，雌二醇的溶剂为乙醇。皮肤样品和药物平衡2 h后，清洗皮肤样品以除去残留的药物，并立即使用近红外方法对表皮和真皮侧进行分析。采用由高效液相色谱分析测定的已知的皮肤药物浓度来验证近红外结果。研究者报道，结果之间有很强的相关性。r^2的变化范围为0.967~0.996，估计标准误差范围为1.98%~5.53%，工作标准差范围为2.12%~6.83%。根据该结果，研究者得出结论认为，有可能研发用于测定皮肤药物吸收的全光学方法。

现已提出的其他光谱方法包括：拉曼光谱（Zhao等，2008）、模拟拉曼散射光谱（Saar等，2011）、光声傅里叶变换红外光谱、光热偏转谱、分段直接标准法（PDS）（Gotter等，2008）以及共聚焦拉曼光谱（Mateus等，2013）。然而，光谱学方法的实用性仍处于探索阶段。过去，一些光谱方法已被用来量化用皮肤药代动力学（DPK）方法开展研究的药物（Reddy等，2002；Stamatas，2011）。

13.5 结论

美国FDA现行的指南、政策以及针对局部用药品审批的申请提交和后续批准的法规，已使一些面向美国公众的安全、有效的药品获批。尽管当前受到可行的生物等效性评价方法数目的限制，但美国FDA正在评估认可临床终点生物等效性研究的替代方法，例如，体外终点研究和药代动力学研究，以及用于皮质类固醇的血管收缩法（VCA）。美国 FDA 正在通过监管科学计划和协作研究，继续努力扩展可选择的方法。美国 FDA 将继续研发和改进用于局部用药品的生物等效性评价的现行方法。

（杨永胜　校）

参考文献

Anderson C, Andersson T, Molander M (1991) Ethanol absorption across human skin measured by in vivo microdialysis technique. Acta Derm Venereol 71(5):389–393

Au WL, Skinner MF, Benfeldt E, Verbeeck RK, Kanfer I (2012) Application of dermal microdialysis for the determination of bioavailability of clobetasol propionate applied to the skin of human subjects. Skin Pharmacol Physiol 25(1):17–24

Boix-Montanes A (2011) Relevance of equivalence assessment of topical products based on the dermatopharmacokinetics approach. Eur J Pharm Sci 42(3):173–1796

Braddy AC, Conner DP (2011) Regulatory Perspective of Dermatokinetic Studies. In: Murthy SN (ed) Dermatokinetic of therapeutic agents. CRC, Boca Raton, pp 193–201

Buxton ILO (2006) Pharmacokinetic and pharmacodynamics: the dynamics of drug absorption, distribution, action and elimination. In: Brunton LL, Lazo JS, Parker KL (eds) Goodman & Gilman's The pharmacological basis of therapeutics, 11th edn. McGraw-Hill, New York, pp 1–39

Chang RK, Raw A, Lionberger R, Yu L (2013a) Generic development of topical dermatologic products: formulation development, process development, and testing of topical dermatologic products. AAPS J 15(1):41–52

Chang RK, Raw A, Lionberger R, Yu L (2013b) Generic development of topical dermatologic products, part II: quality by design for topical semisolid products. AAPS J 15(3):674–682

Chaurasia CS, Muller M, Bashaw ED, Benfeldt E, Bolinder J et al (2007) AAPS-FDA workshop white paper: microdialysis principles, application and regulatory perspectives. Pharm Res 24 (5):1014–1025

Critical Path Opportunities for Generic Drugs (2007) U.S. Department of Health and Human Services, Food and Drug Administration, Silver Spring, MD. http://www.fda.gov/ScienceResearch/SpecialTopics/CriticalPathInitiative/CriticalPathOpportunitiesReports/ucm077250.htm. Accessed 18 Nov 2013

Electronic Orange Book (2013) U.S. Department of Health and Human Services, Food and Drug Administration, Silver Spring, MD. http://www.accessdata.fda.gov/scripts/cder/ob/default.cfm. Accessed 18 Nov 2013

Federal Register (2002) Draft guidance for industry on topical dermatological drug product NDAs and ANDAs—In vivo bioavailability, bioequivalence, in vitro release and associated studies; withdrawal [Docket No. 98D-0388]. U.S. Department of Health and Human Services, Food

第 13 章　局部用药品的生物等效性

and Drug Administration, Silver Spring, MD. https://www.federalregister.gov/articles/1998/06/18/98-16141/draft-guidance-for-industry-on-topical-dermatological-drug-product-ndas-and-andasin-vivo. Accessed 18 Nov 2013

Federal Register (2008) Publication of guidances for industry describing product-specific bioequivalence recommendations [Docket No. FDA 2007-D-0369]. U.S. Department of Health and Human Services, Food and Drug Administration, Silver Spring, MD. https://www.federalregister.gov/articles/2008/09/05/E8-20580/publication-of-guidances-for-industry-describing-product-specific-bioequivalence-recommendations. Accessed 18 Nov 2013

Federal Register (2012) Drugs for human use; drug efficacy study implementation; certain prescription drugs offered for various indications; opportunity to affirm outstanding hearing request. U.S. Department of Health and Human Services, U.S. Food and Drug Administration, Silver Spring, MD. https://www.federalregister.gov/articles/2012/07/24/2012-18015/drugs-for-human-use-drug-efficacy-study-implementation-certain-prescription-drugs-offered-for. Accessed 18 Nov 2013

Franz TJ, Lehman PA, Raney SG (2009) Use of excised human skin to assess the bioequivalence of topical products. Skin Pharmacol Physiol 22(5):276–286

General Chapter <1151> Pharmaceutical Dosage Forms (2013) U.S. Pharmacopeia, Rockville, MD. http://www.uspnf.com/uspnf/pub/index?usp=36&nf=31&s=1&officialOn=August 1, 2013. Accessed 18 Nov 2013

General Chapter <1059> Excipient Performance (2013). U.S. Pharmacopeia, Rockville. http://www.uspnf.com/uspnf/pub/index?usp=36&nf=31&s=1&officialOn=August%201,%202013. Accessed 18 Nov 2013

Generic Drug User Fee Act Program Performance Goals and Procedure (2012) U.S. Department of Health and Human Services, Food and Drug Administration, Silver Spring, MD. http://www.fda.gov/downloads/ForIndustry/UserFees/GenericDrugUserFees/UCM282505.pdf. Accessed 18 Nov 2013

Generic Drug User Fee Amendments (2012) U.S. Food and Drug Administration Safety and Innovation Act, S.3187. 3187. U.S. Government Printing Office, Washington. http://www.gpo.gov/fdsys/pkg/BILLS-112s3187enr. Accessed 18 Nov 2013

Gotter B, Faubel W, Neubert RHH (2008) Optical methods for measurements of skin penetration. Skin Pharmacol Physiol 21(3):151–156

Groth L, Garcia OP, Benfeldt E (2006) Microdialysis methodology for sampling in the skin. In: Serup J, Jemec GBE, Grove GL (eds) Handbook of non-invasive methods and the skin, 2nd edn. CRC, Boca Raton, pp 443–454

Guidance for Industry (1995) topical dermatologic corticosteroids: In vivo bioequivalence (1995) US Department of Health and Human Services, Food and Drug Administration, Silver Spring, MD. http://www.fda.gov/downloads/Drugs/GuidanceComplianceRegulatoryInformation/Guidances/UCM070234.pdf. Accessed 18 Nov 2013

Guidance for Industry (1997) Nonsterile semisolid dosage forms, scale-up and post-approval changes: Chemistry, manufacturing, and control; In vitro release resting and in vivo bioequivalence documentation. US Department of Health and Human Services, Food and Drug Administration, Silver Spring, MD. http://www.fda.gov/downloads/Drugs/GuidanceComplianceRegulatoryInformation/Guidances/UCM070930.pdf. Accessed 18 Nov 2013

Guidances (2012) Bioequivalence recommendations for Acyclovir Ointment. U.S. Department of Health and Human Services, U.S. Food and Drug Administration, Silver Spring, MD. http://www.fda.gov/downloads/Drugs/GuidanceComplianceRegulatoryInformation/Guidances/UCM296733.pdf. Accessed 18 Nov 2013

Guidances (2013) Bioequivalence recommendations for specific drug products. U.S. Department of Health and Human Services, U.S. Food and Drug Administration, Silver Spring, MD. http://www.fda.gov/Drugs/GuidanceComplianceRegulatoryInformation/Guidances/ucm075207.htm. Accessed 18 Nov 2013

Handbook of Pharmaceutical Excipients Association (2012) Rowe RC, Sheskey P, Cook WG, Fenton ME (2012) 7th edn. Pharmaceutical Press and American Pharmacists (Online edition-Medicines Complete, http://www.medicinescomplete.com/mc/)

Harding CR (2004) The stratum corneum: structure and function in health and disease. Dermatol Ther 17(Suppl 1):6–15

Holmgaard R, Nielsen JB, Benfeldt E (2010) Microdialysis sampling for investigations of bioavailability and bioequivalence of topically administered drugs: current state and future perspectives. Skin Pharmacol Physiol 23(5):225–243

Hueber F, Schaefer H, Weipierre J (1994) Role of transepidermal and transfollicular routes in percutaneous absorption of steroids: in vitro studies on human skin. Skin Pharmacol 75(5):237–244

Interim Guidance of Industry (1998) Topical dermatological drug product NDAs and ANDAs—in vivo bioavailability, bioequivalence, in vitro release, and associated studies. U.S. Department of Health and Human Services, Food and Drug Administration, Silver Spring, MD. http://www.fda.gov/ohrms/dockets/ac/00/backgrd/3661b1c.pdf. Accessed 18 Nov 2013

Kircik LH, Bikowski JB, Cohen DE, Draelos ZD, Hebert A (2010) Supplement to practical dermatology—vehicles matter. Formulation development, testing, and approval. Practical Dermatology http://bmctoday.net/vehiclesmatter/pdfs/0310.pdf. Accessed 8 Aug 2013

Lademann J, Meinke MC, Schanzer S, Richter H, Darvin ME et al (2012) In vivo methods for the analysis of the penetration of topically applied substances in and through the skin barrier. Int J Cosmet Sci 34(6):551–559

Lehman PA, Raney SG, Franz TJ (2011) Percutaneous absorption in man: in vitro-in vivo correlation. Skin Pharmacol Physiol 24(4):224–230

Lionberger R (2004) Topical bioequivalence update at: Advisory Committee for Pharmaceutical Science. U.S. Department of Health and Human Services, Food and Drug Administration, Silver Spring, MD. http://www.fda.gov/ohrms/dockets/ac/04/slides/4034s2.htm. Accessed 18 Nov 2013

Lionberger R (2008) FDA critical path initiatives: opportunities for generic drug development. AAPS J 10(1):103–109

Long CC (2007) Common skin disorders and their topical treatment. In: Walter KA (ed) Dermatological and transdermal formulations. Informa Health Care, New York, pp 41–59

Mateus R, Abdalghafor H, Oliveira G, Hadgraft J, Lane ME (2013) A new paradigm in dermatopharmacokinetics—confocal raman spectroscopy. Int J Pharm 444(1–2):106–108

McKenzie AW, Stoughton RB (1962) Method for comparing percutaneous absorption of steroids. Arch Dermatol 86(5):608–610

Medendorp JP, Paudel KP, Lodder RA, Stinchcomb AL (2007) Near infrared spectrometry for the quantification of human dermal absorption of econazole nitrate and estradiol. Pharm Res 24(1):186–193

N'Dri-Stempfer B, Navidi WC, Guy RH, Bunge AL (2008) Improved bioequivalence assessment of topical dermatological drug products using dermatopharmacokinetics. Pharm Res 26(2):316–328

Narkar Y (2010) Bioequivalence for topical products—an update. Pharm Res 27(12):2590–2601

National Academy of Sciences (1974) Drug efficacy study of the national research council's division of medical sciences, 1966–1969. National Academy of Sciences, Washington, DC. http://www.nasonline.org/about-nas/history/archives/collections/des-1966-1969-1.html. Accessed 18 Nov 2013

Netzlaff F, Kaca M, Bock U, Haltner-Ukomadu E, Meiers P et al (2007) Permeability of the reconstructed human epidermis model Episkin® in comparison to various human skin preparations. Eur J Pharm Biopharm 66(1):127–134

Ortiz PG, Hansen SH, Shah VP, Sonne J, Benfeldt E (2011) Are marketed topical metronidazole creams bioequivalent? evaluation by in vivo microdialysis sampling and tape stripping methodology. Skin Pharmacol Physiol 24(1):44–53

Pershing LK, Nelson JL, Corlett JL, Shrivastava S, Hare DB, Shah VP (2003) Assessment of dermatopharmacokinetic approach in the bioequivalence determination of topical tretinoin gel products. J Am Acad Dermatol 48(5):740–751

Pershing LK, Bakhitan S, Poncelet CE, Corlett JL, Shah VP (2002) Comparison of skin stripping, in vitro release, and skin blanching response methods to measure does response and similarity of triamcinolone acetonide cream strengths from two manufactured sources. J Pharm Sci 91(5):1312–1323

Reddy MB, Stinchcomb AL, Guy RH, Bunge AL (2002) Determining dermal absorption parameters in vivo from tape strip data. Pharm Res 19(2):292–298

Russell LM, Guy RH (2009) Measurement and prediction of the rate and extent of drug delivery into and through the skin. Expert Opin Drug Deliv 6(4):355–369

Saar BG, Contreras-Rojas LR, Xie XS, Guy RH (2011) Imaging drug delivery to skin with stimulated raman scattering microscopy. Mol Pharm 8(3):969–975

Shah VP, Flynn GL, Yacobi A, Maibach HI, Bon C et al (1998) Bioequivalence of topical dermatological dosage forms—methods of evaluation of bioequivalence. Pharm Res 15(2):167–171

Shah VP (2001) Progress in the methodologies for evaluating bioequivalence of topical formulations. Am J Clin Dermatol 2(5):275–280

Singh GJP, Adams WP, Lesko LJ, Shah VP, Molzon JA, Williams RL, Pershing LK (1999) Development of in vivo bioequivalence methodology for dermatologic corticosteroids based on pharmacodynamic modeling. Clin Pharmacol Ther 66(4):346–357

Stamatas GN (2011) Spectroscopic techniques in dermatokinetic studies. In: Murthy SN (ed) Dermatokinetic of therapeutic agents. CRC, Boca Raton, pp 175–191

Stoughton RB (1987) Are generic formulations equivalent to trade name topical glucocorticoids? Arch Dermatol 123(10):1312–1314

Stoughton RB (1989) Percutaneous absorption of drugs. Annu Rev Pharmacol Toxicol 29:55–69

Stoughton RB (1992) Vasoconstrictor assay: specific application. In: Maibach HI, Surber C (eds) Topical corticosteroids. Karger, Switzerland, pp 42–53

Tettey-Amlalo RN, Kanfer I, Skinner MF, Benfeldt E, Verbeeck RK (2009) Application of dermal microdialysis for the evaluation of bioequivalence of a ketoprofen topical gel. Eur J Pharm Sci 36(2–3):219–225

Topical drug delivery systems. A review (2008) Pharmainfo.net. http://www.pharmainfo.net/reviews/topical-drug-delivery-systems-review. Accessed 18 Nov 2013

U.S. Code (1984) The Waxman-Hatch Act. The drug prove competition and patent term restoration act of 1984 (popularly known as the Waxman-Hatch or Hatch-Waxman Act) is codified as 21 U.S.C. 355 of the food, drug and cosmetic act and 35 U.S.C. 271(e) and 35 U.S.C. 156 of the patent act

U.S. Code of Federal Regulations. Title 21 Part 320 bioavailability and bioequivalence. (Revised as 01 January 2012) U.S. Government Printing Office, Washington http://www.accessdata.fda.gov/scripts/cdrh/cfdocs/cfcfr/CFRSearch.cfm?CFRPart=320&showFR=1. Accessed 18 Nov 2013

U.S. Food and Drug Administration (2009) Requests the commissioner of food & drugs not approve any generic equivalent version of the petitioner's proprietary drug product dermasmoothe/FS (Fluocinolone acetonide 0.01 % topical oil) unless & until applicants comply with statutory requirements [Docket No. FDA-2004-P-0215]. Regulations.gov, http://www.regulations.gov/#!home. Accessed 18 Nov 2013

U.S. Food and Drug Administration (2012) 50 Years: The Kefauver-Harris Amendments. U.S. Department of Health and Human Services, U.S. Food and Drug Administration, Silver Spring, MD. http://www.fda.gov/Drugs/NewsEvents/ucm320924.htm. Accessed 18 Nov 2013

Weiss SC (2011) Conventional topical delivery systems. Dermatol Ther 24(5):471–476

Wosicka H, Cal K (2010) Targeting to the hair follicles: current status and potential. J Dermatol Sci 57(2):83–89

Zhao J, Lui H, McLean DI, Zang H (2008) Integrated real-time raman system for clinical in vivo skin analysis. Skin Res Technol 14(4):484–492

第 14 章
口吸入剂和喷鼻剂药品的生物等效性

Bhawana Saluja，Bing V. Li，Sau L. Lee

14.1　简介

　　局部作用的口吸入剂和喷鼻剂药品能够对肺部和鼻腔疾病提供有效而快速的治疗。治疗的疾病包括但不仅限于哮喘、慢性阻塞性肺病、肺气肿和过敏性鼻炎。在用于治疗这些疾病的几种药品中，口吸入剂最常见的治疗性活性成分包括β-受体激动剂、抗胆碱能药物和皮质类固醇类药物；而喷鼻剂最常见的治疗性活性成分包括抗组胺药物、抗胆碱能药物和皮质类固醇类药物。此外，将药物递送到作用部位的最为常见的递药系统包括定量吸入剂、干粉吸入剂、雾化剂（本章不涉及）和喷鼻剂。图 14.1 为递药装置示例。

　　生物等效性（BE）[1]的定义为：药学等效药品[2]或替代品[3]当在类似条件下给予患者相同摩尔剂量时，它们的药物活性成分或活性部分在作用部位的吸收速度与程度不存在显著差异。一般认为，对于全身作用的口服药品，如果其血浆或血液药物浓度等同，就意味着药物是通过体循环等量传递到了药物作用部位，那么药代动力学研究就足以用于生物等效性评价。然而，目前认为，单独使用药代动力学研究不足以确立口吸入剂和喷鼻剂药品局部递药的生物等效性，因为这些药品并不依赖体循环将药物传递到作用部位，药物进入循环系统是依赖多个位点（例如，胃肠道与呼吸道），如图 14.2 所示。

---

[1]　21 CFR 320.1（e）
[2]　药学等效意味着药品剂型相同，含有等量的相同活性药物成分，即相同治疗成分的盐或酯，或如果为缓释剂型，有一个存储器或过量的药物或类似形式如预充式注射剂，其残留量可有所不同；在相同的给药时间内递传相同量的活性药物成分；不一定含有等量的辅料成分；并且符合鉴别、规格、质量和纯度，包括含量和适用情况下的含量均匀度、崩解时间和（或）溶出率的系统药典标准或其他适用标准［21 CFR 320.1（c）］
[3]　药学替代品意味着药品含有相同的治疗部分或其前体，但并不一定以相同量或相剂型或相同的盐或酯出现

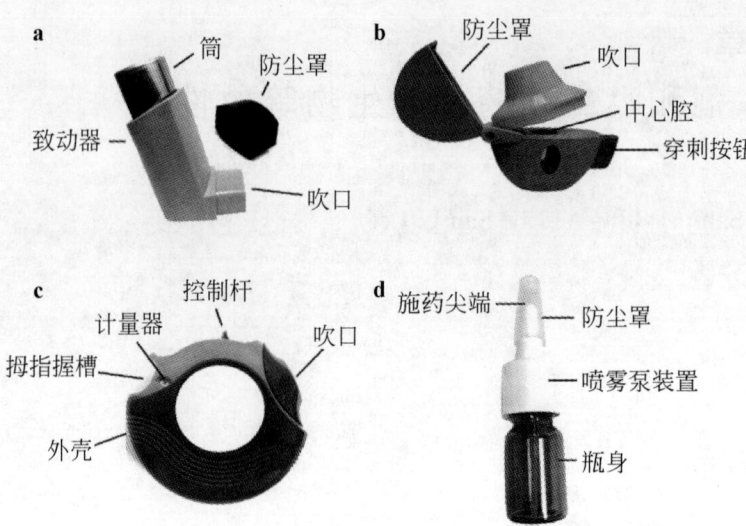

图 14.1 （a）定量吸入器装置示意图——由能放置药物的金属罐、带吹口和防尘罩的致动器组成。（b）预计量式、单一单位剂量的干粉吸入器装置示意图——由防尘罩、吹口、能放置药物胶囊的中心腔和穿刺按钮组成。（c）预计量式、多单位剂量的干粉吸入器装置示意图——由外壳、吹口、拇指握槽、控制杆和计量器组成。（d）喷鼻剂装置示意图——由防尘罩、施药尖端、喷雾泵装置和装有药物的瓶体组成

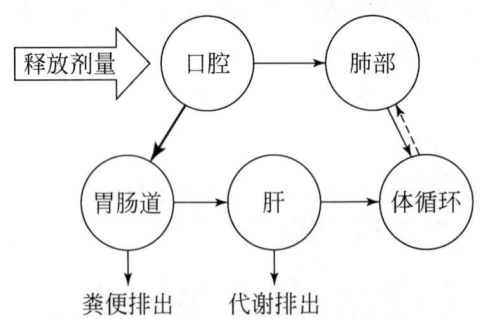

图 14.2 口吸入剂药品释放的药物分布 ［adopted from the figure originally published in Singh and Adams（2005）］

　　证明口吸入剂和喷鼻剂的生物等效性依然是特殊的挑战，主要是由于其药代动力学和局部递药等效性之间缺乏相关性。此外，这些药械组合药品的效能和性能取决于一系列药品相关因素，包括药品配方和装置设计。例如，与用定量吸入剂给药相比，以干粉吸入剂（Turbuhaler®）给药的沙丁胺醇只需一半剂量即可在哮喘患者中达到相似的支气管扩张效果（Löfdahl 等，1997）。在使用特布他林的哮喘患者中，使用干粉吸入剂（Turbuhaler®）和定量吸入剂也观察到类似效果[®]（Borgström 等，1996）。因此，对口吸入剂和喷鼻剂药品进行的生物等效性

研究应考虑上述原因。为了克服这些挑战，FDA 提出了集合证据加权法来确立这类药物的全身吸收量和局部递药的生物等效性。这一方法强调三个因素：①体外研究；②药代动力学研究；④药效学研究或临床终点研究（Lee 等，2009；Adams 等，2010）。20 世纪 90 年代中期，美国在审批四个以氯氟烃为基质的沙丁胺醇定量吸入剂以及几个局部作用喷鼻悬浮液简化新药申请时应用了集合证据加权法（Li 等，2013）（表 14.1）。

表 14.1　FDA 批准的局部作用的定量吸入器和喷鼻剂仿制药品申请名录

药品	申请人	批准时间
沙丁胺醇定量吸入剂	Ivax/Teva Pharms	1995 年 12 月[a]
沙丁胺醇定量吸入剂	Pliva	1996 年 8 月[a]
沙丁胺醇定量吸入剂	Armstrong Pharms	1996 年 8 月[a]
沙丁胺醇定量吸入剂	Genpharm	1997 年 8 月[a]
氮䓬斯汀喷鼻剂	Apotex	2009 年 4 月
氮䓬斯汀喷鼻剂	Sun Pharma Global	2012 年 5 月
氮䓬斯汀喷鼻剂	Apotex	2012 年 8 月
氟替卡松喷鼻剂	Bausch and Lomb Pharms	2002 年 2 月
氟替卡松喷鼻剂	Apotex	2007 年 8 月
氟替卡松喷鼻剂	HH and P	2006 年 8 月
丙酸氟替卡松喷鼻剂	Roxane	2006 年 2 月
丙酸氟替卡松喷鼻剂	Apotex	2007 年 9 月
丙酸氟替卡松喷鼻剂	Hi Tech Pharma	2008 年 1 月
丙酸氟替卡松喷鼻剂	Wockhardt	2012 年 1 月
异丙托溴铵喷鼻剂	Dey LP	2003 年 3 月
异丙托溴铵喷鼻剂	Dey LP	2003 年 3 月
异丙托溴铵喷鼻剂	Novex Pharma	2003 年 4 月
异丙托溴铵喷鼻剂	Novex Pharma	2003 年 4 月
异丙托溴铵喷鼻剂	Roxane	2003 年 11 月
异丙托溴铵喷鼻剂	Roxane	2003 年 11 月
异丙托溴铵喷鼻剂	Bausch and Lomb Pharms	2003 年 3 月
异丙托溴铵喷鼻剂	Bausch and Lomb Pharms	2003 年 3 月
四氢唑啉喷鼻剂	Fougera Pharms	1979 年 11 月
盐酸曲安奈德喷鼻剂	Teva Pharms	2009 年 7 月

数据收集日期：2013 年 6 月

[a] 由于这些药品中的氯氟烃抛射剂与环境问题有关，这些定量吸入剂药品已停产

本章将对集合证据加权法中的每一个要素展开科学讨论。讨论的重点是含有 β-受体激动剂和（或）皮质类固醇类药物的定量吸入剂、干粉吸入剂以及含有皮质类固醇的喷鼻剂药品。对定量吸入器和喷鼻剂的生物等效性的讨论将集中于悬浮液制剂方面。对有望能与参照药品互换的口吸入剂和喷鼻剂药品，本章还将综

合讨论其药品配方和装置设计的研发关键要点。

14.2 口吸入剂和喷鼻剂药品的生物等效性研究

14.2.1 体外生物等效性研究

这一部分主要讨论干粉吸入剂、定量吸入剂和喷鼻剂的体外性能的几个主要方面。

14.2.1.1 干粉吸入剂

干粉吸入剂体外试验的关键包括单喷含量和空气动力学粒径分布的等效性,如表14.2所示。这两种体外性能属性会影响药物在肺的总沉积和区域沉积,从而影响干粉吸入剂的安全性和有效性。

表14.2 干粉吸入剂的体外生物等效性试验

研究类型	研究设计	体外生物等效性研究的依据	寿命使用阶段
单喷含量（SAC）	单喷含量以单次致动来决定装置喷射出的药量。可在三个流速中测试参照药品标称的流速和参照药品标称de流速的±50% 设备：《美国药典》（USP）（601）仪器B或其他适用装置	使用群体生物等效性方法（PBE）分析单喷含量（FDA，2012）	初期（B）、中期（M）和末期（E）
空气动力学粒径分布（APSD）	空气动力学粒径分布在最小吸入次数下测定。最小吸入次数由验证测定法的灵敏度来决定。可在三个流速中测试参照药品标称的流速和参照药品标称的流速的±50% 设备：《美国药典》（USP）（601）仪器3或仪器5,或其他适用装置	使用群体生物等效性方法（PBE）分析冲击式采样器药物沉降量。串级冲击式采样器曲线表示药物在串级冲击式采样器中药物沉积,与质量中位空气动力学直径（MMAD）、几何标准差（GSD）和微粒质量（FPM）一起作为空气动力学粒径分布等同的支持性证据	初期（B）和末期（E）

干粉吸入剂通常为呼吸驱动的或被动启动的，这意味着该装置可以通过患者自主吸气让药物流态化、解聚以及释出。由于患者群体的吸气流速有差异，干粉吸入剂是在一定吸气流速范围内使用。由于单喷含量和空气动力粒径分布随吸气流速的不同而变化，单喷含量和空气动力学粒径分布的等效性应在一个流速范围内（即至少三个流速）确立。更为重要的是，这些选择用于单喷含量和空气动力学粒径分布的体外试验的流速范围应合理地涵盖相关患者人群吸气时所产生的流速。例如，以 Advair® Diskus® 为参照药品的受试干粉吸入剂的体外试验的流速可包括 30、60（参照药品标示流量）和 90 L/min。

装置材料和药品配方可能对干粉吸入剂的体外性能产生后续影响，部分原因是由于静电电荷随时间而积累的影响。另一方面，装置材料和药品配方在受试药品和参照药品间可能会有所不同（Lee 等，2009）。因此，单喷含量和空气动力学粒径分布的等效性试验应当在药品寿命中的多个阶段开展，包括初期、中期（例如，只对单喷含量而言）和末期。例如，根据标示吸入次数，初期可代表首次吸入，中期可代表相当于 50% 的标示吸入次数，而末期可代表相应的标示吸入次数。

上述体外试验的灵敏度高，足以评价制剂和装置对药品性能的影响。据报道，干粉吸入剂载体的长宽比（即粉末微粒长度与宽度之比）可以影响其特性，也就是硫酸沙丁胺醇的气雾化特性。尽管在一定程度上受到限制，增加长宽比可以增加喷放剂量（Kalaly 等，2011）。另外，干粉吸入制剂与其装置的相互作用还会影响粉末的流态化和解聚，进而影响药品性能和喷放剂量的空气动力学粒径分布（Newman 和 Busse，2002）。

为了确保目标患者能够操作受试装置并接受适当的药物治疗，而非在使用参照干粉吸入剂过程中过多改变其自主吸气行为，受试干粉吸入剂在设计上应保证与参照药品装置的阻力相当。更为重要的是，单喷含量和空气动力学粒径分布可能依赖于流速，而且这种对流速的依赖可能部分取决于装置的阻力（Lee，2012）。使用与参照药品装置气流阻力相当的受试干粉吸入剂可以增加单喷含量和空气动力学粒径分布在三个特定流速中等效的可能性（Shur 等，2012）。

14.2.1.2 定量吸入剂

像干粉吸入剂一样，证明单喷含量和空气动力学粒径分布的等效性也是定量吸入剂的体外生物等效性的关键所在。另外，喷雾形状和羽状流几何形状也是两个重要的体外性能属性（表 14.3）。它们可以影响药物在口腔中的沉积，并因此影响到达肺的药物总量。喷头充填和再充填试验被用来确保受试定量吸入剂在启动（最初使用时）和再启动（已闲置了一个或更多的非使用周期）过程中浪费的剂量（致动数）不多于参照药品。

表14.3 定量吸入剂的体外生物等效性试验

研究种类	研究设计	体外生物等效性研究依据	寿命使用阶段
单喷含量（SAC）	单喷含量是以单次致动来决定装置喷射出的药量。在流速为28.3 L/min条件下检测 设备：《美国药典》（USP）（601）仪器A或其他适用装置	应用群体生物等效性方法（PBE）分析单喷含量（FDA，2012）	初期（B）、中期（M）和末期（E）
空气动力学粒径分布（APSD）	空气动力学粒径分布在最小吸入次数下测定。最小吸入次数由验证测定法的灵敏度来决定。在流速28.3 L/min或30 L/min条件下测试 设备：《美国药典》（USP）（601）仪器1或仪器6，以及其他适用装置	应用群体生物等效性方法（PBE）分析冲击式采样器药物沉降量。串级冲击式采样器曲线表示药物在串级冲击式采样器中药物沉积，与质量中位空气动力学直径（MMAD）、几何标准差（GSD）和微粒质量（FPM）一起，作为空气动力学粒径分布等同的支持性证据	初期（B）和末期（E）
喷雾形状	喷雾形状试验以单次致动方式测试。在离制动器喷头的两个距离上完成，选定的距离至少间隔3 cm 设备：非撞击设备（激光片光源和高速数码相机），撞击设备（薄层色谱板撞击），或其他适用方法	自动分析的椭圆度比（最长直径与最短直径之比，D_{max}/D_{min}）和真实形状的周长范围内面积（不在拟合的几何形状内），或应用群体生物等效性方法（PBE）分析人工测量的椭圆度比和D_{max}。喷雾形状的定性比较	初期（B）

（续表）

研究种类	研究设计	体外生物等效性研究依据	寿命使用阶段
喷雾羽状流几何形状	喷雾羽状流几何形状在单次延迟时间点、单次致动方式下测定。在单次延迟时间点，完全成形的喷雾羽状流必须仍然与致动器尖端/喷头尖端保持接触 设备：高速摄影、激光片光源和高速数码相机，或其他适用方法	喷雾羽状流角度和羽状流宽度。三批受试药品和三批参照药品（基于对数转换数据）的喷雾羽状流角度和羽状流宽度的几何平均值比率落在 $90\%\sim111\%$	初期（B）
喷头充填和再充填	按照参照药品标示的喷头充填和再充填的特定致动次数试验之后，采用单喷试验。如果参照药品标签说明中有喷头再充填的信息，在药品初次使用后或因其他情况（例如，掉落）存放规定时间段之后进行再充填试验 设备：《美国药典》（USP）（601）仪器 A 或其他适用装置	按照参照药品规定的喷头充填与再充填致动次数试验后，用群体生物等效性方法（PBE）对单喷含量进行分析	

这些体外试验还是检测多种定量吸入剂药品间差异的灵敏的测量方式，因为单喷含量和空气动力学粒径分布受许多药品相关因素的影响，诸如药物理化性质、非活性成分（例如，表面活性剂、助溶剂）以及装置的几何形状（Smyth，2003）。例如，乙醇作为丙酸氟替卡松定量吸入剂的助溶剂可导致喷出剂量的减少（Murthy 等，2010）。在装置几何形状方面，据报道，以氢氟烷为基质的定量吸入剂喷头孔径的减小可导致微粒质量显著增加（Lewis 等，1998）。

由于定量吸入剂也是多剂量药品，因此，体外试验证明药品寿命使用多个阶段的关键属性（单喷含量和空气动力学粒径分布）的等效性十分重要，这些阶段包括药品寿命初期、中期（例如，仅对单喷含量）以及末期。这是由于两种药品的装置（例如，组成材料和阀杆设计）以及配方属性（例如，非活性成分的表面特性）的差异可能会导致气雾剂的电荷特征不同，从而影响药品使用寿命内的药品性能（Kwok 等，2005）。

14.2.1.3 喷鼻剂

如表 14.4 所示，喷鼻剂检测的要素包括单喷含量、液滴粒径分布、喷雾形状、喷雾羽状流几何构型、喷头充填与再充填。一般预期，这些体外试验能确保喷鼻剂药品在鼻腔中的沉积模式是等效的。通过串级冲击式采样器测定的微粒/液滴粒径分布也可以用于证明药物微小颗粒/液滴的等效性。该体外试验强调了对药品安全性的关注。因为如果受试药品在微小液滴里的活性成分量超过参照药品的，则受试药品可能会有颗粒/液滴沉积到鼻子以外的区域（可能引起不良反应）。像定量吸入剂和干粉吸入剂一样，喷鼻剂通常也为多剂量药品。因此，在药品的不同寿命使用阶段开展一些关键的体外检测（单喷含量和液滴粒径分布）十分重要。这能够帮助评价和比较受试药品和参照药品在不同寿命使用阶段的药品性能。

表 14.4　喷鼻剂的体外生物等效性试验

研究种类	研究设计	体外生物等效性依据	寿命使用阶段
单喷含量（SAC）	单喷含量是以单次致动来决定装置喷射出的药量 设备：《美国药典》(USP)（601）中阐述的剂量单位取样装置或其他适用	应用群体生物等效性统计学方法（PBE）分析单喷含量（FDA，2012）	初期（B）和末期（E）
串级冲击式采样器测定的颗粒/液滴粒径分布	空气动力学粒径分布在最小吸入次数下测定。最小吸入次数由验证测定法的灵敏度来决定。在流速 28.3 L/min 或 30 L/min 条件下进行 设备：《美国药典》(USP)（601）仪器 1 或仪器 6，以及其他适用装置	用群体生物等效性统计学方法（PBE）分析冲击式采样器测量的微小颗粒/液滴药物	初期（B）

第14章　口吸入剂和喷鼻剂药品的生物等效性

（续表）

研究种类	研究设计	体外生物等效性依据	寿命使用阶段
喷雾形状	喷雾形状试验以单次致动方式测试。在离致动器喷头的两个距离上完成，选定的距离至少间隔3 cm 设备：非撞击设备（激光片光源和高速数码相机），撞击设备（薄层色谱板撞击），或其他适用方法	自动分析的椭圆度比（最长直径与最短直径之比，D_{max}/D_{min}）和真实形状的周长范围内面积（不在拟合的几何形状内），或应用群体生物等效性方法（PBE）分析人工测量的椭圆度比和D_{max}。喷雾形状的定性比较	初期（B）
喷雾羽状流几何形状	喷雾羽状流几何形状在单次延迟时间点以单次致动方式测定。在单次延迟时间点，完全成形的雾羽必须仍然与致动器尖端/喷头尖端保持接触 设备：高速摄影、激光片光源和高速数码相机，或其他适用方法	喷雾羽状流角度和羽状流宽度。三批受试药品和三批参照药品（基于对数转换数据）的喷雾羽状流角度和羽状流宽度的几何平均值比率落在90%～111%	初期（B）
喷头填充和再填充	按照参照药品标示的喷头充填和再充填的特定致动次数之后，采用单喷测试。如果参照药品标签说明中有喷头再充填的信息，在药品初次使用后或因其他情况（例如，掉落）存放规定时间段之后进行再充填试验 设备：《美国药典》（USP）〈601〉仪器A或其他适用装置	按照参照药品规定的喷头充填与再充填致动次数后，用群体生物等效性方法（PBE）对单喷含量进行分析	初期（B）

续表

研究种类	研究设计	体外生物等效性依据	寿命使用阶段
激光衍射法测定液滴粒径分布	液滴粒径分布以单次致动方式、在距离喷头尖端的两个距离和完全成型相表征下进行检测。在每个寿命使用期，从给定测试瓶多达3次连续喷射的结果计算 D_{10}、D_{50} 和 D_{90} 的平均值。从这些数据中计算跨度值（$D_{90}-D_{10}$）/D_{50}） 设备：激光衍射或其他以适当验证的方法	应用群体生物等效性方法分析 D_{50} 和跨度值	初期（B）和末期（E）

喷鼻剂的体外试验对制剂和装置设计的潜在变化十分灵敏。据报道，喷鼻剂制剂和压泵装置的相互作用会影响液滴粒径分布和喷雾形状，从而影响到鼻内药物的沉积（Kublik 和 Vidgren，1998；FDA，2003a）。除此之外，增稠剂甲基纤维素的增加会导致液滴粒径变大，从而影响药品在鼻内的沉积（Harris 等，1988）。对于溶液喷鼻剂药品，如果：①受试药品制剂与参照药品制剂在质量（Q1）[1] 与数量（Q2）[2] 方面相同；②容器和密封系统相当，那么体外试验等效性就代表生物等效性。

然而，如果悬浮液药品配方中含有一种以上的悬浮剂颗粒，那么现行的粒径测量技术不能提供准确和精确的活性成分粒径分布分析，从而不能证明生物等效性。同时，由于悬浮液制剂中的药物粒径分布可能会影响鼻腔以至全身循环中的药物的吸收速率和程度，悬浮液喷鼻剂需要额外的体内测试（即药代动力学和临床生物等效性研究）来弥补粒径信息的缺失，以支持悬浮液喷鼻剂药品生物等效性的研究。

14.2.2 药代动力学生物等效性研究

口吸入剂和喷鼻剂药品旨在将药品递送到肺/鼻腔作用部位，但沉积在肺/鼻

---

[1] Q1（定性相同）表示受试产品和参照产品含有相同的非活性成分
[2] Q2（定量相同）表示受试产品含有橙皮书收录的参照产品的所有活性成分，但非活性成分浓度范围在 ±5% 范围

腔目标区域的药物也会进入体循环。例如，在口吸入剂药品中，一部分释放的药物会沉积在非目标区域（例如，口咽区域），被吞咽并在胃肠道中可被有效地吸收。图 14.2 是说明口吸入剂药品如何进入循环系统的例子。测定血浆中药物浓度对于确立受试口吸入剂和喷鼻悬浮剂与参照药品生物等效是至关重要的，因为这些药品可能出现全身性不良反应（FDA，2003a；Fardon 等，2004）。因此，证据加权法的组成部分之一就是证明受试和参照口吸入剂和喷鼻剂药品全身吸收等效。

口吸入剂和喷鼻剂药品的药代动力学生物等效性的研究设计类似于固体口服剂的，通常是基于健康志愿者的单剂量用药。在药代动力学生物等效性研究中，与患者相比，健康志愿者的变异性通常更低，而患者往往具有与多种疾病症状相关的变异性。因此，在药品特性差异的检测中，一般认为健康受试者可以提供更高的可信度和灵敏度。药品差异可能会影响受试药品和参照药品的全身作用。除此之外，用于药代动力学研究的剂量通常是根据最小致动/吸入次数而定的（一般不超过单次最大标示成人剂量），但以测定灵敏度为依据。如果在参照药品标示剂量下检测不到血药浓度，假定补充新药临床试验能证明一个比批准剂量更高的剂量的安全性，那么以这个高剂量给药可能会被认为是合理的。如果血药曲线的测定不可行，可根据药效学疗效指标证明全身作用的等效性（例如，吸入皮质类固醇类药物的肾上腺抑制）。依照药代动力学生物等效性研究的一般注意事项，下文将提供口吸入剂和喷鼻剂药品实例的设计的一些要素。

14.2.2.1 干粉吸入剂

干粉吸入剂药代动力学生物等效性研究为单剂量、随机、双治疗、双序贯交叉试验，以对比受试药品和参照药品。最近发布的以 Advair® Diskus® 为参照药品的丙酸氟替卡松/羟萘酸沙美特罗干粉吸入剂指南草案推荐了这一研究设计（FDA，2013b）。随着生物分析方法的进步，血药曲线测量法通常可用于干粉吸入剂药物（Daley-Yates 等，2013）。

除此之外，由于目前对体外性能参数（例如，干粉吸入剂单喷含量与空气动力学粒径分布）和口吸入剂多个规格的药代动力学（例如，制剂）之间的关系缺乏深入了解，通常所有规格均需开展药代动力学研究。

14.2.2.2 定量吸入剂

如上所述，定量吸入剂的药代动力学生物等效性的研究设计与干粉吸入剂的十分相似。硫酸沙丁胺醇定量吸入气雾剂的指南草案建议采用单剂量、随机、双治疗、交叉药代动力学生物等效性研究证明受试硫酸沙丁胺醇定量吸入剂与参照药品生物等效（FDA，2013b）。除此之外，与干粉吸入剂一样，定量吸入剂的所有规格都要开展药代动力学生物等效性研究。

14.2.2.3 鼻喷雾剂

如前所述，药代动力学生物等效性研究对于喷鼻悬浮剂至关重要，但对于喷鼻溶液药品并不被认为是必要的。喷鼻悬浮剂的药代动力学生物等效性的研究设计与干粉吸入剂以及定量吸入剂的相似。鼻腔给药后，准确的血药曲线测量值可以用灵敏的测定方法得到（Ratner等，2011）。单剂量、双向交叉性药代动力学生物等效性研究已用于几种局部作用的鼻悬浮剂药品的审批，包括表14.1中所列的丙酸氟替卡松喷鼻悬浮剂仿制药品。

受试和参照口吸入剂/喷鼻剂药品的药代动力学生物等效性的评价是通过应用生物等效性平均值方法（FDA，2001）来分析药-时曲线下面积（AUC）和C_{max}的自然对数转换值来实现的（FDA，2001）。如果 AUC 和 C_{max} 的几何均值比率的90%置信区间落在80.00%~125.00%之间，那么两种口吸入剂和喷鼻剂药品通常就被认为是药代动力学等效的（FDA，2003b）。在保持所有研究因素恒定的条件下，证明药代动力学生物等效性所需的样本量随个体内变异性（WSV）的增加而增大。个体内变异性也被称为变异系数百分比（%CV）。高变异药物定义为%CV≥30%的药物。鉴于对高变异药物研究所需的相对大的样本量的关注，FDA 已实施参照药品标度的平均生物等效性方法。这种方法是通过应用预定程序来放宽药代动力学研究中的生物等效性限度（Haidar等，2008）。参照药品标度的方法将参照药品的重复臂纳入药代动力学生物等效性研究当中，因此，能够确定参照药品的个体内变异系数百分比。如果参照药品的个体内变异系数百分比为30%，那么生物等效性限度就可以按照参照药品变异性成比例扩大。这一方法能减少生物等效性研究所需的样本量，同时又保持确立生物等效性的充分性。考虑到与口吸入剂和喷鼻剂药品相关的变异性，参照药品标度的方法也可用于这些药品的药代动力学生物等效性研究。

14.2.3 药效学/临床疗效指标生物等效性研究

虽然药代动力学与体外研究[1]结合能对等效的药品性提供实质性证据加权支持，但在有关局部递药的相关方面仍然存在不确定性。此外，现阶段不可能在

---

[1] 尽管开展药代动力学研究主要出于安全性原因，但药代动力学差异可能与产品特性和与局部递药有关的性能有关

肺部和鼻内直接采样得到药物浓度。鉴于这些原因，通常认为额外的药效学或临床疗效指标研究可支持口吸入剂和喷鼻悬浮液药品的局部递药等效。下文将详细阐述含有短效和长效β-受体激动剂和（或）皮质类固醇类药物的干粉吸入剂、定量吸入剂以及含有皮质类固醇类药物的喷鼻悬浮剂的药效学/临床终点研究的关键因素。

14.2.3.1 干粉吸入剂和定量吸入剂

14.2.3.1.1 药效学生物等效性研究

在临床范围内，药代动力学评估的指标（例如，AUC）通常与剂量呈线性关系，这意味着观察到的受试药品和参照药品之间的响应-范围（y 轴）差异反映了对 剂量标度（x 轴）的类似差异，如图 14.3a 所示。

相反，干粉吸入剂和定量吸入剂的药效学终点或指标的剂量-效应关系通常为非线性的（图 14.3b 和 c），可用描述药物作用的最高水平的受体的 E_{max} 模型合理地描述。

$$E_R = \phi_R(D_R) = E_{0R} + \frac{E_{maxR} * D_R}{ED_{50R} + D_R} \tag{14.1}$$

式中，E_R = 响应，D_R = 用药剂量，E_{0R} = 没有药物情况下的安慰剂响应，E_{maxR} = 拟合最大药品作用，E_{50R} = 产生 50% 拟合最大剂量所要求的剂量。

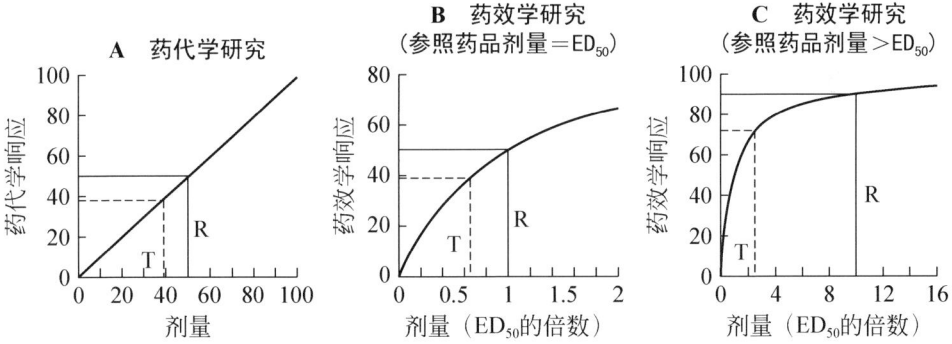

图 14.3 假设的受试药品与参照药品显示出 20% 药代动力学（A）和药效学（B，C）响应差异时的剂量范围（x 轴）差异比较。图反映剂量-响应线性关系，b 图与 c 图反映剂量-响应非线性关系［from the figure originally published in Singh and Adams (2005)］

由于这种非线性关系，观察到的受试药品和参照药品之间的响应-范围差异对剂量标度差异的变化幅度是不同的。更为重要的是，随着受试药品和参照品药效学响应接近剂量-响应曲线的平缓部分，两种药品在响应和剂量标度上的差异逐渐增加。总之，基于剂量标度分析的适当的生物等效性评价如下所述，参照药品的最低剂量足以靠近拟合剂量-效应曲线的 ED_{50} 是很重要的（例如，基于上述 E_{max} 模型，见图 14.3b）。然而，如果参照药品的最低剂量远大于 ED_{50} 时的剂量（图 14.3c），那么这种剂量-响应关系就不适于生物等效性评价，因为在剂量-响应中，一个大的响应变化或波动会对应一个小的剂量改变，反之亦然。

因此，设计药效学等效性研究以证明充分的剂量-响应效应十分重要（图 14.3b），这样才能保证能正确地区分两种肺部递药吸入剂的区别。然而，这样的药效学等效性试验可能是一个挑战，因为剂量-响应关系会受到其他因素的影响，例如，下文述及的药效学模型、患者群体和受试者个体间变异。

受试药品类型决定体内药效学模型的选择。用于预防和治疗支气管痉挛的干粉吸入剂和定量吸入剂含有短效β-受体激动剂（例如，沙丁胺醇）。这类药物的药效学作用可采用支气管扩张模型或支气管激发模型。事实上，在 20 世纪 90 年代中期，在审批以氯氟烃为基质的沙丁胺醇定量吸入剂简化新药申请时，这两个模型已得到了应用（表 14.1）。

支气管扩张模型：测定支气管扩张对气道的影响是采用测量 1 秒用力呼气量（forced expiratory volume in 1 s，FEV_1）对时间曲线的增加来衡量的。尽管使用 FEV_1-时间曲线可计算数个测量值，但受试药品和参照药品的生物等效性评价采用峰值效应（FEV_{1max}）和效应-时间曲线下面积（area under the effect versus time curve，AUEC，基于梯形规则计算）衡量[1]。由于不同的支气管扩张剂可能会导致不同的支气管扩张时间（FEV_1 改善量），AUEC 也会被用作评价指标。例如，硫酸沙丁胺醇定量吸入剂的标示建议每 4~6 h 重复吸入 2 次，因此，$AUEC_{0~4}$ 和 $AUEC_{0~6}$ 被用作药效学等效性测量指标（FDA，2013a）。

患者群体的选择，对于确保支气管扩张模型中充分的剂量-响应效应起着至关重要的作用。根据美国《国家哮喘教育和预防计划》指南（NHLBI，2007）所阐述的疾病严重程度，哮喘分为轻度、中度和重度三类。由于支气管扩张的研究是基于 FEV_1 改善量开展的，这类研究的剂量-响应效应取决于研究对象的哮喘严重程度。因此，为了给剂量-响应提供更大的窗口，有必要在中度到重度的哮喘患者中开展药效学研究。剂量-响应药效学研究设计也需要考虑研究过程规范，以提高观察数据的可重现性。

支气管激发模型：测定支气管激发作用，涉及在交叉研究设计中，在不同

---

[1] 药效学生物等效性针对效应-时间曲线下面积（AUEC）和峰值效应（FEV_{1max}）使用基线校正（用药前 FEV_1）值

天、吸入不同剂量的支气管扩张剂（例如，硫酸沙丁胺醇定量吸入剂）后、再吸入后续挑战的支气管激发剂（例如，醋甲胆碱），以绘制出支气管保护的剂量-响应曲线。在使用不同剂量的支气管扩张剂（或安慰剂）后，能将 FEV_1 降低 20% 的激发剂量或激发剂浓度（分别为 PD_{20} 或 PC_{20}）被用于支持药效学生物等效性评价。FEV_1 减少 20% 的测定是相对于应用生理盐水安慰剂喷雾后的 FEV_1（在使用安慰剂或支气管扩张剂之前测量）。支气管平滑肌刺激是由吸入支气管激发剂醋甲胆碱诱导产生，导致气道变窄和气道关闭，这有可能导致中度至重度哮喘患者的风险增加。所以，应当在轻度哮喘患者人群中开展支气管激发研究。

最近发布的硫酸沙丁胺醇定量吸入气雾剂指南草案推荐进行支气管扩张或支气管激发研究，以证明受试的硫酸沙丁胺醇吸入剂与参照药品药效学等效（FDA，2013a）。用于上述两个体内试验的设计如下：单剂量/隔日、随机、交叉试验，由至少 4 个研究臂组成，包括参照药品的两个不同剂量组（$R1$ 和 $R2$，其中 1 和 2 分别指一个给定剂量），一个受试药品组（$T1$），以及一个安慰剂组。要做出剂量-响应曲线，至少需要两个参照药品剂量。参照药品附加剂量可用于提高剂量-响应精度。为了避免任何延滞影响，多次治疗间需要充分的清洗时间间隔。

支气管扩张模型采用气道静息张力测量响应，而支气管激发模型能够将潜在性呼吸道疾病转化为容易测量的短期支气管反应。因此，在支气管扩张剂活性趋于或稳至最大响应的条件下，应用支气管激发模型据报道仍可检测到支气管扩张活性对气道反应性的大幅度变化（Ahrens，1984）。此外，据报道，醋甲胆碱诱发的支气管激发模型的重复性非常好（Juniper 等，1978）。此外，由于醋甲胆碱诱导的气道响应性与哮喘症状（Juniper 等，1981）和运动诱发的支气管痉挛密切相关（Anderton 等，1979），应用支气管激发模型测定的支气管扩张剂活性被认为与应用支气管扩张模型获得的支气管临床指标相关。与来自于支气管扩张模型的数据相比，支气管激发模型数据的剂量-响应关系通常较陡，预期会对递药和局部有效性差异的生物测定显示出更大的灵敏度（Finney，1978）。

为了解决药效学剂量-响应效应的非线性问题，基于 E_{max} 的剂量-范围方法可以应用在这一领域（Ahrens，2007；FDA，2010）。该方法可基于受试药品与参照药品的"递药剂量"比率，即相对生物利用度（F），来评价药效学等效性。与剂量标度相关的详述请参见 FDA 指南（2010）中有关特定药品的生物等效性建议：奥利司他胶囊（FDA，2010）。20 世纪 90 年代中期，FDA 使用上述药效学生物等效性研究和 67.00%～150.00% 生物等效性限度批准了 4 个使用剂量标度方法的以氯氟烃为基质的沙丁胺醇定量吸入剂的简化新药申请。对于采用剂量标度分析方法确立以氢氟烃为基质的硫酸沙丁胺醇吸入气雾剂的药品等效性，

FDA 继续建议 67.00%～150.00 %的生物等效性区间标准（FDA，2013a）。

14.2.3.1.2 临床疗效指标生物等效性研究

不同于短效β-受体激动剂，目前还没有已建立的模型可证明吸入性皮质类固醇（例如，丙酸氟替卡松）和长效β-受体激动剂（例如，羟萘酸沙美特罗）的剂量-响应效应。几种药效学生物等效性模型，包括诱导过敏原挑战、哮喘稳定性模型、诱导痰嗜酸性粒细胞和呼出气一氧化氮，已被考虑用于吸入性皮质类固醇药品的生物等效性研究。例如，建议将呼出气体一氧化氮作为检测不同剂量吸入性皮质类固醇的局部递药差异的可能标志物。这是一个生物学相关标志物，据报道其在持续性哮喘时增加（Kharitonov，1994），并在使用诸如二丙酸贝氯美松之类的一些吸入性皮质类固醇类药物后以剂量依赖方式降低（Silkoff 等，2001；Currie 等，2003）。此外，呼出气体一氧化氮的测量方法是标准统一的（ATS/ERS，2005）。因此，呼出气体一氧化氮从一开始就被认为是测量吸入性皮质类固醇（如丙酸氟替卡松）剂量 - 响应的一种可能选择。

基于上述原因，FDA 在美国国立犹太医学中心（National Jewish Health）资助了一项研究，探讨使用呼出气体一氧化氮评价吸入性皮质类固醇在哮喘患者中的剂量-响应曲线。这项研究采用交叉研究设计，评估了不同剂量（44、88 和 352 μg，每日 2 次）的丙酸氟替卡松（Flovent® HFA）的效果对分量呼出气体一氧化氮水平的影响。研究招募了在筛选时和治疗开始前呼出气体一氧化氮水平 $\geqslant$45 ppb 和 $FEV_1$$\geqslant$60% 的轻度和中等哮喘患者。图 14.4 所示为以 E_{max} 模型拟合的平均呼出气体一氧化氮响应作为每日剂量函数的曲线。

根据这项研究的结果，很明显，丙酸氟替卡松的剂量－响应关系并不明确，因为最低日剂量仅为 88 μg，比 ED_{50} 的 27 μg 高很多。此外，并非所有纳入这项研究的患者的呼出气体一氧化氮水平都呈明显的剂量依赖性减少（数据未列出）。而且，由于旨在提高剂量-响应效应的受试者的纳入和排除标准很严格，因此，在此研究中，患者的招募和延续都很困难。此外，清洗不完全导致交叉研究中的延滞也会影响研究结果。因此，与最初的看法相反，对于确立 FDA 批准的包含丙酸氟替卡松的口吸入剂的获批剂量的生物等效性，呼出气体一氧化氮模型并不充分。

应用支气管扩张或支气管激发药效学生物等效性模型，获批的羟萘酸沙美特罗的批准剂量也得到了类似结果（Kemp 等，1993；Palmquist 等，1999）。图 14.5 所示为应用支气管激发模型的沙美特罗的剂量-响应关系实例（Kemp 等，1993）。对于沙美特罗，应用这两个模型观察到的剂量-响应效应平缓或并不明显。特别是沙美特罗的日最低批准剂量（干粉吸入剂 100 μg，定量吸入剂 84 μg）与曲

线的上段平缓区接近。

因此，对于这类药品，临床疗效指标生物等效学研究被用作支持生物等效性证据加权法的一部分。2013年9月，FDA发布了以Advair® Diskus®为参照药品的丙酸氟替卡松/羟萘酸沙美特罗干粉吸入剂生物等效性指南草案［FP/SX BE Guidance（FDA 2013b）］。该指南草案建议，所有获批剂量规格的体外和药代动力学等效性研究和临床疗效指标生物等效性研究一起用于支持确立受试药品与Advair® Diskus®局部递药的等效性。

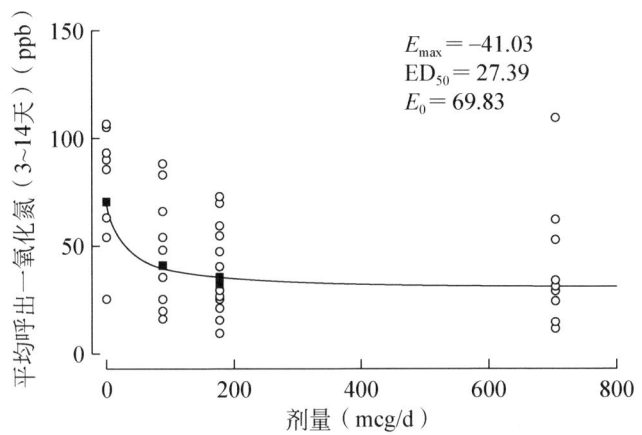

图14.4 丙酸氟替卡松日剂量的平均呼出气一氧化氮效应函数。数据来自FDA资助的国立犹太医学中心的研究

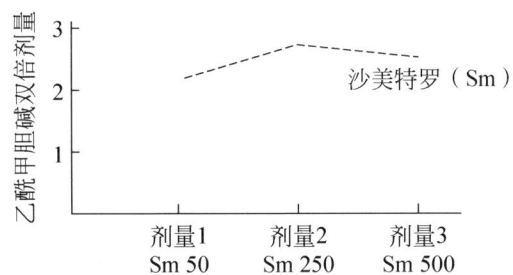

图14.5 应用支气管激发模型条件下的沙美特罗（Sm）的累积剂量-响应关系。Sm 50、Sm 250和Sm 500表示沙美特罗通过Diskhaler®的吸入剂量，分别为（50+200+250 μg，总剂量为500 μg）（from the figure originally published in Kemp et al. 1993）

临床疗效指标生物等效性研究包含三个治疗臂（参照药品、受试药品和安慰剂对照）。安慰剂臂的存在可以证明安慰剂对照臂与包含受试药品和参照药品的两个治疗臂间是否均存在显著差异（$P<0.05$），以确保测试的灵敏度。为进一步优化测

试灵敏度，以检测出受试药品和参照药品之间可能存在的差异，通常在最低标示推荐剂量下进行临床终点研究。例如，丙酸氟替卡松/羟萘酸沙美特罗（FP/SX）的生物等效性指南草案中的临床终点生物等效性研究是基于最低建议剂量，即受试药品或参照药品每日 2 次 100 μg 丙酸氟替卡松和 50 μg 沙美特罗粉吸入剂。

事实上，受试药品的检测依赖于参照药品对适应证和受众人群的安全性和有效性的科学研究结果。因此，在已在体外和药代动力学研究中确立等效性的情况下，只需要对其中一个参照药品的获批适应证开展临床疗效指标的生物等效性研究即可。例如，尽管参照药品 Advair® Diskus® 适用于哮喘和慢性阻塞性肺病患者，但丙酸氟替卡松/羟萘酸沙美特罗（FP/SX）的生物等效性指南草案建议在哮喘患者中进行为期 4 周的随机、安慰剂对照、平行分组研究，之前设置为期 2 周的导入阶段，以建立用药前 FEV_1 基线（FDA，2013b）。

丙酸氟替卡松/羟萘酸沙美特罗（FP/SX）的生物等效性指南草案推荐了两个临床疗效指标试验来支持丙酸氟替卡松和羟萘酸沙美特罗组分的生物等效性。羟萘酸沙美特罗的等效性的证明是基于计算出的治疗第 1 天 0～12 h 的 FEV_1-时间连续曲线下面积（$AUC_{0\sim12h}$）。由于在治疗第一天丙酸氟替卡松组分不影响 FEV_1，因此，第一天治疗中与治疗前基线相关的 0～12 h 药-时曲线下面积（$ACU_{0\sim12}$）被认为主要由羟萘酸沙美特罗组分所致。额外的临床疗效指标是基于为期 4 周的治疗期的最后一天早上用药前测量的 FEV_1。选择为期 4 周的治疗持续时间是由于在使用 Advair® Diskus®［Advair（舒利迭）］治疗后大约第 4 周，给药前 FEV_1 自基线的平均变化达到稳态。第 4 周时给药前 FEV_1 自基线的变化被认为是由丙酸氟替卡松和羟萘酸沙美特罗组分所致。因此，体外和药代动力学以及这两个临床终点等效性试验将可以证明丙酸氟替卡松和羟萘酸沙美特罗组分的生物等效性。

假设受试药品臂和参照药品臂均优于安慰剂臂，而且上述两个疗效指标的受试/参照药品比率的 90％置信区间落在 80.00％～125.00％范围之内，那么这两种吸入性药品被认为在局部递药方面生物等效。临床疗效指标研究详情请参见 FDA 的丙酸氟替卡松/羟萘酸沙美特罗指南草案（FDA，2013b）。

14.2.3.2 喷鼻剂

14.2.3.2.1 临床疗效指标生物等效性研究

与皮质类固醇吸入剂类似，目前还没有已建立的模型来证明鼻用皮质类固醇（治疗过敏性鼻炎）的剂量-响应效应（Chowdhury，2001）。因此，喷鼻剂也应用临床（鼻炎）终点研究来支持受试喷鼻悬浮剂和参照药品的生物等效性（FDA，2003a）。鼻炎临床研究是在患有季节性过敏性鼻炎的患者中进行随机、安慰剂对照、平行研究。该方法扩展至标示作为局部作用的鼻用皮质类固醇类参照药品的所有适应证。该研究采用药品最低推荐剂量,并设置为期1周的导入期以建立基线,并识别出安慰剂响应者;导入期之后是为期2周的治疗期。建议将导入期的安慰剂响应者从研究中剔除,以显示药品(受试与参照药品)和安慰剂之间在治疗期间的显著差异,以及研究在检测出受试药品和参照药品之间可能的灵敏度。

临床疗效指标的生物等效性评价是基于总鼻症状评分(total nasal symptom scores,TNSS),该评分将变量分为多个不连续分级,使用以症状严重程度排序的体征和症状四分量表(这些症状包括流涕、喷嚏、鼻痒和鼻塞[1]),从0分(无症状)到3分(严重症状)。主要的生物等效性疗效指标分析是根据为期2周的12 h合并TNSS的反映评分[2](自基线处平均变化情况)进行。即时评分用作次要疗效指标[3]。基于TNSS的临床疗效指标生物等效研究已用于鼻用悬浮剂仿制药品(局部作用)(参见表14.1)的审批,包括丙酸氟替卡松喷鼻悬浮剂。

如果受试药品组和参照药品组都优于安慰剂组,并且主要终点的受试药品/参照药品比率的90%置信区间均落在80.00%~125.00%范围内,则可认为两种局部作用的喷鼻悬浮剂生物等效。研究设计详见FDA指南草案:局部作用的鼻用气雾剂和喷鼻剂的生物利用度与生物等效性研究(2003)(FDA,2003a)。

14.3 装置与药品配方考虑

口吸入剂和喷鼻剂药品由药品配方和装置组件构成。这些药品的性能部分取决于患者-装置之间的互动。因此,就口吸入剂和喷鼻剂药品而言,除了与递药有关的装置性能之外,在装置设计中考虑患者的可用性和可接受性通常很重要。对于预期与参照药品可互换的受试吸入药品而言,装置差异及其对喷出剂量特征以及对药品安全性和有效性的影响,可通过上述生物等效性研究来进行评价。从患者-使用者的角度出发考虑受试装置与参照装置的可互换性也很重要。为解决装置的可互换问题,有必要了解目前FDA批准的口吸入剂和喷鼻剂药品装置的背景情况,如下所述。

干粉吸入剂:目前在美国上市的多个干粉吸入剂装置在内在设计、外观和外部操作原理方面会有很大差异。例如,Diskus®的基本操作原理包括:①打开吸

---

[1] 某些药品可能增加其他非鼻部症状
[2] 在每次给药之前打出反映评分以反映之前12小时的情况
[3] 即时评分是在紧接着给药后打出,旨在了解患者在评价时感觉如何

入器，②拨动滑杆直至出现咔哒声，③通过吸入器快速并深度吸气，④用后关闭吸入器。然而，HandiHaler®的基本操作原理与Diskus®有很大不同，包括如下步骤：①打开防尘罩露出吹口，②打开吹口露出中心腔，③将Spiriva®胶囊放入HandiHaler®中心腔，④关闭吹口，直到出现咔哒声，⑤按下穿刺按钮，⑥通过装置深呼吸，直到听见或感觉到胶囊在振动，⑦打开吹口，丢弃用过的胶囊。

定量吸入剂：与干粉吸入剂不同，定量吸入剂的基本设计和外部操作原理并没有很大差异。如图14.1所示，定量吸入剂装置包括：一个金属罐，带吹口的致动器，以及防尘罩。使用定量吸入剂的步骤如下：打开防尘罩，按下金属罐，同时缓慢深吸气，把吸入器从嘴部拿开，盖上防尘罩。

喷鼻剂：鼻用喷雾装置在基本设计和外部操作原理方面没有很大差异。喷鼻剂通常由瓶体、喷雾泵单元、施药尖端和防尘罩组成，如图14.1所示。喷鼻剂的基本操作规则如下：打开防尘罩，把施药尖端探入鼻腔，喷雾时用鼻吸气，盖上防尘罩。

因此，装置的可互换性问题主要与干粉吸入剂有关。在患者操作参照干粉吸入装置的基础上，受试干粉吸入装置的研发应考虑设计因素的影响，诸如能量来源［例如，主动或被动（呼吸-致动）装置］，定量原理（例如，预定量多剂量、装置定量多剂量或预定量单剂量单元），给药次数，外部操作原理，形状和尺寸。

口吸入剂和喷鼻剂药品的非活性成分对药品性能和药品局部安全性有显著影响（Pilcer和Amighi，2010）。表14.5给出了一些常用于口吸入剂和喷鼻剂药品的辅料例子。与参照药品相比，含有不同辅料或同种辅料浓度更大的受试药品可能会引起局部安全性问题（例如，刺激性）。

表14.5 用于口吸入剂和喷鼻剂药品的常用辅料

药品种类	辅料	功能
干粉吸入剂	乳糖，甘露醇	载体
	硬脂酸镁	分散剂
定量吸入剂	HFA-134a，HFA-227	抛射剂
	油酸	表面活性剂
	乙醇	助溶剂
鼻喷雾剂	微晶纤维素	悬浮剂
	甘油	渗透压调节剂
	柠檬酸钠/柠檬酸	缓冲剂
	聚山梨酯80	润湿剂
	苯扎氯铵	防腐剂

此外，由于口吸入剂和喷鼻剂药品的性能对辅料的性质和浓度水平比较敏感（Bosquillon 等，2001；FDA，2003a；Stein 和 Myrdal，2004），当这种药品配方变量在受试药品和参照药品之间存在显著差异时，在局部递药方面，通常难以实现等效。因此，为了提高确立生物等效性的概率并消除对局部安全性的影响，受试口吸入剂和喷鼻剂药品通常与其参照药品 Q1 和 Q2 相同。

14.4 结论和未来前瞻

尽管口吸入剂和喷鼻剂是极为复杂的药品，FDA 已制定了证据加权法以证明这些局部作用药品的生物等效性。该方法运用了体外研究、药代动力学、药效学或临床疗效指标研究，以便为确立两种药品全身吸收和局部递药等效提供充分的信息。其结果是，FDA 于 2013 年 4 月和 9 月分别发布了首个定量吸入剂和干粉吸入剂药物的生物等效性指南（FDA，2013a，b）。

作为这个重要方法行动的组成部分，FDA 也在探索确立口吸入剂和喷鼻剂药品生物等效性的更为有效的多种方法。FDA 最近资助了一项研究以评价药代动力学研究是否为药物在肺内的结局，尤其是口吸入药物的区域性肺内沉积与药-时血药浓度之间的可能关系提供信息。正如 14.2.2 中所述，目前要求药代动力学等效主要是为了确保受试药品的安全性。然而，新的观点认为，这个下游过程可能与难溶且生物利用度低的口吸入药物在肺内沉积有关，例如，丙酸氟替卡松。对于这类口吸入难溶性药物，有提议认为其药代动力学（PK）参数，如药-时曲线下面积（AUC）和最大血药浓度（C_{max}），可能与肺中心与肺周围的药物沉积比率有关。如果这一提议能够成立，证据加权方法或许将不再需要临床疗效指标生物等效性研究，而且不会影响口吸入剂和喷鼻剂药品的有效性和安全性。

（吕东梅 校）

参考文献

Adams W, Ahrens RC, Chen ML, Christopher D, Chowdhury BA, Conner DP, Dalby R, Fitzgerald K, Hendeles L, Hickey AJ, Hochhaus G, Laube BL, Lucas P, Lee SL, Lyapustina S, Li B, O'connor D, Parikh N, Parkins DA, Peri P, Pitcairn GR, Riebe M, Roy P, Shah T, Singh GJ, Sharp SS, Suman JD, Weda M, Woodcock J, Yu L (2010) Demonstrating bioequivalence of locally acting orally inhaled drug products (OIPS): workshop summary report. J Aerosol Med Pulm Drug Deliv 23:1–29

Advair Diskus Product Label. http://www.accessdata.fda.gov/drugsatfda_docs/label/2010/021077s042lbl.pdf. Assessed 2013

Ahrens RC, Bonham AC, Maxwell GA, Weinberger MM (1984) A method for comparing the peak intensity and duration of action of aerosolized bronchodilators using bronchoprovocation with methacholine. Am Rev Respir Dis 129(6):903–906

Ahrens RC (2007) Pharmacodynamic testing of test inhaler be: unresolved issues and potential solutions. In: Dalby RN, Byron PR, Peart J, Farr SJ, Suman JD (eds) RDD Europe 2007, vol 1. Davis Healthcare, River Grove, IL, pp 1–10, ISBN: 1-933722-07-X

Anderton R, Cuff MT, Frith PA, Cockcroft DW, Morse JLC, Jones NL, Hargreave FE (1979) Bronchial responsiveness to inhaled histamine and exercise. J Allergy Clin Immunol 63:315–320

ATS/ERS (2005) ATS/ERS recommendations for standardized procedures for the online and offline measurement of exhaled lower respiratory nitric oxide and nasal nitric oxide, 2005. Am J Respir Crit Care Med 171:912–930

Borgström L, Derom E, Ståhl E, Wåhlin-Boll E, Pauwels R (1996) The inhalation device influences lung deposition and bronchodilating effect of terbutaline. Am J Respir Crit Care Med 153:1636–1640

Bosquillon C, Lombry C, Préat V, Vanbever R (2001) Influence of formulation excipients and physical characteristics of inhalation dry powders on their aerosolization performance. J Control Release 23:329–339

Chowdhury B (2001) FDA Advisory Committee for Pharmaceutical Science: difficulties in showing a dose–response with locally-acting nasal sprays and aerosols for allergic rhinitis. http://www.fda.gov/ohrms/dockets/ac/01/slides/3763s1.htm. Assessed 2013

Currie G, Bates CE, Lee DK, Jackson CM, Lipworth BJ (2003) Effects of fluticasone plus salmeterol versus twice the dose of fluticasone in asthmatic patients. Eur J Clin Pharmacol 59:11–15

Daley-Yates PT, Mehta R, Chan RH, Despa SX, Louey MD (2013) Pharmacokinetics and pharmacodynamics of fluticasone propionate and salmeterol delivered as a combination dry powder from a capsule-based inhaler and a multidose inhaler in asthma and COPD patients. J Aerosol Med Plum Drug Deliv [Epub Ahead of Print]

Fardon T, Lee DKC, Haggart K, Mcfarlane LC, Lipworth BJ (2004) Adrenal suppression with dry powder formulations of fluticasone propionate and mometasone furoate. Am J Respir Crit Care Med 170:760–766

FDA (2001) Guidance for industry: statistical approaches to establishing bioequivalence. http://www.fda.gov/downloads/drugs/guidancecomplianceregulatoryinformation/guidances/ucm070244.pdf. Assessed 2013

FDA (2003a) Draft guidance for industry: bioavailability and bioequivalence studies for nasal aerosols and nasal sprays for local action. http://www.fda.gov/downloads/drugs/guidancecomplianceregulatoryinformation/guidances/ucm070111.pdf. Assessed 2013

FDA (2003b) Guidance for industry: bioavailability and bioequivalence studies for orally administered drug products-general considerations. http://www.fda.gov/downloads/drugs/guidancecomplianceregulatoryinformation/guidances/ucm070124.pdf. Assessed 2013

FDA (2010) Draft guidance for industry: bioequivalence recommendations for specific products: Orlistat capsule. http://www.fda.gov/drugs/guidancecomplianceregulatoryinformation/guidances/ucm075207.htm. Assessed 2013

FDA (2012) Draft guidance for industry: bioequivalence recommendations for specific products: budesonide suspension for inhalation. http://www.fda.gov/drugs/guidancecomplianceregulatoryinformation/guidances/ucm075207.htm. Assessed 2013

FDA (2013a) Draft guidance for industry: bioequivalence recommendations for specific products: albuterol sulfate aerosol, metered/inhalation. http://www.fda.gov/drugs/guidancecomplianceregulatoryinformation/guidances/ucm075207.htm. Assessed 2013

FDA (2013b) Draft guidance for industry: bioequivalence recommendations for specific products: fluticasone propionate and salmeterol xinafaote powder for inhalation. http://www.fda.gov/drugs/guidancecomplianceregulatoryinformation/guidances/ucm075207.htm. Assessed 2013

Finney D (1978) Statistical methods in biological assay. Charles Griffin & Co., London

Haidar S, Makhlouf F, Schuirmann DJ, Hyslop T, Davit B, Conner D, Yu LX (2008) Evaluation of a scaling approach for the bioequivalence of highly variable drugs. AAPS J 10:450–454

HandiHaler. http://www.inteda.net/handihaler.htm. Accessed 2013

Harris A, Svensson E, Wagner ZG, Lethagen S, Nilsson IM (1988) Effect of viscosity on particle size, deposition, and clearance of nasal drug delivery systems containing desmopressin. J Pharm Sci 77:405–408

Juniper EF, Frith PA, Dunnett C, Cockcroft DW, Hargreave FE (1978) Reproducibility and comparison of responses to inhaled histamine and methacholine. Thorax 33:705–710

Juniper E, Frith PA, Hargreave FE (1981) Airway responsiveness to histamine and methacholine: relationship of minimum treatment to control symptoms of asthma. Thorax 36:575–579

Kalaly K, Alhaleweh A, Velaga SP, Nokhodchi A (2011) Effect of carrier particle shape on dry powder inhaler performance. Int J Pharm 421:12–23

Kemp J, Bierman CW, Cocchetto DM (1993) Dose–response study of inhaled salmeterol in asthmatic patients with 24-hour spirometry and holter monitoring. Ann Allergy 70:316–322

Kharitonov S, Yates D, Robbins RA, Logan-Sinclair R, Shinebourne EA, Barnes PJ (1994) Increased nitric oxide in exhaled air of asthmatic patients. Lancet 343:133–135

Kublik H, Vidgren MT (1998) Nasal delivery systems and their effects on deposition and absorption. Adv Drug Deliv Rev 29:157–177

Kwok P, Glover W, Chan HK (2005) Electrostatic charge characteristics of aerosols produced from metered dose inhalers. J Pharm Sci 94:2789–2799

Lee S (2012) US regulatory considerations for test dry powder inhalers. In: Dalby RN, Byron PR, Peart J, Farr SJ, Suman JD (eds) Respiratory drug delivery 2012, vol 1. Davis Healthcare, River Grove, IL, pp 317–324, ISBN: 1-933722-57-6

Lee S, Adams WP, Li BV, Conner DP, Chowdhury BA, Yu LX (2009) In vitro considerations to support bioequivalence of locally acting drugs in dry powder inhalers for lung diseases. AAPS J 11:414–423

Lewis D, Johnson S, Meakin B (1998) Effects of orifice diameter on beclomethasonedipropionate delivery from a PMDI HFA solution formulation. In: Dalby RN, Byron PR, Peart J, Suman JD (eds) Respiratory drug delivery conference. Respiratory drug delivery program and proceedings, pp 363–364

Li B, Jin F, Lee SL, Bai T, Chowdhury B, Caramenico HT, Conner DP (2013) Bioequivalence for locally acting nasal spray and nasal aerosol products: standard development and test approval. AAPS J 15:875–883

Löfdahl C, Andersson L, Bondesson E, Carlsson LG, Friberg K, Hedner J, Hörnblad Y, Jemsby P, Källén A, Ullman A, Werner S, Svedmyr N (1997) Differences in bronchodilating potency of salbutamol in turbuhaler as compared with a pressurized metered-dose inhaler formulation in patients with reversible airway obstruction. Eur Respir J 10:2474–2478

Murthy T, Basal Vishnu Priya M, Satyanarayana V (2010) Performance of CFC free propellent-driven MDI of fluticasone propionate. J Sci Ind Res 69:866–871

Newman S, Busse WW (2002) Evolution of dry powder inhaler design, formulation, and performance. Respir Med 96:293–304

NHLBI (2007) Guidelines for the diagnosis and management of asthma (EPR-3). http://www.nhlbi.nih.gov/guidelines/asthma/. Assessed 2013

Palmquist M, Ibsen T, Mellén A, Lötvall J (1999) Comparison of the relative efficacy of formoterol and salmeterol in asthmatic patients. Am J Respir Crit Care Med 160:244–249

Pilcer G, Amighi K (2010) Formulation strategy and use of excipients in pulmonary drug delivery. Int J Pharm 392:1–19

Ratner P, Wingertzahn MA, Herzog R, Huang H, Desai SY, Maier G, Nave R (2011) An investigation of the pharmacokinetics, pharmacodynamics, safety, and tolerability of ciclesonide hydrofluoroalkane nasal aerosol in healthy subjects and subjects with perennial allergic rhinitis. Pulm Pharmacol Ther 24:426–433

Shur J, Lee S, Adams W, Lionberger R, Tibbatts J, Price R (2012) Effect of device design on the in vitro performance and comparability for capsule-based dry powder inhalers. AAPS J 14:667–676

Silkoff P, Mcclean P, Spino M, Erlich L, Slutsky AS, Zamel N (2001) Dose–response relationship and reproducibility of the fall in exhaled nitric oxide after inhaled beclomethasonedipropionate therapy in asthma patients. Chest 119:1322–1328

Singh G, Adams WP (2005) US regulatory and scientific considerations for approval of generic locally acting orally inhaled, and nasal drug products. In: Dalby RN, Byron PR, Peart J, Farr SJ, Suman JD (eds) RDD Europe 2005, vol 1. Davis Healthcare, River Grove, IL, pp 115–126, ISBN: 1-930114-80-X

Smyth H (2003) The influence of formulation variables on the performance of alternative propellant-driven metered dose inhalers. Adv Drug Deliv Rev 55:807–828

Stein S, Myrdal PB (2004) A theoretical and experimental analysis of formulations and device parameters affecting solution MDI size distributions. J Pharm Sci 93:2158–2175

第 15 章
生物等效性：建模与模拟

Xinyuan Zhang

15.1 总则

建模是建立一个数学模型的过程；一个模型代表着某些感兴趣的系统的构建和运行（Maria，1997）。系统的模拟则是一个对所建立的系统模型的运行过程（Maria，1997）。模型可分为经验模型、机制模型和混合模型。经验模型是在经验或观察的基础上构建的，而机制模型是基于目标体系的内在化学、物理、生物和药理学理论和原理而构建的。经验模型难以外推。机制模型要求对系统及其过程有全面的了解，这一点具有挑战性，并不一定总能实现。混合模型是上述两种模型的组合，以保持两者的优点并克服两者的局限性。

从药品研发到监管标准的制定，建模与模拟（M&S）都是一个有力的工具，在生物等效性领域发挥重要作用。在本章中，我们将关注过去数十年中一些比较完善的模型，这些模型已逐渐和广泛地被制药业和监管科学家采纳。具体来讲，这些模型包括了针对口服药吸收、体内体外相关性（in vitro and in vivo correlation，IVIVC）和生物等效性模拟的机制模型。本章的讨论范围仅限于小分子。

15.2 口服药品的吸收和生物利用度机制模型

市场上大多数药品均被设计为方便患者服用的口服剂型。因此，预测药品的口服生物利用度是一项必要的任务。

应该指出，口服药物吸收（Fa）和生物利用度（Fb）是两个不同的概念。从定义上看，生物利用度是指药品的活性成分或活性部位被吸收并在作用部位上

免责声明：本文仅代表作者本人观点，不代表美国食品药品监督管理局的看法

有效可用的速率和程度（21 CFR 320.1，参见 http://www.accessdata.fda.gov/scripts/cdrh/cfdocs/cfCFR/CFRSearch.cfm?fr=320.1）。口服生物利用度是指口服的药物到达体循环的部分，可通过等式（15.1）计算，

$$Fb = Fa \cdot Fg \cdot Fh \tag{15.1}$$

式中，Fb 表示口服生物利用度，Fa 为口服药物通过胃肠道（GIT）吸收的部分或口服吸收药物，即药物总量中通过肠腔进入肠上皮细胞的胞腔空间的部分，Fg 表示没有在胃肠道上皮细胞新陈代谢的部分，Fh 表示未被肝首步代谢排除的部分。吸收过程以及影响口服药物吸收的因素见图 15.1。如图所示，药物吸收过程（Fa 和 Fg）对 Fb 总量有重要影响。

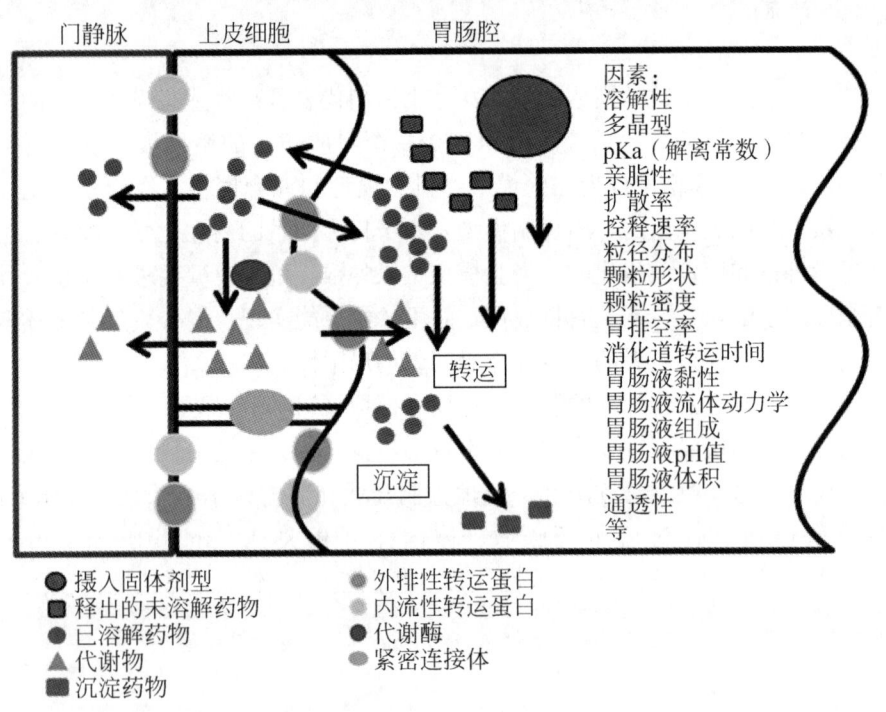

图 15.1 影响消化道中药物吸收的因素示意图

由于存在多种影响药物吸收的因素，包括原料药属性、药品配方属性和生理学特性，对口服药物吸收的预测在科学上具有挑战性。口服药物吸收的机制模型结合了这些要素，并随着科学知识和计算技术取得的显著进步，变得越来越精细。根据对时空变量的依赖性，口服药物吸收机制模型分为三种类型：准平衡模型、稳态模型和动态模型（Yu 等，1996b）。在本节中，我们将首先讨论影响口服药物吸收和生物利用度的因素，理想情况下，口服药物吸收机制模型的构建应

包含这些因素。然后,我们将通过具体案例详细介绍不同类型的口服药物的吸收机制模型。

15.2.1 影响口服药物吸收和生物利用度的因素

固体剂型药物的释放和溶出是有效吸收的先决条件。溶出后的药物分子的转运有两个方向,即沿着胃肠道和垂直于胃肠道转运,后者即穿过上皮细胞,进入门静脉,通过肝,然后进入血液。同时,未释放和未溶出的药物继续沿着胃肠道转运,但不被吸收。描述药物释放、溶解和转运速率的数学公式可以帮助我们理解影响药物吸收的因素。这些理论公式同时也被用作口服药物吸收机制模型的理论依据。

目前已有几种不同的用于计算药物溶出的数学模型(Siepmann 和 Siepmann,2013)。其中一个常用模型是 Nernst-Brunner 修正的 Noyes-Whitney 方程[式(15.2)](Siepmann 和 Siepmann,2013),

$$\text{溶出率} = \frac{dM}{dt} = \frac{DS}{\delta}(C_s - C_t), \qquad (15.2)$$

式中,M 为质量,t 为时间,D(面积单位/时间单位)为药物扩散系数或扩散率,S 为参与溶出的药物的表面积,δ 为未搅动液体边界层厚度,C_s 为固体表面溶解度,C_t 表示时间 t 时的原料药浓度。根据公式(15.2),可以明显地看出,原料药属性(例如,扩散性和溶解性)和药品配方属性(如粒径分布、形状、密度等影响参与溶出的药物表面的属性)是影响溶出率的重要因素。

吸收速率可以用数学公式(15.3)表示(Amidon 等,1995),

$$\text{吸收率} = \frac{dM}{dt} = \iint_A J_w dA = \iint_A P_w C_w dA \qquad (15.3)$$

式中,$J_w(x, y, z, t)$ 为在任何位置和时间通过小肠壁的药物流量(质量单位/面积单位/时间单位),$P_w(x, y, z, t)$ 为小肠黏膜的有效通透性,$C_w(x, y, z, t)$ 为小肠黏膜表面的药物浓度,A 为整个胃肠道表面(Amidon 等,1995)。有效通透性(P_w)和小肠黏膜表面药物浓度(P_w)均与时间和位置相关。等式(15.3)有两个基本假设:①小肠黏膜内药物以漏槽状态存在;②不存在肠胃腔反应。在科学家构建模型(15.3)时,小肠黏膜被视为一层薄膜,而且尚未引入细胞内反应。尽管如此,等式(15.3)指出了两个影响口服药物吸收的重要的原料药属性,包括溶解度(即 C_w 的限度)和通透性(即原料药小肠黏膜转运的能力)。已确定亲脂性与被动通透性有关(Yu 等,1996b)。原料药可能以不同类型存在，例如，电离态或中性分子。每种类型的份额可通过代入 pKa（酸解离常数）到 pH-分配理论公式计算得出。每种类型可能有不同的溶解度和亲脂性/通透性。

除了来自药品本身的因素（即原料药因素和药品配方因素）之外，与胃肠道相关的生理参数也以多种方式影响药物吸收（Mudie 等，2010）。例如，胃肠道腔内的 pH 可影响药物电离状态，进而影响其溶解度和扩散率。胃肠道的液体黏性、液体流体力学、液体组成和液体流量都影响药物溶出率。胃肠道黏膜属性影响转运速率（如流入/流出转运体、转运通道、细胞间连接等）和吸收程度（例如，代谢酶）。胃排空时间决定药物在胃内的驻留时间和药物达到小肠的速率。该参数影响吸收的开始，因为大多数药物是在小肠内而并非在胃内吸收。胃肠道转运时间或驻留时间影响药物的溶出和吸收时间。

归纳起来，影响药物吸收的因素有三类：原料药属性（例如，溶解度、多晶型、pKa、亲脂性和扩散率）、药品配方属性（例如，控释速率、粒径分布、颗粒形状、密度）和生理学特性（例如，胃排空速率、胃肠道转运时间、胃肠液黏性、胃肠液流体力学、胃肠液组成、pH、胃肠液体积和胃肠道壁的通透性）。图 15.1 描述了口服药物吸收时发生的主要事件。理想情况下，一个完整的机制模型应包含所有已知的影响口服药物吸收和生物利用度的因素及其相互作用。然而，由于整个过程的复杂性，有些因素在口服吸收模型中被简化了。在后续章节中将介绍一些代表性的口服药物吸收模型。

15.2.2　早期药物吸收模型

1996 年，Yu 等发表了一篇综述，全面讨论了一些早期定量吸收模型的用途和局限性（Yu 等，1996b）。这些早期模型详见参考文献。给予它们对时空变量的依赖性，早期的药物吸收模型分为三类：准平衡模型、稳态模型和动态模型（Yu 等，1996b）。

准平衡模型与时空变量无关。稳态模型与时间变量无关，但依赖于空间变量。动态模型依赖于时空变量。

准平衡模型应用了 pH-分配理论，可粗略地估算药物剂量吸收份额，如等式 (15.4) 所示（Dressman 等，1985），

$$AP = \log\left(P \cdot F_{non} \cdot \frac{S_0 \cdot V_L}{X_0}\right) \tag{15.4}$$

式中，AP 为吸收势，作为对吸收份额的预测，P 为 1-正辛醇-水分配系数，与通透性系数相关（药物通过肠壁的通透性与药物的水通透性之比），F_{non} 为 pH

第15章 生物等效性：建模与模拟

为6.5时以非电离形式存在的部分，S_0为固有溶解度（37℃时非电离类型的水溶解度），V_L为腔内容物的体积，X_0为服用剂量（Dressman等，1985）。该模型通过对七种药品的口服生物利用度的计算以及与试验值的比较进行了验证。吸收势和口服生物利用度之间可以用"S"形关系来表述。虽然吸收势不能解释影响口服药物吸收的整个过程，但作为原料药的两个重要属性，溶解度和通透性包括在该模型中。另外，这个模型也考虑到因为电离状况不同，溶解度和通透性在不同pH的介质中可能发生变化，并可修正pH为6.5的参数值，使其在小肠的pH范围内（Russell等，1993）。

稳态模型通过质量平衡方法估算吸收的药物份额。将小肠模拟为表面积为$2\pi RL$的圆柱体，式中R为小肠管半径，L为长度（Sinko等，1991）。假设在小肠处减少的药物质量为吸收的部分，那么就可以用等式（15.5）描述吸收的质量速率（Sinko等，1991），

$$-\frac{dM}{dt} = Q(C_0 - C_m) = \iint_A J_w dA \qquad (15.5)$$

式中，C_0为入口浓度，C_m表示出口浓度，Q为体积流率。等式的右侧部分本质上就是式（15.3）。药物吸收的份额可由浓度差与初始浓度的比率估算，即$F_a = (C_0 - C_m)/C_0$，式中F_a为吸收部分。合并等式（15.5）和上述F_a等式，并假定小肠呈圆柱形、通透性恒定，则药物吸收份额可以用等式（15.6）表示（Sinko等，1991），

$$F_a = 1 - \frac{C_m}{C_0} = \frac{2\pi RL}{Q} P_e \int_0^1 C_b^* dz^* \qquad (15.6)$$

式中，P_e为有效通透性，$C_b^* = C_b/C_0$表示无量纲浓度，$z^* = z/L$表示分节长度。C_b表示腔内的原料药浓度，z表示从小肠入口到吸收部位的长度（Sinko等，1991）。

尽管这些早期的药物吸收模型是简化吸收模型，目前也并未被广泛使用，但它们确实为后期构建更复杂的模型提供了基础，例如，房室和转运模型。现已构建了多个依赖时空变量的复杂模型，例如，各种动力学模型［分散模型（Ni等，1980；Willmann等，2007；Willmann等，2003b；Willmann等，2004），混合池模型（Goodacre和Murray，1981；Dressman等，1984；Dressman和Fleisher 1986；Luner和Amidon，1993；Oberle和Amidon，1987），以及房室模型（Yu等，1996a；Yu和Amidon，1999；Yu，1999；Grass，1997；Parrott和Lave，2002；Agoram等，2001；Jamei等，2009b；Darwich等 2010）］。这些模型可用于预测剂量吸收份额和血浆药代动力学曲线（Yu等，1996b）。

15.2.3 房室模型

15.2.3.1 房室吸收和转运（CAT）模型

20世纪90年代，Yu等人提出了CAT模型（Yu等，1996a；Yu和Amidon，1999）。这种模型将胃看作一个房室，将小肠看作七个房室，将结肠看作一个房室。药物以一阶方式从一个房室转移到另一个房室（Yu和Amidon，1999）。该模型可以以数学方式表示为等式（15.7）至（15.11）（Yu和Amidon，1999）。

$$\frac{dM_s}{dt} = -K_s M_s, \tag{15.7}$$

$$\frac{dM_n}{dt} = K_t M_{n-1} - K_t M_n, \ n=1, 2, \cdots, 7, \tag{15.8}$$

$$\frac{dM_c}{dt} = K_t M_n, \ n=7 \tag{15.9}$$

$$\frac{dM_a}{dt} = K_a \sum_{n=1}^{7} M_n, \tag{15.10}$$

$$M_s + \sum_{n=1}^{7} M_n + M_c + M_a = M_0, \tag{15.11}$$

等式（15.7）~（15.9）分别表示胃、小肠和结肠腔内的药物质量变化。在等式（15.8）中，当$n=1$时，$K_t M_{n-1}$项被替换为$K_s M_s$。M_s、M_n和M_c分别表示胃、第n个小肠室和结肠内的药物量。等式（15.10）描述了药物从小肠吸收进入血浆的速率。M_a表示吸收的药物量。K_s、K_t和K_a分别表示胃排空、小肠转运和内在吸收的速率常数（Yu和Amidon，1999）。等式（15.11）表示总体质量平衡。

CAT模型假设，与来自于小肠吸收的部分相比，来自于胃和结肠吸收的药量非常小；穿过小肠黏膜的转运是被动的；溶出是瞬时的；药物从一个房室转运到下一个房室的过程服从一级动力学。在该模型中，K_a与有效通透性成正比。该模型能够描述10种覆盖了比较广泛吸收范围的药物的吸收份额和有效通透性的关系（Yu和Amidon，1999）。房室数之所以为7，是通过比较模拟的结肠内剂量百分比与小肠转运时间的累计百分比产生的残差平方和而做出的选择（Yu等，1996a）。CAT模型与三室药代动力学模型结合，可预测阿替洛尔的药代动力学（PK）曲线。

最初的CAT模型没有包含诸如体内溶出、转运蛋白介导的运输和小肠代谢作用等要素。然而，CAT模型是更加复杂的药物吸收模型的基本结构模型。

15.2.3.2 优化房室吸收和转运模型（ACAT模型）

在过去的二十年中，ACAT模型采用了CAT模型的结构，整合了更多要素，经过不断开发，现已以GastroPlus™为商品名作为用户友好界面软件销售（Agoram等，2001；Parrott和Lave，2002）。ACAT模型已具备两方面优势：一是胃肠道生理学内容更为详尽，二是可模拟更多的药品配方。

除了胃排空率和小肠转运时间，ACAT模型还整合了pH、液量、胆汁盐浓度、转运体、代谢酶和每个胃肠道房室的孔径等要素。

最初的CAT模型假定溶出是在瞬间发生的，但ACAT模型将药品处理为未释放、未溶出和已溶出三种形式。这三种形式的药物都能被转运至下一个房室。ACAT模型采用了多个溶出模型［例如，等式（15.2）］。因此，对于速释剂型，可以应用药品配方属性（例如，粒径分布、颗粒形状和颗粒密度）和原料药属性（例如，溶解度-pH曲线和扩散度）模拟体内溶出过程。该模型也能将体外溶出曲线作为模型输入，预测缓控释药品的吸收（Lukacova等，2009）。

15.2.3.3 溶出、吸收和代谢高级模型（ADAM模型）

溶出、吸收和代谢高级模型（ADAM模型）也是在CAT模型的基础上构建的，已整合到商业软件Simcyp®之中（Darwich等，2010；Jamei等，2009a，b）。同样，ADAM模型也由胃肠道的9个房室组成（胃部1个房室，小肠7个房室和结肠1个房室）。该模型中整合了许多生理学参数，例如，腔内pH、胃肠道不同节段的液量、胃肠道转运时间、胆汁盐浓度、局部通透性、转运蛋白表达和代谢酶。同时，该模型也整合了多个溶出模型，能用于模拟缓控释药品的吸收。

15.2.3.4 PK-Sim®吸收模型

PK-Sim®是一种用于生理药代动力学建模和模拟的综合软件工具。PK-Sim®中最初的吸收模型就是所谓的"塞状流分散"模型，它将小肠看作具有空间变异特征的单一的、连续的房室（Willmann等，2003a，b，2004，2007）。最近，PK-Sim®吸收模型经改进后整合了大肠、具体黏膜，可用于预测药物相互作用（DDI）、主动转运、肠壁代谢模拟和溶出功能（Willmann等，2012；Thelen等，2011，2012）。简而言之，该吸收模型包含12个房室，代表胃肠道的不同腔室：胃、十二指肠、空肠上段和下段、回肠上段和下段、盲肠、升结肠、横结肠、降结肠、乙状结肠和直肠；以及代表肠黏膜的另外11个房室（Thelen等，2011）。每个黏膜房室由4个亚区室构成，分别表示细胞内、细胞间隙、血红细胞和血浆（Thelen等，2011）。经过再次改进，该模型可用于预测多种速释和缓控释剂型的剂型依赖性胃肠转运、崩解和溶出过程（Thelen 等，2012）。

15.2.3.5 其他房室和转运吸收模型

除了上述商业模型外，科学家们还研发了一些自用的房室和转运吸收模型用于药物研发。Peters 运用 MATLAB® 软件开发了一个普遍适用的生理药代动力学模块，整合了吸收、代谢、分布以及胆汁清除和肾清除（Peter，2008）。该吸收模型包括一个胃房室、7 个小肠房室和一个结肠房室（Peters，2008）。腔室中的药物以溶出或未溶出形式存在（Peters，2008）。

Sjogren 等人提出了一种与阿斯利康公司一起开发的名为"GI-Sim"的房室和转运模型（Sjogren 等，2013）。GI-Sim 模型由一个胃房室、6 个小肠房室和 2 个结肠房室组成（Sjogren 等，2013）。GI-Sim 模型还包括描述通透性、溶出率、盐效应、渗入胶束、漂浮在水边界层的颗粒和胶束、颗粒生长和非晶型或晶型沉淀的算法（Sjogren 等，2013）。

15.2.4 口服药物吸收机制模型的应用

如上所述，随着整合的参数越来越多，口服药物吸收机制模型变得越来越复杂。诸如 GastroPlus™、Simcyp® 和 PK-Sim® 等商用软件，依靠其用户友好界面，促进了口服药物吸收机制模型的应用。在本节中，我们将回顾一些最近发表的口服药物吸收机制模型的应用，并借此说明，在理论上充分了解该模型后，能够依靠这些模型解决哪些问题。

口服药物吸收机制模型能在药品研发的不同阶段指导研究和开发，其范围覆盖了从药物发现阶段的先导物优化，到临床候选化合物选择和外推至人体，以及 Ⅱ 期临床药品配方研发（Parrott 和 Lave，2008；Heimbach 等，2009；Peters 等，2009）。灵敏度分析可以用来探究药物配方关键属性的不确定性带来的影响，例如，粒径分布、颗粒密度和溶解性等（Parrott 和 Lave，2008；Zhang 等，2011；Poulin 等，2011；Jones 等，2011；Parrot，2008）。药学科学家们已公开发表了范围广泛的案例。

15.2.4.1 生物利用度评价

口服药物吸收机制模型已被用来研究与药物化合物表观溶解度和粒径有关的生物利用度变化（Dannenfelser 等，2004；Kuentz 等，2006）。结果显示，这些参数（即粒径和溶解度）的两个数量级内的变化基本不影响难溶性药物化合物的口服利用度（Kuentz 等，2006）。为了选择 Ⅰ 期临床研究的药品配方，Kuentz 等人同时开展了口服药物吸收机制模拟和用犬开展经过统计学设计的研究。模拟结果显示,更复杂的药品配方并不具有显著的优点,因此随后被舍弃,以降低药品研发成本(Kuentz 等,2006)。

同样,Kesisoglou 等展示了在药品配方策略制定和研发过程中,应用口服药物吸收机制模型评价活性药物成分(active pharmaceutical ingredient,API)的特性对生物利用度的影响,以此帮助设定 API 的规格(Kesisoglou 和 Wu,2008)。Sjogren 等采用内部开发的 GI-Sim 模型,对 12 种有报道或预期由于通透性、溶出和(或)溶解性可导致人体吸收受限的活性药物成分的吸收份额进行预测(Sjogren 等,2013)。总体上,超过 95% 的药代动力学参数(C_{max} 和 AUC)的预测值位于临床观测值的 2 倍偏差内,并且在 74% 的模拟结果中,AUC 预测值位于平均血浆 AUC 观测值的一个标准差内,说明口服吸收模拟效果良好(Sjogren 等,2013)。GI-Sim 模型也能捕捉到剂量和粒径的影响,包括纳米药品配方对药物吸收的影响(Sjogren 等,2013)。作者得出结论认为,该口服药物吸收机制模型可以预测高难度 API 的口服吸收情况,因此,"能为高难度分子的口服剂型药品配方的研发提供指导,即通过减少反复试验和错误方法提高研发效率"(Sjogren 等,2013)。正如 Kuentz(2008)的综述所表明的,口服吸收机制模型"有助于最大限度地降低剂型药品配方研发中的风险和成本,有可能成为指导高难度药物口服剂型药品配方开发的不可或缺的工具"。

15.2.4.2 药物-药物相互作用/药物-食物相互作用

在近期的公开发表研究中,口服药物机制模型已被用于评估由胃 pH、胃容积和胃排空时间等因素改变所引起的药物-药物相互作用/药物-食物相互作用(Fotaki 和 Klein,2013;Wagner 等,2013)。历史上,药物-药物相互作用(drug-drug interaction,DDI)研究主要关注导致药代动力学改变的转运体或代谢酶的影响(FDA,2012c)。随着口服药物机制模型的应用,由联合用药导致的胃肠 pH、液量、胃肠道转运时间和其他胃肠生理学参数的改变带来的影响,可以以机制的框架采用诸如假设检验和 DDI 预测方法进行研究。

概括起来,口服药物吸收建模与模拟已被用于药品研发的不同阶段,用于评估 DDI,用于预测食物对口服药物吸收的影响(Jones 等,2006;Parrott 等,2009;Shono 等,2009,2010;Xia 等,2013;Heimbach 等,2013;Sugano 等,2010),用于研究肠代谢和转运(Darwich 等,2010;Wagner 等,2013;Peters,2008),用于早期识别药物诱发的胃排空损害(Peters 和 Hultin,2008),用于确立 IVIVC(Kovacevic 等,2009;Okumu 等,2008,2009;Wei 和 Lobenberg,2006),用于支持生物等效性指南的提出(Lionberger 等,2012),并有可能用于

仿制药品申请（ANDA）审评（Jiang 等，2011）。

尽管药物吸收机制建模与模拟已获得成功，但仍需在下述几方面继续努力和研究：①促进对胃肠生理学的理解，包括种族、年龄、疾病差异以及代谢酶和转运体在胃肠道的局部分布；②促进对复杂口服剂型药品配方的预测，如纳米颗粒、控释、自乳化释药系统（SEDDS）、固体分散剂等；③促进对结肠吸收药物的预测（Sugano，2009）。

15.3 体内体外相关性

15.3.1 体内体外相关性的定义

已有大量公开发表的论文讨论了 IVIVC 研究的方法论、模型的构建和应用（Chilukuri 等，2007）。本章将简要总结口服固体剂型的 IVIVC。我们鼓励读者跟踪最新的 IVIVC 方面的研究，例如，基于口服药物吸收机制模型的 IVIVC。

根据《FDA 行业指南：缓控释口服制剂：体内体外相关性的确立、评估和应用》（简称《指南》）(FDA，1997)，体内体外相关性（IVIVC）是一种预测性数学模型，用于描述缓控释剂型的体外属性（通常指药物溶出或释放的速率或程度）与相关体内响应的关系，如血药浓度或药物吸收量。因此，确立和评价 IVIVC 的主要目的是确立溶出试验作为人体生物等效性研究的替代物，以减少药品研发中不必要的人体试验和审批流程。

《指南》中定义了四种类型的 IVIVC（FDA，1997）。A 级相关性，表示体外溶出度和体内输入速率的点对点关系（例如，来自于剂型的药物体内溶出）。对于 B 级相关性，平均体外溶出时间要么与平均驻留时间进行比较，要么与平均体内溶出时间进行比较。C 级相关性，在溶出参数和药代动力学参数之间建立了单点关系。多重 C 级相关性将所关注的一个或多个药代动力学参数与药物溶出曲线的多个采样时间点对应的溶出药物量相关联。从监管的角度看，A 级 IVIVC 被认为是信息最丰富的，在可能的情况下，推荐使用（FDA，1997）。《指南》也阐述了根据已确定的 IVIVC 豁免体内研究的情况，包括三级生产场所改变、非控释辅料变更、控释辅料的三级变更、低剂量规格审批、新剂量规格审批、控释辅料变更等（FDA，1997）。一个确定的 IVIVC 也可用于设定溶出度质量标准（FDA，1997）。

15.3.2 数学方法

人们已经构建了各种各样的数学方法，用以确立 A 级 IVIVC，包括一步法和两步法。这两种方法均要求研发不同释放率的药品配方，例如，慢速、中速和快速释放；并要求开展体外溶出研究和体内药代动力学（PK）研究。两步法包含了体内药代动力学曲线的去卷积和卷积，前者是为了获得体内吸收/溶出，后者是为了建立体内吸收/溶出和体外溶出之间的链接模型，而一步法评估并包含去卷积，是直接建立将体外特性与药代动力学曲线联系起来的链接模型（Dunne 等，1997，1999；O'Hara 等，2001；Jacobs 等，2008；Gould 等，2009）。尽管由于涉及导数，导致去卷积的数学不稳定性（O'Hara 等，2001），两步法仍然被广泛使用。

体外溶出数据通常以每个剂量单元在一系列时间采样点溶出的份额或百分数的形式收集。为将列表的溶出曲线参数化，已采用了不同的经验模型描述体外溶出曲线，例如，零级速率模型、一级速率模型、Higuchi 模型、Peppas 模型、Makoid-Banakar 模型、Weibull 模型和双重 Weibull 模型（表 15.1）（Dokoumetzidis 和 Macheras，2006；Costa 和 Sousa Lobo，2001，2003）。在文献中，这些模型中的一些可能以不同形式出现。在所有模型中，Weibull 模型包含了最多的参数。Kosmidis 等的著作提到，Weibull 模型是描述欧几里得空间或分形空间的释药动力学的最有效的工具（Dokoumetzidis 和 Macheras，2006；Kosmidis 等，2003a，b）。

表 15.1 一些用于体外溶出的经验模型

类型	
零级速率模型	$M_t/M_\infty = kt$
一级速率模型	$M_t/M_\infty = \exp(kt)$
Higuchi 模型	$M_t/M_\infty = kt^{1/2}$
Peppas/幂定律	$M_t/M_\infty = kt^n$
Makoid-Banakar 模型	$M_t/M_\infty = kt^n \exp(-ct)$
Weibull 模型	$M_t/M_\infty = M_{max}\left(1 - \exp\left(\frac{-(t-T_{lag})^b}{a}\right)\right)$
双重 Weibull 模型	$M_t/M_\infty = M_{max}\left(1 - f1 \times \exp\left(\frac{-(t-T_{lag})^{b1}}{a1}\right) - f2 \times \exp\left(\frac{-(t-T_{lag})^{b2}}{a2}\right)\right)$

在所有模型中，M_t 表示 t 时间时释放的药量；M_∞ 表示无限长时间内的溶出质量；t 为时间，k、n 和 c 为常数。在 Weibull 模型中，M_{max} 表示最大释药量，T_{lag} 表示延迟时间，a、$a1$ 和 $a2$ 为比例常数，b、$b1$ 和 $b2$ 为形状常数，$f1$ 和 $f2$ 分别表示阶段 1 和阶段 2 的吸收份额。如果假设 M_∞ 等于总剂量，M_t/M_∞ 就表示 t 时间时溶出的药物份额。应该注意的是，这些模型可能有多个版本。由于 M_t/M_∞ 总是小于或等于 1，速率常数不可能是任意值

有多种方式可以从体内药-时曲线中获得体内溶出/吸收曲线，例如，数值去卷积方法（Cutler，1978a，b；Pedersen，1980a，b；Iga 等，1986；Lanao 等，1992）、Wagner-Nelson 方法（Wagner 和 Nelson，1963）和 Loo-Riegelman 方法

(Loo 和 Riegelman，1968)。线性药代动力学系统可以以等式（15.12）描述（Chilukuri 等，2007）。

$$C(t) = \int_0^t i(\tau) r(t-\tau) d\tau \tag{15.12}$$

式中，$C(t)$ 表示作为时间函数观测到的血药浓度，$i(t)$ 为输入函数，$r(t)$ 表示单位脉冲响应。脉冲在这里被认为是"参照药品"，可能是静脉推注、口服溶液剂或速释制剂。当参照药品是静脉推注剂型时，去卷积输入速率表示体内溶出和吸收。另一方面，当参照药品为口服剂型时，去卷积输入速率表示体内溶出。去卷积的目的是获得已知血药浓度和单位脉冲响应的输入函数。如果单位脉冲响应用一级清除速率的单室模型表示，则这个模型便成为 Wagner-Nelson 方法（Wagner 和 Nelson，1963）；如果单位脉冲响应用中心室清除的双室模型表示，则这个模型便成为 Loo-Riegelman 方法（Loo 和 Riegelman，1968；Chilukuri 等，2007）。

尽管多种数值方法、Wagner-Nelson 方法和 Loo-Riegelman 方法已经广泛应用，但通过这些方法获得的体内溶出/吸收数据仍然是体内溶出、胃肠转运、渗透和首过代谢的复合函数。近年来，随着口服药物吸收机制模型的发展，科学家们已开始研究对应于这类模型的药-时曲线去卷积，以获得体内溶出数据（Saibi 等，2012；Turner，2012；Zhang 等，2011；Grbic 等，2011；Lionberger 等，2012）。基于生理学的吸收模型的去卷积考虑了多个因素（图 15.1），例如，胃肠道 pH、胃肠转运、通透性、首过作用等——这些因素影响药物吸收，并能得出生理学相关的体内溶出曲线。

链接模型可将体内溶出/吸收与体外溶出相关联。已提出多个模型，包括线性模型和非线性模型、非时间相关模型和时间相关模型（Chilukuri 等，2007；Lu 等，2011）。非时间相关模型未纳入时间作为变量，说明缓慢溶出剂型和快速溶出剂型在与时间的关系上无差异。对于这些模型而言，随着某个药物剂型通过变化的胃肠道环境，体内-体外关系可能有所变化，也就是说，体内-体外关系随时间而改变（Chilukuri 等，2007）。为了将时间变量引入链接模型，已采用了多种方法，例如，时间平移和缩放、指数衰减、阶梯函数衰减、S 形衰减和米氏（Michaelis-Menten）衰减（Chilukuri 等，2007）。

建立的模型最终需要进行内部和外部验证。如等式（15.13）所示，通常用预测误差百分比（%PE）评价模型表现。

$$\%\mathrm{PE} = \frac{观测值 - 预测值}{观测值} \times 100\% \tag{15.13}$$

根据《指南》定义（FDA，1997），可接受的标准是：所有药品配方的平均绝对%PE值不高于10%，并且每个药品配方的%PE值不应超过15%。

15.4 生物等效性模拟

模拟是建模的下一步，是基于所建立的模型，模拟和预测各种情况下的结果，以解决受时间、成本、可行性和其他原因所限难以通过试验回答的问题，并优化生物等效性试验。模拟已广泛用于药物研发的不同阶段以及监管标准的制定和审评。本节讨论重点是有助于解决生物等效性相关问题的模拟。

15.4.1 生物等效性方法属性的发展和测试

平均生物等效性（ABE）方法已被FDA、加拿大卫生部和欧洲药品管理局（EMA）采用，用于大多数药品的生物等效性论证。对于复杂药品的生物等效性研究，已经开发出多种新方法（Zhang等，2013）。在开发用于证明高变异药物（HVD）、高变异药品（HVDP）和窄治疗指数（NTI）药物的生物等效性评价方法中，生物等效性模拟已发挥了重要作用。高变异药物通常被定义为那些在同一个体内变异性高的药物，常以变异系数百分数（%CV）表示。从监管的角度看，高变异药物（HVD）的截断值（%CV）为30%（Haidar等，2008b）。大量的模拟研究显示，"σ_{w0}取0.25似乎能提供最佳结果（σ_{w0}为监管部门设定的用于定义标度平均生物等效性限度的常数）"（Haidar等，2008a，b）。已提出了经修正的卡方比统计量（mCSRS），用于证明空气动力学粒径分布（APSD）的等效性，APSD是建立经口吸入剂药品生物等效性的关键因素之一。模拟测试用于检测900个mCSRS分布的中位数（MmCSRS）[1]的可靠性和灵敏度。模拟测试结果表明，MmCSRS是一个可靠的测量指标，有可能用作APSD等效性测试的检验统计量（Weber等，2013a，b）。

15.4.2 生物等效性测量指标的适用性评价

传统的测量指标有C_{max}（最大血药浓度）、AUC_t（从零时间点到最后量化检测时间点的血药浓度-时间曲线下面积）和AUC_{inf}（从零时间点到无限时间点的

---

[1] 经修正的卡方比中位数。译者注

血药浓度-时间曲线下面积）等，除此之外，也有其他测量指标被提出用于证明生物等效性，例如，吸收速率和程度的不同测量指标，平均驻留时间（MRT）、长半衰期药物的截断面积和部分药-时曲线下面积（pAUC）。已开展多个模拟以评价这些指标在区分不同药品配方时的效力、灵敏度和稳健性。

基于单室、双室、零级速率和一级速率吸收的药代动力学（PK）模型，Bois等测试了多种吸收速率测量指标在检验生物等效性中的表现，包括 C_{max}、T_{max}（达峰时间）、从零时间点到 T_{max} 的血药浓度-时间曲线下面积、C_{max}/AUC_{inf}、C_{max}/T_{max}、$C_{max}/AUC_{t_{max}}$、特征斜率、特征 AUC 以及在 1/4、1/2 和 1 倍平均 T_{max} 对应的血药浓度和吸收程度（各种方法估算的 AUC_{inf}）（Bois 等，1994a，b）。作者得出结论认为，取决于药物的药代动力学（PK）特性，不同速率指标都存在其优点和局限性，因此，他们建议，在具体情况下，开展生物等效性模拟来检测速率指标的适用性（Bois 等，1994b）。

平均驻留时间（MRT）作为生物等效性测量指标的统计学功效科学家已研究过，并与 T_{max} 进行了比较（Kaniwa 等，1989）。研究结果表明，平均驻留时间作为生物等效性测量指标的统计学功效与 C_{max} 或 AUC_t 相当，甚至高于 C_{max} 或 AUC_t 作为生物等效性测量指标的效力（Kaniwa 等，1989）。平均驻留时间对吸收速率的变化也具有足够的灵敏度，因此，被认为是优于 T_{max} 的测量指标（Kaniwa 等，1989）。

科学家开展了大量的生物等效性模拟研究，以研究截断曲线下面积作为长半衰期药物的生物等效性测量指标的适用性。研究结果证明，在总体上，尤其是对于长半衰期药物，截断曲线下面积是测量相对生物利用度的良好指标（Gaudreault 等，1998；Jackson 和 Ouderkirk，1999；Sathe 等，1999；Kharidia 等，1999；El-Tahtawy 等，2012）。生物等效性模拟也对 pAUC 的发展和评估做出了贡献，pAUC 已被建议用于证明酒石酸唑吡坦缓释片（FDA，2011；Lionberger 等，2012）和盐酸哌甲酯控释片的生物等效性（FDA，2012a，b；Fourie Zirkelbach 等，2013）。

15.4.3 生物等效性试验分析物和设计的适用性评价

是否应该在生物等效性研究中测量代谢物指标在科学界一直有争议。多个研究小组开展了评估代谢物在生物等效性评价中的作用的模拟。虽然不同小组应用了不同的模型和假设，但他们得出的结论大体一致，母体药物在检测反映药品配方差异的吸收速率差异上更具灵敏性（Braddy 和 Jackson，2010；Chen 和 Jackson，1991；Jackson，2000；Fernandez-Teruel 等，2009a，b；Karalis 和 Macheras，2010；Navarro-Fontestad 等，2010）。

在单剂量（SD）和多剂量（MD）设计选择中也涉及生物等效性模拟。El-Tahtawy对多种药物开展了蒙特卡洛模拟，包括吲哚美辛、普鲁卡因胺、红霉素、奎尼丁和硝苯地平（El-Tahtawy等，1994）。他们发现，在单剂量设计和多剂量设计之间，低蓄积指数药物的药-时曲线下面积（AUC）和最大血药浓度（C_{max}）的90%置信区间类似，而较高蓄积指数药物由于在稳定条件下的置信区间（CI）较小，降低了未通过生物等效性标准的概率（El-Tahtawy等，1994）。同一小组作者还证明，高变异药物（HVD）的多剂量设计并不都能降低最大血药浓度C_{max}或AUC的个体内变异性，而AUC对于单剂量设计与多剂量设计的生物等效性研究来说，失败概率相似（El-Tahtawy等，1998）。Fernandez-Teruel等选择了固有清除率高或低的8种药物［生物药剂学分类Ⅰ～Ⅳ类（BCSⅠ～Ⅳ）］开展半生理学模型模拟，以确定灵敏度最高的分析物和研究设计（Fernandez-Teruel等，2009a，b）。他们的模拟结果显示，在生物等效性试验方面，单剂量设计通常比多剂量设计更为灵敏。存在几个例外情况，多剂量研究显示出更高的灵敏度，例如，在固有清除率低的BCSⅢ类药物（Fernandez-Teruel等，2009a，b）。

15.4.4 口服药物吸收机制模型的生物等效性试验模拟

大多数先前的生物等效性模拟例子是基于经验模型的。随着口服药物吸收机制模型的出现，以此为基础的虚拟生物等效性模拟可用于解决一些科学上具有挑战性的问题（Mathias和Crison，2012），尽管至今为止这方面公开发表的文章相对较少。例如，生物等效性模拟已经用于评估给予生物药剂学分类系统Ⅲ（BCSⅢ）类药物体内生物等效性研究豁免的潜在策略（Crison等，2012；Tsume和Amidon，2010）。不同药品配方的生物等效性可用经验证的模型评价（Zhang等，2011）。或者如果已确立IVIVC，在体外数据的基础上，可使用生物等效性模拟选择用于申请审批的关键性生物等效性研究的最具前景的药品配方。

15.5 结论

在过去几年中，建模与模拟已经证明其价值，并被视为药物研发和注册审评中的有力工具。在本章中，我们主要关注口服药品的建模与模拟，并介绍了口服药物吸收机制模型及其应用、口服固体剂型的体内体外相关性（IVIVC）和生物等效性试验模拟的应用。我们的未来愿景是机制建模与模拟在药品配方研发、研究设计、风险分析和生物等效性标准制定等方面将成为日常开展的工作。虽然极具挑战性,但由于传统的生物等效性方法不适用于非口服剂型和复合药品,亟待类似类型的建模和模拟方法用于这类药品(Zhang 等,2013)。

(张新元 校)

参考文献

Agoram B, Woltosz WS, Bolger MB (2001) Predicting the impact of physiological and biochemical processes on oral drug bioavailability. Adv Drug Deliv Rev 50(suppl 1):S41–S67

Amidon GL, Lennernas H, Shah VP, Crison JR (1995) A theoretical basis for a biopharmaceutic drug classification: the correlation of in vitro drug product dissolution and in vivo bioavailability. Pharm Res 12:413–420

Bois FY, Tozer TN, Hauck WW, Chen ML, Patnaik R, Williams RL (1994a) Bioequivalence: performance of several measures of extent of absorption. Pharm Res 11:715–722

Bois FY, Tozer TN, Hauck WW, Chen ML, Patnaik R, Williams RL (1994b) Bioequivalence: performance of several measures of rate of absorption. Pharm Res 11:966–974

Braddy AC, Jackson AJ (2010) Role of metabolites for drugs that undergo nonlinear first-pass effect: impact on bioequivalency assessment using single-dose simulations. J Pharm Sci 99:515–523

Chen ML, Jackson AJ (1991) The role of metabolites in bioequivalency assessment. I. Linear pharmacokinetics without first-pass effect. Pharm Res 8:25–32

Chilukuri DM, Sunkara G, Young D (2007) Pharmaceutical product development: in vitro-in vivo correlation. Drugs and the pharmaceutical sciences. Informa Healthcare USA, New York, NY

Costa P, Sousa Lobo JM (2001) Modeling and comparison of dissolution profiles. Eur J Pharm Sci 13:123–133

Costa P, Sousa Lobo JM (2003) Evaluation of mathematical models describing drug release from estradiol transdermal systems. Drug Dev Ind Pharm 29:89–97

Crison JR, Timmins P, Keung A, Upreti VV, Boulton DW, Scheer BJ (2012) Biowaiver approach for biopharmaceutics classification system class 3 compound metformin hydrochloride using in silico modeling. J Pharm Sci 101:1773–1782

Cutler DJ (1978a) Numerical deconvolution by least squares: use of polynomials to represent the input function. J Pharmacokinet Biopharm 6:243–263

Cutler DJ (1978b) Numerical deconvolution by least squares: use of prescribed input functions. J Pharmacokinet Biopharm 6:227–241

Dannenfelser R-M, He H, Joshi Y, Bateman S, Serajuddin ATM (2004) Development of clinical dosage forms for a poorly water soluble drug I: application of polyethylene glycol-polysorbate 80 solid dispersion carrier system. J Pharm Sci 93:1165–1175

Darwich AS, Neuhoff S, Jamei M, Rostami-Hodjegan A (2010) Interplay of metabolism and transport in determining oral drug absorption and gut wall metabolism: a simulation assessment using the "Advanced Dissolution, Absorption, Metabolism (ADAM)" model. Curr Drug Metab 11:716–729

Dokoumetzidis A, Macheras P (2006) A century of dissolution research: from Noyes and Whitney to the biopharmaceutics classification system. Int J Pharm 321:1–11

Dressman JB, Fleisher D (1986) Mixing-tank model for predicting dissolution rate control or oral absorption. J Pharm Sci 75:109–116

Dressman JB, Fleisher D, Amidon GL (1984) Physicochemical model for dose-dependent drug absorption. J Pharm Sci 73:1274–1279

Dressman JB, Amidon GL, Fleisher D (1985) Absorption potential: estimating the fraction absorbed for orally administered compounds. J Pharm Sci 74:588–589

Dunne A, O'Hara T, Devane J (1997) Level A in vivo-in vitro correlation: nonlinear models and statistical methodology. J Pharm Sci 86:1245–1249

Dunne A, O'Hara T, Devane J (1999) A new approach to modelling the relationship between in vitro and in vivo drug dissolution/absorption. Stat Med 18:1865–1876

El-Tahtawy AA, Jackson AJ, Ludden TM (1994) Comparison of single and multiple dose pharmacokinetics using clinical bioequivalence data and Monte Carlo simulations. Pharm Res 11:1330–1336

El-Tahtawy AA, Tozer TN, Harrison F, Lesko L, Williams R (1998) Evaluation of bioequivalence of highly variable drugs using clinical trial simulations. II: comparison of single and multiple-dose trials using AUC and Cmax. Pharm Res 15:98–104

El-Tahtawy A, Harrison F, Zirkelbach JF, Jackson AJ (2012) Bioequivalence of long half-life drugs—informative sampling determination–using truncated area in parallel-designed studies for slow sustained-release formulations. J Pharm Sci 101:4337–4346

FDA (1997) Guidance for industry: extended release oral dosage forms: development, evaluation, and application of in vitro/in vivo correlations. http://www.fda.gov/downloads/Drugs/GuidanceComplianceRegulatoryInformation/Guidances/ucm070239.pdf. Accessed 9 Jan 2013

FDA (2011) Guidance on Zolpidem extended release tablets. http://www.fda.gov/downloads/Drugs/GuidanceComplianceRegulatoryInformation/Guidances/UCM175029.pdf. Accessed 9 Jan 2013

FDA (2012a) Draft guidance on methylphenidate hydrochloride extended release capsules: http://www.fda.gov/downloads/Drugs/GuidanceComplianceRegulatoryInformation/Guidances/UCM320005.pdf; http://www.fda.gov/downloads/Drugs/GuidanceComplianceRegulatoryInformation/Guidances/UCM281454.pdf. Accessed 9 Jan 2013

FDA (2012b) Draft guidance on methylphenidate hydrochloride extended release tablets. http://www.fda.gov/downloads/Drugs/GuidanceComplianceRegulatoryInformation/Guidances/UCM320007.pdf. Accessed 9 Jan 2013

FDA (2012c) Draft guidance for industry drug interaction studies—study design, data analysis, implications for dosing, and labeling recommendations. http://www.fda.gov/downloads/Drugs/GuidanceComplianceRegulatoryInformation/Guidances/ucm292362.pdf. Accessed 9 Jan 2013

Fernandez-Teruel C, Gonzalez-Alvarez I, Navarro-Fontestad C, Garcia-Arieta A, Bermejo M, Casabo VG (2009a) Computer simulations of bioequivalence trials: selection of design and analyte in BCS drugs with first-pass hepatic metabolism: Part II. Non-linear kinetics. Eur J Pharm Sci 36:147–156

Fernandez-Teruel C, Nalda Molina R, Gonzalez-Alvarez I, Navarro-Fontestad C, Garcia-Arieta A, Casabo VG, Bermejo M (2009b) Computer simulations of bioequivalence trials: selection of design and analyte in BCS drugs with first-pass hepatic metabolism: linear kinetics (I). Eur J Pharm Sci 36:137–146

Fotaki N, Klein S (2013) Mechanistic understanding of the effect of PPIs and acidic carbonated beverages on the oral absorption of itraconazole based on absorption modeling with appropriate in vitro data. Mol Pharm 10(11):4016–4023

Fourie Zirkelbach J, Jackson AJ, Wang Y, Schuirmann DJ (2013) Use of partial AUC (PAUC) to evaluate bioequivalence—a case study with complex absorption: methylphenidate. Pharm Res 30:191–202

Gaudreault J, Potvin D, Lavigne J, Lalonde RL (1998) Truncated area under the curve as a measure of relative extent of bioavailability: evaluation using experimental data and Monte Carlo simulations. Pharm Res 15:1621–1629

Goodacre BC, Murray PJ (1981) A mathematical model of drug absorption. J Clin Hosp Pharm 6:117–133

Gould AL, Agrawal NG, Goel TV, Fitzpatrick S (2009) A 1-step Bayesian predictive approach for evaluating in vitro in vivo correlation (IVIVC). Biopharm Drug Dispos 30:366–388

Grass GM (1997) Simulation models to predict oral drug absorption from in vitro data. Adv Drug Deliv Rev 23:199–219

Grbic S, Parojcic J, Ibric S, Djuric Z (2011) In vitro-in vivo correlation for gliclazide immediate-release tablets based on mechanistic absorption simulation. AAPS PharmSciTech 12:165–171

Haidar SH, Davit B, Chen ML, Conner D, Lee L, Li QH, Lionberger R, Makhlouf F, Patel D, Schuirmann DJ, Yu LX (2008a) Bioequivalence approaches for highly variable drugs and drug products. Pharm Res 25:237–241

Haidar SH, Makhlouf F, Schuirmann DJ, Hyslop T, Davit B, Conner D, Yu LX (2008b) Evaluation of a scaling approach for the bioequivalence of highly variable drugs. AAPS J 10:450–454

Heimbach T, Lakshminarayana SB, Hu W, He H (2009) Practical anticipation of human efficacious doses and pharmacokinetics using in vitro and preclinical in vivo data. AAPS J 11:602–614

Heimbach T, Xia B, Lin TH, He H (2013) Case studies for practical food effect assessments across BCS/BDDCS class compounds using in silico, in vitro, and preclinical in vivo data. AAPS J 15:143–158

Iga K, Ogawa Y, Yashiki T, Shimamoto T (1986) Estimation of drug absorption rates using a deconvolution method with nonequal sampling times. J Pharmacokinet Biopharm 14:213–225

Jackson AJ (2000) The role of metabolites in bioequivalency assessment. III. Highly variable drugs with linear kinetics and first-pass effect. Pharm Res 17:1432–1436

Jackson AJ, Ouderkirk LA (1999) Truncated area under the curve as a measure of relative extent of bioavailability: evaluation using experimental data and Monte Carlo simulations. Pharm Res 16:1144–1146

Jacobs T, Rossenu S, Dunne A, Molenberghs G, Straetemans R, Bijnens L (2008) Combined models for data from in vitro-in vivo correlation experiments. J Biopharm Stat 18:1197–1211

Jamei M, Marciniak S, Feng KR, Barnett A, Tucker G, Rostami-Hodjegan A (2009a) The Simcyp (R) population-based ADME simulator. Expert Opin Drug Metab Toxicol 5:211–223

Jamei M, Turner D, Yang J, Neuhoff S, Polak S, Rostami-Hodjegan A, Tucker G (2009b) Population-based mechanistic prediction of oral drug absorption. AAPS J 11:225–237

Jiang W, Kim S, Zhang X, Lionberger RA, Davit BM, Conner DP, Yu LX (2011) The role of predictive biopharmaceutical modeling and simulation in drug development and regulatory evaluation. Int J Pharm 418:151–160

Jones HM, Parrott N, Ohlenbusch G, Lave T (2006) Predicting pharmacokinetic food effects using biorelevant solubility media and physiologically based modelling. Clin Pharmacokinet 45:1213–1226

Jones HM, Gardner IB, Collard WT, Stanley PJ, Oxley P, Hosea NA, Plowchalk D, Gernhardt S, Lin J, Dickins M, Rahavendran SR, Jones BC, Watson KJ, Pertinez H, Kumar V, Cole S (2011) Simulation of human intravenous and oral pharmacokinetics of 21 diverse compounds using physiologically based pharmacokinetic modelling. Clin Pharmacokinet 50:331–347

Kaniwa N, Ogata H, Aoyagi N, Takeda Y, Uchiyama M (1989) Power analyses of moment analysis parameter in bioequivalence tests. J Pharm Sci 78:1020–1024

Karalis V, Macheras P (2010) Examining the role of metabolites in bioequivalence assessment. J Pharm Pharm Sci 13:198–217

Kesisoglou F, Wu Y (2008) Understanding the effect of API properties on bioavailability through absorption modeling. AAPS J 10:516–525

Kharidia J, Jackson AJ, Ouderkirk LA (1999) Use of truncated areas to measure extent of drug absorption in bioequivalence studies: effects of drug absorption rate and elimination rate variability on this metric. Pharm Res 16:130–134

Kosmidis K, Argyrakis P, Macheras P (2003a) Fractal kinetics in drug release from finite fractal matrices. J Chem Phys 119:6373–6377

Kosmidis K, Argyrakis P, Macheras P (2003b) A reappraisal of drug release laws using Monte Carlo simulations: the prevalence of the Weibull function. Pharm Res 20:988–995

Kovacevic I, Parojcic J, Homsek I, Tubic-Grozdanis M, Langguth P (2009) Justification of biowaiver for carbamazepine, a low soluble high permeable compound, in solid dosage forms based on IVIVC and gastrointestinal simulation. Mol Pharm 6:40–47

Kuentz M (2008) Drug absorption modeling as a tool to define the strategy in clinical formulation development. AAPS J 10:473–479

Kuentz M, Nick S, Parrott N, Rothlisberger D (2006) A strategy for preclinical formulation development using GastroPlus as pharmacokinetic simulation tool and a statistical screening design applied to a dog study. Eur J Pharm Sci 27:91–99

Lanao JM, Vicente MT, Sayalero ML, Dominguez-Gil A (1992) A computer program (DCN) for numerical convolution and deconvolution of pharmacokinetic functions. J Pharmacobiodyn 15:203–214

Lionberger RA, Raw AS, Kim SH, Zhang X, Yu LX (2012) Use of partial AUC to demonstrate bioequivalence of Zolpidem Tartrate Extended Release formulations. Pharm Res 29:1110–1120

Loo JC, Riegelman S (1968) New method for calculating the intrinsic absorption rate of drugs. J Pharm Sci 57:918–928

Lu Y, Kim S, Park K (2011) In vitro-in vivo correlation: perspectives on model development. Int J Pharm 418:142–148

Lukacova V, Woltosz WS, Bolger MB (2009) Prediction of modified release pharmacokinetics and pharmacodynamics from in vitro, immediate release, and intravenous data. AAPS J 11:323–334

Luner PE, Amidon GL (1993) Description and simulation of a multiple mixing tank model to predict the effect of bile sequestrants on bile salt excretion. J Pharm Sci 82:311–318

Maria A (1997) Introduction to modeling and simulation. In: Andradóttir S, Healy KJ, Withers DH, Nelson BL, eds. Proceedings of the 1997 winter simulation conference, Atlanta, Georgia

Mathias NR, Crison J (2012) The use of modeling tools to drive efficient oral product design. AAPS J 14:591–600

Mudie DM, Amidon GL, Amidon GE (2010) Physiological parameters for oral delivery and in vitro testing. Mol Pharm 7:1388–1405

Navarro-Fontestad C, Gonzalez-Alvarez I, Fernandez-Teruel C, Garcia-Arieta A, Bermejo M, Casabo VG (2010) Computer simulations for bioequivalence trials: selection of analyte in BCS drugs with first-pass metabolism and two metabolic pathways. Eur J Pharm Sci 41:716–728

Ni PF, Ho NFH, Fox JL, Leuenberger H, Higuchi WI (1980) Theoretical model studies of intestinal drug absorption V. Non-steady-state fluid flow and absorption. Int J Pharm 5:33–47

Oberle RL, Amidon GL (1987) The influence of variable gastric emptying and intestinal transit rates on the plasma level curve of cimetidine; an explanation for the double peak phenomenon. J Pharmacokinet Biopharm 15:529–544

O'Hara T, Hayes S, Davis J, Devane J, Smart T, Dunne A (2001) In vivo-in vitro correlation (IVIVC) modeling incorporating a convolution step. J Pharmacokinet Pharmacodyn 28:277–298

Okumu A, DiMaso M, Lobenberg R (2008) Dynamic dissolution testing to establish in vitro/in vivo correlations for montelukast sodium, a poorly soluble drug. Pharm Res 25:2778–2785

Okumu A, DiMaso M, Lobenberg R (2009) Computer simulations using GastroPlus to justify a biowaiver for etoricoxib solid oral drug products. Eur J Pharm Biopharm 72:91–98

Parrot N (2008) Application of physiologically based modeling in pre-clinical to clinical PK/PD prediction

Parrott N, Lave T (2002) Prediction of intestinal absorption: comparative assessment of GASTROPLUS and IDEA. Eur J Pharm Sci 17:51–61

Parrott N, Lave T (2008) Applications of physiologically based absorption models in drug discovery and development. Mol Pharm 5:760–775

Parrott N, Lukacova V, Fraczkiewicz G, Bolger MB (2009) Predicting pharmacokinetics of drugs using physiologically based modeling–application to food effects. AAPS J 11:45–53

Pedersen PV (1980a) Model-independent method of analyzing input in linear pharmacokinetic systems having polyexponential impulse response I: theoretical analysis. J Pharm Sci 69:298–305

Pedersen PV (1980b) Model-independent method of analyzing input in linear pharmacokinetic systems having polyexponential impulse response II: numerical evaluation. J Pharm Sci 69:305–312

Peters SA (2008) Identification of intestinal loss of a drug through physiologically based pharmacokinetic simulation of plasma concentration-time profiles. Clin Pharmacokinet 47:245–259

Peters SA, Hultin L (2008) Early identification of drug-induced impairment of gastric emptying through physiologically based pharmacokinetic (PBPK) simulation of plasma concentration-time profiles in rat. J Pharmacokinet Pharmacodyn 35:1–30

Peters SA, Ungell AL, Dolgos H (2009) Physiologically based pharmacokinetic (PBPK) modeling and simulation: applications in lead optimization. Curr Opin Drug Discov Devel 12:509–518

Poulin P, Jones RD, Jones HM, Gibson CR, Rowland M, Chien JY, Ring BJ, Adkison KK, Ku MS, He H, Vuppugalla R, Marathe P, Fischer V, Dutta S, Sinha VK, Bjornsson T, Lave T, Yates JW (2011) PHRMA CPCDC initiative on predictive models of human pharmacokinetics, part 5: Prediction of plasma concentration-time profiles in human by using the physiologically-based pharmacokinetic modeling approach. J Pharm Sci 100(10):4127–4157

Russell TL, Berardi RR, Barnett JL, Dermentzoglou LC, Jarvenpaa KM, Schmaltz SP, Dressman JB (1993) Upper gastrointestinal pH in seventy-nine healthy, elderly, North American men and women. Pharm Res 10:187–196

Saibi Y, Sato H, Tachiki H (2012) Developing in vitro-in vivo correlation of risperidone immediate release tablet. AAPS PharmSciTech 13:890–895

Sathe P, Venitz J, Lesko L (1999) Evaluation of truncated areas in the assessment of bioequivalence of immediate release formulations of drugs with long half-lives and of Cmax with different dissolution rates. Pharm Res 16:939–943

Shono Y, Jantratid E, Janssen N, Kesisoglou F, Mao Y, Vertzoni M, Reppas C, Dressman JB (2009) Prediction of food effects on the absorption of celecoxib based on biorelevant dissolution testing coupled with physiologically based pharmacokinetic modeling. Eur J Pharm Biopharm 73:107–114

Shono Y, Jantratid E, Kesisoglou F, Reppas C, Dressman JB (2010) Forecasting in vivo oral absorption and food effect of micronized and nanosized aprepitant formulations in humans. Eur J Pharm Biopharm 76:95–104

Siepmann J, Siepmann F (2013) Mathematical modeling of drug dissolution. Int J Pharm 453:12–24

Sinko PJ, Leesman GD, Amidon GL (1991) Predicting fraction dose absorbed in humans using a macroscopic mass balance approach. Pharm Res 8:979–988

Sjogren E, Westergren J, Grant I, Hanisch G, Lindfors L, Lennernas H, Abrahamsson B, Tannergren C (2013) In silico predictions of gastrointestinal drug absorption in pharmaceutical product development: application of the mechanistic absorption model GI-Sim. Eur J Pharm Sci 49:679–698

Sugano K (2009) Introduction to computational oral absorption simulation. Expert Opin Drug Metab Toxicol 5:259–293

Sugano K, Kataoka M, Mathews Cda C, Yamashita S (2010) Prediction of food effect by bile micelles on oral drug absorption considering free fraction in intestinal fluid. Eur J Pharm Sci 40:118–124

Thelen K, Coboeken K, Willmann S, Burghaus R, Dressman JB, Lippert J (2011) Evolution of a detailed physiological model to simulate the gastrointestinal transit and absorption process in humans, part 1: oral solutions. J Pharm Sci 100:5324–5345

Thelen K, Coboeken K, Willmann S, Dressman JB, Lippert J (2012) Evolution of a detailed physiological model to simulate the gastrointestinal transit and absorption process in humans, part II: extension to describe performance of solid dosage forms. J Pharm Sci 101:1267–1280

Tsume Y, Amidon GL (2010) The biowaiver extension for BCS class III drugs: the effect of dissolution rate on the bioequivalence of BCS class III immediate-release drugs predicted by computer simulation. Mol Pharm 7:1235–1243

Turner D (2012) Mechanistic IVIVC using the Simcyp ADAM model. http://www.pqri.org/workshops/ivivc/turner.pdf. Accessed 9 Oct 2013

Wagner JG, Nelson E (1963) Per cent absorbed time plots derived from blood level and/or urinary excretion data. J Pharm Sci 52:610–611

Wagner C, Thelen K, Willmann S, Selen A, Dressman JB (2013) Utilizing in vitro and PBPK tools to link ADME characteristics to plasma profiles: case example nifedipine immediate release formulation. J Pharm Sci 102:3205–3219

Weber B, Hochhaus G, Adams W, Lionberger R, Li B, Tsong Y, Lee SL (2013a) A stability analysis of a modified version of the chi-square ratio statistic: implications for equivalence testing of aerodynamic particle size distribution. AAPS J 15:1–9

Weber B, Lee SL, Lionberger R, Li BV, Tsong Y, Hochhaus G (2013b) A sensitivity analysis of the modified chi-square ratio statistic for equivalence testing of aerodynamic particle size distribution. AAPS J 15:465–476

Wei H, Lobenberg R (2006) Biorelevant dissolution media as a predictive tool for glyburide a class II drug. Eur J Pharm Sci 29:45–52

Willmann S, Lippert J, Sevestre M, Solodenko J, Fois F, Schmitt W (2003a) PK-Sim®: a physiologically based pharmacokinetic 'whole-body' model. Biosilico 1:121–124

Willmann S, Schmitt W, Keldenich J, Dressman JB (2003b) A physiologic model for simulating gastrointestinal flow and drug absorption in rats. Pharm Res 20:1766–1771

Willmann S, Schmitt W, Keldenich J, Lippert J, Dressman JB (2004) A physiological model for the estimation of the fraction dose absorbed in humans. J Med Chem 47:4022–4031

Willmann S, Edginton AN, Dressman JB (2007) Development and validation of a physiology-based model for the prediction of oral absorption in monkeys. Pharm Res 24:1275–1282

Willmann S, Thelen K, Lippert J (2012) Integration of dissolution into physiologically-based pharmacokinetic models III: PK-Sim®. J Pharm Pharmacol 64:997–1007

Xia B, Heimbach T, Lin TH, Li S, Zhang H, Sheng J, He H (2013) Utility of physiologically based modeling and preclinical in vitro/in vivo data to mitigate positive food effect in a BCS class 2 compound. AAPS PharmSciTech 14:1255–1266

Yu LX (1999) An integrated model for determining causes of poor oral drug absorption. Pharm Res 16:1883–1887

Yu LX, Amidon GL (1999) A compartmental absorption and transit model for estimating oral drug absorption. Int J Pharm 186:119–125

Yu LX, Crison JR, Amidon GL (1996a) Compartmental transit and dispersion model analysis of small intestinal transit flow in humans. Int J Pharm 140:111–118

Yu LX, Lipka E, Crison JR, Amidon GL (1996b) Transport approaches to the biopharmaceutical design of oral drug delivery systems: prediction of intestinal absorption. Adv Drug Deliv Rev 19:359–376

Zhang X, Lionberger RA, Davit BM, Yu LX (2011) Utility of physiologically based absorption modeling in implementing Quality by Design in drug development. AAPS J 13:59–71

Zhang X, Zheng N, Lionberger RA, Yu LX (2013) Innovative approaches for demonstration of bioequivalence: the US FDA perspective. Ther Deliv 4:725–740

第 16 章
生物分析

Sriram Subramaniam

16.1 简介

生物等效性（BE）、药代动力学（PK）和毒代动力学（toxicokinetic，TK）研究涉及药物吸收数据的评估，对了解药品安全性和有效性至关重要。药物吸收数据的获取涉及用药后收集的生物基质样本中药物和（或）其代谢产物的定量检测。因此，对生物基质样本中药物和（或）代谢产物的定量，对于评价并解读生物等效性、药代动力学和毒代动力学研究起着至关重要的作用。本章中将经常使用到一个术语——生物分析，是指对生物基质样本（即血液、血清、尿液和组织）中药物和（或）代谢产物进行定量检测的过程。生物分析涉及在体内生物等效性、药代动力学和毒代动力学研究中应用可靠的生物分析方法对生物样本中的药物和（或）代谢产物进行定量检测。因此，这类研究的质量与生物分析方法及其开展质量直接相关。正因为如此，临床和临床前研究中应用的生物分析测定法应针对其拟定用途进行验证，生物分析的开展应协调一致和客观。生物分析方法验证（bioanalytical method validation，BMV）涵盖了用于证明给定生物基质分析物定量检测的具体方法对于拟定用途是稳定可靠和可重复的所有规程。这对于计划提交给监管机构（例如，FDA）的临床和非临床研究中应用的生物分析尤为重要，通常被称为注册生物分析。事实上，《美国联邦法规汇编》第 21 编（21 CFR 320.29）明确要求，用于生物等效性研究的生物分析方法必须是准确、精确并足够灵敏，以确保在人体内所达到的药物或其代谢产物的实际浓度可被测定（FDA CFR 2013）。为了说明对制药业生物分析的预期，2001 年 FDA 发布了生物分析方法验证指南（"FDA BMV 指南"）（FDA，2001）。此外，FDA 最近还发布了指南草案（FDA，2013）[1]，以反映对现行的 FDA BMV 指南的修订

---

[1] 该指南草案不用于实施。由于发布该指南草案用于公众评议和征询公众意见与建议，指南中提出的建议在定稿时可能修订

(FDA，2001）。在本文写作之时，这个修订的 FDA 指南已以指南草案的形式发布，以在确定最终版本之前征询公众意见和建议。

随着生物分析工具和技术的进步，以及在过去几年中积累的科学和管理经验，对现行生物分析指南和规范进行了严格审查。2006 年第三届美国药学科学家协会（AAPS）/FDA 生物分析研讨会（"2006 年 AAPS/FDA 研讨会"）评价了现行规范，并明确了 FDA 生物分析方法验证（BMV）指南（Viswanathan 等，2007）。随后在 2008 年的 AAPS 研讨会上（"2008 ISR[1] 研讨会"）进一步讨论了 2006 年 "AAPS/FDA 研讨会" 期间提出的问题（Fast 等，2009）。此后，2006 年 AAPS/FDA 研讨会（Viswanathan 等，2007）和 2008 年 ISR 研讨会中的提议又在一些研讨会和会议中进行了讨论（Timmerman 等，2009；Savoie 等，2009 年，Savoie 等，2010；Garofolo 等，2011；DeSilva 等，2012），并已成为了近年来多个监管指南的基础（EMA，2011；加拿大卫生部，2012）。此外，如上文提到的，为应对 BMV 相关的技术进步和实践中出现的变化，FDA 最近（2013 年）提出修改现行的 FDA BMV 指南（FDA，2001）。

本章的重点在于与生物等效性研究有关的 BMV 的现行的最佳规范。除了讨论对 FDA BMV 指南的预期之外，本章还将确定和评估近期的生物分析规范，并根据科学和监管文章综述以及自 FDA BMV 指南（2001 年）颁布后发布的白皮书来重点突出生物分析中存在的潜在挑战。本章并不旨在详细描述具体的测定方法和生物分析问题的解决方法，因为目前的文献已对这些问题有详细阐述。

16.2　生物分析方法

生物分析方法在广义上可分为色谱法和配体结合侧定法两种分析方法。由于对这两种方法的原理和步骤的详细描述超出了本章的范畴，因此，下面只提供对这些方法的简要概述。

16.2.1　色谱法

在色谱法中，各种目标分析物是分别通过适当的样本净化程序和不同的色谱条件分离出来，再用适用的检测系统进行检测。以下简要介绍样本萃取、色谱法和检测技术。

---

[1] ISR：incurred sample repeat，本文译为"所生成样本再分析"，译者注

16.2.1.1 样本萃取

通常，在进行色谱分离之前，先要进行样本净化以提高方法灵敏度。生物基质中的蛋白质有可能与目标分析物结合而堵塞色谱柱。血液中含有细胞内和细胞外蛋白质，血浆中含有大量蛋白质，尿液和脑脊液中则含有相对较少量的蛋白质，但仍需萃取以提高可信度（Mulvana，2010）。除了含有蛋白质外，生物基质中还含有内源性化合物（例如，磷脂和脂肪酸）和外源性组分，这些组分都有可能影响目标分析物的分离和检测［例如，污染堵塞高效液相色谱（high performance liquid chromatography，HPLC）柱和污染质谱仪离子源］（Singleton，2012）。样本净化的目的是从生物基质中萃取出目标分析物，以使干扰最小化和回收率最大化。因此，样本净化可减少分析中的差异性和不一致性。不同的样本净化过程适用于不同的基质、药物、色谱法和检测系统。从广义上讲，样本净化过程包括蛋白质沉淀（protein precipitation，PP）、固相萃取（solid phase extraction，SPE）和液-液萃取（liquid-liquid extraction，LLE）。

在蛋白质沉淀（PP）中，首先用缓冲液或酸和碱（例如，甲醇或乙腈）处理可混溶的有机溶剂，处理之后将其加入到生物样本中使蛋白质变性，以使后者从样本中沉淀出来。例如，如果分析物与蛋白质结合率高，可用挥发性酸（例如，甲酸）或碱（氢氧化铵）破坏分析物与蛋白质的结合，增加分析物回收。将沉淀物通过离心或过滤除去，然后进针提取分析物。虽然蛋白质沉淀简单快速，但由此并不一定能得到纯净的提取物，因为这个步骤可能去除不了内源性成分，例如，磷脂、脂肪酸、脂质（VanEeckhaut 等，2009；Mulvana，2010）。

液-液萃取（LLE）和固相萃取（SPE）是更为有效的样本净化处理过程。对于液-液萃取，可用不混溶的有机溶剂［例如，乙醚、乙酸乙酯、甲基叔丁基醚（MTBE）、己烷］通过有机溶剂的分层萃取目标分析物（Singleton，2012；Nováková，2013）。由于离子化合物，包括多种盐类或磷脂，不分散到有机溶剂中，液-液萃取可以减轻或避免基质效应（Nováková，2013）。液-液萃取的优点主要在于其易用性，并且不需要特殊仪器。液-液萃取的主要不足之处在于其只适用于极性化合物（Nováková，2013）。要将可电离的分析物转移到有机溶剂中，首先要在 pH 适宜的水溶液中将其转变为非离子形式，然后选取合适的有机溶剂有效和有选择性地萃取出分析物。通常需要进行多次萃取，最后在原 pH 的水介质中再悬浮，此步骤可导致分析物回收降低（Trufelli 等，2011）。液-液萃取（LLE）中的液层界面之间还存在形成乳浊液的倾向（Trufelli 等，2011；Singleton，2012；Nováková，2013）。此外，液-液萃取可能需要用到大量的溶剂。据报道，新的液-液萃取方法能最大限度地减少这些问题，如支撑液-液萃取（supported LLE）。在支撑液-液萃取中，样本整体被吸附在固态介质上（即硅藻土），有机溶剂流过固态介质，使目标分析物分布到有机溶剂中（Singleton，2012）。近年来，液-液萃取的规模已经缩小，仅需要相对少量的样本（50～100 μl）和有机溶剂（0.6～2 ml）（Nováková，2013）。另外，已经有了应用在线萃取或96-孔板排列的高通量的液-液萃取。近期更多有关液-液萃取的技术建议读者参考 Singleton（2012）和 Nováková（2013）的相关出版物。

固相萃取（SPE）经常被用于进一步提高目标产物的选择性和纯净度。固相萃取会减少样本量，容易实现自动化，并可与液相色谱分离一起在线应用。在固相萃取中，分析物与固定相或吸附剂的亲和力是分离的基础。吸附剂可以是离子交换剂，正相、反相或双相组合，以选择性地截留目标分析物。基质干扰成分要么不截留直接通过，要么截留时间比目标分析物更长。吸附剂的选择影响选择性、亲和力和容量（Nováková，2013），取决于分析物、生物基质的理化性质，以及吸附剂与分析物之间的相互作用。固相萃取通常包含一个洗涤步骤和洗脱步骤，分别用来除去不需要的成分和萃取出目标分析物。因此，选择合适的洗涤和洗脱溶剂非常重要（Trufelli 等，2011）。据报道，免疫吸附剂和分子印迹聚合物（molecularly imprinted polymer，MIP）吸附剂可以显著增加固相萃取的选择性（Nováková，2013）。固相萃取的缺点包括处理时间（人工固相萃取）、费用和柱体批间差异。此外，据报道，基质效应源于样本预浓缩步骤和固相萃取程序本身（来自于所用缓冲液中的盐类）（Van Eeckhaut 等，2009）。但固相萃取的优点可令其缺点显得不重要。固相萃取仍然是常规生物分析中最广泛应用的萃取技术之一。近期更多有关固相萃取的技术建议读者参考 Mulavana（2010）、Singleton（2012）和 Nováková（2013年）的相关出版物。

16.2.1.2 色谱法

色谱法的目的是保证目标分析物完全从干扰成分中解析出来。色谱分离主要是基于与流动相和固定相有关的分析物和基质成分的理化性质的差异（Li 等，2011）。色谱分离的主要影响因素（技术）包括固定相的疏水性（反相）、分子电荷（离子交换）和大小（体积排阻）（Bozovic 和 Kulasingam，2013）。分离技术的选择取决于所分离分析物的特性，通常可能需要多种技术组合在一起。

除了将目标分析物从性质相近的洗脱化合物中充分解析出来以外，理想的色谱技术还应该能够在低浓度水平下检测出分析物，驻留时间短，具有时间和成本效率。反相色谱是基于在固定相疏水性比流动相疏水性大的情况下分子极性所致的可逆吸附（Bozovic 和 Kulasingam，2013）。由于这项技术具有稳健可靠性、高效性、柱稳定性和可获得针对具体用途定制的几种不同的相化学反应，它已成为最受欢迎和广泛应用的液相色谱（liquid chromatography，LC）技术。

处理不稳定分析物时，除了液相色谱柱的选择和流动相组成，其他因素诸如梯度时间、流动相 pH 和柱温也需要考虑在内（Li 等，2011）。另外，用于溶解分析物的溶剂的纯度，溶剂与流动相、离子源之间的相容性（即是否能与质谱仪联用）也是需要考虑的重点。至关重要的是，任何时候缓冲液都不得含有无机盐类、无机酸类、离子对试剂和非挥发性缓冲液。低浓度的甲酸盐、乙酸盐和氨水常作为添加剂使用，因为它们都能与质谱检测相容（Bozovic 和 Kulasingam，2013）。

对于提高解析效率，流速和柱温是其中一些可改善运行时间的方法。梯度洗脱是小分子分离的首选模式，因为与等度洗脱相比，梯度洗脱截留性范围更广，峰容量更高，分析更快。

多年来，多种固定相得到长足的发展，包括二氧化硅、苯基、C8 或 C18 柱，它们可改善驻留时间，延长柱寿命，并提高通量（Mulvana，2010）。此外，多孔硅棒或分子印迹聚合物柱（MIP 柱）可增加通量和分辨率。另外，随着亚-2 μm 粒径柱和可在高压下操作色谱柱的液体处理系统的出现，超高效液相色谱法（ultra-HPLC，UHPLC）已越来越广泛地应用于定量生物分析。UHPLC 可提高处理速度、分辨率、灵敏度，且溶剂消耗量更少（Van Eeckhaut 等，2009；Trufelli 等，2011；Nováková，2013；Jemal 等，2010）。为了防止背压增加和污染色谱柱，应用 UHPLC 进行生物分析时，建议使用预柱。亲水相互作用液相色谱法（hydrophilic interaction liquid chromatography，HILIC）是当传统液相色谱法技术很难洗脱或截留的极性小分子分离时可用的另一种功能强大的新技术。HILIC 将未键合硅胶或极性键合固定相与高含量有机溶剂流动相结合使用（Van Eeckhaut 等，2009）。通过有效截留极性化合物，增强电喷雾离子化（electrospray ionization，ESI），在高流速或小粒径色谱柱下加快分离（由于低背压），以及与反相-固态萃取中所使用的洗脱剂相容等，HILIC 中有机溶剂的较高含量可增加药物定量检测的选择性、灵敏度和效率（VanEeckhaut 等，2009；Trufelli 等，2011；Nováková，2013）。因此，亲水相互作用液相色谱法（HILIC）已广泛应用于生物分析，经常用于 UHPLC 组合中（Nováková，2013）。

16.2.1.3　质谱法

样本净化和层析之后可通过应用适当的检测系统来检测和定量测定目标分析物。目前最常用的小分子分析检测系统为质谱法。接下来将要简要介绍该检测系统。尽管质谱法检测通常被认为具有高度选择性，但仍然建议应用色谱分离以避免质谱法中相互干扰而影响定量检测结果的问题（Nováková，2013）。

在应用质谱法进行检测时，必须先将通过高效液相色谱（HPLC）体系洗脱后不带电荷的分析物转化为离子。这步在电离源中处理完成。电离源相当于 HPLC 和质谱法之间的界面。电离源有多种。目前最常用的电离源是电喷雾源（ESI）和大气压化学电离源（APCI）。因为电喷雾源和大气压化学电离源的电离是在常压下发生，因此，电喷雾源和大气压化学电离源通常被称为大气压电离（API）质谱源。含有分析物的 HPLC 流出物是雾化的。雾化是以高压电场的形式发生在电喷雾源中，形成带电小液滴，带电小液滴集中流向质量分析器，在靠近质量分析器的过程中，变得越来越小。随着液滴变小，在称为"离子蒸发"的过程中出现单个离子（Niessen，2003）。在大气压化学电离源中，雾化是通过在加热的气化室（350℃～500℃）喷射带有雾化气体的流动相（含有分析物）形成的，且气溶胶团簇在电晕放电针作用下电离（Niessen，2003）。一种较新的电离源，大气压光电离（APPI），可像大气压化学电离源（APCI）一样使 HPLC 洗脱剂蒸发，但其是利用紫外（UV）灯发出的光子启动电离过程（Korfmacher，2005）。

电离之后，质谱仪根据质荷比（m/z）对目标分析物（即母离子）进行分析。然而，对于生物分析的目的，只是针对母离子获得的质谱反应对于定量检测来说可能并不适宜。这是因为基质中可能有许多分子可产生与目标分析物的质荷比（m/z）相同的离子，而使结果不具有专属性并经常失效。这一局限可以通过串联质谱仪（MS/MS）来克服。生物分析测定中最常用的串联质谱仪是三重四极杆质谱仪，以选择反应监测（SRM）或多反应监测（MRM）模式运行（Niessen，2003；Korfmacher，2005）。

三重四极杆质谱仪包括三个四极杆：第一个（Q1）和第三个（Q3）四极杆是质量分析器，第二个四极杆（Q2）是碰撞室（Bozovic 和 Kulasingam，2013）。当三重四极杆质谱仪在选择反应监测或多反应监测模式下运行时，由于是双级质量过滤，可实现高选择性。简明扼要地讲，在第一阶段，被选择的母离子由于其质荷比（m/z）特点，先从 Q1 共洗脱成分中解析出来，加速进入 Q2 碰撞室，被中性惰性气体（例如，氮气或氩气）轰击裂解成碎片，该过程被称为碰撞诱导解离（CID）。在第二阶段，通过监测来自 Q2 的母离子的特殊碎片离子（又称为子离子或转换离子），分析物在第三个四级杆（Q3）内进一步从干扰成分中分化出来。这种选择反应监测或多反应监测两级质量过滤可以提高检测的专属性、灵敏度和通量水平。

碎片离子选择也可以通过仔细调整串联质谱仪的临界参数来实现，如碰撞能量、碰撞气体压力和锥孔电压。鉴别母离子一般可以将一种纯净化合物的稀释液直接引入到仪器内（通过流动注入或拆分注入分析），第一个四极杆（Q1）可设置成扫描固定的质荷比（m/z）范围。这种操作模式生成的质谱中丰度最高的可见峰应表示母离子（Bozovic 和 Kulasingam，2013）。应鉴别母离子和调整离子源参数以实现最大峰强度而不影响信噪比。通常，目标分析物中的母离子一旦确定，应根据子离子调整质谱仪的离子光学系统和四极杆。对于选择反应监测的选择，Jemal 等（2010）提出，在操作过程中应使用至少两个选择反应监测跃迁，因为共洗脱代谢物或内源化合物可能干扰一个或多个选择反应监测跃迁。

目前认为，通过大气压电离源（API）将液相色谱（LC）与串联质谱仪（MS/MS）检测联用是生物基质中小分子定量检测的首选方法。更多有关制定 LC-MS/MS 生物分析方法时应考虑的因素的信息，读者可参见 Jemal 和 Xia（2006）、Jemal 等（2010）以及 Mulvana（2010）和 Li 等（2011）的相关出版物。

16.2.2 配体结合测定法

配体结合法（ligand binding assay，LBA）是利用抗原-抗体反应来获取目标分析物的免疫测定法。由于 LC-MS/MS 方法用于小分子的量化分析优势明显，目前 LBA 不常用于低分子量化合物的测定。然而，由于具有高灵敏度和专属性，LBA 仍是复杂生物基质中大分子和抗体量化测定的首选方法。在临床和非临床研究中，LBA 对于检测和量化测定生物标志物也有重要作用。

免疫测定法大致分为均相测定和异相测定（Findlay 和 Das，2006）。在均相测定中，所有试剂均为溶液态，而在异相测定中，至少有一种重要试剂是固定化的，需要经过至少一个洗涤步骤除去过量的分析物。酶联免疫吸附测定法（enzyme-linked immunosorbent assay，ELISA）是异相测定的一个例子。ELISA 分为竞争性或非竞争性两种形式。在非竞争性 ELISA 中，结合目标分析物的一级抗体被固定在微量滴定板或多孔板上，导入生物样本温育，以促进分析物结合到固定的抗体上，过量的分析物通过洗涤除去。之后，已固定的抗原-抗体复合物通过引入分析物特异性酶标记的抗体并随后加入酶特异性底物探针来检测。对于所得到的反应，通过基于底物探针类型的检测系统定量检测。在竞争性 ELISA 中，抗原是固定的，固定的抗原与溶液中的抗原（即所关注的分析物）竞争性结合溶液中一级抗体的固定结合位点。在温育和洗涤后，针对产生出一级抗体的相同类别的免疫球蛋白，加入酶标二级抗体。在温育和洗涤后，加入酶特异性底物以生成随后进行定量检测的信号。

在随后的章节中将着重讨论注册管理中对色谱法和 LBA 的不同要求和开展测定所面临的挑战。

16.3 对生物分析方法验证（BMV）的展望

根据 FDA BMV 指南（2001），验证涉及通过特定的实验室检查，用文件证明该方法的性能特点对于预期用途是合适和可靠的。方法验证对于生物分析方法在用于分析研究样本时表现可靠提供了保证。因此，在方法验证中，解决处理所有环境压力条件和研究样本分析中所预期的潜在问题以保证测定能够表现如预期是必要的。本节阐述 BMV 的最佳规范。

16.3.1 标准品

标准品用于制备储备液，这些溶液可以用来制备加标样本（即校准标准和质控样品）。通常在空白生物样本中加入已知浓度的储备液来制备校准液和质控液（QC）。校准液和质控液用于验证方法的性能（参见 16.3.4）。因此，了解标准品的鉴别、纯度和稳定性对于分析物的可靠测定至关重要。

FDA BMV 指南（2001）建议，在可能的情况下，目标分析物的标准品应尽量统一。否则，可以使用已知纯度的确定的化合物（即游离酸/碱、盐或酯）。标准品可大致分为：①经认证的［例如，美国药典（美国）］；②正规来源商购；③公司内部使用或定制的。标准品信息应包括批号、来源、纯度、储存、稳定性、使用说明和有效期或换证日期（Viswanathan 等，2007）。通常情况下，标准品都有涵盖上述信息的分析报告单（certificate of analysis，CoA）。在没有分析报告单（例如，罕见的代谢物）或标准品已超出了其有效期的情况下，FDA 最近发布的指南草案（FDA，2013）建议证明标准品的纯度和稳定性。内标物的标准品最好有分析报告单或纯度信息（参见 16.3.2），但有与目标分析物无干扰（Viswanathan 等，2007）、批间一致性（例如，当需要使用多批次时）（DeSilva 等，2012）或其他适用性信息时，也可经过证明作为内标。此外，标准品供应商应用的测定方法有可能对于测定纯度（例如，薄层色谱法）和杂质含量（紫外线检测液相色谱）不灵敏。在这些情况下，应用更为严格的分析方法测定纯度可能是必要的。其他因素，包括标准品的光敏感性和含水量，也可能需要根据分析物的标准品建立。

与小分子相反，由于生产性质不同，大分子通常不能很好地表征。大分子的标准品通常具有异质性（Viswanathan 等，2007），因此，预期制剂间的纯度和效力存在批间差异。因此，应用标准品验证与用于受试者给药的大分子相当的大分子测定方法是至关重要的。

除了标准品以外，试剂选择，包括配体试剂（例如，抗体、抗体配对）、结合蛋白质、共轭结合抗体和放射性配体，对于 LBA 的研究和验证都至关重要（Kelley 和 DeSilva，2007）。此外，LBA 中试剂对于拟定用途具有适用的专属性和选择性，并且具有稳定结合的特性也很重要。一些试剂，共轭结合抗体和放射性配体，会有批间变异。因此，对于长期性研究，获得足够数量的试剂是必需的。与标准品类似，LBA 中的试剂也是大分子物质，由于大分子的不稳定性，这反而会影响检测的灵敏度和稳健可靠性。因此，适当的储存和处理对于保持制剂的完整性非常重要。

16.3.2　内标物

为了纠正样本处理（例如，萃取、蒸发、复溶）、层析分离和仪器性能（例如，进样量、离子抑制/增强）造成的分析物的损失或变化，在样本处理之前就要在加标样本和试验样本中加入等浓度的内标物（internal standard，IS），该内标物和分析物具有相同或相似的理化性质。通过在样本中使用一定反应比率的内标物和分析物，样本回收率的变化和仪器影响可以得到纠正，由此可提高这些方法的精确度和准确度。内标物常用于色谱分析中。在 LBA 中内标物并不常见，因为 LBA 不像色谱法那样常需要样本净化。

内标物的选择通常基于以下因素：①分析过程中，与分析物极其相似的内标物本身的理化性质（例如，疏水性、电离性）；②内标物纯度适当；③生物分析过程中内标物是稳定的。

内标物主要有两类：结构类似物和稳定同位素标记物（stable isotope labeled，SIL）。稳定同位素内标物是由分析物中的某些原子被稳定的同位素取代[例如，氘（^{2}H）、^{13}C、^{15}N、^{17}O]所形成的化合物。因此，稳定同位素内标物与检测的分析物很相似，对于追踪分析物在分析物反应过程中的变化最为有效。稳定同位素内标物由于易于获得和成本较低已得到广泛应用。由于其理化性质与目标分析物近乎一致，理论上，稳定同位素内标物及其对应的正常分析物的共洗脱基质成分所引起的离子抑制/增强程度必须相同，因此，理论上稳定同位素内标物可以最大限度地降低基质效应的影响（参见 16.3.3 节）（Viswanathan 等，2007）。

内标物的选择取决于萃取过程、色谱分离和分析物检测系统。此外，内标物的选择还取决于分析所处的阶段，后者对追踪分析物至关重要。例如，如果样本提取物不干净，那么质谱法检测期间跟踪分析物对于纠正基质效应就很重要（Tan 等，2012）。Tan 等（2009，2012）的多篇优秀论文探讨了内标物选择的复杂性。

由于内标物是用于纠正分析物反应的变化，内标物反应的变化和可预期的。

尽管内标物反应变化过大可能会影响到定量检测，但变化大并不一定等同于数据不可靠。因此，评估内标物变化对定量检测的影响至关重要。对于内标物反应变化"过大"到何种程度才会影响定量还没有达成共识。然而，普遍认为在样本分析中对内标反应变化进行监测是很好的做法。虽然现行的 FDA BMV 指南（2001）并未讨论内标物变化，但近来发布的 FDA 指南草案（2013）建议监测内标物变化，并针对异常的内标变化建立一个客观、先验的标准。常见的内标变化监测可接受的标准之一是：在一批分析中给加标样本的平均内标物反应设定固定的百分比（例如，±50%），作为该批次分析的可接受的内标物反应范围。样本内标物反应在该批次可接受范围之外所有样本将被标记进行重新分析。

16.3.3 基质效应

尽管 LC-MS/MS 检测系统通常被认为具有高度选择性的和灵敏度，但该方法本身并不能自动保证其高度选择性。在 LC-MS/MS 系统中，分析物中不带电荷的分子转变为带电荷的组分（即离子），对分析物的检测起着关键作用。然而，所需离子形成的效率，经常受到使用目标分析物共洗脱所生成的样本基质中未检测出的组分的[1]干扰。因此，分析物的离子形成效率受基质的影响。该现象被称为"基质效应"，会导致目标分析物的离子强度减弱或增强，通常称为"离子抑制"或"离子增强"。离子抑制或离子增强常伴有精确度和准确度的显著下降。Matuszewski 等（2003）证明，相比使用单一来源的血浆作为基质，使用五种来源不同的血浆作为基质验证同一方法时，精确度会下降。因此，基质效应可能会显著影响检测效果。因此，美国 FDA BMV 指南（2001）建议，应调查 LC-MS/MS 方法中的基质效应并将其消除。现已有一些关于基质效应及其评估的优秀文章可供参阅（Matuszewski 等，2003；Van Eeckhaut 等，2009；Trufelli 等，2011）。基质效应的估算将在 16.6.1 中讨论。

LBA 中也可能有来自基质的不相关化合物的基质效应（这些不相关化合物包括结合蛋白、内源类似物、联用药物、免疫球蛋白）的干扰（DeSilva 等，2003；Kelley 和 DeSilva，2007）。因此，LBA 的基质效应的验证在替换生物基质时非常重要。

16.3.4 标准曲线和测定方法的性能

用于测定方法中已知分析物的最小和最大浓度分别代表生物分析方法的定量

---

[1] 从服用处于药品研发中的药品的动物或人体收集的样本

下限（LLOQ）和定量上限（ULOQ）。定量下限和定量上限还描述了生物分析方法的定量或校准范围。此外，定量下限描述了生物分析测定方法的灵敏度（16.3.4.2）。测定方法的性能评价包括对以下组成部分的验证。

16.3.4.1　标准曲线

校准（或标准）曲线描述了仪器响应和已知的分析物浓度之间的关系。该关系对于估算未知样本的浓度是必不可少的。FDA BMV 指南（2001）建议通过用已知浓度分析物对基质加标，绘制与预定研究中药品相同的生物基质的标准曲线。此外，该指南还建议校准范围应基于生物等效性研究中预期的分析物浓度范围（FDA，2001）。

标准曲线通常由一个空白样本（即未用分析物和内标物处理的基质样本）、零标准（即未用分析物处理但采用内标物处理的基质样本）以及至少六个覆盖预期范围（包括定量下限和定量上限）的非零标准（即采用分析物和内标物处理的基质样本）组成（FDA，2001）。使用非零标准（或校准标准）的数量为动态浓度范围和浓度-响应关系性质之间的函数。在确定浓度和响应之间的关系时，常用足够数量的非零标准。校准标准可以包含一个以上的分析物。一般而言，验证中使用新配制的校准液来支持方法是足够稳健可靠的。

与用于小分子的色谱测定不同，用于测量大分子的 LBA 的标准曲线本质上是非线性的，因此，对于 LBA，建议应用更多的非零标准。尽管 FDA BMV 指南（2001）建议至少使用六个一式两份的非零标准，但对于 LBA 而言，使用额外的校准液是一个很好的做法。Kelley 和 DeSilva（2007）建议应用八个一式两份的非零标准。另外，由于是非线性响应函数，非零标准的选择对于完整地描述 LBA 的校准反应很重要。除了非零标准之外，FDA BMV 指南（2001）建议在 LBA 中应用参照点（在定量下限之上和定量上限之下；DeSilva 等，2003），以提高整体曲线拟合。尽管对于参照点的可接受标准还未达成共识，但不建议拒绝参照点而强行批验收（Savoie 等，2010）。

FDA BMV 指南（2001）建议，除了定量下限，反推的非零标准浓度应在其标称浓度（理论值）的 15% 之内（定量下限的 20%）。对于 LBA，最近发布的 FDA 指南草案（2013）建议的反推的非零标准浓度为 20% 以内（定量下限的 25%）。同时，最近发布的 FDA 指南草案（2013）建议，非零标准至少为 75% 才是准确的，包括定量下限在内，只有在不满足上述接受标准或出于其他非随机原因（例如，色谱图差、文件记录处理差错）时，才排除上述非零标准。

一般通过应用可以充分描述浓度-反应关系的最简单的模型来求出标准曲线拟合。FDA BMV 指南（2001）建议对权重选取和复杂回归模型的应用做合理说明。保证排除单个标准不会改变所应用的模型也非常重要（FDA，2013）。由于 LBA 中的校准响应是非线性的，响应-误差关系不恒定（即最高精确度并不总与最高灵敏度同时出现），因此，建议在保证足够的非零标准下，对 LBA 采用加权非线性最小二乘法（即 4- 或 5- 参数 Logistic 模型）（FDA，2001）。

16.3.4.2 测定灵敏度

测定灵敏度通常以测定的定量下限描述。这是指在可接受的精确度和准确度下，可通过分析方法有效测定的分析物的最低浓度[1]。FDA BMV 指南（2001）建议，在验证批次的定量下限浓度下，使用至少五个质控样品来确定定量下限（参见 16.3.4.4）。最近的 FDA 指南草案（2013）建议，准确度不偏离理论浓度的 ±20%（LBA：±25%），周围平均值的精确度不超过变异系数（CV）的 20%（LBA：25%）。定量下限条件下的信噪比（S/N）最小为 5（换言之，在定量下限条件下，分析物的响应至少是空白对照响应的 5 倍）。因此，空白对照或零标准的峰值响应值会小于定量下限响应值的 20%。空白对照或零标准的峰值响应值比定量下限多 20% 通常被称为干扰，可能影响定量下限下的准确度和精确度。此外，为了控制 LBA 本身的误差，2006 年 AAPS/FDA 研讨会达成的共识为：定量下限下总体误差[2]应少于 ±40%（Viswanathan 等，2007）。

16.3.4.3 选择性

"选择性"和"专属性"在生物分析验证中是经常提及的术语，有时可以相互替代使用。选择性是程度度量，而专属性是绝对度量。换言之，专属性是选择性的上限，即一种方法对于一种或一类分析物具有完美选择性时才是专属的（Rozet 等，2011）。出于这一原因，本章将使用选择性这一术语。

根据 FDA BMV 指南（2001），选择性是在基质中存在干扰成分的情况下，分析方法能够区分和定量检测目标分析物的能力。生物基质中潜在的干扰物质包括内源性基质组分、代谢物、分解产物、联用药物以及其他生物异源物质。

对于选择性，美国 FDA BMV 指南（2001）建议，应对至少 6 个来源的适用的生物基质（血浆、尿或其他基质）的空白样本进行分析。对每个空白样本都应进行干扰测试，在定量下限下保证选择性。通常，干扰被定义为空白对照或零标准下峰值响应大于等于定量下限响应的 20%。

---

[1] 分析方法的准确度是描述通过实际方法获得的平均检测结果与分析物实际浓度的接近程度。分析方法的精确度（或不精密度）描述测量的随机误差，即结果在平均值附近的分布，通常以相对标准偏差（RS）或变异系数（CV）表示
[2] %准确度或%精密度的绝对值总和

FDA BMV 指南（2001）建议，单独或结合目标分析物评估代谢产物、联用药物或内源性化合物的交叉反应。这包括评估可能潜在地干扰目标分析物的预期联用药物。在一些情况下，欧洲药品管理局（EMA，2011）提出，应研究样本分析中代谢产物和母体药物互变的可能性并确定其对定量检测的影响（参见16.6.3）。

LBA 中还应确定是否有非专属性结合。非专属性结合可由相关化合物（如代谢产物、合并用药或内源性化合物）和基质中干扰成分的交叉反应所引起。该指南还建议评估 LBA 检测基质效应的平行性（FDA，2013）。平行性评估结果显示，样本稀释反应曲线和标准浓度反应曲线相平行。值得注意的是，平行性不同于质控稀释曲线的线性特点，因为平行性评估需要使用真正的样本（DeSilva 等，2012）。

16.3.4.4 精确度和准确度

已知浓度的质控液（QC）被用于验证生物分析方法的精确度和准确度。通过在同样的空白生物基质中加入已知浓度的样本（spiking known concentrations）可以制备出质控液。相比标准校准液的制备，质控液的制备以选用独立的储备液为宜。当用相同的储备液制备标准校准液和质控液时，宜用独立储备液确立该储备液的准确性。

除了定量下限的质控液（参见16.3.4.2），质控液至少需要有三个浓度，用来代表整条标准曲线，建议浓度为：3×定量下限之内（低质控样品）、接近中心（中间质控样品）和邻近标准曲线的上限（高质控药品）（FDA，2001）。建议每种质控浓度最少需重复5次（FDA，2001）。建议质控浓度反映研究中的预期浓度（FDA，2013）。方法验证中通常采用3～6个验证批次，以评价测定的精确度和准确度。每个验证批次通常由至少一组标准曲线（即空白、零和非零标准）和每种质控浓度至少重复5次。

批内和批间精确度和准确度是根据质控结果来确定的。对于可接受的性能，每种质控浓度下，建议测定准确度在质控浓度标称值（理论值）的15%之内，精确度不超过变异系数（CV）的15%，但定量下限（LLOQ）例外（定量下限标准参见16.3.4.2）（FDA，2001）。由于 LBA 的变异性更大，最近的 FDA 指南草案（2013年）建议，LBA 的可接受的准确度和非精确度为±20%（定量下限为±25%）。此外，为了控制 LBA 本身的误差，最近 FDA 指南草案（2013）建议，LBA 的总误差小于±30%（定量下限为±40%；Viswanathan 等，2007）。应当注意的是，精确度和准确度的估算需要把所有的质控数据包括在内，包括离群数据。只有来自有文件记录的非随机因素（例如，色谱图差，出现断管）造成的质控样品数据可以被排除在精密度和精确度估算之外。

一般情况下,所有精确度和准确度验证批次的质控数据都是必需的,以提供可靠的精密度和准确度估计。排除不符合质控接受条件的批次可能不是很恰当,因为这可能会使精确度和准确度估计产生偏倚(FDA,2013)。只有带有造成不合格的非随机因素的验证批次才能被排除在精密度与精确度估计之外(FDA,2013)。

当多个批次都不是因为非随机因素而不合格时,好的做法是调查并解决失败的原因。在这种情况下,批次不合格(即轻微不合格或重大不合格)的性质决定是谨慎地继续验证还是回到方法研发上。

除了精确度和准确度,生物分析方法中分析物的回收率[1]也需要验证。在变异性限度内,回收率与分析方法的萃取效率有关。建议通过对比三种浓度(低、中、高)的萃取样本与代表100%回收率的未萃取标准的分析结果进行回收试验(FDA,2001)。分析物的回收率不需要为100%,但分析物的回收率范围应该同内标物的回收率一致并可重复(FDA,2013)。另外,为了避免基质效应,可以通过对比从基质中萃取的分析物与在已萃取的空白基质中加入的分析物进行对比测定回收率(Matuszewski 等,2003)。

16.3.4.5 稳定性

分析物的稳定性必须覆盖研究期间样本的预期存储和处理条件,包括临床试验场所和运输期间的存储和处理条件。存储和处理条件包括长期(例如,冷冻)和短期(例如,试验台、冷藏)存储,在预定的生物基质中的冻融稳定性和样本萃取后的稳定性(例如,萃取物稳定性)。在研究中当条件超出方法验证中确定的储存和操作条件情况下,必须确定实际研究条件下的稳定性。2006年AAPS/FDA研讨会上达成的共识认为,应在拟用于研究的未变化基质中,使用同样类似类型的抗凝剂进行稳定性评价(Viswanathan 等,2007)。如果研究中使用了稳定剂,好的做法是分别在含有和不含有稳定剂的稳定性样本中评价稳定性。建议使用新制备的校准液和(或)质控液来确定所有稳定性(FDA,2013)。FDA BMV指南(2001)建议,在高浓度和低浓度的质控液中,每种浓度至少重复3次,来进行稳定性评估。稳定性可接受的标准需提前确立,并建议在标称浓度的15%之内(FDA,2013)。

由于研究样本的冻融次数难以预测,因此,建议至少经过3次冻融循环来确定冻融稳定性(FDA,2013)。另外,建议在拟采用的研究样本冷冻条件下冷冻

---

[1] 分析过程的萃取效率,以分析物通过分析方法的样本萃取和处理步骤的已知量的百分数报告

冻融样本（例如，-20、-70℃），在冻融循环中，冷冻前应完全融化（FDA，2013）。

长期稳定性评估通常覆盖首次样本采集的日期到最后一次样本分析的日期（FDA，2013）。如果研究期间在不同温度下储存样本，最好在不同温度下保证其稳定性（Viswanathan等，2007）。建议长期稳定性试验所采用的条件反映拟用于研究样本相同的储存条件。例如，在较高温度下的长期稳定性（例如，-20℃）可以不外推至储存研究样本的更低温度（例如，-60℃或-70℃）（Andersson和Ehrsson，1995；Viswanathan等，2007）。尽管大多数化合物在不同的冷冻保存温度下不会显示出稳定性上的差异，但在特定的温度下可能会更稳定。

尽管使用质控（QC）样本进行稳定性验证可以提供有用的稳定性信息，分析人员需要意识到，由于所生成样本的复杂性可能并不总是能反映在质控液中，这些信息有时可能很有限（参见16.6.3）。

需要评估储备液中分析物的稳定性（2001，FDA）。通常情况下，用于分析物稳定性评估的储备液在适当已知浓度的溶剂中制备。当储备液存在于不同的缓冲液中时，最近的FDA指南草案（2013）建议，应证明该储存期内储备液的稳定性。用于与更早制备的储备液进行对比的储备液应采用标准品新配制。

对于LBA，建议在拟用于研究的基质中进行分析物稳定性评价（例如，不应使用除去内源性干扰物的基质）（FDA，2001）。试剂，包括配体试剂（如抗体、抗体配对）、结合蛋白质、共轭结合抗体和放射性配体，对于LBA的制定和验证都至关重要（Kelley和DeSilva，2007）。因此，试剂稳定性对于LBA很重要（Viswanathan等，2007）。除了表现出的专属性和选择性的试剂以外，稳定结合特性也很重要（Kelley和DeSilva，2007）。试剂最好在生产商指定的条件下或在生成稳定性数据的条件下储存（Viswanathan等，2007）。

16.3.4.6 稀释

FDA BMV指南（2001）建议，如果预期在研究中需要进行溶液稀释，应通过使用与研究样本相同的生物基质稀释质控样品进行验证（FDA，2001）。用于研究样本分析的稀释系数应在验证过程中进行测试。如果在样本分析期间所使用的稀释系数是大于验证期间测试的系数，那么有可能需要对额外的稀释系数进行验证（Viswanathan等，2007）。如果验证期间测试了稀释系数，并且研究样本的稀释在类基质（人血浆稀释人血浆）中进行，研究中质控样品稀释则没有必要（FDA，2001）。稀释的完整性通过验证期间的精确度和准确度参数证明。虽然FDA BMV指南（2001）或近期的FDA指南草案（2013）并未建议稀释的具体标准，但普遍的共识是，稀释的可接受标准不超过测定准确度标准（参见16.3.4.4）。欧洲药品管理局（EMA）（2011）提出，质控样品稀释的准确度和精确度应在±15%内。然而，仍需注意的是，质控样品的稀释液不一定总能反映真正样本的稀释（DeSilva等，2012）。此外，稀释加入酶抑制剂或稳定剂处理过的空白基质的酶抑制剂或稳定剂处理的样本，也是不错的做法。

16.3.4.7 交叉验证

在同一个研究或不同研究中用到两种或两种以上生物分析方法的情况下，或在同一个研究中两个或两个以上的实验室进行生物分析的情况下，需要确立生物分析方法间的或实验室间的可靠性，这通常被称为交叉验证比较。FDA BMV 指南（2001）建议，当用两种或两种以上的生物分析方法或研究数据产生于两个或两个以上的实验室，应该在每一个实验室用加标基质校准液和研究样本进行交叉验证。交叉验证对应用不同的分析技术生成数据的情况也很重要（例如，LC-MS-MS 与 ELISA）。虽然 FDA BMV 指南（2001）或近期的 FDA 指南草案（2013）并未提出交叉验证特定的标准，但欧洲药品管理局（EMA）（2011）提出，两种不同方法中的质控准确度应在 15% 以内（如果有依据，范围可扩大），从两种方法中获得的样本浓度的差应在平均值的 20% 以内，至少 67% 重复。

16.3.4.8 部分验证

当一个已验证过的生物分析法有变更时，建议进行部分验证（2001，FDA）。部分验证范围可以只是测定方法内的准确度和精密度确定，也可以是几乎全部验证。部分验证的程度取决于对生物分析方法的修改类型。FDA BMV 指南（2001）中给出了一些可能需要部分验证的生物分析方法变更的例子，包括实验室之间或分析者之间的方法转移、分析方法变更、生物体液中的抗凝剂、物种内基质或基质内物种、样本处理过程、浓度范围、仪器/软件平台和样本量的变更。此外，在存在联用药物或特定代谢物时，部分验证对于证明分析物的选择性可能是必需的。

16.3.4.9 延滞效应

延滞效应可能与自动进样器或液相色谱柱有关。延滞效应可影响定量的可靠性，因此，应在方法验证中加以解决（Viswanathan等，2007）。延滞效应通常是通过一次或多次注入定量上限校准液或高浓度质控样品后，立即注入一个或多个空白液或零校准液进行分析（Viswanathan等，2007；Savoie等，2010）。如果存在延滞效应，建议确定并去除延滞效应来源。如果延滞效应不可避免（例如，高残留化合物），或不能清除，好的做法是评价延滞程度及其对定量检测的影响，确定具体步骤来处理延滞效应，并按药代动力学曲线顺序而非随机地分析研究样本（Viswanathan 等，2007；Savoie 等，2010）。尽管 EMA（2011）提出了延滞效应标准，但截至本文写作时，FDA BMV 指南（2001）或近期的 FDA 指南草案（2013）以及 2006 年 AAPS/FDA 研讨会尚无延滞效应的可接受标准（Viswanathan 等，2007）。

16.3.4.10 其他

16.3.4.10.1 多分析物

近期的 FDA 指南草案（2013）建议，当样本包含多分析物时，不应根据来自于一个未达到可接受标准的分析物数据而加以否决。尽管不需要报告不合格批次的数据，但 FDA 指南草案（2013）仍然建议用文件记录不合格批次和不合格原因。仅针对某一分析物重新测定样本时，一致的意见是收集和保留其他分析物所收集的原始数据（Viswanathan 等，2007）。Matuszewski 等（2003）报道，液相色谱-串联质谱联用（LC-MS/MS）方法中同时分析多分析物带来的基质效应问题可能非常复杂，结果是：对于所有单个分析物都要证明其缺乏基质效应。

16.4 应用验证方法研究样本分析

16.4.1 分析批

研究样本以分析批进行分析。每个分析批包括：①标准曲线，由空白样本、零标准和至少 6 个横跨验证范围的非零标准），②在 3 个浓度至少双份质控样品，③研究样本。所有的验证批的标准曲线都应用测定方法验证的相同回归模型。同时，与方法验证类似，依据标定范围选择 3 个质控浓度：3×定量下限之内（低质控样品）、接近中心（中间质控样品）和邻近标准曲线的上限（高质控样品）（例外情况参见 16.4.3）。分析批的质控样品代表研究预期的浓度是非常重要的。

建议的确保研究中有适当控制的每批质控样品的最少数量为研究样本数量的 5% 或总计 6 个质控样品（即低质控样品、中间质控样品和高质控样品一式两份），以两者中更高者为准（FDA，2001）。在每个分析批中，标准品、质控样品和受试者样本在同样的条件下处理（最好在处理中穿插）（具体案例参见 16.4.3）。在可行的情况下，建议来自于一个受试者的所有研究样本放在同一批进行分析。来自于多个受试者的研究样本，可根据收集到的每个受试者的样本数、采集时间和其他因素也可以放在一个分析批中进行分析。分析前样本萃取物储存需处于萃取物验证的储存期内。不建议外推低于标准曲线定量下限或高于定量上限的研究样本浓度（FDA，2001）。

16.4.2 可接受标准

批验收标准应事先确立并有客观性。包括校准标准、质控和干扰的验收标准。FDA 指南（2001）建议，分析批中 75% 的校准标准都应位于标称值的 15% 之内（LBA 为 20%）；但定量下限例外，校验标准的平均值在标称值的 20% 之内（LBA 为 25%）。只有超出上述可接受标准或有文件说明确切原因的校准标准才能予以排除。根据 FDA BMV 指南的质控可接受标准外推，如果总体质控的 67% 和各级别质控的 50% 都处于标称浓度的 15% 以内，最新的 FDA 指南草案（2013）建议质控验收。上述质控可接受标准与质控级别数量以及每个质控水平上的重复数无关。同时，建议空白或零校准液的峰值响应小于或等于定量下限响应值的 20%，以最大限度地减少干扰。

虽然 FDA BMV 指南（2001）建议 LBA 采用相同的质控验收标准，但由于试剂性质以及抗体-抗原反应，LBA 的不准确性更高。因此，最近的 FDA 指南草案（2013）建议，至少 2/3 的总体质控和 50% 的各级别的质控都处于 LBA 的 20% 以内，任何超出此标准的都应证明是合理的（Viswanathan 等，2007；Kelley 和 DeSilva，2007；FDA，2013）。此标准也为 EMA（2011）采用，用于 LBA。

通常，评估来自于所有成功的分析批的各级别质控浓度的准确度和精密度，以决定研究中的批间准确度和精密度。如果成功批次的批间准确度和精密度在标称值的 15% 之内（LBA 为 20% 之内），或不超过 CV 的 15%（LBA 为 20%），则研究期内的测定性能被认为是可接受的（FDA，2013）。为了解真实的分析性能，有必要在精密度和准确度估算时包含没有任何确切原因的不准确的质控浓度。

16.4.3 分析实施：特殊情况

通常，研究之前经验证的校验范围应该用于分析批中。然而，在某些情况下，分析开始时样本浓度范围可能比预计的浓度范围窄。结果经验证的校验范围过宽，质控浓度也不能反映研究样本的浓度。在这种情况下，最近的 FDA 指南草案（2013）建议：①收窄标准曲线并调整质控浓度；或②保留原始标准曲线但纳入额外的质控或新增质控浓度，以反映研究样本浓度。无论采取哪项建议，对所做调整的部分验证都是必要的。如果上述验证通过，则无需再次分析在标准曲线和（或）质控浓度调整之前分析过的样本。

可能存在生物分析方法要求将一个分析批分成多个不同的处理批的情况（FDA，2013）。不同的处理批包括但不限于受固相萃取装置所限而进行的有限样本萃取，以及因样本数量过大而导致由多位分析者处理受试者样本。在这种情况下，最近的FDA指南草案（2013）建议，在与研究样本一起处理的所有质控级别（例如，低、中、高级别）中，每个不同的批处理包括至少一式两份的质控样本。同时建议，分析批无论是作为一个整体还是被分为多个处理批次，都应采用质控验收标准（FDA，2013；也见16.6.4）。

对LBA而言，在验证使用重复样本且方法被证明是稳健可靠的情况下，不一定需要研究样本分析过程中的重复测量（DeSilva等，2012）。同样，当LBA样本使用一式两份或一式三份测定时，如果采取排除一个或更多的重复测定，应依据事先设定的客观标准。

建议根据先验的客观标准选用于再次分析的样本和报告的最终值（FDA，2013）。将样本再分析限制在将会导致样本数据无效的非随机原因的样本（例如，色谱图差、仪器故障、文件记录处理差错、样本低于定量下限或高于定量上限），是一种好的做法。不鼓励再分析可能的离群值（包括药代动力学、疑似和确认性的重复），如有必要，需要根据适用的事先设定的标准证明再次分析可能的离群值是合理的。

将失败的分析批重新进样以使其得以接受并非一种好的做法。如果分析批失败频率高，需要在继续进行样本分析前予以调查和解决。同样，批中断后，应根据中断的原因、持续时间和解决方法决定是继续分析留样还是重新进样所有样本。通常，对于批中断后的分析确立客观的、事先设定的用于分析的标准是一种好的做法。此外，在批次重新上样前，设定决定分析批能否重新分析的重新上样的可重复性非常重要。

色谱图积分必须客观、一致。通常不主张色谱图重积分，然而如果进行重积分，FDA指南草案（2013）建议详细说明和用文献记录重积分的缘由，并保持跟踪审核。建议确立阐述需要重积分的情况和需要如何进行重新整合（FDA，2001）。如果有必要在某些情况下修饰积分参数，好的做法通常是，如果积分是有效和一致的，使用针对一个给定研究的同一仪器上的所有分析批的相同的积分参数。

2008年ISR研讨会（Fast等，2009）和FDA指南草案（2013）建议，所有生物等效性研究都应进行所生成样本再分析（ISR）（详见16.7）。欧洲药品管理局（EMA）（2011）也采纳了上述建议。

16.5　文件记录

　　受到监管的生物分析文件记录的目的在于：回顾性构建在方法验证和研究样本分析中所发生的事件。因此，同步记录事件是好的文件记录的关键所在。除符合监管机构的要求外，同步文件记录有助于企业回溯确定是孤立问题还是系统问题。FDA BMV 指南（2001）建议用文件记录总结性信息（例如，方法、方案、验证报告）、方法验证（例如，完整的方法描述、测定方法性能和稳定性检测的验证报告、既定规程和色谱图）和样本分析（例如，在研测定方法性能、再分析、偏差、突发事件、色谱图和既定规程分析报告）。2006 年 AAPS/FDA 研讨会白皮书以列表的形式提供了方便引用的方法验证和样本分析时预期的文件记录框架，以及验证和分析报告的必要信息（Viswanathan 等，2007）。以下内容重点介绍一些生物分析文件记录中的重要考虑事项。

　　FDA BMV 指南（2001）建议分析实验室建立涵盖从样本进入实验室直到报告分析结果的所有方面的标准操作规程（SOP）。这些标准操作规程覆盖记录保存、样本保管安全与环节、样本制备和分析工具（例如，方法、试剂、设备、仪器和结果核实规程）。分析机构内部以及分析机构与发起方或临床试验场地之间所有与研究相关的通讯都是研究记录的一部分，因此，建议予以保存（FDA，2013）。

　　同期录入事件的记录构成源记录，建议保存这些记录（FDA，2013）。生物分析的源记录包括但不限于实验室日志、分析者记录、标准品和样本的接收和存储、冰柜记录、样本处理项目、仪器使用和维护记录、批汇总表、色谱图、审计跟踪记录。最近的 FDA 指南草案（2013）建议，源记录必须包括足够的信息，以复原记录中描述的事件。合格的数据录入程序包括识别记录事件分析者以及录入日期。建议记录所有突发事件的调查和解决（FDA，2013）。

　　最近的 FDA 指南草案（2013）建议保存所有验证和已分析过的分析批的记录，包括失败批、批汇总表（应包含样本标记、分析物、内标响应、响应比、反算浓度和记录修改）、色谱图和审计跟踪记录。如果多分析方法中样本只需重新分析某一分析物，好的做法是收集其他分析物的原始数据（数据不必处理）并保存。此外，以获得记录时的格式保存记录（即电子版、纸质）也是一种好的做法。

　　色谱图重积分必须明确标识。最近的 FDA 指南草案（2013）建议用文件清楚地记录重积分的原因和积分模式，并基于事先设定的标准重积分。此外，2006 年 AAPS/FDA 研讨会上达成共识，原始和重积分的色谱图、数据处理过程中的事件审计跟踪记录都应以获得时的格式保存，实验室信息管理系统（LIMS）也应具备审计跟踪记录功能（Viswanathan 等，2007）。

最近的 FDA 指南草案（2013）建议详细记录拒绝批的原因并辅以支持性证据。此外，分析批和样本的再分析应能够清楚地识别，并且是基于事先设定的规程。

16.5.1 验证和分析报告

下文提供了验证和分析报告中的必需信息的大纲。验证和分析报告通常应包括对所应用的方案和分析方法（分析物、内标物、样本预处理、萃取和分析方法）的简单说明，并确定方法标准操作规程（和版本）。FDA BMV 指南（2001）建议，报告应显示药物和（或）代谢标准品以及内标物的批号、纯度、来源、到期日或复验日期。此外，指南建议，报告应说明储备液、质控液和校准液的制备和存储，包括制备日期、来源、空白基质和标准品的使用。

建议验证和分析报告中包含汇总表，列出所有的验证和分析批（包括成功批和失败批）、分析日期、拒绝理由（FDA，2013）。尽管不成功批次需要加以鉴别，但不要求报告这些批次的总结数据。建议制表包含校准液和质控液的反算分析浓度，以及批间准确度和精确度。此外，希望验证报告包括批内准确度和精确度、必要的稳定性、萃取回收率、选择性和基质效应信息（FDA，2013）。

分析报告最好包括研究样本收件时间、运输温度、样本收件时的完整性、样本责任、储存地址、分析场所的温度。此外，分析报告清楚注明再分析样本、再分析原因，并报告最终值。所有偏离方案或规程的偏差及其对研究的影响都应详细说明。最近的 FDA 指南草案（2013）建议，报告中应包括所生成样本再分析（ISR）结果，包括再分析样本、原始和再分析样本的浓度及其百分比差异、所生成样本再分析（ISR）数据的可接受性。测定方法规程、方案、再整合的标准操作规程（SOP）、再分析和可接受标准应附在报告中。对于用于上市许可的关键性生物等效性研究，建议将来自于 20% 受试者的色谱图包括在报告中。如果有验证附录（例如，部分验证、长期稳定性）和分析报告附录（例如，调查），也应附上。

16.6 挑战

在样本分析中，保证测定方法的性能适当的主要问题源于所生成样本的基质复杂性造成的挑战。尽管在大多数情况下用于制备质控液的基质内容与所生成样本相同，但由于一些原因，用于质控液的基质其行为可能与所生成样本不一样，注意到这一现象非常重要（表 16.1）。例如，质控液可能并不含有与所生成样本一样的药物代谢物，这一点很重要，因为与母体药物相比，血浆代谢物浓度通常高一个数量级。此外，与所生成样本相比，用于制备质控液的基质可能不包含药物的异构体，不具有相同的酶活性，或不包含联用药物或共洗脱组分。此外，其他因素也会在研究样本分析中影响测定性能。本节重点介绍几个可能影响生物分析定量检测方法的因素。

表 16.1 加标样本（校准液和质控液）与所生成样本的基质效应（Reproduced from Tan et al. 2009）

	校验标准/质控	所生成样本
基质源的筛选标准	通常宽松	通常是具有专属性和严格的，与研究受试者相关，例如，年龄为 40～50 岁、非吸烟者
批/源数量	通常多于一个（合并）	单独来源
pH	合并的平均值	更多变量
与药物相关的额外组分	无	代谢物、联用药物、药品配方中的非活性成分
收集量	通常较大，例如，每次收集 200 ml	通常较小，例如，每次取样 7 ml
萃取前冻/融循环数	通常 2 次或以上	通常 1 次
储存管和用前储存	通常于 −20℃ 储存，在用于特定研究前无需特殊保护	在钠光灯下采集，采集后及时于 −80℃ 储存
抗凝剂量	可随采集量不同而变化	

16.6.1 基质效应

尽管现行 FDA BMV 指南（2001）建议研究基质效应并从 LC-MS/MS 方法中去除基质效应，但并没有明确规定检测基质效应的程序。2006 年 AAPS/FDA 研讨会达成共识，基质效应因子（matrix factor, MF）可作为定量测量指标以确定基质效应（Viswanathan 等，2007）。MF 可定义为基质离子存在时的分析物响应与不存在基质离子时的分析物响应之比。如果不存在基质效应，MF 应当为 1；而 MF 低于或高于 1 时，可能表明离子增强或抑制作用。尽管绝对值非常有用，但不能提供不同的所生成样本基质中响应的变异性信息（Viswanathan 等，2007）。因此，提出在具有可接受变异性＜15%的 6 个不同的基质批（由变异系数测定）中确定 MF 的可变性（Viswanathan 等，2007）。MF 的变异性包括真正内标物（IS）归一化的 MF（即分析物 MF 与内标物 MF 之比，或基质萃取物中分析物与内标物之比除以无基质萃取物情况下的分析物与内标物之比）（Viswanathan 等，2007）。欧洲药品管理局（EMA）指南（2011）建议，内标物归一化的来自于 6 个基质批的 MF 变异性在低和高的质控浓度下不应大于 15%。尽管基质效应可以延伸至与其他检测系统（紫外、荧光、电化学）联用的液相色谱法（LC），基质效应通常与简化萃取规程和最小色谱分离的 LC-MS/MS 方法相联系，这种方法由于通量高而广受欢迎。此外，LC-MS 法基质效应的影响随离子源系统的电离源的不同而变化［例如，大气压化学电离源（APCI）与电喷雾电离源（ESI）］（Matuszewski 等，2003）。对于同时分析多个分析物的生物分析方法，可能需要证明对各个分析物均没有基质效应（Matuszewski 等，2003）。表 16.2 为生物分析方法不同阶段去除和最小化基质效应的措施小结（Nováková，2013）。近年来的报道显示，血浆磷脂与基质效应有关，但可以通过在萃取阶段去除磷脂和在色谱法中解析分析物时将磷脂去除加以避免（Jemal 等，2010）。有关基质效应及其各种去除方法和减少基质效应的措施的出色讨论可参见最近的文献（Matuszewski 等，2003；Jemal 和 Xia，2006；Van Eeckhaut 等，2009；Jemal 等，2010；Mulvana，2010；Li 等，2011；Trufelli 等，2011；Nováková，2013）。

表 16.2　最大限度降低生物分析方法不同阶段的基质效应的措施（Reproduced from Nováková 2013）

生物分析方法的步骤	基质效应减少措施	实现方法实例
样本制备	深度清洗	基于固相萃取（SPE）的方法，辅以深度和优化的清洗步骤，限进介质（RAM[1]）
		液-液萃取法——电离质未分散到有机层中
	选择性更高	固相萃取（SPE）、分子印迹聚合物（MIP）、免疫亲和固相萃取

---

[1]　RAM：restricted access media，本书中译为限进介质，译者注

生物分析方法的步骤	基质效应减少措施	实现方法实例
	固相萃取/液-液萃取（SPE/LLE）之前蛋白质沉淀	
	样本稀释	
色谱分析法	分离效率更高	快速/高分辨液相色谱法，二维液相色谱法（2D-LC）
	微流量液相色谱（Nano-LC）	毫微流速（Nano flow-rates），形成更小液滴
	选择性改变	亲水相互作用色谱（HILIC）或其他正交色谱模式，流动相或固定相改变
	梯度洗脱	选择性改变、效率增加、洗脱高残留干扰化合物
质谱法	选择性更高	负离子模式
	不易受甲醇（ME）影响的电离技术	大气压光电电离（APPI）、大气压化学电离（APCI）、电子轰击质谱（EI-MS）
数据校准处理和其他策略	适用的校准方法	内标法、加标法、基质匹配校准
	使用稳定同位素标记内标（SIL-IS[1]）	^{13}C SIL-IS 优于重氢标记化合物
	回波峰值	洗脱非常接近分析化合物的驻留时间~甲醇（ME）相同

对配体结合测定法（LBA）而言，非特异性结合至关重要。指南还建议评估LBA的平行性以检测基质效应。平行性显示样本稀释响应与标准浓度响应曲线相平行。重要的是要注意到，平行性与质控稀释的线性不同，因为平行性要求采用所生成样本（DeSilva 等，2012）。Kelley 和 Desilva（2007）提议，通过比较至少10批生物基质与相当的缓冲溶液在加标和未加标样本的浓度响应关系，来检测 LBA 的基质效应。

---

[1] SIL-IS：stable isotopically labeled internal standards，本文译为稳定同位素标记内标，译者注

16.6.2 内标

除理化因素外，内标物（IS）的浓度也很重要（Tan等，2012；Mulvana，2010）。选取最优内标物浓度可保证充分的信噪比，以获得良好的灵敏度和精确度，并减少或移除来自IS标准品中未标记杂质或目标分析物的潜在干扰。

尽管使用根据加标样本内标物响应范围确定的内标可接受标准来再分析异常内标物响应样本的做法非常实用，但在某些特定情况下也必须谨慎使用。例如，当未知样本和加标样本的内标物变异性类似时，内标物变异性并不影响校准液和质控液的准确性。在这种情况下，再分析内标物变异性可能是没有意义的。此外，当研究样本中的内标物变异性与加标样本中的内标物变异性相差甚远时，根据加标样本设定的IS验收标准可能没有意义。在这种情况下，应进行调查以确定内标物是否可以补偿基质效应（Tan等，2009；Savoie等，2010）。

许多原因可导致内标物异常变异，包括人为误差（加标两次或未加标内标物）、用于内标物加标样本的移液器不精密（中继移液器）、自动进样针部分或完全阻塞（表16.3）。需对内标响应的变异性趋势或模式进行调查。内标物响应的变异性趋势或模式包括但不限于下述原因，包括由于不完全或不充分样本清洗而导致的锥孔或级杆污染、共洗脱组分导致的基质效应、不适宜的内标物选取、在现有储备液和萃取液中的内标物不完全溶解以及内标物混合不充分（Tan等，2009）。因此，好的做法是：评估分析批间的内标物变异性，并研究异常类型的内标物变异性对未知样本定量检测的影响。

表16.3 异常内标物反应、反应原因、反应对定量的影响（Reproduced from Tan et al. 2009）

案例	观察结果	鉴定原因	对定量检测的影响或评述
1	无内标响应或双倍内标响应	未加内标物或双倍添加内标物	有
2	内标响应随机或急剧下降	自动进样针阻塞	通常无，除非信噪比（S/N）过低
3	内标响应逐渐降低	质谱仪带电	本案例无，但通常取决于内标物与分析物的符合程度
4	随机、急剧下降、内标响应整体下降	自动进样针阻塞合并质谱仪带电	视情况而定，但相同批次应重新进样

（续表）

案例	观察结果	鉴定原因	对定量检测的影响或评述
5	多数萃取样本内标响应低	液-液萃取（LLE）中正确和错误盖混用	视情况而定，但样本需使用正确的材料再次测定
6	仅所生成样本的内标响应高（通常整个受试者）	相比校验标准液/质控液（CS/QC），受试样本的离子抑制相对较小	视内标物符合分析物的情况而定
7	仅所生成样本的内标响应高（通常整个受试者）	回收率变异性加上受试样本的离子抑制比相比校验标准液/质控液（CS/QC）更小	视内标物符合分析物的情况而定
8	内标响应仅对实物标样低（通常整个受试者）	液-液萃取（LLE）中含盐中间体层转移	视情况而定，但样本应重新测定
9	相比氘化内标物，类似物内标物的内标响应低	类似物内标物与分析物匹配较差	类似物内标物影响定量检测，应予改变
10	内标响应逐渐增加	混合不充分	本案例无，但应视具体案例做出评估
11	所生成样本的内标响应低，随机分散，再分析时未重复	并非结论性的，但推测是由于抗坏血酸和不同的冻/融循环所致	本案例无，但应视具体案例做出评估
12	氘化内标物不符合分析物、重新进样结果与首次进样不匹配	并非结论性的，但推测是由于分析物及其氘化内标物的不同基质效应所致	本案例有，但应视具体案例做出评估

尽管优先采用稳定同位素标记的内标物（SIL IS）以确立稳健可靠和准确的测定方法，但稳定同位素标记的内标物（SIL IS）本身并不能自动确保准确的定量检测（Mulvana，2010）。例如，含氘化内标物与驻留时间显示与普通的对应物略有不同，因此，可能导致两种类似物的不同程度的基质效应（Wang 等，2007）。这可能显著影响分析物与内标物比率一致性。此外，需要评价稳定同位素标记的内标物中正常分析物的出现及其影响（EMA，2011）。

16.6.3 稳定性问题

尽管利用质控液（QC）来评价冻融、短期和长期稳定性对于了解生物基质分析物的稳定性非常有用，但仍应注意，由于质控液不是总能够模拟所生成样本，上述信息可能存在局限（参见表 16.1）。因此，在确立生物分析测定方法时，很好地

第 16 章 生物分析

理解质控液和所生成样本（incurred samples）的差异，考虑生物分析方法以及所关注的分析物的理化和药代动力学特性是至关重要的（Jemal 和 Xia，2006；Mulvana，2010；Jemal 等，2010；Li 等，2011）。从样本采集到样本分析，所关注的分析物的稳定性在不同阶段可能都会受到影响。由于样本采集后的化学或生物处理过程，分析物在生物分析期间会出现不稳定性。这些因素包括光敏感性、温度、化学反应性、酶降解、共轭代谢物水解、特定条件（pH、酶、温度）下的相互转换、自氧化、质谱仪离子源的转化（表 16.4）（Jemal 和 Xia，2006；Briscoe 和 Hage，2009；Jemal 等，2010；Silvestro 等，2010；Yadav 和 Shrivastav，2011；Li 等，2011）。有几篇文章讨论了可能影响稳定性的因素（Chen 和 Hsieh，2005；Jemal 和 Xia，2006；Briscoe 和 Hage，2009；Jemal 等，2010；Mulvana，2010；Silvestro 等，2010；Yadav 和 Shrivastav，2011；Li 等，2011）。下文就一些因素进行简单讨论。

表 16.4 不稳定来源的例子和克服不稳定性的方法

不稳定的原因	避免不稳定的方法	受影响分析物举例
酶水解	添加酶抑制剂和（或）样本采集后速冻或低温采集血浆后即时冷冻储存	奥美沙坦酯、卡培他滨
溶血	与分析物有关，在方法确立期间检测不同程度溶血的影响。在稳定性评估时考虑样本的溶血因素	硝酸甘油、氟伏沙明
温度	样本采集、处理、储存、萃取、复溶和分析时，降低温度	阿司匹林、顺铂、酰基葡萄糖苷酸
pH	样本采集、处理、储存、萃取、复溶和分析时，将 pH 控制在所需范围内	顺铂、酰基葡萄糖苷酸
光	对于光敏感化合物，样本处理时需要避光，例如，将试管包裹在铝箔中，使用棕色西林瓶，或在黄光或紫外线过滤光下处理样本	硝苯地平、尼索地平
自氧化	向样本中添加抗氧化剂，例如，抗坏血酸、偏二亚硫酸钠、乙二胺四乙酸（EDTA）	利福平、左旋多巴
内酯/羟基酸相互转换	降低 pH 和样本处理的温度和时间	阿托伐他汀、辛伐他汀、普伐他汀
容器壁吸附	样本采集、萃取、储存和分析使用适用的容器，例如，硅烷化玻璃管，加入表面活性剂	舒芬太尼、四氢大麻酚
源内裂解/转化	选取适合的具有分析物专属性的质谱调谐电离条件，确保色谱分离充分	氯氮平、羧酸代谢物

上述引用例子的参考文献请参见 16.6.3 相应部分

16.6.3.1 水解、pH、温度、相互转换

酶可导致分析物在生物体液中的不稳定。酯酶在血浆水解酶中最突出。酯酶催化酯类和酰胺水解为相应的羧基（Chen 和 Hsieh，2005；Izhizuka 等，2010）。除了在对前体药物转化为活性药物中发挥重要作用之外，酯酶还能在样本采集、处理和存储过程中水解前体药物或药物（Li 等，2011）。对于生物基质中不稳定的化合物，需在样本采集和（或）处理中采取充分的预防措施以避免分析物的不稳定。这些措施包括样本采集后的即时冷冻、样本处理中的降温以及随后的即时低温冷冻存储，在湿冰上解冻样本，添加酶抑制剂稳定样本，样本酸化或蛋白质沉淀等特殊处理（Guan 等，2003；Besnard 等，2008；Briscoe 和 Hage，2009；Mulvana，2010；Li 等，2011）。如果血样采集时所关注的分析物不稳定，好的做法是确认样本采集条件下的全血稳定性。同样，如果使用酶抑制剂处理的样本需要稀释，建议采用酶抑制剂处理的空白基质。还需要意识到，稳定剂和抑制剂可能造成相互干扰或影响样本完整性（Mulvana，2010）。某些酶抑制剂相比所关注的分析物更易于水解。在这些情况下，添加相对大量的对酶降解更为敏感的类似物可以防止所关注的分析物降解（Li 等，2011）。

总体上，降温可以显著减少生物基质或溶液中的降解（Chen 和 Hsieh，2005）。例如，顺铂在 -25℃ 时不稳定，但在 -70℃ 时稳定（Andersson 和 Ehrsson，1995）。乙酰水杨酸（阿司匹林）的水解可以通过在冰上解冻样本加以控制，解冻 2 h 后可以进行萃取和分析。-20℃下储存 11 d，可使阿司匹林降解 20%（Briscoe 和 Hage，2009）。

在样本采集、处理、储存、萃取、复溶和分析时，pH 控制对于大多数不稳定的分析物非常重要，因为对于大多数酸/碱催化酶化和非酶反应，窄范围 pH 窗口是至关重要的。未经加工和处理的血浆样本在室温下存储时，pH 可以升高至 8.8；或在 37℃下制备样本时，pH 可以升高至 9.5（Fura 等，2003）。因此，在生物基质或样本处理过程中，控制 pH 对防止 pH 敏感的化合物的降解至关重要。用于 pH 敏感的化合物的分析方法可能需要有在所需 pH 范围内稳定生物基质 pH 和样本萃取物的规程。顺铂对 pH 变化高度敏感。Andersson 和 Ehrsson（1995）显示，顺铂在 pH 为 7.4 的血浆、血液和超滤液中会迅速降解，而在 pH 为 5.5 的血浆中稳定。

醚化葡萄糖苷酸或酯化葡萄糖苷酸是经氧的葡萄糖醛酸化形成的，而 N-葡萄糖苷酸或 N^+-葡萄糖苷酸则是通过伯胺、仲胺和叔胺的葡萄糖醛酸化形成的。尽管没有通用的法则来预测醚化或酯化葡萄糖苷酸的不稳定性，但与醚化葡萄糖苷酸相比，酯化葡萄糖苷酸（酰基葡萄糖苷酸）更倾向于不稳定（Li 等，2011）。酰基葡萄糖苷酸往往不稳定，特别是在碱性条件下（pH 为 7.4）和温度升高条件下，会导致逆转化为母体（Jemal 和 Xia，2006；Jemal 等，2010）。因此，

对于酰基葡萄糖苷酸形成的化合物，包括替米沙坦、clopidogrelat（氯吡格雷代谢物）、布洛芬，pH 控制非常重要。微酸条件（pH 3～5）可使酰基葡萄糖苷酸的水解最小化。尽管这适用于大多数酰基葡萄糖苷酸，但也有例外（Li 等，2011）。因此，在方法确立阶段，应进行必要的评估以了解酰基葡萄糖苷酸的 pH 依赖稳定性。

对于像氯吡格雷和依那普利等含有甲酯基和乙酯基官能团的化合物，样本萃取中分别使用甲醇和乙醇是不可取的，因为在碱性条件下酰基葡萄糖苷酸会与甲醇或乙醇反应逆转化为母体（Jemal 和 Xia，2006；Briscoe 和 Hage，2009；Jemal 等，2010；Li 等，2011）。这会导致母体药物估算过高。某些情形下也可能出现母体药物估算过低。例如，含有乙酯基的药物，像依那普利，会与甲醇反应产生药物的甲酯类似物（Jemal 和 Xia，2006；Jemal 等，2010）。

对于 N-葡萄糖苷酸，酸性/碱性、生理 pH、样本处理温度升高等条件下的逆转化，在很大程度上取决于化合物。

他汀类药物，例如，阿托伐他汀、辛伐他汀、普伐他汀，已观察到其内酯代谢物和羟基酸药物之间的离体相互转化，而这两种物质显示不同药理活性。升高 pH 和样本处理温度或延长时间会促进内酯代谢物离体转化为药物。对于他汀类药物，已证明通过降低样本制备温度（例如，冰浴存储）和 pH（例如，pH 4.5）可以最大限度降低他汀类的相互转化（Kearney 等，1993；Jemal 和 Xia，2000；Jemal 和 Xia，2006；Jemal 等，2010；Zhang 等，2010）。同样，在合适条件下，包括生理和极端 pH 以及温度条件下，所有的手性化合物都可发生相互转化。沙利度胺的 S 和 R 同分异构体就具有不同的药理学活性和药代动力学特性。

16.6.3.2　化学不稳定性、不耐光性、自氧化

许多氮氧化合物对热不稳定、对光敏感，生物基质萃取时在溶液和（或）生物基质中不稳定，特别是在强酸或强碱条件下（Li 等，2011）。

光化学敏感基团包括羰基、硝基芳香化合物（例如，亲电子自由基）、氮氧官能团、碳碳双键（易于 E-Z 异构化和自氧化）、芳酰氯基团（易于溶血和（或）异源裂解脱氯）(Jemal 和 Xia，2006；Briscoe 和 Hage，2009；Jemald 等，2010）。例如，尼索地平及其代谢物无论是在有机溶剂中还是在血浆中都对光极其不稳定，在二氯甲烷-戊烷溶剂中的降解半衰期为 6.3～6.7 min，在血浆中的降解半衰期为 10.7～11.3 min（Van Harten 等，1987）。可通过在钠光灯下处理样本以防止光降解。此外，在见光条件下，硝苯地平在全血中 1 h 降解 15%，而在血浆中 2 h 仅降解 5%（Abou-Auda 等，2000）。对于光敏感化合物，样本处理时需要避光，例如，将试管包裹在铝箔中、使用棕色西林瓶或在黄光或紫外线过滤光下处理样本。

很多小分子，尤其是含有苯酚（例如，邻苯二酚）或醇基时，在生物样本或复溶

样本萃取物中很容易被氧化（Saxer 等，2004）。已认定简单添加抗氧化剂可以非常有效地稳定上述分析物。添加抗坏血酸（维生素 C），一种有效的抗氧化剂，可于防止利福平加标血浆样本降解。建议在取血样时向样本中添加抗坏血酸以稳定利福平（Le Guellec 等，1997）。人体血浆样本中的左旋多巴和 3-甲基多巴的自氧化可以通过添加偏二亚硫酸钠和乙二胺四乙酸（EDTA）加以防止（Saxer 等，2004）。如有上述添加剂存在，左旋多巴和 3-甲基多巴可以在 70℃条件下稳定 16 周。据报道，于是用单剂相比，联合使用抗氧化物，例如，乙二胺四乙酸（EDTA）、氟化草酸盐、柠檬酸钠、肝素，可以更好地稳定生物基质或生物样本萃取物中的不稳定化合物。

16.6.3.3 源内裂解和（或）转化

源内裂解是指分子进入 MS/MS 的 Q1 室之前在电离过程中发生的裂解。源内裂解常见于存在于样本粗取物中所关注的分析物的氮氧化物、硫氧化物、葡萄糖苷酸或硫酸共轭代谢物。一些分子的源内裂解可自发产生等同于所关注的分析物的母离子的离子（Tan 等，2012）。此外，一些分析物在质谱离子源中可以通过源内裂解转化为其他分子（Jemal 和 Xia，2006）。例如，羧酸代谢物内酯化可以产生与原始内酯相同的母离子。如果未经合适的色谱分离，内酯很可能被高估。

为使所关注的分析物尽可能电离和源内裂解最小化，需要选取适合分析物专属的电离条件质谱调谐（Kruger 等，2010）。例如，使用大气压化学电离源（APCI）介质，N-氧化氯氮平产生两个质/荷比（m/z 比）相同的主"裂解"离子，分别为氯氮平及其去甲基化合物；而使用电喷雾电离源（ESI）介质时，并未发现这些离子（Niederlander 等，2006）。

16.6.3.4 抗凝剂

抗凝剂和（或）抗凝剂反离子可对化合物的稳定性产生影响（Li 等，2011）。肝素和乙二胺四乙酸（EDTA）是两个常用的抗凝剂：肝素可使凝血酶失活；而乙二胺四乙酸可螯合钙离子并在多个点上中断凝血级联反应。乙二胺四乙酸可以抑制钙依赖磷脂酶和酯水解酶的活性，而肝素可能没有抑制作用。通常，相比肝素，乙二胺四乙酸是血浆样本首选的抗凝剂（Sadagopan 等，2003）。与乙二胺四乙酸相比，肝素作为抗凝剂时，基质相关的非重复性似乎更为明显（Smeraglia 等，2002；Yue 等，2008）。

16.6.3.5 非专属性结合

生物样本中会出现药物分子的非专属性结合或容器表面吸附。例如，放置于玻璃容器中四氢大麻酚在零下 20℃储存 4 周时浓度不变；而在塑料聚苯乙烯容器中则会变化（Christophersen，1986）。再如，血浆中的舒芬太尼浓度在非硅烷化玻璃管中会降低，但在硅烷化玻璃管中却稳定（Dufresne 等，2001）。在基质中添加吐温 80 或 3-环己胺-1-丙磺酸（CHAPS）可防止非专属性结合或容器表面吸附（Li 等，2010）。

16.6.3.6 溶血

溶血（即红细胞溶解）可导致红细胞内容物释放（例如，酶、血红蛋白、无机离子）。有些情况下溶血会影响药物的稳定性（DeSilva 等，2012；Bérubé 等，2011）。因此，当生物等效性研究中有几个样本发生溶血时，药代动力学数据的准确性会受影响。因而，取决于所关注的分析物和方法，应调查溶血的影响。此外，应仔细监测研究样本的溶血情况。FDA 生物分析方法验证指南（2001）和 FDA 近来的指南草案（2013）并未讨论溶血，因此，并没有处理溶血的临床样本的现成的标准规范。同时，对样本溶血程度的评估也是主观决定的（Bérubé 等，2011；Garofolo 等，2011）。因此，对于易受溶血影响的分析物和方法，溶血的影响取决于溶血程度（即溶血样本百分比）或哪些样本发生了溶血（即靠近 C_{max} 范围）。

如上所述，分析物的稳定性令人关注。因此，针对所关注的分析物，建议临床和分析实验室对样本采集、采集处理、储存、运输等过程应采取预防性协调措施（例如，需要稳定剂、温度控制、样本避光）。

16.6.4 配体结合测定法（LBA）的问题

除标准品外，试剂的选择，包括配体剂、结合蛋白质、共轭结合抗体、放射性配体等，对于 LBA 的确立和验证也是至关重要的（Kelley 和 DeSilva，2007）。试剂应具有合适的专属性、选择性和稳定结合特征。类似于标准品，LBA 的试剂也是大分子，因此，检测灵敏度和稳健可靠性会因不稳定而受到不利影响。因此，适当的储存和处理对于保持试剂的完整性极为重要。

LBA 一般采用多孔板（例如，96-孔板）来做样本分析。每个分析批可能包括多个孔板。在这种情况下，FDA 指南草案（2013）建议，每个孔板均应采用足够的重复性质控液用于监测准确性，并对每个分析批和单个多孔板建立验收标准。一些试剂，包括共轭结合抗体、放射性配体、多孔板，具有批间差异。因此，对于长期研究或大样本研究，对于给定批次，足够的数量是必需的。此外，如果采用多批试剂或多孔板，需评估批间差异和可比性。

16.6.5 内源性测定方法

大分子的测定方法，通常应用 LBA，常用于大分子治疗用物质的定量测定，这些物质为重组或修饰的内源蛋白质或肽类的变体。因此，由于存在内源对应物，使用常用的空白基质将不能保证治疗用大分子测定的准确性。因此，最近的 FDA 指南草案（2013）建议在基质选择和进行这类测定方面应有特殊考虑。一种选择是使用剥离基质（例如，木炭、免疫亲和）或替代基质（蛋白缓冲液）作为校准液，质控液研究拟采用不变基质。使用改变了的基质或替代基质时，确认不含有可测水平的内源分析物是必不可少的，最好应用独立但灵敏并经过验证的方法［即液相色谱-串联质谱联用法（LC-MS/MS）］。此外，应尝试确定在可变基质或替代基质中没有基质效应（DeSilva 等，2003）。对于不变基质的质控液，可应用回收试验来保证准确性（FDA，2013），而如果内源和加标分析物以加和形式作用，则加标材料的回收率可通过含可定量内源材料的不变基质进行估算（DeSilva 等，2003）。

16.6.6 诊断试剂盒

诊断试剂盒（通常为 LBA 试剂盒）日常用于临床诊断，但有时也用于生物分析。因此，最近的 FDA 指南草案（2013）建议应证明这类试剂盒用于定量测定时的可靠性。下文简要讨论诊断试剂盒的一些问题。

不应依赖诊断试剂盒制造商的验证数据。相反，对诊断试剂盒应进行内控验证；如果试剂盒有改动，可能需要全面验证（参见 16.3）。一些试剂盒可能包括稀疏的校准标准（例如，单点或双点标准曲线）。因此，好的做法是，在验证和研究样本分析中按所需的校准标准集建立校准响应曲线（如 16.3.4 所述）（FDA，2013）。此外，有时试剂盒没有标称浓度，而以范围表示。在这些情况下，建议使用已知标称浓度的内控质控液，而不是依赖于试剂盒提供的质控液（FDA，2013）。当试剂盒提供的标准和质控液是由对不同于受试者样本的基质制备时，适当的合理性证明和合理的交叉验证是必需的（参见 16.3.4.7 和 16.6.5）。

16.6.7 自动化/高通量测定方法

自动化或高通量分析可能需要修改验证规程，某些情况下还需验证其他额外因素。这可能需要增加批内验证的样本数和（或）增加验证批。高通量分析可能还需要在批分析间维护仪器以防止残留污染。

16.6.8 人为误差

人为误差也会导致研究数据失准。已有研究显示，研究样本缺乏均一性会导致定量检测误差（Tan 等，2009；Yadav 和 Shrivastav，2011；Nováková，2013）。此外，内标物添加不一致会影响分析物和内标物（IS）的比率，从而影响该比率报告的浓度（Tan 等，2009）。生物分析过程中样本转换的情况也有报道（Yadav 和 Shrivastav，2011）。因此，需要充分培训分析者和建立稳健可靠的方法。

16.7 所生成样本再分析（ISR）

尽管应用经验证的生物分析测定方法分析样本，仍然存在来自于给药受试者（即所生成样本）的样品出现可重现性问题。之前部分讨论的测定问题可产生可重现性问题。简明扼要地讲，可重现性问题可由基质效应、未经充分验证的方法（例如，不正确的萃取条件、酶抑制剂不足、稳定性验证不充分）和（或）操作不佳（混合不一致、处理差错）等造成（Matuszewski 等，2003；Jemal 和 Xia，2006；Wang 等，2007；Besnard 等，2008；Tan 等，2009；Jemal 等，2010；Silvestro 等，2010；Meng 等，2011；Yadav 和 Shrivastav，2011；Tan 等，2012）。用于检查所生成样本可重复性的研究样本子集再分析通常被称为所生成样本再分析（incurred samples reanalysis，ISR）。ISR 用于确认分析方法在临床和非临床研究中是按照预期执行。因此，ISR 可作为一个确证工具以确保所有影响测定性能的因素在研究中均处于控制之中，进而确保研究数据的可靠性。多年来，ISR 已成为生物分析的不可分割的一部分

加拿大卫生部（Health Canada）于 1992 年采纳了研究样本子集再分析的概念，但因数据解读的策略不明晰在 2003 年弃用。2006 年 AAPS/FDA 研讨会讨论了研究样本子集再分析作为真正的 ISR 的一部分和进行 ISR 的需要（Viswanathan 等，2007）。2008 年 ISR 研讨会就 ISR 进行规程达成了一致（Fast 等，2009）。2008 年 ISR 研讨会（Fast 等，2009）提出的许多 ISR 建议多年来已被制药业采用，最近也被包括欧洲药品管理局（EMA）（2011）和加拿大卫生部（Health Canada）（2012）在内的许多监管机构所采用。此外，FDA 在最近发布的生物分析方法验证指南草案（2013）也提出类似的 ISR 建议。2008 年 ISR 研讨会达成的共识认为，ISR 操作对于以药代动力学评估作为首要终点的非临床和临床研究至关重要，尤其是对于所有的生物等效性研究（Fast 等，2009）。研讨会达成的共识是根据研究规模，ISR 采用总样本数的 5%～10%的样本大小（例如，大型研究最小为 5%）。然而，近来的 FDA 指南草案（2013）建议，ISR 的样本大小为总研究样本数的 7%。ISR 的样本选择包括来自于单个受试者的样本

选择以及来自于更多受试者的较少的样本（位于 C_{max} 和药代动力学曲线的剔除范围）。只有在归一化至原始浓度和再分析浓度的平均值情况下，至少 67% 的再分析浓度处于原浓度 20% 以内（配体结合测定法为 30%），才可接受 ISR（Fast 等，2009；FDA，2013）。好的做法是：在整个样本分析过程中选取样本。如果确定用于再分析的样本在最初的分析时被稀释，则 ISR 也需要采用用于最初结果的相同的稀释因子。此外，用于 ISR 的重复数和获取方法与原始分析过程中所采用的相同也非常重要。

鸣谢：作者对 Brian P. Booth 博士、Ethan M. Stier 博士、Robert Lionberger 博士和杨永胜博士仔细审阅文稿致以衷心感谢。

免责声明：本章内容反映的是作者观点，不应被解释为代表 FDA 的看法或政策。不得臆想或不应推断为受到 FDA 官方认可。

（王　蓉　校）

参考文献

Abou-Auda HS, Najjar TA, Al-Khamis KI et al (2000) Liquid chromatographic assay of nifedipine in human plasma and its application to pharmacokinetic studies. J Pharm Biomed Anal 22(2):241–249

Andersson A, Ehrsson H (1995) Stability of cisplatin and its monohydrated complex in blood, plasma and ultrafiltrate-implications for quantitative analysis. J Pharm Biomed Anal 13:639–644

Bérubé ER, Taillon MP, Furtado M et al (2011) Impact of sample hemolysis on drug stability in regulated bioanalysis. Bioanalysis 3(18):2097–2105. doi:10.4155/BIO.11.190

Besnard T, Renée N, Etienne-Grimaldi MC et al (2008) Optimized blood sampling with cytidine deaminase inhibitor for improved analysis of capecitabine metabolites. J Chromatogr B 870(1):117–120. doi:10.1016/j.jchromb.2008.05.040

Bozovic A, Kulasingam V (2013) Quantitative mass spectrometry-based assay development and validation: from small molecules to proteins. Clin Biochem 46:444–455. doi:10.1016/j.clinbiochem.2012.09.024

Briscoe CJ, Hage DS (2009) Factors affecting the stability of drugs and drug metabolites in biological matrices. Bioanalysis 1(1):205–220. doi:10.4155/BIO.09.20

Chen J, Hsieh Y (2005) Stabilizing drug molecules in biological samples. Ther Drug Monit 27(5):617–624

Christophersen AS (1986) Tetrahydrocannabinol stability in whole blood: plastic versus glass containers. J Anal Toxicol 10(4):129–131

Desilva B, Smith W, Weiner R et al (2003) Recommendations for the bioanalytical method validation of ligand-binding assays to support pharmacokinetic assessments of macromolecules. Pharm Res 20(11):1885–1900

DeSilva B, Garofolo F, Rocci M et al (2012) 2012 white paper on recent issues in bioanalysis and alignment of multiple guidelines. Bioanalysis 4(18):2213–2226. doi:10.4155/BIO.12.205

Dufresne C, Favetta P, Paradis C et al (2001) Stability of sufentanil in human plasma samples. Ther Drug Monit 23:500–552

EMA (2011) Guideline on bioanalytical method validation. http://www.ema.europa.eu/docs/en_GB/document_library/Scientific_guideline/2011/08/WC500109686.pdf. Accessed July 2013

Fast DM, Kelley M, Viswanathan CT et al (2009) Workshop report and follow-up—AAPS workshop on current topics in GLP bioanalysis: assay reproducibility for incurred samples—implications of Crystal City recommendations. AAPS J 11(2):238–241. doi:10.1206/s12248-009-9100-9

FDA (2001) Guidance for industry: bioanalytical method validation. http://www.fda.gov/downloads/Drugs/GuidanceComplianceRegulatoryInformation/Guidances/UCM070107.pdf. Accessed July 2013

FDA CFR (2013) Code of Federal Regulations Title 21 Part 320. http://www.accessdata.fda.gov/scripts/cdrh/cfdocs/cfCFR/CFRSearch.cfm?CFRPart=320&showFR=1&subpartNode=21:5.0.1.1.7.2. Accessed July 2013

FDA (2013) Draft guidance for industry: bioanalytical method validation (revised). http://www.fda.gov/downloads/Drugs/GuidanceComplianceRegulatoryInformation/Guidances/UCM368107.pdf. Accessed Sept 2013

Findlay JWA, Das I (2006) Enzyme immunoassay and related bioanalytical methods. In: Swarbrick J (ed) Encyclopedia pharmaceutical technology. Informa HealthCare, New York, pp 1566–1579

Fura A, Harper TW, Zhang H et al (2003) Shift in pH of biological fluids during storage and processing: effect on bioanalysis. J Pharm Biomed Anal 32(3):513–522

Garofolo F, Rocci ML, Dumont I et al (2011) 2011 white paper on recent issues in bioanalysis and regulatory findings from audits and inspections. Bioanalysis 3(18):2081–2096. doi:10.4155/BIO.11.192

Guan F, Uboh C, Soma L et al (2003) Sensitive liquid chromatographic/tandem mass spectrometric method for the determination of beclomethasone dipropionate and its metabolites in equine plasma and urine. J Mass Spectrom 38(8):823–838

Health Canada (1992) Guidance to industry. Conduct and analysis of bioavailability and bioequivalence studies-part A: oral dosage formulations used for systemic effects. http://www.hc-sc.gc.ca/dhp-mps/alt_formats/pdf/prodpharma/applic-demande/guide-ld/bio/gd_cbs_ebc_ld-eng.pdf; http://faculty.ksu.edu.sa/64448/Documents/Guideline%20BA%20-%20BE%20Part%20A.pdf. 1371 Accessed Oct 2013

Health Canada (2003) Notice to industry-removal of requirement for 15% random replicate sample notice affecting guideline A and guideline B. http://www.hc-sc.gc.ca/dhp-mps/alt_formats/pdf/prodpharma/applic-demande/guide-ld/bio/gd_cbs_ebc_ld-eng.pdf. Accessed Oct 2013

Health Canada (2012) Notice to guidance document: conduct and analysis of comparative bioavailability studies. http://www.hc-sc.gc.ca/dhp-mps/alt_formats/pdf/prodpharma/applic-demande/guide-ld/bio/gd_cbs_ebc_ld-eng.pdf. Accessed July 2013

Izhizuka T, Fujimori I, Kato M et al (2010) Human carboxymethylenebutenolidase as a bioactivating hydrolase of olmesartan medoxomil in liver and intestine. J Biol Chem 285 (16):11892–11902. doi:10.1074/jbc.M109.072629

Jemal M, Xia YQ (2000) Bioanalytical method validation design for the simultaneous quantitation of analytes that may undergo interconversion during analysis. J Pharm Biomed Anal 22 (5):813–827

Jemal M, Xia YQ (2006) LC-MS development strategies for qualitative bioanalysis. Curr Drug Metab 7(5):491–502

Jemal M, Ouyang Z, Xia YQ (2010) Systematic LC-MS/MS bioanalytical method development that incorporates plasma phospholipids risk avoidance, usage of incurred sample and well thought-out chromatography. Biomed Chromatogr 24(1):2–19. doi:10.1002/bmc.1373

Kearney AS, Crawford LF, Mehta SC et al (1993) The interconversion kinetics, equilibrium, and solubilities of the lactone and hydroxyacid forms of the HMG-CoA reductase inhibitor, CI-981. Pharm Res 10(10):1461–1465

Kelley M, DeSilva B (2007) Key elements of bioanalytical method validation for macromolecules. AAPS J 9(2):E156–E163

Korfmacher WA (2005) Foundation review: principles and applications of LC-MS in new drug discovery. Drug Discov Today 10(20):1357–1367

Kruger R, Vogeser M, Burghardt S et al (2010) Impact of glucuronide interferences on therapeutic drug monitoring of posaconazole by tandem mass spectrometry. Clin Chem Lab Med 48(12):1723–1731. doi:10.1515/CCLM.2010.333

Le Guellec C, Gaudet ML, Lamanetre S et al (1997) Stability of rifampin in plasma: consequences for therapeutic monitoring and pharmacokinetic studies. Ther Drug Monit 19(6):669–674

Li W, Luo S, Smith HT et al (2010) Quantitative determination of BAF312, a S1P-R modulator, in human urine by LC-MS/MS: prevention and recovery of lost analyte due to container surface adsorption. J Chromatogr B 878(5–6):583–589. doi:10.1016/j.jchromb.2009.12.031

Li W, Zhang J, Tse FLS (2011) Strategies in qualitative LC-MS/MS analysis of unstable small molecules in biological matrices. Biomed Chromatogr 25(10):258–277

Matuszewski BK, Constanzer ML, Chavez-Eng CM (2003) Strategies for the assessment of matrix effect in quantitative bioanalytical methods based on HPLC-MS/MS. Anal Chem 75:3019–3030. doi:10.1021/ac020361s

Meng M, Reuschel S, Bennett P (2011) Identifying trends and developing solutions for incurred sample reanalysis failure investigations in a bioanalytical CRO. Bioanalysis 3(4):449–465. doi:10.4155/BIO.10.212

Mulvana DE (2010) Critical topics in ensuring data quality in bioanalytical LC-MS method development. Bioanalysis 2(6):1051–1072. doi:10.4155/BIO.10.60

Niederlander HA, Koster EH, Hilhorst MJ et al (2006) High throughput therapeutic drug monitoring of clozapine and metabolites in serum by on-line coupling of solid phase extraction with liquid chromatography–mass spectrometry. J Chromatogr B 834(1–2):98–107

Niessen WM (2003) Progress in liquid chromatography-mass spectrometry instrumentation and its impact on high-throughput screening. J Chromatogr A 1000(1–2):413–436

Nováková L (2013) Challenges in the development of bioanalytical liquid chromatography-mass spectrometry method with emphasis on fast analytes. J Chromatogr A 1292:25–37. doi:10.1016/j.chroma.2012.08.087

Rozet E, Marini RD, Ziemons E et al (2011) Advances in validation, risk and uncertainty assessment of bioanalytical methods. J Pharm Biomed Anal 55(4):848–858. doi:10.1016/j.jpba.2010.12.018

Sadagopan NP, Li W, Cook JA et al (2003) Investigation of EDTA anticoagulant in plasma to improve the throughput of liquid chromatography/tandem mass spectrometric assays. Rapid Commun Mass Spectrom 17(10):1065–1070

Savoie N, Booth BP, Bradley T et al (2009) The 2nd calibration and validation group workshop on recent issues in good laboratory practice bioanalysis. Bioanalysis 1(1):19–30. doi:10.4155/BIO.09.11

Savoie N, Garofolo F, van Amsterdam P et al (2010) 2010 white paper on recent issues in regulated bioanalysis & global harmonization of bioanalytical guidance. Bioanalysis 2(12):1945–1960. doi:10.4155/BIO.10.164

Saxer C, Niina M, Nakashima A et al (2004) Simultaneous determination of levodopa and 3-O-methyldopa in human plasma by liquid chromatography with electrochemical detection. J Chromatogr B 802(2):299–305. doi:10.1016/j.jchromb.2003.12.006

Silvestro L, Gheorghe MC, Tarcomnicu I et al (2010) Development and validation of an HPLC-MS/MS method to determine clopidogrel in human plasma. Use of incurred samples to test back-conversion. J Chromatogr B 878(30):3134–3142. doi:10.1016/j.jchromb.2010.09.022

Singleton C (2012) Recent advances in bioanalytical sample preparation for LC-MS analysis. Bioanalysis 4(9):1123–1140. doi:10.4155/BIO.12.73

Smeraglia J, Baldrey SF, Watson D (2002) Matrix effects and selectivity issues in LC-MS-MS. Chromatographia 55(suppl 1):S95–S99

Tan A, Hussain S, Musuku A et al (2009) Internal standard response variations during incurred sample analysis by LC-MS/MS: case by case trouble shooting. J Chromatogr B 877(27):3201–3209. doi:10.1016/j.jchromb.2009.08.019

Tan A, Boudreau N, Lévesque A (2012) Internal standards for quantitative LC-MS bioanalysis. In: Xu QA, Madden TL (eds) LC-MS in drug bioanalysis. Springer, New York, pp 1–32

Timmerman P, Luedtke S, van Amsterdam P et al (2009) Incurred sample reproducibility: views and recommendations by the European bioanalysis forum. Bioanalysis 1(6):1049–1056. doi:10.4155/BIO.09.108

Trufelli H, Palma P, Famiglini G et al (2011) An overview of matrix effects in liquid chromatography–mass spectrometry. Mass Spectrom Rev 30(3):491–509. doi:10.1002/mas.20298

Van Eeckhaut A, Lanckmans K, Sarre S et al (2009) Validation of bioanalytical LC-MS/MS assays: evaluation of matrix effects. J Chromatogr B 877(23):2198–2207. doi:10.1016/j.jchromb.2009.01.003

Van Harten J, Lodewijks MT, Guyt-Scholten JW et al (1987) Gas chromatographic determination of nisoldipine and one of its metabolites in plasma. J Chromatogr 423:327–333

Viswanathan CT, Bansal S, Booth B et al (2007) Quantitative bioanalytical methods validation and implementation: best practices for chromatographic and ligand binding assays. Workshop/conference report. AAPS J 9(1):E30–E42

Wang S, Cyronak M, Yang E (2007) Does a stable isotopically labeled internal standard always correct analyte response? A matrix effect study on a LC/MS/MS method for the determination of carvedilol enantiomers in human plasma. J Pharm Biomed Anal 43(2):701–707. doi:10.1016/j.jpba.2006.08.010

Yadav M, Shrivastav PS (2011) Incurred sample reanalysis (ISR): a decisive tool in bioanalytical research. Bioanalysis 3(9):1007–1024. doi:10.4155/BIO.11.76

Yue B, Pattison E, Roberts WL et al (2008) Choline in whole blood and plasma: sample preparation and stability. Clin Chem 54(3):590–593. doi:10.1373/clinchem.2007.094201

Zhang J, Rodila R, Gage E et al (2010) High-throughput salting-out assisted liquid/liquid extraction with acetonitrile for the simultaneous determination of simvastatin and simvastatin acid in human plasma with liquid chromatography. Anal Chim Acta 661(2):167–172. doi:10.1016/j.aca.2009.12.023

缩略语（中英文对照）

AAPS American Association of Pharmaceutical Scientists　美国药学科学家协会
ABE Average bioequivalence　平均生物等效性
ACAT Advanced compartmental absorption and transit　优化房室吸收和转运模型
ADAM Advanced dissolution, absorption, and metabolism　高级溶出、吸收与代谢模型
AE Adverse event　不良事件
AMA American Medical Association　美国医学会
AMP Adenosine monophosphate　单磷酸腺苷
ANDA Abbreviated new drug application　简化新药申请（仿制药品新药申请）
ANOVA Analysis of variance　方差分析
AOA Administration on aging　老龄管理局
APCI Atmospheric pressure chemical ionization　大气压化学电离
API Active pharmaceutical ingredient　活性药物成分
APSD Aerodynamic particle size distribution　空气动力学粒径分布
ASEAN Association of South East Asian Nations　东南亚国家联盟（东盟）
AUC Area under the curve　曲线下面积
AUEC Area under the effect-time curve　药-时曲线下面积
BA Bioavailability　生物利用度
BCS Biopharmaceutics classification system　生物药剂学分类系统
BDDCS Biopharmaceutics drug disposition classification system　生物药剂学药物分布分类系统
BE Bioequivalence　生物等效性
CAT Compartmental absorption and transit　房室吸收和转运模型
CFR Code of Federal Regulations　联邦法规汇编
CHMP Committee for Human Medicinal Products　（欧盟）人用药品委员会
CI Confidence interval　置信区间
C_{max} Peak plasma concentration　最大血药浓度
CoA Certificates of analysis　分析报告单
COPD Chronic obstructive pulmonary disease　慢性阻塞性肺病
CSF Cerebrospinal fluid　脑脊液

CTP Child-Turcotte-Pugh	(终末期肝病模型) CTP 评分
DEPC Dierucoylphosphatidylcholine	二芥酰基磷脂酰胆碱
DESI Drug efficacy study implementation	药品疗效研究实施计划
DMD Dermal microdialysis	皮肤微渗析
DMPC Dimyristoyl phosphatidylcholine	二肉豆蔻酰磷脂酰胆碱
DMPG Dimyristoyl phosphatidylglycerol	二肉豆蔻酰磷脂酰甘油酯
DOPC Dioleoylphosphatidylcholine	二油酰磷脂酰胆碱
DPI Dry powder inhaler	干粉吸入剂
DPK Dermatopharmacokinetics	皮肤药代动力学
DPPG Dipalmitoylphosphatidylglycerol	二棕榈酰磷脂酰甘油酯
DR Delayed release	延迟释放
EAEC Enteroaggregative E. coli	肠聚集性埃希大肠杆菌
ED_{50} Median effective dose	半数有效剂量
EDTA Ethylenediaminetetraacetic acid	乙二胺四乙酸
ELISA Enzyme-linked immunosorbent assay	酶联免疫吸附测定法
EMA European Medicines Agency	欧洲药品管理局
ESI Electrospray ionization	电喷雾电离
ETEC Enterotoxigenic Escherichia coli	产肠毒素埃希大肠杆菌
FDA Food and Drug Administration	美国食品和药品管理局
FEV_1 Forced expiratory volume within 1 s	1 秒用力呼气量
FFD&C Act The Federal Food, Drug, and Cosmetic Act	联邦食品、药品和化妆品法案
FPM Fine particle mass	细粒质量
GABA Gamma-aminobutyric acid	γ-氨基丁酸
GE Glucose excursion	血糖波动
GI Gastrointestinal	胃肠
GIT Gastrointestinal tract	胃肠道
GMR Geometric mean ratio	几何均数比率
GSD Geometric standard deviation	几何标准偏差
HE Hepatic encephalopathy	肝性脑病
HHS Health and Human Services	(美国) 卫生和人类服务部
HILIC Hydrophilic interaction liquid chromatography	亲水相互作用液相色谱法

HPA Hypothalamic-pituitary-adrenal axis	下丘脑-垂体-肾上腺轴
HPLC High performance liquid chromatography	高效液相色谱法
HPMC Hydroxypropyl methylcellulose	羟丙基甲基纤维素
HSPC Hydrogenated soy phosphatidylcholine	氢化大豆磷脂酰胆碱
HV Highly variable	高变异
HVD Highly variable drug	高变异药物
IBE Individual bioequivalence	个体生物等效性
ICS Orally inhaled corticosteroids	经口吸入性皮质类固醇类药品
IND Investigational new drug applications	新药临床研究申请
INR International normalized ratio	国际标准化比率
IR Immediate release	速释
IS Internal standard	内标
ISR Incurred sample reanalyses	所生成样本再分析
ITT Intent-to-treat	治疗意愿
IVIVC In vitro-in vivo correlation	体外-体内相关性
IVRT In vitro drug release testing	体外释药试验
LABA Long-acting β_2 adrenoceptor agonist	长效β_2-肾上腺素能受体激动剂
LBA Ligand binding assay	配体结合测定法
LC Liquid chromatography	液相色谱法
LD_{50} Median lethal dose	半数致死剂量
LIMS Laboratory information management systems	实验室信息管理系统
LLE Liquid-liquid extraction	液-液萃取
LLOQ Lower limit of quantitation	定量下限
LMWH Low molecular weight heparin	低分子量肝素
mCSRS Modified chi-square ratio statistic	经修正的卡方比统计量
MD Multiple dose	多剂量
MDD Maximum daily dose	最大日剂量
MDP Muramyl dipeptide	胞壁酰二肽
ME Matrix effect	基质效应
MEC Minimum effective concentration	最低有效浓度
MELD Model for end stage liver disease	终末期肝病模型

MHE Minimal hepatic encephalopathy 轻微肝性脑病
MIP Molecularly imprinted polymer 分子印迹聚合物
MITT Modified intent-to-treat 调整治疗意愿
MMAD Mass median aerodynamic diameter 质量中位空气动力学直径
MmCSRS The median of modified chi-square ratio 经修正的卡方比中位数
MMF Mycophenolate mofetil 麦考酚酸酯
MPA Mycophenolic acid 麦考酚酸
MR Modified release 缓控释
MRM Multiple reaction monitoring 多反应监测
MRT Mean residence time 平均驻留时间
MS Mass spectrometry 质谱法
MTC Minimum toxic concentrations 最低中毒浓度
MVL Multivesicular liposome 多囊脂质体
NCE New chemical entity 新化学实体
NDA New drug application 新药申请
NIR Near infrared 近红外法
NME New molecular entity 新分子实体
NO Nitric oxide 一氧化氮
NSAID Non-steroidal anti-inflammatory drug 非甾体类抗炎药
NTI Narrow therapeutic index 窄治疗指数
OGD Office of Generic Drugs 仿制药办公室
OIP Orally inhaled products 经口吸入性药品
OTA Office of Technology Assessment 技术评价办公室
pAUC Partial area under the curve 部分药-时曲线下面积
PBC Population bioequivalence criteria 群体生物等效性标准
PBE Population bioequivalence 群体生物等效性
PBPK Body physiologically based pharmacokinetic 全身生理药物代谢动力学建模
PC_{20} Provocative concentration that produces a 20% decrease in FEV_1 使1秒用力呼气量降低20%的激发浓度
PD Pharmacodynamic 药效学
PD_{20} Provocative dose that produces a 20% decrease in FEV_1 使1秒用力呼气量升高20%的激发浓度

PDR	Population difference ratio	群体差异率
PEG	Polyethylene glycol	聚乙二醇
P-gp	P-glycoprotein	P-糖蛋白
PK	Pharmacokinetic	药代动力学
PP	Per-protocol	符合方案的
PP	Protein precipitation	蛋白质沉淀
PSD	Particle size distribution	粒径分布
PSE	Portal systemic encephalopathy	门脉体循环性脑病
PT	Prothrombin	凝血素
QbD	Quality-by-design	质量源于设计
QC	Quality control	质控
R	Reference	参照
RES	Reticuloendothelial system	网状内皮系统
RLD	Reference listed drugs	橙皮书收录的参照药品
RMSE	Root mean square error	均方根误差
RSABE	Reference-scaled average bioequivalence	参照药品标度的平均生物等效性
SABA	Short-acting β_2 adrenoceptor agonists	短效β_2-肾上腺素能受体激动剂
SAC	Single actuation content	单喷含量
SD	Single dose	单剂量
SD	Standard deviation	标准偏差
SEDDS	Self-emulsifying drug delivery system	自乳化递药系统
SIF	Simulated intestinal fluid	人工肠液
SIL	Stable isotope labeled	稳定同位素标记
SONIC	Spectrum of neurocognitive impairments in cirrhosis	肝硬化患者神经认知障碍谱
SPE	Solid phase extraction	固相萃取
SRM	Selected reaction monitoring	选择反应监测
T-Test		t-检验
TD	Travelers' diarrhea	旅行者腹泻
TE	Therapeutically equivalent	治疗等效
TEWL	Transepidermal water loss	经皮失水
TK	Toxicokinetic	毒代动力学

TLUS Time to last unformed stool 距最后一次未成形大便时间
T_{max} Time to peak concentration 达峰时间
TNSS Total nasal symptom scores 总鼻症状评分
UCB Upper-confidence bound 置信上限
UHPLC Ultra-high performance liquid chromatography 超高效液相色谱
ULOQ Upper limit of quantitation 定量上限
UV Ultraviolet 紫外光
VCA Vasoconstrictor assay 血管收缩测定
WHO World Health Organization 世界卫生组织
WSV Within-subject variability 个体内差异

索引

A

奥利司他 213，281，286，297，299，308，363

B

表面性质 259，350
部分曲线下面积（pAUC）2，14，30-31，137，153-169，281，292，380
部分吸收量 14，32-33

C

参照药品标度的生物等效性方法 12-14，79-80，98，130，139-141，182-183，189，191，193-194，284，289，354
肠转运 9，11，38，85，88，108-110，120，287，370，372，381
重复试验设计 13，36-37，60，71，136，144

D

代谢物 40-41，43，118，204，208，282，285，287，292，294，386，401-402，406，410，415，421-424
单层 260，262，264-265，267
单剂量（SD）6，18，36-41，43，49，58，63，81，97，109，115，126，137，152，166-167，188-191，209，211，215，239，265，281，289，294，353-354，357，362，387
定量吸入剂 220，348-364，368-369
对映异构体 42
多层 260，262，267，323
多剂量（MD）11，18，38-39，49，152，164，211，213，295，387
多室 69，255，257，273

F

方法验证 211，224，395-396，401-402，407-408，410-411，413-414，425，427
房室吸收和转运模型 2，9-10，168，372-373

仿制药品 16，18，38，50，80，95，98-99，103，128，177-178，185，191，194，204-205，225，228-229，230-233，236，238，240，242-245，251，253-254，258，270-271，274，281-286，289，292，294，296，299-300，302-304，307-309，317-320，325，329，331-334，337-339，341，350，360，367，381，433

峰值吸收量 14，30

辅料影响 109-111，119-120

G

干粉吸入剂 17-18，348-352，355，359-362，364-369，434

高变异药物 2，11-12，30，37-38，44，80，100，127-128，130-141，143，163，190，289，385，387，435

高代谢 10，117-118

高溶解性 8-9，34，89，113，119，121-122，286，308

高通透性 8，34，89，95-96，113，116，120-121，123，204，261

个体生物等效性（IBE）1，7-8，11，50-58，66-67，75-77，131，187，265

H

华法林 179，181，184，190-192，194

J

基于生理学的吸收模型 384

监管/法规 1-4，27，30，45，49，58，92-93，97，118，125，174，225，277，313，315，324，337，389

简化新药申请/仿制药申请（ANDA）28，95，98-99，100-101，103-104，119，138，184，191，194，270-272，274，280，318-319，334，350，362-363，381，403，418，433-435，437

建模与模拟（M&S）15，20，168，209，367-382

交叉设计 29，37-38，43，60-66，70-73，76-77，82-83，94，128-131，139，192，196，210，223

局部用药品 316-317，318-322，324-326，329-334，337-343

局部作用 2，14-18，20，29-30，32-36，208，211，213，224，229，233，239，243，247，253-254，280-286，292-293，299，302-304，307-309，

319-320，323，348，350，360，367，369

K

考来维纶 307-308
空气动力学粒径分布（APSD）36，351，352-354，359，385，433

L

理化性质 254，265-268，289
利福昔明 235，243-245，247，249-254，286
临床研究 16，28，31，34，101，119，178，182，204，217，223，228-232，236，243，251，253-254，273，285，289，366，380，395，401，427，435
临床终点研究 15，17-18，20，33，50，219，233，243，253-254，280-281，283，285-286，288，308-309，319，350-361，366
临界剂量药物 13，180-181

M

美沙拉嗪 15，138-141，168，281，285-289，292-294，296-297，308-309
母体药物 40-42，289，292，386，407，415，423

N

内源性化合物 43-44，397，406-407

P

哌醋甲酯缓释药品 165-166
喷鼻剂 16，34，36，239，348-351，355，358，359-360，366-369
皮肤 33，109，187，204，209，211，213-214，225，260，311
皮肤剥离 213，329-330
平均生物等效性（ABE）7-8，11-13，51，54，56，58-59，64-65，69-71，80-81，100，103，132-146，148，151，156，185-190，194-196，199，294，360，385，433，437
平行设计 37-39，60-61，71，76，83，285，332

Q

群体生物等效性 51，53-57，59，61，63，66，71-75，272，351，353-356，

358, 436

S

撒拌研究 103
生物标志物 191, 230, 234-236, 252-253, 401
生物等效性研究豁免 8, 35, 89, 94-96, 99, 101, 109, 112-114, 118-119, 121-123, 187, 318-319, 329, 387
生物分析 359, 389-422
生物分析方法 353, 389-404, 407, 411, 415
生物利用度（BA）3-6, 8, 11, 14, 16-17, 27-28, 30-31, 33-35, 44, 50-51, 53-54, 57, 60, 65, 68, 70-72, 76, 83, 87-104, 109-112, 115-116, 118-121, 123, 131, 155-156, 159-160, 163-168, 170, 173-174, 194, 212-213, 217-218, 220, 223-224, 228, 234-235, 252, 281-282, 289, 292, 299-300, 304, 319, 325, 329-330, 332, 337-340, 363, 367, 369, 373-377, 380-381, 386, 401-407, 409, 412-413, 418, 425-426, 433-435, 437
生物药剂学分类系统（BCS）1, 8-10, 35, 44, 87, 90-94, 97, 107-121, 128, 381
生物药剂学药物分布分类系统（BDDCS）2, 10, 118
食物-药物相互作用 92, 98
食物影响 10, 100-104, 87, 89, 92-94, 96-99, 375
释药 9, 10-11, 14-15, 18, 20, 28, 31, 34-36, 38-39, 41, 87, 89, 95-99, 114, 119, 121, 140, 156, 158-165, 167-173, 259, 262, 264, 266-275, 280-281, 283, 285-286, 288-289, 297, 302, 304, 325, 332-334, 337-339, 341, 379, 382-383, 435
所生成样本再分析 396, 413, 415, 427, 435

T

他克莫司 40, 179, 181, 184, 192-194
碳酸镧 16, 35, 213, 217-218, 286, 303-306
体外结合测定 284
体外溶出 8, 15, 34-35, 39-40, 95, 97, 112, 118-119, 123, 172, 204, 282-283, 286, 288-289, 292, 294, 297, 299, 302, 304, 379, 382-384

索引

体外释药试验 328
体外体内相关 267-268，376-379
替代终点 208，229-230，233-234，235-236

W

外消旋体 42-43
万古霉素 15-16，244，281，286，301-303，308-309
微渗析 339，434
胃肠药物 14-15，18，311
胃排空 9，11，39，87-88，90，95-97，102，110，112-113，119-120，305，376，378-379，381
稳定性 20，28，90，95，114-115，118，127，131，222-223，269-274，325，364，383，398，402-403，408-409，414-415，420-425，427

X

吸入性药品 16-18，33，35
新药申请（NDA）94，98，99-101，103-104，119，138，170，334
形态 87，262，271，273

Y

延滞 64，72，77，82，170-172，184，191，210-211，223，363-364，410-411
研究设计 13，27，50，60-61，63，65，73，78，80，84，99-101，129，131，134，185，188，208-211，213，217，225，234，237，243，275，334，339-340，351，353-356，358-360，362，364，367
研究效能 64，129，135
研究用新药 28，115，372
样本大小 13，59，63-64，126-129，133，159，162，182，184，204，234，354，407，420-422，427
样本分析 402-403，407，409，411，413-416，421，425-426，428
药代动力学（PK）94，127，144，184，190，233，235，258，369，378，383，386，395
药品价格竞争与专利权补偿法案 4-5，28，227，313
药效学 13-17，179，199，275，280，375-376
药效学研究 33，167-168，211，356

药效学终点 32-33，199-220

Z

早期吸收量 14，30-31，157-158，161-163，167，170-173
窄治疗窗 13，179
窄治疗范围 13，179，191
窄治疗指数（NTI）药物 3，5，12-13，37，80，177，119，178-179，181-185，187，189，194，385
脂质体 18-20，258-275，436
注册文件记录 398
总吸收量 14，30，102，110，156，289，294，
唑吡坦缓释药品 15，165-169